"十四五"河南重点出版物

"十四五"首批职业教育河南省规划教材

高等医学教育影像专业规划教材

超声检查技术实训与考核

主　编　刘红霞　郑艳芬

郑州大学出版社

图书在版编目(CIP)数据

超声检查技术实训与考核 / 刘红霞，郑艳芬主编. — 郑州 ：郑州大学出版社，2022. 6

高等医学教育影像专业规划教材

ISBN 978-7-5645-8274-6

Ⅰ. ①超… Ⅱ. ①刘…②郑… Ⅲ. ①超声波诊断 - 医学院校 - 教材 Ⅳ. ①R445.1

中国版本图书馆 CIP 数据核字(2021)第 213706 号

超声检查技术实训与考核

CHAOSHENG JIANCHA JISHU SHIXUN YU KAOHE

选题总策划	苗 萱	封面设计	胡晓晨
助理策划	张 楠	版式设计	苏永生
责任编辑	张彦勤	责任监制	凌 青 李瑞卿
责任校对	薛 晗		

出版发行	郑州大学出版社	地 址	郑州市大学路 40 号(450052)
出 版 人	孙保营	网 址	http://www.zzup.cn
经 销	全国新华书店	发行电话	0371-66966070
印 刷	新乡市豫北印务有限公司		
开 本	787 mm×1 092 mm 1 / 16		
印 张	27.75	字 数	659 千字
版 次	2022 年 6 月第 1 版	印 次	2022 年 6 月第 1 次印刷

书 号	ISBN 978-7-5645-8274-6	定 价	98.00 元

编审委员会

编委名单

主　编

刘红霞　郑艳芬

副主编

李　拓　梁丽萍　左　峰　陈雨娜　李玲玲

编　委　(以姓氏笔画为序)

韦　星　河南省人民医院
左　峰　山东医学高等专科学校
付　饶　安阳市人民医院
任　娟　郑州华领医疗美容医院
邬彩虹　内蒙古科技大学包头医学院第二附属医院
刘红霞　安阳职业技术学院
李　刚　内蒙古科技大学包头医学院第二附属医院
李　拓　南阳医学高等专科学校第一附属医院
李一凡　内蒙古科技大学包头医学院第二附属医院
李文一　济南护理职业学院
李玲玲　鹤壁职业技术学院
宋　冰　商丘医学高等专科学校
张红艳　安阳职业技术学院
陈雨娜　商丘医学高等专科学校
周玫娟　商丘医学高等专科学校
郑艳芬　内蒙古科技大学包头医学院第二附属医院
赵轶敏　河南医学高等专科学校
胡　勇　毕节医学高等专科学校
徐　超　安阳职业技术学院
高晓玉　苏州卫生职业技术学院
梁丽萍　内蒙古科技大学包头医学院第二附属医院
董　莹　南阳医学高等专科学校

编写说明

“高等医学教育影像专业规划教材”原丛书名为“医学影像实训与考核”。本套丛书是为了贯彻落实国家高等职业教育教学改革精神，响应临床岗位对医学影像技术专业人才的需求，满足高等教育医学影像技术专业人才培养目标和职业能力要求，进一步规范教材建设，不断提升人才培养水平和教育教学质量而组织编写的。

该丛书的编写会由郑州大学出版社主办、有关参编单位承办，已成功举办三届。第一届于 2013 年 12 月由南阳医学高等专科学校承办召开；第二届于 2017 年 7 月由内蒙古科技大学包头医学院承办召开；第三届于 2021 年 3 月由安阳职业技术学院承办召开。编写会为各院校医学影像专业参编教师提供了相互交流的平台，也为本轮教材的编写奠定了良好的基础。

在第三届编写会上，全体编写人员及相关领域的专家一起学习和研读教育部颁发的《医学影像技术专业教学标准》，对医学影像类教材内容的衔接和各实验实训内容统一等问题进行了充分的研讨。本次编写会不仅决定继续完善各类实训类教材并延续其特色，还决定创新编写适合医学影像技术专业学生学习的理论课教材，为医学影像技术专业的教学与实践提供范本。

在本套丛书的编写过程中，一是注重综合医学影像技术专业基本理论和必备知识的应用，突出医学影像技术临床岗位技能的训练，用于医学影像技术专业学生平时的实验实训课及进入临床医院实习前的综合实训操作，力争达到培养医学影像技术专业学生熟练应用技能的目标，缩短学生进入临床岗位的适应期。二是加强了知识和技能课后练习的内容，提炼总结学习要点，为学生“以练促学”提供了评价、评估标准和丰富的题库，方便学生的学习和自测、自评。

本套丛书的大多数编者是来自全国各地本科及高职高专院校医学影像领域教学和临床一线的专家，他们有着丰富的教学和实践经验，特别注重突出应用性与实践性，并关注技术发展带来的学习内容与方式的变化，以适应本科及高职高专层次"三个特定"（培养目标、学制、学时）的需要，并为教学实践中的实训与考核提供参考。

最后，考虑到该丛书已从最初的实训教材扩展到理论课教材，因此将丛书名由"医学影像实训与考核"更名为"高等医学教育影像专业规划教材"。

本套丛书包含的理论教材有《临床医学概论》《诊断学基础》《医学影像解剖学》《医学影像物理学》《简明传染病影像学》《医学影像设备工作手册》《医学影像图像的三维建模》。包含的实训类教材有《医学影像诊断实训与考核》（第3版）、《医学影像设备实训与考核》（第3版）、《医学影像检查技术实训与考核》（第2版）、《医学影像成像原理及放射防护实训与考核》、《超声医学实训与考核》、《超声检查技术实训与考核》、《X射线检查技术实训与考核》、《CT检查技术实训与考核》、《MRI检查技术实训与考核》、《介入诊疗技术实训与考核》、《影像医学实训教程》。

本套丛书为"十四五"河南重点出版物出版规划项目。其中《医学影像检查技术实训与考核》已经获河南省教育科学研究优秀成果奖；《超声检查技术实训与考核》获批"十四五"首批职业教育河南省规划教材。

教育部高等学校高职高专相关医学类专业教学指导委员会

医学影像技术专业分委会

李萌

2022年2月

内容提要

本教材为“十四五”首批职业教育河南省规划教材，是河南重点出版物出版规划教材之一。系根据本套教材编委会的编写指导思想和原则要求，结合专业培养目标和本课程的教学目标、内容与任务要求编写而成。本教材具有鲜明的职教特色、专业特色，具有较强的实用性和可读性。内容涵盖超声检查技术的基本知识、实践技能、实训考核等内容。本教材为书网融合教材，即纸质教材有机融合电子教材、教学配套资源（PPT、微课视频、自测题等）。

本教材可供高等职业院校医学影像技术专业教学使用，也可供基层超声医学工作者参考使用。

前言

为适应新形势下我国“重点扩大应用型、复合型、技能型人才培养模式”的教改需求，推动高职高专医学影像技术专业教育教学改革，创新医学影像技术专业人才培养模式。在全国高等职业教育医学影像技术专业教材编审指导委员会的指导下，依据教育部课程标准，结合超声检查技术的临床工作实际、超声技术人员的岗位需求、超声医学专业的发展方向，由富有教育教学经验的学校教师和临床经验丰富的医院专家联合，共同编写了这本《超声检查技术实训与考核》。

《超声检查技术实训与考核》是医学影像技术专业的重要专业核心课程之一。本教材编写体现卫生职业教育理念，按照医学影像技术专业教学标准，坚持以学生为本、为教学服务的原则，与职业标准对接、与临床需求对接、与临床过程对接、与超声医学专业发展方向对接、与超声仪器设备上岗证考试对接，教材以“五性”(思想性、科学性、先进性、启发性、适用性)为重点，以“三基”(基本理论、基本知识、基本技能)为主线，从超声基本知识入手，强化超声检查技术实践技能培养，系统全面讲解超声扫查方法和标准切面，以及超声声像图的观察与分析方法；从临床应用出发，按照临床工作流程设置实训步骤；注重案例教学，强调学以致用，正文中穿插“课堂互动”“课后思考”模块，选用临床常见病、多发病，让学生思考讨论。增设数字化教材体系，线上线下互动学习，提高学生自主学习的兴趣，拓宽学生视野。“课前预习”的PPT、微课视频、自测题，以及“课堂互动”“课后思考”的案例解析，放入相应章节的二维码中，扫描二维码即可查看。教材中配有案例解析，详细阐述了各种疾病的超声声像图特征，并结合简要的病理、生理和相关影像学知识，使学生能够知其然、知其所以然，培养学生用多视角的方法审视问题、发现问题并解决问题的能力。本教材力求使学生全面掌握超声检查技术的基本内容、基本方法和基本技能，熟悉超声检查的临床应用价值，了解超声医学发展的最新动态和前沿问题；注重素质培养，在课程实训目标、实训内容中融入医学人文素养教育内容，通过实训使医学生完成基本理论向临床实践的转化、基本知识向临床思维的转化、基本技能向临床能力的转化，提高医学生的职业能力、专业能力、医患沟通能力、团队合作能力；培养医学生的职业素质、人文素质和综合素质。实训考核方式为理论考核加实践技能操作考核。理论考核环节在课前学生自测完成，实践技能操作考核环节在实训项目结束后进行。考核内容对接临床岗位需求，按照临床超声检查项目设置考核项目。旨在通过实训考核激发学生学习专业技能的兴趣，提高岗位胜任力。使学生通过反复不断的实践训练，亲身感受、体会、理解、掌握超声检查技术的操作规范、超声扫查切面的扫查技巧、超声声像图的观察内容及临床意义，展现医学影像技术专业学生精湛的专业技能和良好的职业素养。

本教材实施“理实一体化教学”模式。全书设置基础知识、实践技能、实训考核三大模块，包括 41 个项目，52 个任务，涵盖了临床超声检查的基本内容，可供高职高专医学影像技术专业实践教学使用，也可供基层超声医学工作者参考。

在本书编写过程中得到了各位编者所在学校或医院的鼎力支持与帮助，谨在此表示诚挚的感谢！

由于编者水平有限，加之编写时间紧张，虽竭尽全力，但难免有不足之处，恳请同行专家、广大师生和读者提出宝贵意见！

编者

2021 年 8 月

目录

模块一　基础知识

模块二　实践技能

模块三　实训考核

模 块 一

基础知识

项目一

超声设备的合理使用与操作规范

任务一　超声设备的合理使用

【课前预习】

1. 学生在线自主学习　使用数字化教学资源服务云平台，教师将课程制作成PPT，并上传至平台，让学生在课前自主探究、讨论交流，激发学生主动学习的积极性。设立临床真实案例讨论论坛，师生互动、解析答疑，加强师生之间的对话与交流，实现线上线下授课相结合，为完成后续的实践技能操作任务打好坚实基础。

超声设备的合理使用PPT

2. 学生在线自我检测　结合理论授课内容给出单选题5道、多选题2道，学生扫码完成自测，考核学生理论知识掌握情况。

超声设备的合理使用自测题

【实训目标】

1. 掌握　超声诊断仪的类别及基本结构，超声探头的构造、种类、功能及适用范围。
2. 熟悉　超声诊断仪的使用流程，具备合理使用超声诊断仪的能力。
3. 了解　超声系统保养及维护知识。
4. 其他　通过实训，使医学生学会基本理论向临床实践的转化、基本知识向临床思维的转化、基本技能向临床能力的转化，具有理论联系实际的能力，具有维护超声检查环境（温度、湿度、清洁度）等与合理使用超声检查仪器的能力。

【实训器材】

1. 仪器　多功能彩色多普勒超声仪（B/M、CDFI、PW、CW）。
2. 材料　耦合剂、检查用纸、消毒湿巾、检查床。
3. 其他　数字化教学资源。

【实训步骤】

1. 演示观摩

(1)教师讲解超声设备的组成及超声诊断仪的类别、基本结构，超声探头的分类与功能，超声检查环境（温度、湿度、清洁度）等的维护，超声设备的合理使用。

(2)教师示范超声诊断仪的操作流程。

2. 分组训练

(1)学生上机前，熟悉超声诊断实验室各项规程，熟知超声设备应用的注意事项。

(2)学生上机，认识超声设备的重要组成部分。了解室温、湿度、防尘、光线、电磁信号干扰等因素对超声诊断仪工作环境的影响及超声系统的养护。

(3)带教老师巡回辅导、答疑解难，提问相关注意事项。

3. 分组讨论

(1)教师展示多个检查部位的图片，让学生选择与之匹配的、合适的探头来检查，包括种类及频率的选择，并指出超声探头保养的注意事项。

(2)引导学生梳理知识要点，构建知识网络，培养学生临床思维及临床应用能力。

【实训内容】

一、超声诊断仪使用前的准备

(一)仪器准备

1. 仪器选择　采用彩色多普勒超声显像仪，即在二维灰阶切面图像的基础上叠加彩色多普勒血流信号，能够直观地显示血管形态、血流方向、流速及血流性质（层流或湍流）等，同时亦兼有 M 型、PW、CW 等多种功能的超声诊断仪。

2. 超声诊断仪的基本组成　超声诊断仪的基本组成包括探头、主机、面板控制单元、显示器及记录器和打印装置，其中探头是用以产生超声辐射和接收超声的关键部件，是电能和声能相互转换的装置。主机负责控制电脉冲激励换能器发射超声，同时接收回波信号，并进行放大、检测处理然后送去显示。控制面板上有多个旋钮和开关，可对仪器的功能进行调节。超声波的回声信息最终由显示器或记录器来显示和储存。目前超声图像的记录与存储、打印系统依靠超声图文工作站来完成。超声诊断仪工作原理如图 1–1–1。

3. 超声探头的基本构造、种类及功能

(1)超声探头的基本构造。超声探头的核心部分是压电材料，通过它的逆压电效应发射超声波，正压电效应接收超声波；背衬块为压电晶片背面的充填吸收材料，可以吸收后向超声，并且可以起到阻尼作用，产生短脉冲超声波，提高纵向分辨率；匹配层为压电晶片前面的材料，起到保护压电材料的作用，并可使压电材料与人体皮肤特性声阻抗进行匹配，以便有效传导声能，如图 1–1–2。

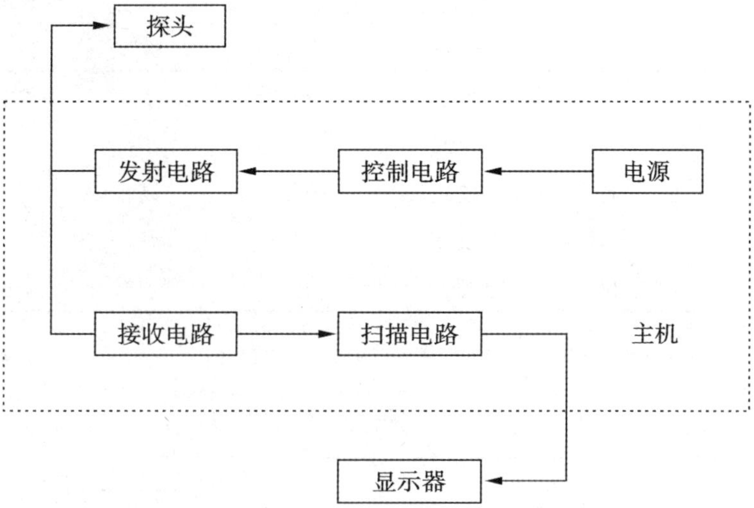

图 1-1-1　超声诊断仪的工作原理

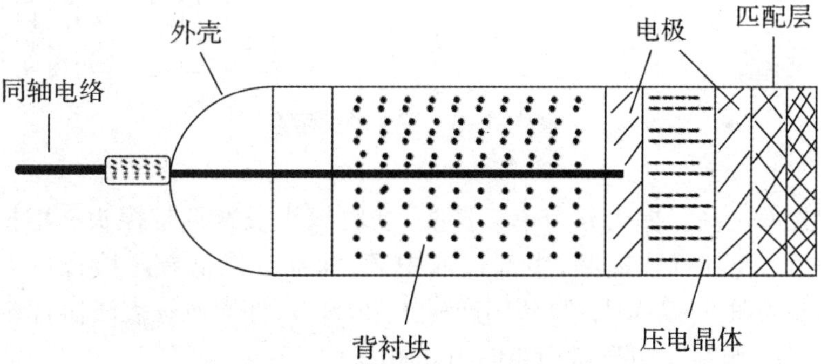

图 1-1-2　探头的基本构造

(2)超声探头的种类

1)根据探头的结构和工作原理分为电子扫描探头和机械扫描探头。电子扫描探头是由数十个以上镜片构成并利用电子学方法驱动声束扫描的探头,分为线阵探头、凸阵探头、相控阵探头。机械扫描探头是由机械方法驱动 1 ~4 个晶片进行声束扫查的探头,分为摆动式、转子式、环阵及旋转式扫描探头等。几种常见探头的应用特点见表 1-1-1。

2)根据用途和使用方式可将探头分为体表探头、经腔内探头和特殊用途的术中、穿刺探头等(图 1-1-3)。

表 1-1-1 几种常用探头的应用特点

项目	电子式			机械式	
	线阵	凸阵	扇形	扇形	自动复合扫查型
与体表接触面积	大	较小	小	小	大(通过水床)
禁区视野	大	较大	小	小	大
每帧线数	高	较高	一般	高	最高
分辨力	较好	较好	欠佳	好	最好
成像速度	快	快	快	快	慢

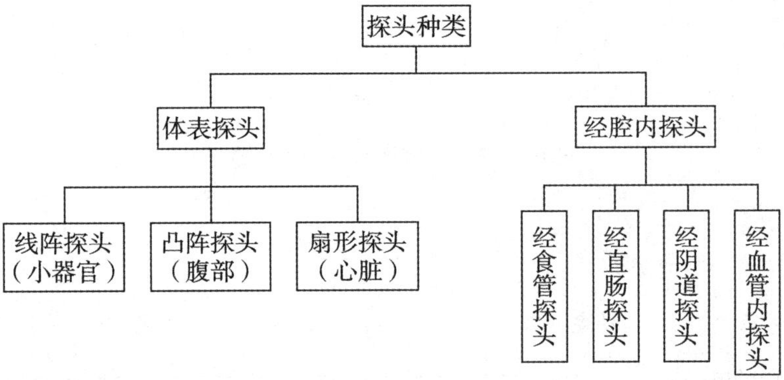

图 1-1-3 探头种类示意

(3)探头频率选择。探头分为单频探头、变频探头及宽频带探头。根据检查部位不同选择不同频率,浅部选取高频,中部选取中频,深部选取低频。检查成人心脏一般选 2～5 MHz,小儿心脏 5～7 MHz,腹部妇产科 3～5 MHz,外周血管表浅器官 6～12 MHz,血管内 20～40 MHz,眼科超声显微镜 40～100 MHz。

(二)操作环境、场所准备

1. 温度 室温(25±3)℃。

2. 湿度 30%～70%的相对湿度。

3. 电源 单相,稳压电源,交流(220±22)V,(50±1)Hz。

4. 检查室 需要空间面积(25±3)m^2、无太阳直接照射、空气对流良好,尽量保持室内环境干燥,清洁。周围无配电装置、X 射线装置等干扰,远离高磁场。

(三)操作者准备

(1)操作者必须了解仪器构造,熟悉仪器性能,熟悉超声诊断实验室各项规程及超声设备应用的注意事项。不得随便使用高档超声仪,不能随便更改仪器条件,操作须在老师允许和指导下进行。准备检查所需要的相关物品,如耦合剂、卫生纸、消毒纸巾、一次性手套等。

(2)确定超声仪脚轮处于固定状态。

(3)确认仪器及稳压器上电源开关位于“OFF”位置后,才能将插头插入电源插座。

(4)观察电源电压是否稳定,注意不能与其他电器装置连同使用。

(5)检查连接电缆、电线等连接状态和仪器控制键的设定位置,确认仪器处于可正确操作状态。

二、操作过程

(一)操作过程中注意事项

(1)开机后,应注意仪器发出的机械声音是否正常,并观察自检程序是否正确。

(2)在操作过程中必须小心谨慎,认真仔细,手脚要轻,用力适度,检查间隙应停帧,减少损耗,不得随意更改仪器内部设置。

(3)遵循安全使用原则,在保证获得足够诊断所需资料条件下,使用尽可能小的声强输出和尽可能短的时间。

(4)不允许受检者接触仪器。

(5)仪器不应频繁开启,一旦出现突然断电现象,应立即将仪器电源还原于“OFF”位置;待电压稳定后,才能重新开机。

(二)关机时注意事项

(1)先将各种操作开关、控制键设定于开始使用时的状态。

(2)先关闭仪器电源开关,后关稳压器电源开关、再切断电源。

(3)待仪器充分散热后,再用仪器罩将其盖好。

三、超声诊断仪的保养及维护

(一)清洁

(1)每天清洁仪器操作台,擦除屏幕灰尘,定期使用较温和的洗涤剂和湿润的抹布清洁仪器的所有外表面,注意避免使用任何强力溶剂,以免损伤仪器外壳。

(2)清洁仪器键盘和显示屏时,注意不要将液体流至仪器内部,要注意避免刮擦显示屏。

(二)空气滤过

(1)系统的空气滤过装置应每周进行检查,需要时进行清洗。

(2)根据空气滤过状况选择吸尘器或肥皂水清洗滤过装置的滤过板。

(3)移除滤过装置时要先关闭电源开关。

(三)探头的保养与维护

(1)探头容易因机械性冲击而受损,应避免碰撞或落地。

(2)探头的缆线连接部以下是不防水的,切勿使整个探头浸在水里或其他液体中。

(3)探头电缆线避免用力牵拉、扭曲、踩压。

(4)使用合格的耦合剂。耦合剂涂抹在探头上应用挤牙膏式涂抹,切勿对着探头甩动耦合剂瓶，防止瓶尖损害探头外层声学匹配层。

(5)探头使用完毕必须将耦合剂擦拭干净。清洁探头时，忌用硬而干的物体擦拭探头表面，以免磨损保护层。

(6)正确消毒灭菌。消毒探头应该使用对探头没有伤害的消毒剂，切忌高温消毒，以免损坏探头内部的压电陶瓷。

(7)定期检测。

【课堂互动】

课堂互动案例解析

案例　超声科医生在给患者做超声检查时，会在患者身体上涂抹耦合剂，应如何避免引起患者不适并向患者解释呢？

讨论

1)耦合剂有什么作用？

2)应选用何种耦合剂？

3)耦合剂在使用时应注意什么？

【实训小结】

通过课前预习、课中强化训练，学生认识到超声诊断仪是精密电子设备，在使用时必须了解仪器构造，熟悉仪器性能，了解室温、湿度、防尘、光线、电磁信号干扰对超声诊断仪工作环境的影响，注意“防震、防尘、防潮、防高温、减少震动”，保持“地板清洁、探头面洁、零附件整洁”。开机前注意“四看”，看标准电源、看地线接头、看控钮位置、看探头连接，各项均符合要求才能开机，操作过程中严格遵守操作规范。做好超声仪器的日常维护及保养，以延长使用寿命，同时要做好仪器消毒及定期检测。

【课后思考】

课后思考案例解析

案例　患者，男，32 岁，因右下腹疼痛 1 d，加重 2 h 就诊。

思考

1)超声检查应重点检查什么部位？

2)应选择何种类型及频率的探头？

(左　峰)

任务二　超声仪器调节及操作规范

超声仪器调节及操作规范 PPT

【课前预习】

1. 学生在线自主学习　使用数字化教学资源服务云平台，教师将课程制作成 PPT、微课视频。并上传至平台，让学生在课前自主探究、讨论交流，激发学生主动学习的积极性。设立临床真实案例讨论论坛，师生互动、解析答疑。加强师生之间的对话与交流。

实现线上线下授课相结合。为完成后续的实践技能操作任务打好坚实基础。

2. 学生在线自我检测　结合理论授课内容给出单选题 5 道、多选题 2 道。学生扫码完成自测。考核学生理论知识掌握情况。

超声仪器调节及操作规范视频

【实训目标】

1. 掌握　探头种类选择及预设条件的调用。

2. 熟悉　控制面板的主要按键功能及灰阶超声诊断仪、彩色多普勒诊断仪的调节规范。

3. 了解　超声诊断仪使用过程中由于仪器调节不当可能会产生的问题并学会分析其原因。

4. 其他　通过实训，医学生完成基本理论向临床实践的转化、基本知识向临床思维的转化、基本技能向临床能力的转化，使学生具有分析仪器调节不当对超声图像的影响的能力。培养医学生的职业素质、人文素质、综合素质，提高医学生的职业能力、专业能力、团队合作能力。

超声仪器调节及操作规范自测题

【实训步骤】

1. 案例导入　带教老师通过幻灯片显示多张灰阶图像，分组讨论图像中存在的调节错误，讲解仪器规范调节的重要性。

2. 演示观摩　讲解超声显示原理及常见显示方法，控制面板的分区及主要按键功能，讲解实时灰阶超声诊断仪、彩色多普勒诊断仪的调节规范。

3. 分组训练　学生分组上机，尝试操作超声诊断仪并利用实时灰阶超声、彩色多普勒成像方式显示不同部位超声声像图，观察仪器调节对脏器正常声像图的影响，感受操作过程中仪器调节与图像变化的关系。教师巡回纠错，答疑解难。

4. 分组讨论　幻灯片显示多张灰阶图像，分组讨论图像中不同调节键对超声图像的影响。引导学生梳理知识要点，以点带面构建知识网络、培养临床思维能力。

【实训内容】

一、超声仪器控制面板的功能

超声诊断仪的操作调节键按其作用大致可以分为 3 类。

1. 功能键　包括显示格式、方式选择、左右反向、上下反向、正负反转、扫描速度和冻结等。这些都是仪器本身具备的功能。只要按下该键，就可实现该功能，无需调节。

2. 控制调节键（钮）　包括能量、增益、STC、AGC、动态范围、增强方式、M 采样线、Doppler 采样、对比度、亮度等键（钮）。这些需要实际应用时进行合理的调节才能获取较好的效果。

3. 操作键　包括电子卡尺操作、体位标记、探头标记、键盘、字符数字输入、修正各种测量等。这些操作必须按规定步骤进行。

二、超声仪器主要调节

(一)探头选择与预设条件的调用

1. 探头的选择　根据检查部位的不同选择合适的探头类型,在保证超声穿透力的前提下,尽量选用频率高的探头以提高超声显像的分辨力。

2. 预设条件的调用　预设置(preset)是针对不同深度和部位的血管及其不同的血流动力学性质,将动态范围、增益、扫描深度、滤波、压缩、取样容积等条件设置一定的范围,仪器中一般都已预先设定。在检查时,可以选择与检查的部位相匹配条件,根据检查目的直接选用。

(二)灰阶超声控制键功能与调节

灰阶超声控制键主要包括二维增益(2D gain)、时间增益补偿(Time Gain Control,TGC;也称 STC)、深度(Depth)、动态范围(Dynamic range)、聚焦数目(Number of focuses)及位置(Position)、二维图像的放大(Zoom)、一键优化按钮(≌)等。

二维增益调节视频

1. 二维增益　增益主要针对回波信号的幅度进行调节,用于改变图像回声强度。增益过高或过低都有可能造成漏诊(图 1-1-4),只有增益适当,才能显示一幅高质量的图像。增益的调节因人、因部位而异,也会受到环境亮度影响,在检查过程中需随时调节。

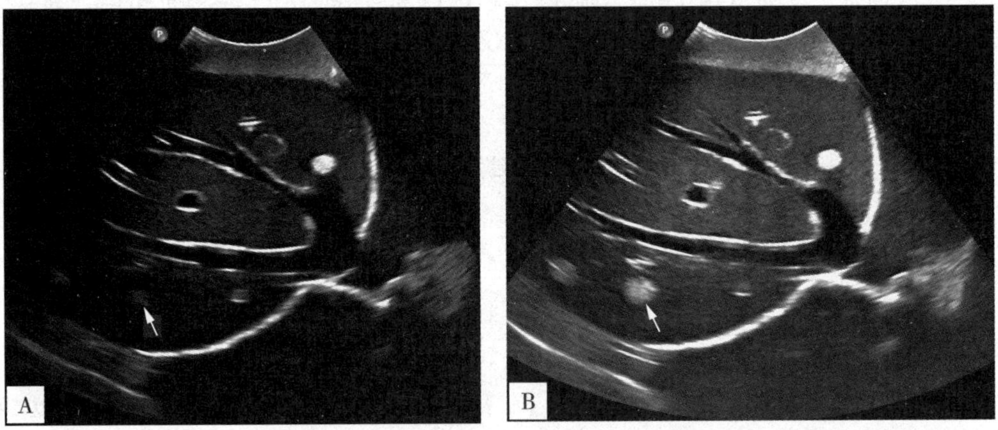

箭头:肝血管瘤;A. 增益低,肝右后叶肝血管瘤显示不满意;B. 调高增益后清晰显示。

图 1-1-4　增益调节对肝右后叶肝血管瘤灰阶图像的影响

2. 时间增益补偿　TGC 主要补偿因深度造成的声减,通过调节使灰阶图像亮度均匀,多由 8～10 键组成。每个键对应一定深度值,分别调节某一深度回波信号的强度,一般 TGC 平行放置在中心位置为佳(图 1-1-5)。

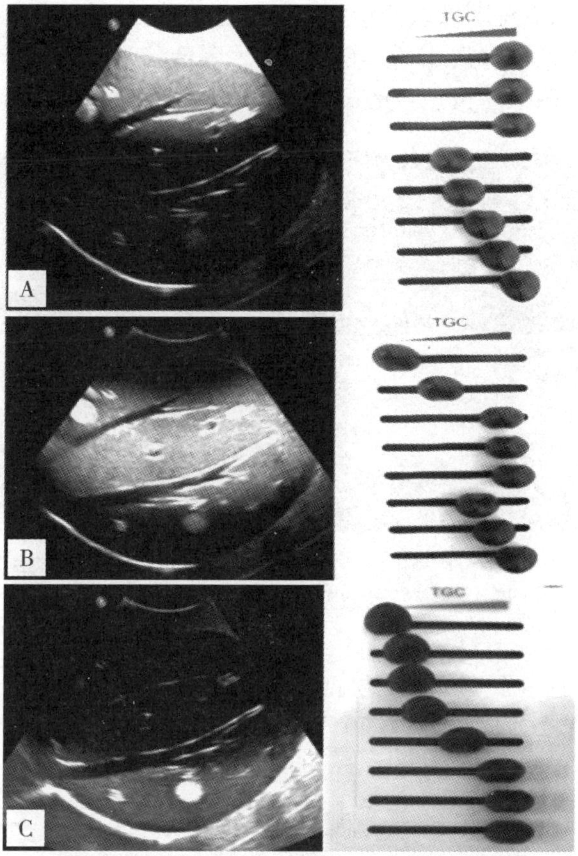

A. 近场回声增强；B. 中场回声增强；C. 远场回声增强。

图 1-1-5 TGC 调节对肝灰阶图像的影响

3. 深度　深度键用来调节扫查深度，通过 Depth 键来实现，深度可以控制解剖结构成像的距离，要显示更深的结构可以增加深度，如果位置较浅，可以降低深度，根据检查区域深浅随时调整，尽量显示在合适的深度（图 1-1-6）。

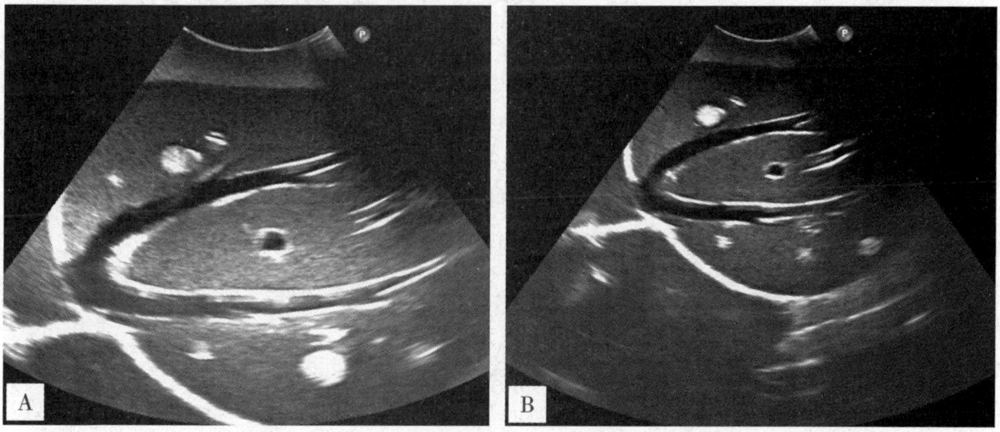

A. 深度调节不够时，不能显示肝全貌；B. 加大深度显示出肝的全貌及肝被膜。

图 1-1-6 深度调节对肝图像的影响

4. 动态范围　表示二维图像灰阶信息量的显示范围，以分贝（dB）为单位，动态范围大，显示仪器接收最大信号与最小信号的比值大，图像信息丰富，但动态范围过大，容易出现噪声和伪像，干扰图像质量。一般设置在 60～80 dB（图 1-1-7）。

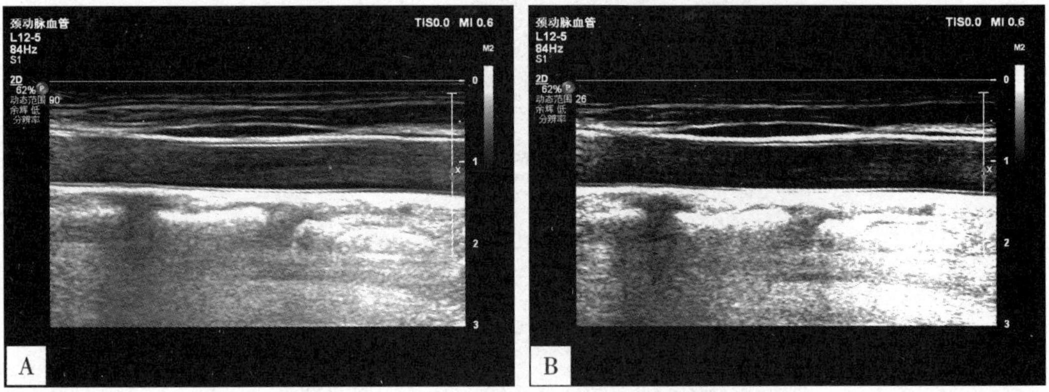

A. 动态范围增加到 90 dB，图像比较细腻，细微分辨率好；B. 动态范围为 26 dB，图像整体比较粗糙，细微分辨率差。

图 1-1-7　动态范围对肝灰阶图像的影响

5. 聚焦数目及位置　聚焦位置应尽量调节至超声检查或测量观察区范围内，为使图像分辨率好，可选择单个或同时设置多个聚焦区，但要注意不要设置过多，以免导致图像帧频的降低（图 1-1-8）。

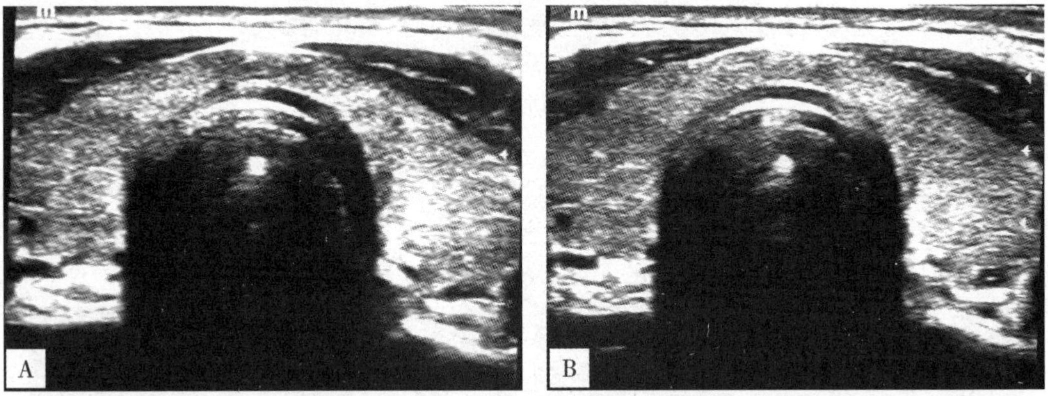

A. 甲状腺 1 个聚焦，帧频为 40 帧/s；B. 3 个聚焦，帧频为 16 帧/s。

图 1-1-8　聚焦数目会影响帧频

6. 二维图像的放大　当遇到较细小的组织结构，不易识别和分辨时，可用二维图像的放大（Zoom）键将图像放大，但要注意不能持续使用，否则将忽视其对周围组织或病变的整体观察（图 1-1-9）。

7. 一键优化按钮（≌）　目前临床使用中一些中高档面板上的一键优化按钮可以由超声诊断仪自行对灰阶图像及彩色多普勒进行调节优化，可以方便操作使用，提高效率。

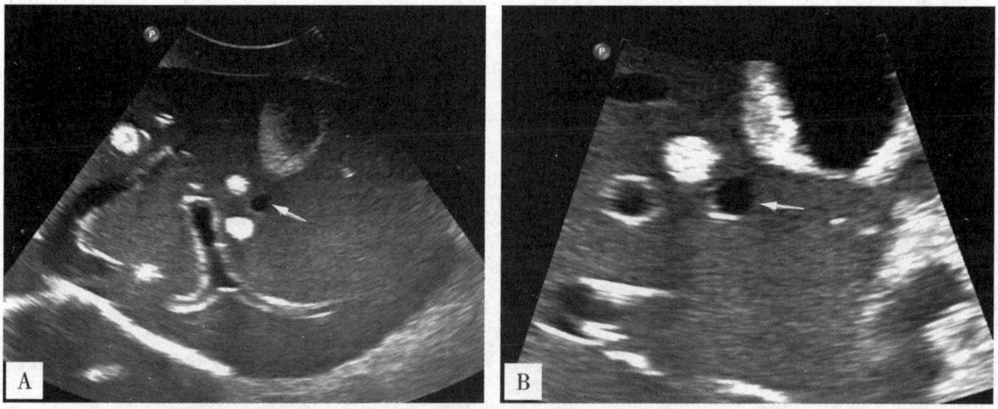

箭头：肝囊肿；A. 正常深度肝内小囊肿显示欠清；B. 使用放大按钮后可清晰显示肝囊肿。

图 1-1-9　图像放大对肝囊肿显示的影响

图 1-1-10 彩色多普勒增益调节对颈动脉血流图像的影响

图 1-1-11 取样框的大小对颈动脉血流显示的影响

图 1-1-12 彩色多普勒取样框的方向对帧频的影响

图 1-1-13 彩色多普勒壁滤波对颈动脉的影响

图 1-1-14 PRF 调节对颈动脉的影响

（三）彩色多普勒控制键功能与调节

彩色多普勒控制键包括彩色多普勒增益（CD gain）调节、取样框的大小和位置（sample box size and position）、取样框的方向（Steer）、壁滤波（Wall Filter）、脉冲重复频率（pulse repetition frequency，PRF）、彩色偏转（Invert 或 Reverse）等。

1. 彩色多普勒增益调节　彩色多普勒增益调节用于改变彩色多普勒信号输出的幅度，主要表现为彩色图像总体显示亮度的变化。彩色增益大小应根据被检测血流速度的大小适当调节，通常通过顺时针或逆时针方向旋转增益控制按钮来实现。增益大小会明显影响血流显示，以显示取样框内血管的全部血流而又使彩色溢出最低为佳（图 1-1-10）。

2. 取样框大小与位置　通过调节 Size 键或直接按下轨迹球旁的 Set 键来完成，取样框大小取决于取样区域的大小，以选调至略大于需要观察的区域为最佳，取样区太大会降低图像帧频（图 1-1-11）。

3. 取样框的方向　通过调节 Steer 键调节取样框的方向，可以减少多普勒声速与血流之间的夹角，使血流更好显示（图 1-1-12）。

4. 壁滤波　彩色多普勒显示时壁滤波的作用是用于抑制低频率、高幅度的噪声信号，应根据血流速度大小适当调节彩色壁滤波，通常设定壁滤波的频率为 50 ~ 100 Hz（图 1-1-13）。

5. 脉冲重复频率　为彩阶正向与负向最大频移之和，通过旋转 Scale 或 PRF 键完成，以调至正常管段内血流信号不引起混叠为宜（图 1-1-14）。

6. 彩色偏转　在调节过程中，调节彩框的左右偏转，常可使彩色翻转，会对成像造成一定的影响，影响图像的采集。

（四）频谱多普勒控制键功能与调节

频谱多普勒包括脉冲多普勒（pulse wave Doppler，PW）和连续多普勒（continuous wave Doppler，CW）。脉冲多普勒控制键主要包括脉冲多普勒增益（D gain 或 PW gain）、脉冲多普勒取样线（Cursor）及其方向（Steer）、取样容积大小（gate 或称 sample volume size）和位置、多普勒角度校正(Angle Correct)、基线(Baseline)、脉冲重复频率(Pulse Repetition Frequency,PRF)或速度范围(Scale)等。

1. 脉冲多普勒增益　用于调节多普勒输出的幅度即显示的频谱的亮度。增益以合适为宜,太大噪声信号大,多普勒频谱频带增宽,会影响正确的频谱分析(图 1-1-15)。

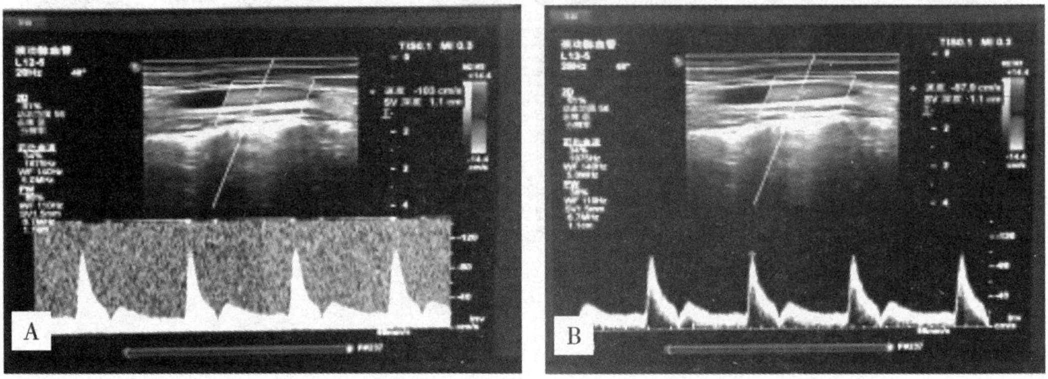

A. 脉冲多普勒增益为 44%,频谱波形较暗淡,频带较窄,测量 PSV 97 cm/s;B. 脉冲多普勒增益为 84%,频谱波形较暗亮,频带较宽,测量 PSV 103 cm/s。

图 1-1-15　脉冲多普勒对频谱的影响

2. 脉冲多普勒取样线及其方向　按下 PW 按钮,屏幕上会显示出一条直线,这条直线就代表多普勒取样线的方向,取样线的放置为该线应通过彩色血流管道直径的中轴,可以通过调节键将多普角度调整在 60°以内,在检查心脏切面时,夹角至少应<20°(图 1-1-16)。

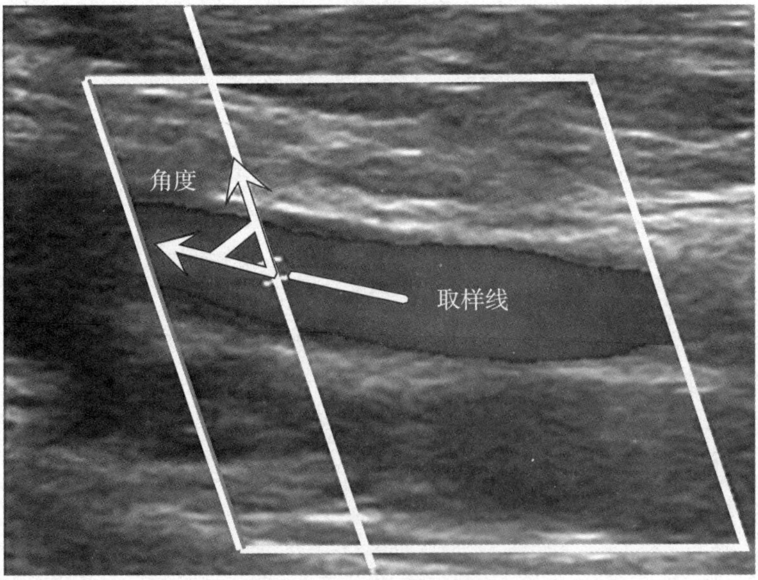

图 1-1-16　取样线位置与方向

3. 取样容积大小和位置　取样容积大小调节通过拨动或旋转超声面板上的取样门的 Gate 键或 SV 键实现，容积调节范围 1 ~ 10 mm，取样门的大小通常设为 1 ~ 2 mm，需根据取样频谱的部位及目的而定，位置通过移动轨迹球来改变，必须置于流道中轴处，这样可反映出最高流速（图 1–1–17、图 1–1–18）。

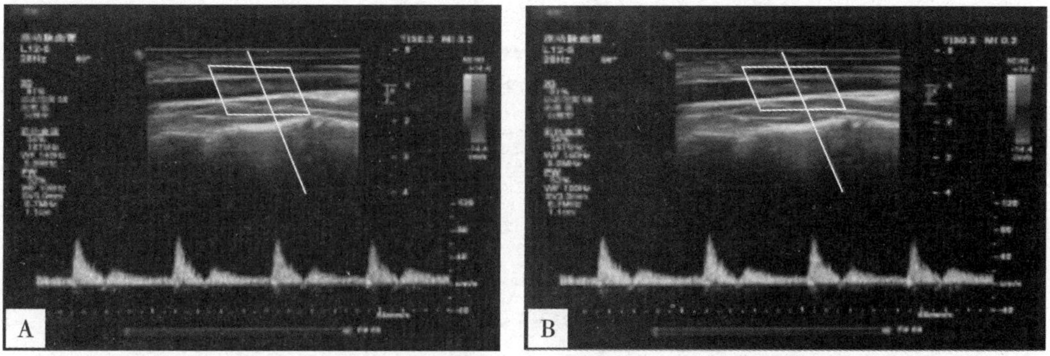

A. 取样容积为 1.5 mm，波形频带较窄，频窗较宽；B. 取样容积为 3.5 mm，波形频带较宽，频窗较窄。

图 1–1–17　彩色多普勒取样容积大小对波形的影响

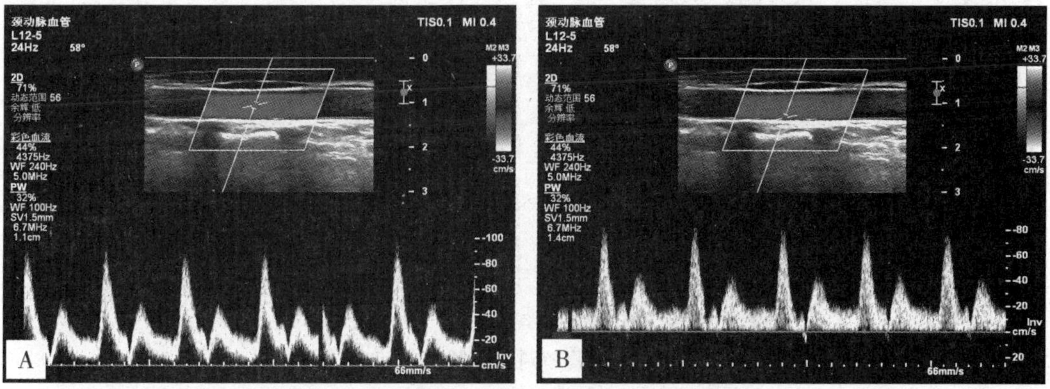

A. 取样容积位置在血管中央，显示波形流速和亮度较高；B. 取样容积位置在血管周边，显示波形流速和亮度较低。

图 1–1–18　取样容积位置对波形的影响

4. 多普勒角度校正　声束与血流间的夹角越小，彩色血流显示越佳。将 Angle 键的标尺放在与血流平行的位置，使夹角<或=60°（图 1–1–19）。

5. 基线　基线表示流速为零的水平，通过旋转或拨动 Baseline 键来改变这条线在频谱图中的位置，当曲线位于基线上方时，应将基线放置于曲线图的稍下方，反之将基线放置于稍上方（图 1–1–20）。

6. 脉冲重复频率或速度范围　根据所检测血管中的血流速度的快慢给予调节，以稍高于被检查血管内的峰值流速但不会引起混叠为宜（图 1–1–21）。

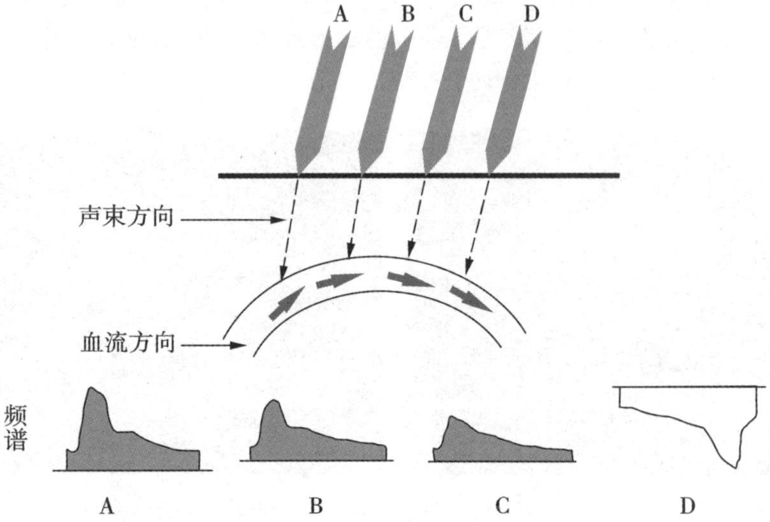

图 1-1-19　多普勒角度与 CDFI 及 PW 频谱形态示意

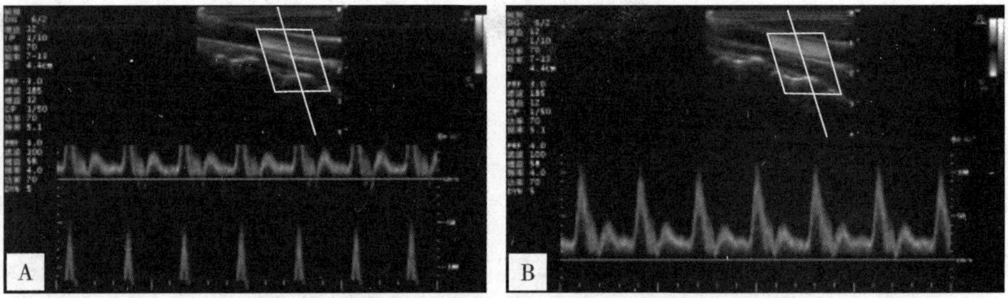

A. 基线位置过高，血流频谱图中出现倒错；B. 下调基线位置，倒错消失。

图 1-1-20　基线调节对多普勒频谱波形的影响

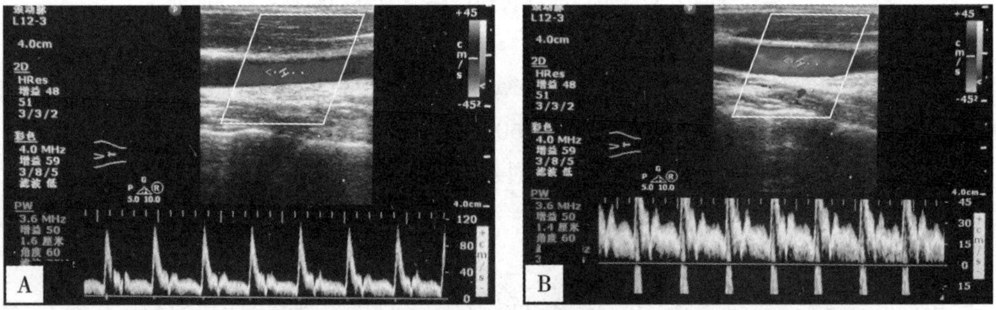

A. 调节过低，出现频谱混叠；B. 调节合适，可正确判定血流方向及测量血流参数。

图 1-1-21　PRF 调节对多普勒频谱的影响

三、超声仪器主要调节操作规范

(一)二维灰阶调节过程

(1)输入患者 ID 及选择操作模式(B 模式或 M 模式)。

(2)按检查部位、脏器和患者年龄、体型的需要,合理选择探头类型及工作频率。

(3)按所检查部位、脏器的需要,对控制调节键进行最佳的调节,或按菜单选用相关的部位或项目(如菜单中的心脏、腹部、妇产科小器官、外周血管等)使仪器处于选定脏器检查的仪器条件的优化组合状态。

(4)合理调节深度,使检查区域尽量显示在合适的深度。

(5)合理调节深度增益补偿。

(6)合理调节增益既充分显示图像又无过多杂波。

(7)聚焦调节,使感兴趣检查区的图像更清晰。

(8)合理设置动态范围,提高图像细微分辨率。

(9)优化图像后进行相关测量。

(二)多普勒成像调节过程

(1)首先进行实时灰阶超声仪的调节,清楚显示灰阶声像图并找到感兴趣区。

(2)按 CD(彩色多普勒)键,图像出现彩色取样框,取样框置于感兴趣区,合理调节取样框大小。

(3)调节聚焦,使聚焦区位于感兴趣区所需的深度位置。

(4)核定彩标色谱指示的血流方向,调整彩色速度标尺,使其指示值接近实际血流速度水平。

(5)调节彩色增益至适当显示血管内的血流。

(6)减小声束与血流夹角,有利于提高彩色血流信号,增加敏感度。

(7)适当调节滤波,既去除低频噪声干扰信号,又不致损失真实的血流信号。

(8)按 PW 键,显示脉冲波多普勒频谱。

(9)移动取样线,使取样容积位于血管或心脏内的特定检测位置。

(10)调节取样容积大小,不能超越血管壁外,并位于血管中间。

(11)调节声束与血流夹角,使校正角度<60°。

(12)调节合理的流速范围和将基线移至适当水平位置,使正向频谱波或反向频谱波充分显示。

(13)优化图像后进行相关测量。

【课堂互动】

案例　患者,男,45 岁,以阵发性头痛 2 d 为主诉就诊。颈总动脉检查超声声像图如图 1-1-22、图 1-1-23。

课堂互动案例解析

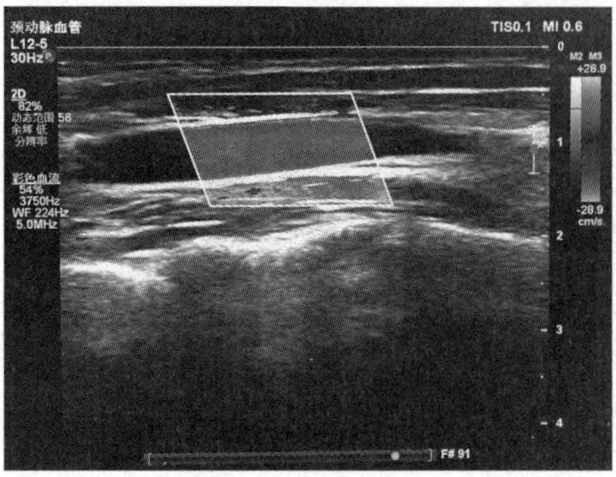

图 1-1-22　颈部血管彩色多普勒超声声像图

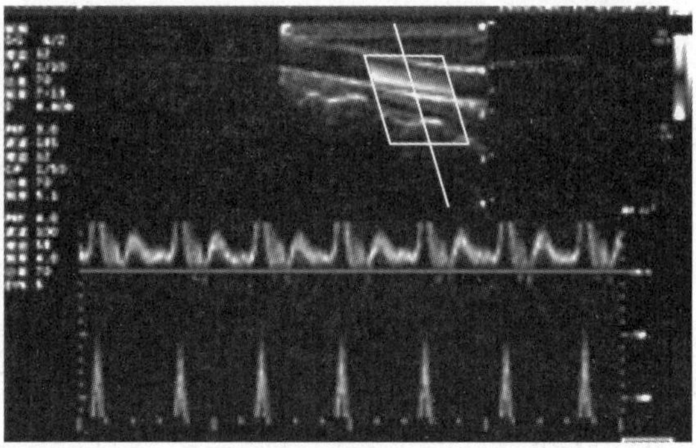

图 1-1-23　颈部血管频谱多普勒超声声像图

讨论

1)分析以上两幅超声检查图像各有何特点?

2)应如何进行合理调节?

【实训小结】

通过课前预习,课中强化读片训练,学生学习了解仪器的功能及特点,能正确使用和调节控制面板的开关与控制键,使操作程序化,同时应认识到由于患者个体差异和疾病

【课后思考】

种类及程度不同,要获得高清晰的超声图像,需要操作者适时改变仪器的工作条件,灵活调节,正确的操作需在上机前培训完成。

课后思考案例解析

案例　患者,男,50 岁,体检发现脂肪肝,超声声像图如图 1-1-24 所示。

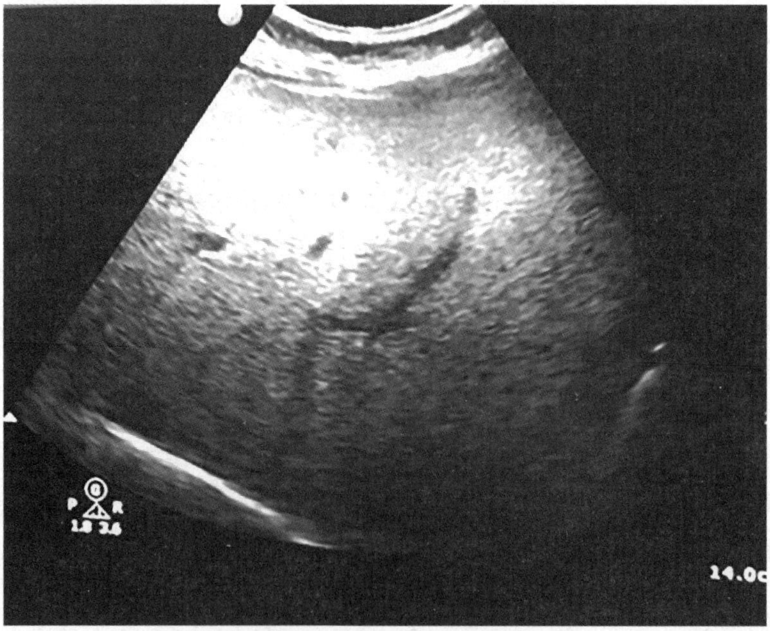

图 1-1-24　患者肝超声声像图

思考

1）分析声像图特点，考虑灰阶成像需如何调节仪器利于远场病变的检出？

2）灰阶成像主要调节包括哪些？

（左　峰）

项目二

超声检查基本程序与操作方法

任务一 超声检查的基本程序

超声检查的基本程序PPT

【课前预习】

1. 学生在线自主学习　使用数字化教学资源服务云平台，教师将课程制作成PPT、微课视频并上传至平台，让学生在课前自主探究、讨论交流，激发学生主动学习的积极性。设立临床真实案例讨论论坛，师生互动、解析答疑，加强师生之间的对话与交流，实现线上线下授课相结合，为完成后续的实践技能操作任务打好坚实基础。

2. 学生在线自我检测　结合理论授课内容给出单选题5道、多选题2道，学生扫码完成自测，考核学生理论知识掌握情况。

超声检查的基本程序视频

【实训目标】

1. 掌握　超声检查的基本程序与操作手法。

2. 熟悉　超声检查方式。

3. 了解　受检者的体位。

超声检查的基本程序自测题

4. 其他　通过实训使医学生完成基本理论向临床实践的转化、基本知识向临床思维的转化、基本技能向临床能力的转化。提高医学生的职业能力、专业能力、医患沟通能力、团队合作能力；培养医学生的职业素质、人文素质、综合素质。

【实训器材】

1. 仪器　多功能彩色多普勒超声仪（B/M、CDFI、PW、CW），凸阵探头（频率2～5 MHz）。超声体模。

2. 材料　耦合剂、检查用纸、检查床。

3. 其他　数字化教学资源。

【实训步骤】

1. 演示观摩

(1)带教老师结合超声诊断仪的使用,讲解检查者在操作前的准备,超声探头的选择及仪器的调节以及受检者检查前准备、检查体位,人文关怀、医患沟通等。

(2)带教老师实操演示不同检查途径操作手法及声像图表现特点。演示顺序:连续平行探测法、立体扇形探测法、十字交叉探测法、对比加压探测法等探头的移动和扫查方式。演示探头整体作纵、横、斜向或任意方向的连续平移扫查,按一定角度上下或左右连续侧动,在纵、横两个相互垂直平面扫查以及如何适当增加压力等扫查;通过示教让学生在头脑中对超声诊断仪器的操作流程、探头扫查手法及注意事项有一个初步认识。

2. 分组训练

(1)学生分组上机操作,重复老师演示的操作流程,掌握正确的调节仪器方法。

(2)体会合理应用操作手法技巧的重要性;感受不同检查体位与检查途径对图像的影响,体会不同的扫查方式所观察的内容;尝试适当加压扫查所带来的组织脏器的改变;对比观察成对器官的声像图,进一步理解不同扫查方式的意义,思考不同脏器所采用的扫查方法;选择合适的扫查途径以便得到更清晰的切面。

(3)带教老师巡回辅导、答疑解难,纠正学生不规范的操作方法。

3. 采集图像数据　应用超声图文工作站采集、保存图像,并可对所采集的静、动态图像进一步编辑处理,结合患者临床表现和超声图像,进行超声图文诊断。

【实训内容】

一、检查前准备

(一)检查者准备

1. 准备检查的环境与设备　检查者在检查前需准备好所需超声诊断仪,选择合适的探头及频率。开机前必须保障电源电压及接地装置正常,正确调节各个控钮至设定的最佳工作状态。另外,检查前还应调节室内的温度和光线,使患者处于较为安静、舒适的环境之中。

2. 初步了解患者的病变情况　检查前可对受检者进行简短的询问,了解受检者病史,明确检查目的和要求。

3. 做好消毒隔离、无菌操作　对有传染病患者进行检查时,应按消毒隔离程序处理,所有器械应严格消毒,防止交叉感染。腔内超声、介入性超声、术中超声需做好消毒、无菌操作等准备工作。

(二)受检者准备

受检者因检查的部位以及目的和方法的不同,其准备也不同。

1. 上腹部检查　检查肝、胆系、胰腺、胃等需空腹 8 h 以上,通常在上午空腹时检查,检查前 1 d 应少食产气多的糖类、淀粉类食物,以减少胃肠道内容物和气体干扰,同时使胆囊充盈胆汁,便于观察胆系病变。必要时饮水 500 mL,使胃充盈作透声窗,便于显示胰腺或其他脏器的病变。

2. 盆腔检查　经腹壁检查妇科、早孕、膀胱、前列腺等盆腔脏器，需适量充盈膀胱。

3. 特殊检查　腔内超声、介入性超声、术中超声等检查需做好相应准备。如介入性超声检查需做出凝血及心、肝、肾功能测定等。

4. 其他　当超声检查与其他检查如胃镜、X射线钡餐透视等同日进行时，应先进行超声检查。

（三）医患沟通

某些检查若需要患者配合时，需给予必要的解释，以便取得患者配合，达到最佳检查效果。

二、受检者体位

1. 仰卧位　最常用。检查胸、腹、盆部及四肢浅表部位，如心脏、肝、胆、胰、膀胱、子宫及附件、前列腺等脏器通常用此体位。

2. 侧卧位　较常用。左侧卧位常用于检查肝右叶、胆囊、右肾及右肾上腺、心脏等器官；右侧卧位常用于检查脾、左肾及左肾上腺等器官。

3. 俯卧位　常用于双肾等器官检查。

4. 坐位　常用于胸水测定、心功能不良或其他原因而不能平卧的患者，以及饮水后胰腺的检查。

5. 立位　常用于游走肾或肾下垂患者测定肾下极位置和腹股沟斜疝或股疝，隐睾等检查。

三、超声检查方式

（一）经体表超声检查

为获得理想的图像，在检查过程中应注意一些操作方法。

（1）探测时要清除或避免气体干扰。如探测胰腺，必要时饮水使胃充盈以清除胃内气体，并以此为“透声窗”观察胰腺及腹膜后脏器。

（2）超声对含液性脏器和血管的显示有特别之处，可利用其优势进行病变的定位诊断。

（3）按顺序用超声优势进行不同切面和体位识别被检脏器的正常声像与异常声像。

（二）腔内超声检查

1. 经食管超声检查　诊断心脏疾病；诊断食管疾病；确定纵隔肿瘤及评估周围组织受累情况等。

2. 经直肠超声检查　诊断直肠肿瘤及浸润程度；诊断前列腺、精囊腺病变及部分膀胱疾病等。

3. 经阴道超声检查　诊断早孕及胚胎发育情况；诊断子宫及附件疾病；观察卵泡发育等。

4. 经其他腔内检查　如超声尿道镜、超声膀胱镜、超声腹腔镜和经血管腔内超声检查等。

(三)术中超声检查

术中超声是指在超声显像基础上为了进一步满足临床外科诊断和治疗的需要而发展起来的一门新技术。目前,在神经外科,术中超声可对颅内肿瘤及边界进行准确的定位和判定,实时监测对肿瘤的切除情况,指导医生快速准确地切除病变,同时减少脑损伤;在普通外科可显示器官内微小结构,对病灶进行精确定位,有助于评价手术切除难度及确定手术切口入路;在心血管外科,术中超声对瓣膜成形术、置换术及心功能评价有着不可替代的优势。

(四)介入超声检查

介入超声的主要特点是在实时超声监视引导下,完成各种穿刺活检、X 射线造影以及抽吸、插管、注药治疗等操作,可以避免某些外科手术,而达到诊断和治疗效果。广泛应用于临床的主要有超声引导细针穿刺细胞学检查和超声引导细针穿刺组织学活检。

四、实践操作手法

探头移动的手法主要有以下几种。

1. 顺序连续平行探测法　将探头作缓慢匀速不间断滑行扫查,探头整体作纵、横、斜向或任意方向的连续平移扫查。

2. 立体扇形探测法(定点摆动探测法)　在固定的检查部位,按一定角度上下或左右连续侧动探头,构成立体扇面图像。此法用于扫查部位受限的检测以避开骨、气体等干扰。

3. 十字交叉探测法　探头在纵、横两个相互垂直平面相交的扫查方法,常用于鉴别圆球形抑或是管状结构以及定位穿刺等。

4. 对比加压探测法　扫查人体对称性器官时需双侧对比称为对比探测法;将探头施加适当压力扫查称为加压探测法。对比加压法多用于腹部,即用探头加压腹部,并于两侧对称部位进行比较观察的探测方法。

【课堂互动】

案例　患者,女,27 岁,停经 52 d,腹痛 2 h,患者自感下腹部坠胀,辅助检查:尿 HCG(+),去医院门诊行超声检查,其声像图如图 1-2-1。

课堂互动案例解析

讨论

1)该声像图采用了哪种超声检查方式?观察分析超声声像图表现并注意观察宫腔内有无孕囊。

2)你认为该患者最适合采用超声检查方式的哪种途径来检查?为什么?

【实训小结】

通过课前预习、课中强化训练,学生能主动把所学理论知识与实践操作有机结合起来,能独立完成检查前的准备、采用患者最佳体位和检查途径,熟练掌握正确的操作方法和技巧,养成主动学习、积极探索的习惯,提高把基础理论、基本知识和基本技能融会贯通的能力,提高个性品质和岗位胜任力。

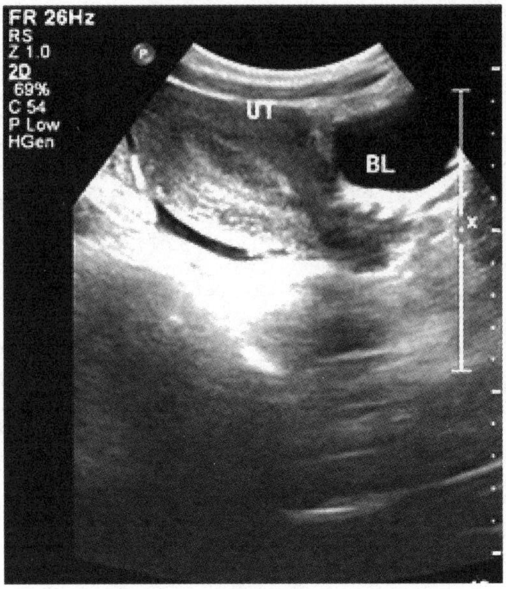

图 1-2-1　患者子宫超声声像图

【课后思考】

课后思考案例解析

案例　患者,女,38 岁,右上腹持续性疼痛不适 10 h,无明显诱因,且疼痛放射到右肩背部,伴有恶心,无呕吐,体温 37.5 ℃。患者去医院门诊行超声检查,其声像图如图 1-2-2。

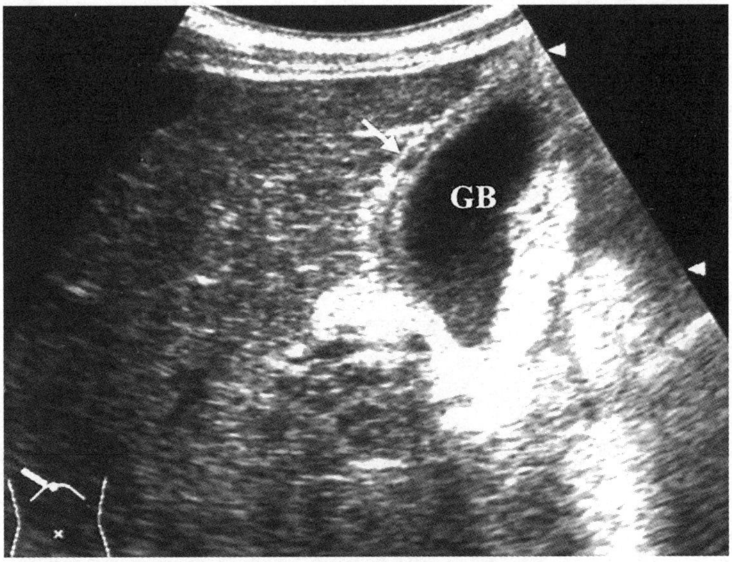

图 1-2-2　患者胆囊炎超声声像图

思考

1)在检查该部位之前需要嘱咐患者做哪些准备?

2)如果不按照检查前准备的要求,会出现什么后果?

(李玲玲)

任务二 超声检查的常用切面与图像方位

【课前预习】

超声检查的常用切面与图像方位PPT

1. 学生在线自主学习 使用数字化教学资源服务云平台，教师将课程制作成PPT，并上传至平台，让学生在课前自主探究、讨论交流，激发学生主动学习的积极性。设立临床真实案例讨论论坛，师生互动、解析答疑，加强师生之间的对话与交流，实现线上线下授课相结合，为完成后续的实践技能操作任务打好坚实基础。

2. 学生在线自我检测 结合理论授课内容给出单选题5道、多选题2道，学生扫码完成自测，考核学生理论知识掌握情况。

超声检查的常用切面与图像方位自测题

【实训目标】

1. 掌握 超声扫查常用切面。

2. 熟悉 超声图像方位。

3. 了解 人体各部位的空间位置结构。

4. 其他 通过实训使医学生完成基本理论向临床实践的转化、基本知识向临床思维的转化、基本技能向临床能力的转化。提高医学生的职业能力、专业能力、医患沟通能力、团队合作能力；培养医学生的职业素质、人文素质、综合素质。

【实训器材】

1. 仪器 多功能彩色多普勒超声仪（B/M、CDFI、PW、CW），凸阵探头（频率2～5 MHz）。超声体模。

2. 材料 耦合剂、检查用纸、检查床。

3. 其他 数字化教学资源。

【实训步骤】

1. 演示观摩

（1）带教老师结合超声诊断仪的使用，讲解超声探测常用切面以及矢状切面、横切面、斜切面、冠状切面与图像方位之间的关系，还应注意人文关怀、医患沟通等。

（2）带教老师实操演示超声探测常用的矢状切面、横切面、斜切面、冠状切面分别是从不同方向和角度进行扫查，且与人体的长轴存在一定的位置关系；演示分别从仰卧位和俯卧位两个体位，将探头由前向后与人体的长轴呈平行、垂直或呈一定角度进行扫查，并指出与图像的位置关系；通过示教让学生在头脑中对各标准切面所显示的解剖结构、操作流程、操作手法及图像的位置关系有一个初步认识。

2. 分组训练

（1）学生分组上机操作，重复老师演示的操作流程，掌握正确的扫查方法。

（2）体会合理应用操作手法技巧的重要性；感受不同检查体位与检查途径对标准切

面的影响，识别图像方位；尝试不断改变探头倾斜角度后探测的声像图有何变化；对比人体正常解剖学位置，进一步理解声像图上组织器官的位置关系，思考引起图像方位改变的原因；选择正确合适的切面进行扫查。

仰卧位矢状切面扫查视频

(3)带教老师巡回辅导、答疑解难，纠正学生不规范的操作方法。

3. 采集图像数据　应用超声图文工作站采集、保存图像，并可对所采集的静、动态图像进一步编辑处理。

仰卧位横切面扫查视频

【实训内容】

一、超声探测常用切面

1. 矢状面扫查(纵切面)　指探测面由前向后并与人体的长轴平行。

2. 横向扫查(横切面、水平切面)　指探测面与人体的长轴垂直。

3. 斜向扫查(斜切面)　指探测面与人体的长轴呈一定角度。

4. 冠状面扫查(冠状切面、额状切面)　指探测面与人体额状面平行或与腹部或背部平行。

二、超声图像方位

(一)仰卧位扫查

冠状切面扫查视频

1. 矢状切面　声像图左侧代表受检者的头侧结构，声像图右侧代表受检者的足侧结构；图像浅部或前方(距探头近端)代表受检者的腹侧结构，深部或后方(距探头远端)代表受检者的背侧结构。

2. 横切面　声像图左侧代表受检者的右侧结构，声像图右侧代表受检者的左侧结构；图像浅部或前方代表受检者的腹侧结构，深部或后方代表受检者的背侧结构。

3. 斜切面　当探头倾斜角度不大，斜切面近乎于横切面时，则以上述横切面为标准；当探头倾斜角度过大，斜切面近乎纵切面时，则以纵切面所示为标准。

俯卧位矢状切面扫查视频

4. 冠状切面　图像左侧代表受检者头侧结构，图像右侧代表受检者足侧结构。

(二)俯卧位扫查

1. 矢状切面　声像图左侧代表受检者的头侧结构，声像图右侧代表受检者的足侧结构；图像浅部或前方代表受检者的背侧结构，深部或后方代表受检者的腹侧结构。

俯卧位横切面扫查视频

2. 横切面　声像图左侧代表受检者的左侧结构，声像图右侧代表受检者的右侧结构；图像浅部或前方代表受检者的背侧结构，深部或后方代表受检者的腹侧结构。

【课堂互动】

案例　患者，女，35 岁，单位体检，空腹行超声检查，其声像图如图 1-2-3。

课堂互动案例解析

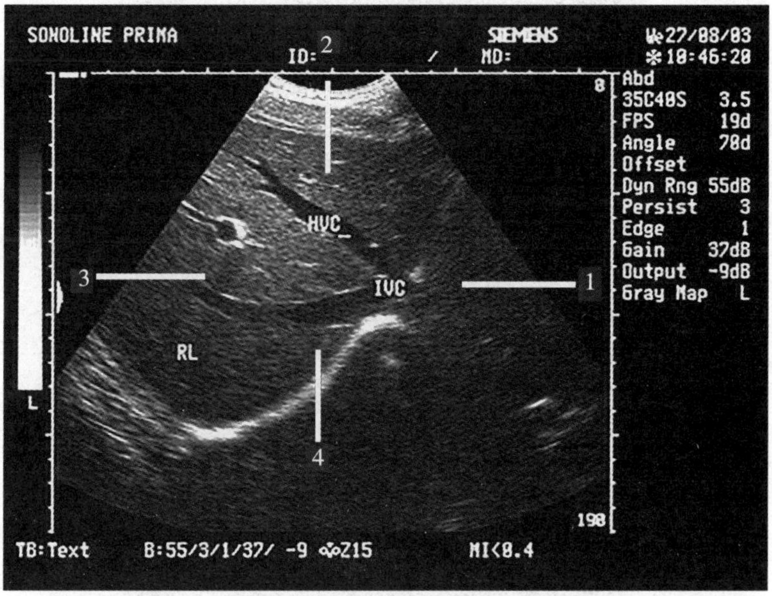

图 1-2-3　患者肝超声声像图

讨论

1)该声像图中图标 1、2、3、4 中哪个代表患者右侧？哪个代表患者腹侧？

2)你认为该患者采用了哪种体位？

【实训小结】

通过课前预习、课中强化训练，学生能主动把所学理论知识与实践操作有机结合起来，能独立完成矢状切面、横切面、斜切面、冠状切面的扫查并能识别图像的位置关系，熟练掌握正确的操作方法和技巧，养成主动学习、积极探索的习惯，提高把基础理论、基本知识和基本技能融会贯通的能力，提高个性品质和岗位胜任力。

【课后思考】

案例　患者，男，47 岁，因眼睑水肿 2 个月，食欲减退，左侧腰痛，乏力，来我院就诊，行超声检查，其声像图如图 1-2-4。

课后思考案例解析

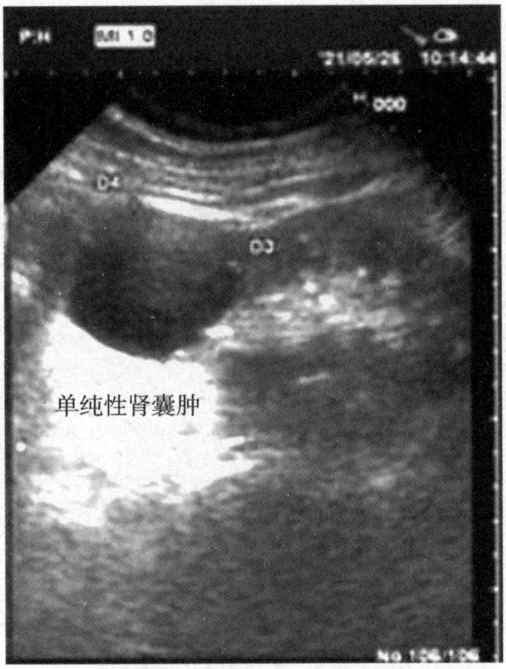

图 1-2-4　患者肾囊肿超声声像图

思考

1）这是哪一侧肾脏的声像图？

2）囊肿位于肾上极还是下极？

（李玲玲）

项目三

超声声像图观察与检查报告书写

任务一　超声声像图的观察与分析

【课前预习】

1. 学生在线自主学习　使用数字化教学资源服务云平台，教师将课程制作成 PPT、微课视频并上传至平台，让学生在课前自主探究、讨论交流，激发学生主动学习的积极性。设立临床真实案例讨论论坛，师生互动、解析答疑，加强师生之间的对话与交流，实现线上线下授课相结合，为完成后续的实践技能操作任务打好坚实基础。

2. 学生在线自我检测　结合理论授课内容给出单选题 5 道、多选题 2 道，学生扫码完成自测，考核学生理论知识掌握情况。

超声声像图的观察与分析 PPT

超声声像图的观察与分析视频

超声声像图的观察与分析自测题

【实训目标】

1. 掌握　超声声像图回声的描述。

2. 熟悉　超声声像图观察的内容。

3. 了解　超声声像图分析方法。

4. 其他　通过实训使医学生完成基本理论向临床实践的转化、基本知识向临床思维的转化、基本技能向临床能力的转化。提高医学生的职业能力、专业能力、医患沟通能力、团队合作能力；培养医学生的职业素质、人文素质、综合素质。

【实训器材】

1. 仪器　多功能彩色多普勒超声仪（B/M、CDFI、PW、CW），凸阵探头（频率 2 ~ 5 MHz），超声体模。

2. 材料　耦合剂、检查用纸、检查床。

3. 其他　数字化教学资源。

【实训步骤】

1. 演示观摩

(1)带教老师结合超声声像图的观察内容,讲解超声图像回声强弱及观察方法等。

(2)带教老师实操演示二维、多普勒、三维等不同超声声像图的观察内容;演示观察图像的顺序从左到右、从上到下仔细检查,尤其对一些死角部位,常须变换体位和侧动探头以使其充分显现。从整体到局部、从回声到结构观察分析,要有清晰的条理。通过示教让学生在头脑中对超声图像的观察有一个初步认识。

2. 分组训练

(1)学生分组上机操作,重复老师演示的操作流程,掌握正确的观察方法。

(2)体会超声声像图强弱回声的不同,根据不同回声强度对比不同组织之间的回声差异,仔细辨别强回声和高回声的区别,感受弱回声和无回声之间的差异;识别各种不同回声的代表组织,并分析强回声后方会出现声影的原因;尝试从不同方向和角度去观察图像结构,进一步理解观察的内容和分析方法,思考脱离临床后单纯观察声像图的弊端;从而结合临床综合分析观察声像图。

(3)带教老师巡回辅导、答疑解难,纠正学生不规范的观察方法。

3. 采集图像数据　应用超声图文工作站采集、保存图像,并可对所采集的静、动态图像进一步编辑处理,结合患者临床表现和超声图像,进行超声图文观察。

【实训内容】

一、超声回声强度的描述与命名

超声黑白图像由许多像素构成,像素的亮暗反映了回声的强弱,荧光屏上最亮到最暗的像素变化过程即从白到灰再到黑的过程称灰度,将灰度分为若干等级称灰阶。根据回声强度将其分为以下几种类型(图 1-3-1)。

(一)强回声

灰度明亮,呈极亮的点状、条状或团块状回声,后方伴声影,如结石、气体、金属、致密骨以及钙化等。

(二)高回声

灰度较明亮,呈点状、片状、条状或团块状回声,后方不伴声影,如肾窦、纤维组织等。

(三)中等回声

灰度中等,呈点状或团块状回声,如正常肝实质、脾实质等实质性脏器。

(四)低回声

灰度较暗淡,呈均质细小的点状回声,如正常肾皮质等均质结构。

(五)弱回声

灰度暗淡,呈均匀细小的灰黑点状回声或接近于无回声,有时需提高增益才能显示,如正常淋巴结、肾锥体等。

（六）无回声

灰度极暗的黑色区，均匀的液体无声阻抗差，无界面反射，呈无回声区，如胆汁、尿液、血液、羊水等液体。

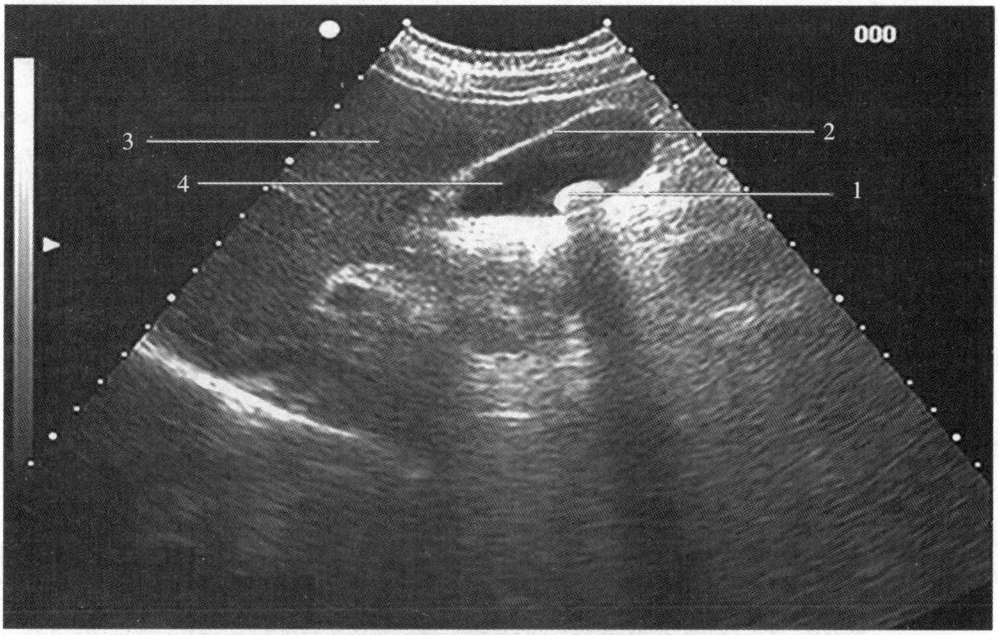

1. 强回声；2. 高回声；3. 等回声；4. 无回声。

图 1-3-1　胆囊结石超声声像图

二、超声声像图观察的基本内容

（一）超声声像图的观察方法

在超声检查过程中，要想有效地观察切面图像，并迅速做出较客观准确的判断，需要遵循以下原则。

1. 观察图像循序渐进　在超声检查时，要仔细全面，特别是检查一些较大体积的脏器时为避免遗漏一些小的病灶，检查时一定要循序渐进，从左到右、从上到下仔细检查，尤其对一些死角部位，常须变换体位和侧动探头以使其充分显现。

2. 从整体到局部、从回声到结构　观察超声声像图时，如果能按照从整体到局部、从回声到结构这样的原则去分析，不仅对疾病的判断有清晰的条理，对病变的性质也能给出较准确的临床提示。

3. 结合临床综合分析　任何脱离临床的检查都是毫无意义的，临床表现可以指导检查和提示检查重点，同时将图像观察与临床表现结合起来考虑，有利于对病灶的性质判定。

(二)二维超声声像图的观察分析

超声诊断是通过对声像图的观察和分析而做出的，声像图观察和分析的主要内容有以下几个方面。

1. 直观显示　被检脏器的位置、形态、大小是否正常；边缘轮廓是否规则，包膜是否清晰完整；内部回声有无异常(包括管道分布、走行及管腔结构等情况)；后方回声有何改变；周围脏器及血管是否有压迫、移位、粘连、浸润等情况(图 1-3-2)。

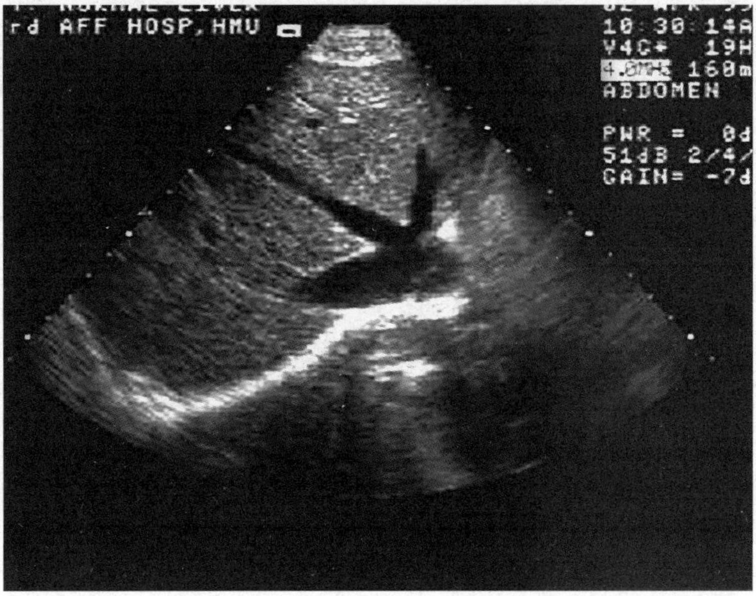

图 1-3-2　二维超声声像图直观显示

2. 实时动态观察　胎儿生理功能的观察，如胎动、胎儿呼吸样运动、胎儿肌张力等有无异常；脂餐试验观察胆囊的收缩功能有无改变；空腹饮水后观察胃的排空功能及收缩或蠕动功能有无改变；超声心动图观察心脏的收缩与舒张功能有无改变。另外，还要不同时间对病灶进行随访观察和检查，这对于判断病情的变化极为有利(图 1-3-3)。

(三)多普勒超声声像图的观察分析

1. 彩色多普勒　彩色多普勒对判断血流的方向、血流的速度、血流的性质有重要意义，同时对血管形态学的显示也有一定的价值，它包括血管的管径、走行、分布和血管的丰富程度等，能评价脏器的血流灌注和病灶的血供特点，有助于确定病变性质(图 1-3-4)。

2. 频谱多普勒　频谱多普勒主要利用频谱对血流动力学或血流流速做定量分析，如多普勒频谱曲线变化，频移大小、方向及分布，收缩期峰值流速(PSV)、舒张末期流速(EDV)、平均血流速度(MV)、加速度(AV)、阻力指数(RI)、搏动指数(PI)等。

(四)三维超声声像图的观察分析

三维重建是以二维图像为基础的，但比二维图像有明显的优势，具体表现如下。

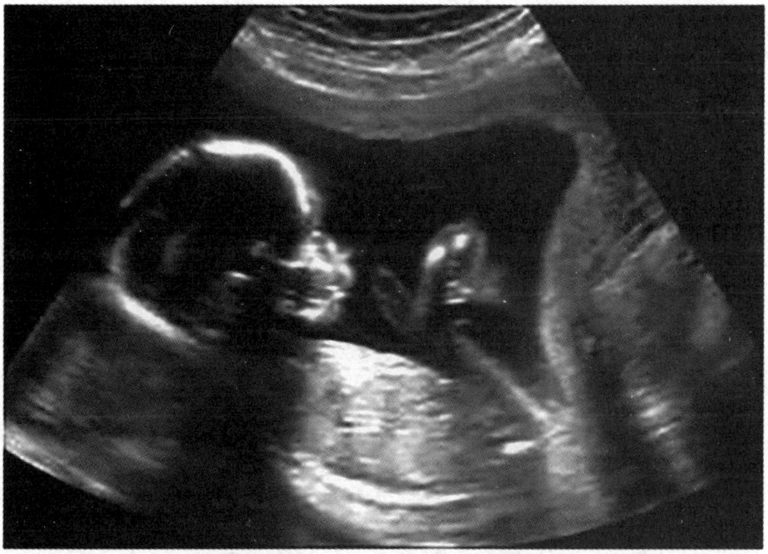

图 1-3-3 二维超声声像图实时动态显示

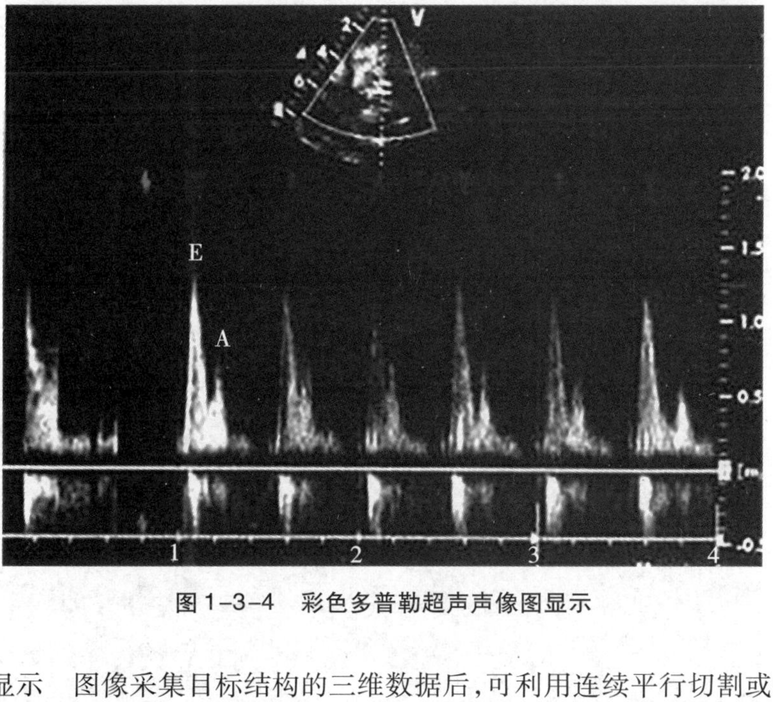

图 1-3-4 彩色多普勒超声声像图显示

1. 立体显示 图像采集目标结构的三维数据后，可利用连续平行切割或任意斜向切割等方式对数据进行重建，对图像进行放大、旋转及剖切，从不同角度观察目标结构的切面或整体，提高疾病诊断的准确性（图 1-3-5）。

2. 精确测量 参数获得目标结构的三维信息后尤其是在心血管疾病的诊断方面，精确测量参数就有了可靠的依据。

3. 准确定位病变　三维图像可以提供肿瘤等病变组织的空间位置及三维形态，从而为临床治疗提供可靠依据，避免损伤正常组织。

此外，重建后的三维图像可在设置的任意角度范围内使三维图像做动态显示，这一功能使组织结构的空间位置关系显示得更加清楚。

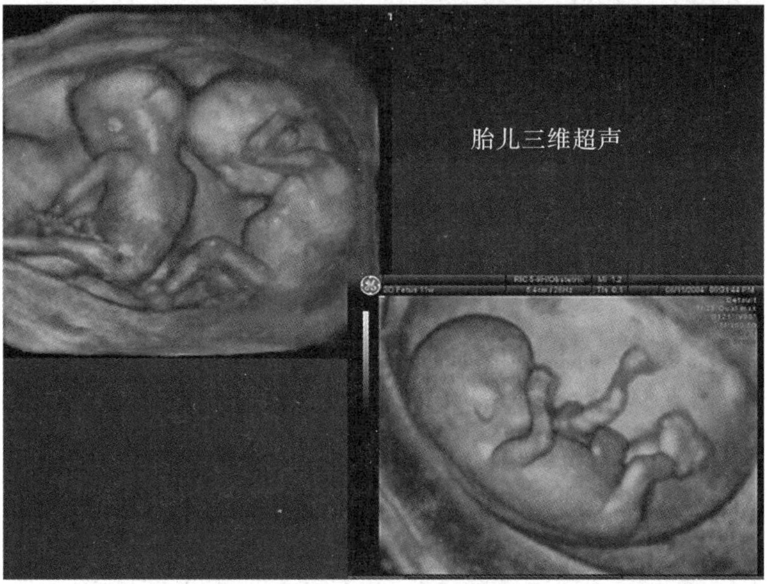

图 1-3-5　三维超声声像图显示

课堂互动案例解析

【课堂互动】

案例　患者，男，40 岁，10 d 前无明显诱因出现左侧腰部隐痛，疼痛时向同侧腹股沟区放射，伴全程肉眼血尿，无明显发热、恶心呕吐。患者到医院门诊行超声检查，其声像图如图 1-3-6。

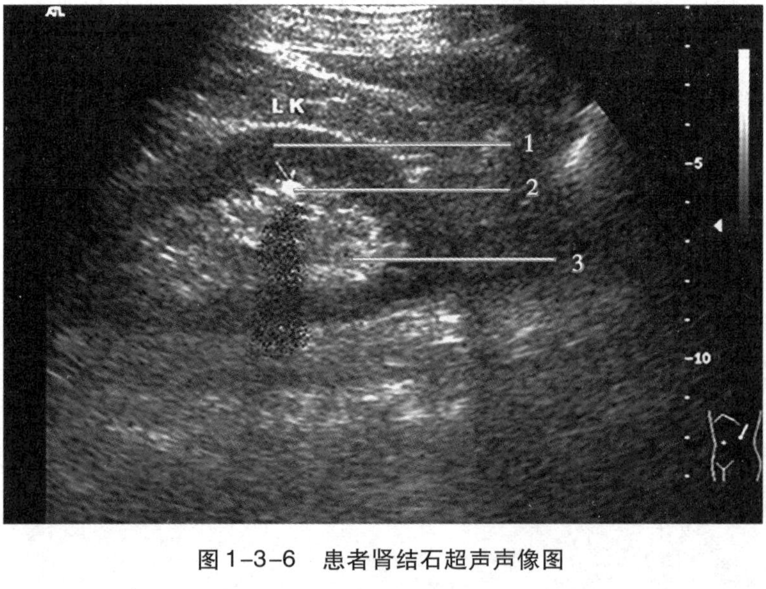

图 1-3-6　患者肾结石超声声像图

讨论

1）观察分析超声声像图中1～3图标所显示的组织回声强弱顺序。

2）指出图中哪个为强回声、哪个为高回声，二者的区别是什么？

【实训小结】

通过课前预习、课中强化训练，学生能主动把所学理论知识与实践操作有机结合起来，能独立完成图像的采集、声像图的观察与分析，掌握正确的声像图观察方法和技巧，养成主动学习、积极探索的习惯，提高把基础理论、基本知识和基本技能融会贯通的能力，提高个性品质和岗位胜任力。

【课后思考】

案例 患者，女，23岁，健康体检，肝超声检查声像图如图1-3-7。

课后思考案例解析

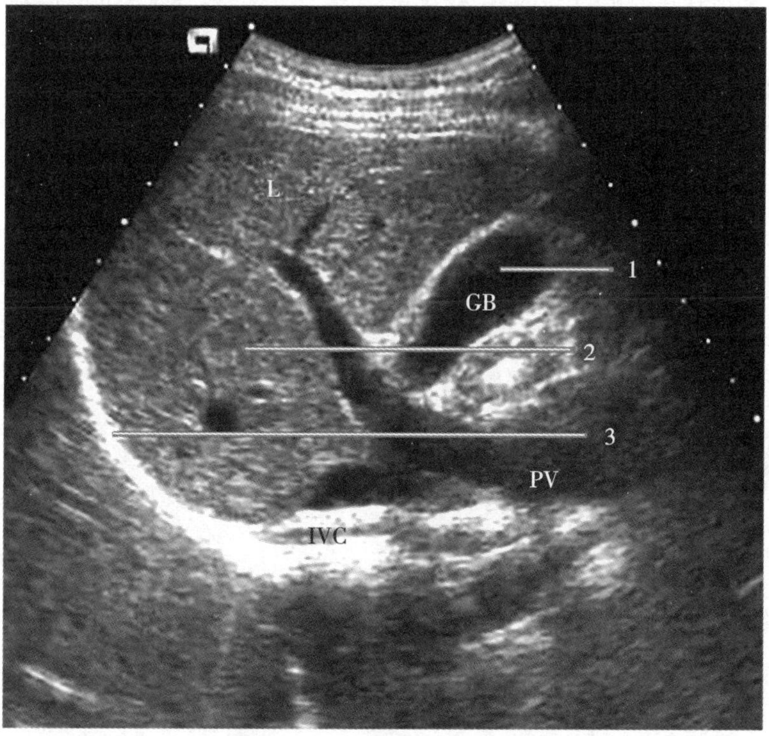

图1-3-7 患者肝超声声像图

思考

1）观察上述超声图像，描述其图中1～3所显示的回声强弱。

2）在观察上述声像图时，应从哪些方面来分析？

（李玲玲）

任务二　超声检查报告的书写规范

超声检查报告的书写规范 PPT

超声检查报告的书写规范自测题

【课前预习】

1. 学生在线自主学习　使用数字化教学资源服务云平台，教师将课程制作成 PPT，并上传至平台，让学生在课前自主探究、讨论交流，激发学生主动学习的积极性。设立临床真实案例讨论论坛，师生互动、解析答疑，加强师生之间的对话与交流，实现线上线下授课相结合，为完成后续的实践技能操作任务打好坚实基础。

2. 学生在线自我检测　结合理论授课内容给出单选题 5 道、多选题 2 道，学生扫码完成自测，考核学生理论知识掌握情况。

【实训目标】

1. 掌握　规范化报告的书写。

2. 熟悉　超声报告的基本要求。

3. 了解　计算机自动生成报告的特点。

4. 其他　通过实训使医学生完成基本理论向临床实践的转化、基本知识向临床思维的转化、基本技能向临床能力的转化。提高医学生的职业能力、专业能力、医患沟通能力、团队合作能力；培养医学生的职业素质、人文素质、综合素质。

【实训器材】

1. 仪器　多功能彩色多普勒超声仪（B/M、CDFI、PW、CW），凸阵探头（频率 2 ~ 5 MHz），超声体模。

2. 材料　耦合剂、检查用纸、检查床。

3. 其他　数字化教学资源。

【实训步骤】

1. 演示观摩

（1）带教老师根据超声检查所见对申请单提出的问题给予有针对性的阐述，做出明确的肯定或否定的回答。讲解病变的部位、形态、大小、数目、回声特点、动态变化及毗邻关系等，演示声像图在病变发展中出现的动态变化，并正确地反馈给临床。

（2）学生通过老师示教对超声检查报告有一个初步认识。让学生体会到一份规范超声报告的重要性。

2. 书写报告　在保证超声图像及数据采集准确的前提下，综合超声所见及临床表现认真分析后，正确地运用超声术语，内容简洁，层次分明，重点突出，写出检查报告，提出诊断意见，超声检查报告单必须字迹应工整、清晰，无错字、无涂改，检查者亲笔签名后方可生效。报告单时间精确到分。

【实训内容】

（一）规范化报告

超声检查报告是临床诊治的重要参考依据之一，又是法律纠纷处理中的参考资料，所以必须认真客观详细地描述检查内容，供临床医师参考。遇特殊疑难病例时，及时与送检医师沟通检查情况。报告中专业用词必须是专业中统一的、科学的、通用的超声医学术语。规范化报告可分为上、中、下三部分（图 1-3-8）。

市　　　医院

彩色超声诊断报告单

姓名：张某某	性别：　女	年龄：______	检查号：2010430040
来源：	临床科室：产科	住院号：	床号：
检查设备：GE 730	检查部位：胎儿		

检查影像：

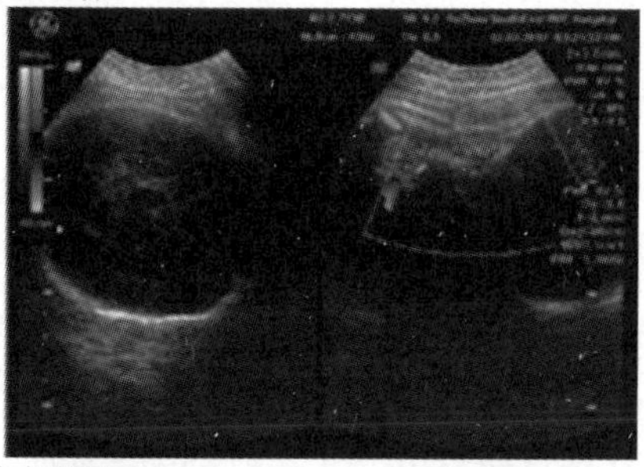
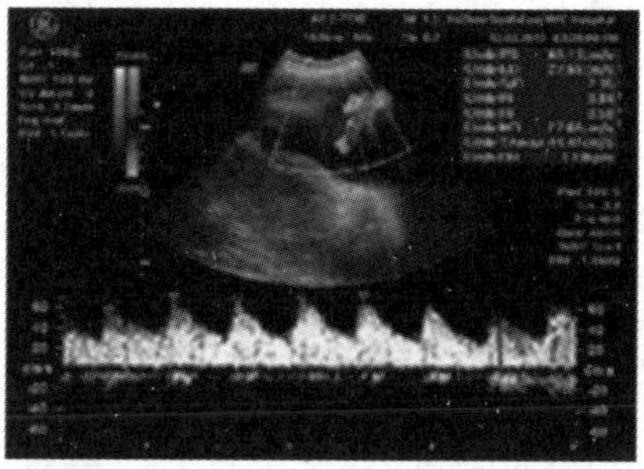

检查所见

于耻骨联合上方探及胎头回声，颅骨光环完整，脑中线居中，侧脑室内径：0.6 cm，两侧丘脑可见，透明隔腔宽约0.55 cm，小脑蚓部可见，颅后窝池前后径：0.7 cm，大脑中动脉频谱未见明显异常。双顶径5.72 cm，头围21.92 cm，颜面部显示欠清，眼眶内距1.36 cm，眶外距3.83 cm，眼距1.33 cm，胎儿上唇线连续，眼鼻可见；胎儿脊柱排列大致整齐。

胎儿四肢：股骨长3.92 cm，肱骨长4.03 cm，胎儿双侧上臂及其内的肱骨可见，双侧前臂及其内的尺、桡骨可见，双侧呈握拳状。双侧大腿及其内的股骨可见，双侧小腿及其内的胫、腓骨可见，双足可见，指趾显示不清。

腹围19.45 cm，胎儿肝、胃、肾、膀胱可见，左侧肾盂分离约0.68 cm，右侧肾盂分离约0.61 cm。胸腹腔间可见膈肌低回声带，未见明显连续中断。

胎儿心脏。四腔心可见，左、右房室大小基本对称，心脏中央“十”字交叉存在，左、右房室瓣清楚，启闭运动均可见。左右室流出道可见，两条大动脉在心底交叉排列。肺动脉略宽于主动脉。胎心率次/分，律齐，见胎动；双肺回声均匀。

胎盘附着于前壁，厚约2.7 cm，功能 I 级。

羊水最深径约4.5 cm，透声清晰。脐带根部可见，脐动脉两条，胎儿颈部皮肤未见明显压迹。

CDFI：脐动脉血流频未见明显异常。S/D：。胎儿体重约：611 g ± 89 g。

检查提示

宫内单活胎（中孕，大小孕约23周5天）

双侧肾盂轻度分离

建议产前咨询

友情提示：本次检查内容为"超声所见"中所述，未描述的胎儿结构不在检查范围内。目前技术条件，胎儿耳、手、足、心脏房室间隔等众多结构不作为常规项目检查，与生殖器有关的问题不在检查范围内。胎儿畸形或异常是动态发展的，本次检查仅说明目前胎儿的状况。

诊断医生：赵某某

记录人：

检查时间：2017-04-30 17:37:50

图 1-3-8　超声检查报告

1. 上部　为填写患者姓名等各种常规字符。填写检查仪器类型号、探头类型与频率，检查方法和途径及最低限度的脏器断面，以及录像带或光盘的有关检索号码等。

2. 中部　为检查发现的客观描述，不加入任何主观判断。一般描述为外形、轮廓、支持结构、管道和脏器实质回声，以及必要的测量数据。病变区描述为弥漫性或局灶性，以及不同脏器中各类病变声像图的不同表现。局灶性病变应作定位、测量和其他重点描述。如有几处局灶性病变，应分主、次加以描述。重要的有关阴性表现亦需叙述。

3. 下部　为超声检查后提示有无病变和病变的性质。应包括如下内容。

(1) 病变部位或脏器。

(2) 病变在声像图上所表现的物理性质（实质性、含液性、混合性、纤维化、钙化、气体等）。

(3) 可能的疾病诊断（按可能性大小依次提示）。

(4) 必要的建议（如超声随访、建议其他检查）。

(5) 签名与日期：诊断性报告必须由获得医师执业证书的医师签发，如进行彩超检查，则必须具备彩超上岗证。超声技师仅能做描述性报告。日期按年、月、日排列，简写时可用“年/月/日”（如 05/01/01）代表。

（二）超声报告的基本要求

超声检查报告字迹应公正、清晰，报告中无错字、无涂改。在任何情况下不得出具假报告。各种常规脏器的超声报告单（包括各种不同的填表表格），应按超声质控中心颁发的规定执行。

课堂互动案例解析

【课堂互动】

案例　患者，张某，女，30 岁，经体检后，拿到一份某医院出示的超声检查报告单如图 1-3-9。

讨论

1）上述超声报告单是否规范？

2）寻找上述超声诊断报告中明显失误的地方。

3）依据声像图初步诊断该患者为哪一种疾病？

河南省****人民医院

彩超医学影像报告单

姓名：张某　性别：女　年龄：30岁

申请科室：妇科一诊室　住院号：~　病床号：~

检查日期：2013-08-07　病历号：~　检查号：13051

检查部位：子宫附件

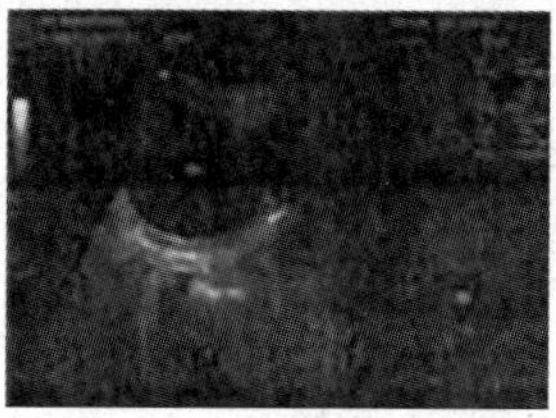

超声描述：

膀胱充盈良好，于膀胱后方子宫区域未探及正常子宫形态，可见一范围约33 mm×7 mm带状低回声区，边界清，CDFI：未见明显血流信号。

右侧卵巢大小约18 mm×19 mm；左侧卵巢大小约16 mm×9 mm，形态可，未见明显异常回声。

超声提示：盆腔内异常低回声区（始基子宫?建议进一步检查）。

报告医生：赵　记录医生：胡

（本报告仅供本院临床医生参考，不作其他用途）　报告日期：09-16

图 1-3-9　体检超声报告单

【实训小结】

通过课前预习、课中强化训练，学生能主动把所学理论知识与实践操作有机结合起来，能独立完成标准图像的采集、声像图的观察与分析，掌握规超声范化报告的书写方法和技巧，养成主动学习、积极探索的习惯，提高把基础理论、基本知识和基本技能融会贯通的能力，提高个性品质和岗位胜任力。

课后思考案例解析

【课后思考】

案例　患者，男，40 岁，单位体检，行空腹肝超声检查，声像图如图 1-3-10。

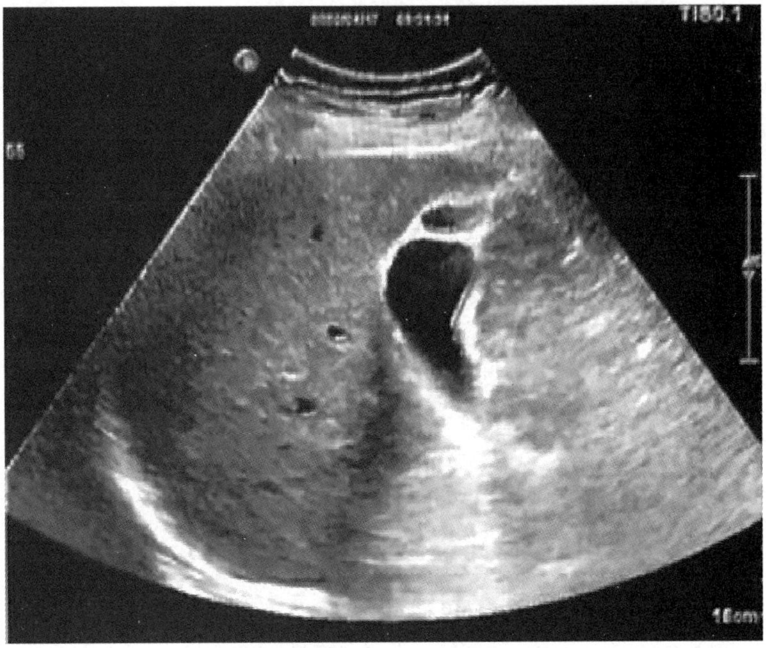

图 1-3-10　脂肪肝超声声像图

思考

1）观察以上超声图像，描述其超声声像图特征。

2）书写其超声检查报告。

（李玲玲）

模 块 二

实践技能

项目一

肝超声检查

任务一　正常肝超声检查

【课前预习】

1. 学生在线自主学习　使用数字化教学资源服务云平台，教师将课程制作成 PPT、微课视频，并上传至平台，让学生在课前自主探究、讨论交流，激发学生主动学习的积极性。设立临床真实案例讨论论坛，师生互动、解析答疑，加强师生之间的对话与交流，实现线上线下授课相结合，为完成后续的实践技能操作任务打好坚实基础。

正常肝脏超声检查 PPT

2. 学生在线自我检测　结合理论授课内容给出单选题 5 道、多选题 2 道，学生扫码完成自测，考核学生理论知识掌握情况。

正常肝脏超声检查视频

【实训目标】

1. 掌握　肝的解剖结构、超声检查前的准备、超声检查方法、正常超声声像图特点。

2. 熟悉　肝常规标准切面的扫查技巧，具备观察与分析正常及异常超声声像图的能力。

3. 了解　超声检查过程中需要注意的问题。

4. 其他　具有理论联系实际的能力，具备良好的职业道德、医患沟通能力和团队协作精神。

正常肝脏超声检查自测题

【实训器材】

1. 仪器　多功能彩色多普勒超声仪（B/M、CDFI、PW、CW），凸阵探头（频率 3.5 ~ 5 MHz），超声体模。

2. 材料　耦合剂、检查用纸、检查床。

3. 其他　数字化教学资源。

【实训步骤】

1. 演示观摩

(1)带教老师结合超声诊断仪的使用,讲解超声探头的选择及仪器的调节,以及检查前准备、人文关怀、医患沟通等。

(2)带教老师实操演示不同检查途径各标准切面检查步骤、检查手法及声像图表现特点;演示超声测量肝左叶长径、前后径和肝最大斜径的正确方法;通过示教让学生在头脑中对各标准切面所显示的解剖结构及操作流程、操作手法、正确测量及注意事项有一个初步认识。

2. 分组训练

(1)学生分组上机操作,重复老师演示的操作流程,掌握正确的调节仪器方法。

(2)体会合理应用操作手法技巧的重要性;让学生尝试用老师演示的操作手法,感受不同检查体位与检查途径对标准切面的影响;体会肝静脉及门静脉对肝分段分叶的重要性;让学生实践“你静我动”“你动我静”的超声探测方法,以获得满意的声像图;注意肝盲区的超声检查。

(3)带教老师巡回辅导、答疑解难,纠正学生不规范的操作方法。

3. 采集图像数据　应用超声图文工作站采集、保存图像,并可对所采集的静、动态图像进一步编辑处理,结合患者临床表现和超声图像,进行超声图文诊断。

4. 书写报告　在保证超声图像及数据采集准确的前提下,综合超声所见及临床表现认真分析后,正确运用超声术语,内容简洁,层次分明,重点突出,写出检查报告,提出诊断意见,检查者亲笔签名。报告单时间精确到分。

【实训内容】

一、检查前准备

(一)操作者准备

1. 仪器选择　采用高分辨力彩色多普勒实时超声仪,校对电源电压以及接地装置是否正常,待仪表正常后,方可开主机开关。根据患者的检查部位,根据患者年龄、体型选择合适探头及频率。常用频率3.5~5.0 MHz,小儿可选择5.0~7.5 MHz。

2. 仪器调节　选择并调节适宜的增益、动态范围、时间增益补偿或深度增益补偿、帧频率、聚焦数及聚焦深度等控制钮,以获得高分辨力和高清晰度的肝二维超声声像图。

3. 环境条件　调节室内温度和光线,使患者处于比较安静、舒适的环境中。

4. 患者　对患传染性疾病的患者,按照消毒隔离程序处理。

(二)受检者准备

检查前一般需禁食8~12 h。如果需要确定上腹部肿块与肝的位置关系,可饮水500~800 mL后检查。

(三)医患沟通

热情接诊患者,注意和患者交流沟通,给予患者适宜的人文关怀,以取得患者信任,主动配合检查,取得满意的检查效果。

二、核对信息、录入资料

1. 核对信息　认真阅读申请单，核对患者信息，耐心询问患者病史，态度和蔼，详细了解患者病情，明确此次检查目的。

2. 录入资料　录入患者姓名、年龄、性别、婚否、门诊号、住院号、超声号和图像记录方式等。

三、选取检查体位

1. 仰卧位　主要用于扫查大部分肝左、右叶。

2. 左侧卧位　主要用于扫查肝右叶，包括右叶最外侧区域、右肝-肾区域、右肝膈顶部和右后叶。肝左叶也可以用该体位进行扫查。

3. 半卧位、坐位和站立位　适用于肝位置较高的受检者，用于扫查肝膈顶部和了解肝活动度。

四、检查过程

（一）扫查方法与标准切面

1. 肝-腹主动脉矢状切面　将探头置于剑突下，使声束平行于腹正中线自右向左缓慢移动探头至显示腹主动脉长轴切面。可显示左叶前缘、左叶下面、左横膈面、腹主动脉、肠系膜上动脉及胰体部等（图 2-1-1）。

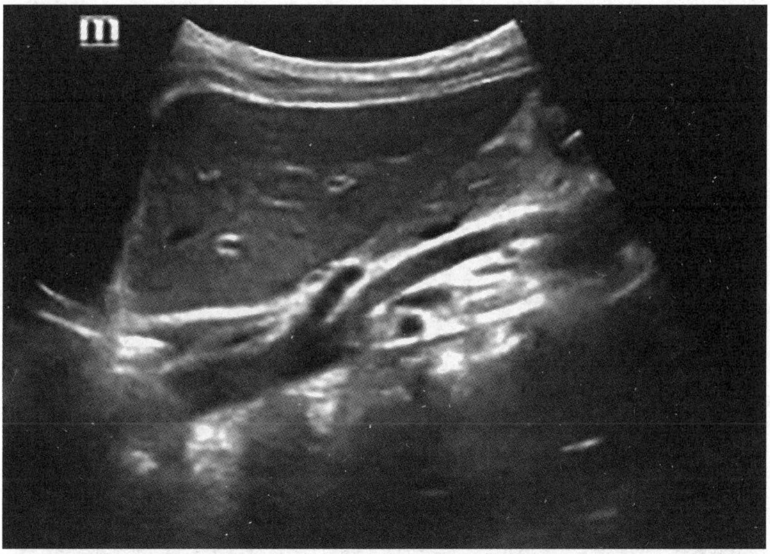

图 2-1-1　肝-腹主动脉矢状切面

2. 肝-下腔静脉矢状切面　探头置于剑突下，显示肝、胰头以及肝深部并纵贯全腹的长带状无回声结构，即下腔静脉长轴（图 2-1-2）。

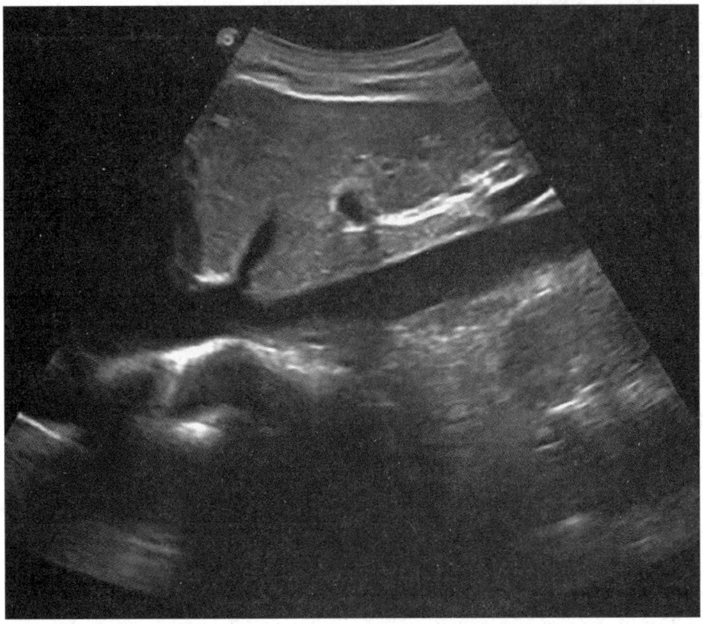

图 2-1-2　肝-下腔静脉矢状切面

3.肝左叶斜断面　探头置于左肋缘下，紧压腹部侧动探头，使声束通过肝下缘到达肝膈面。扫查时嘱受检者先深吸气后屏气，重点显示肝左叶结构，获得以门静脉左支及矢状段的"工"字形结构为特征的肝左叶斜断面图，显示左外上段、左外下段、左叶的外侧角及左下角、肝左静脉、门静脉左支矢状段等（图 2-1-3）。

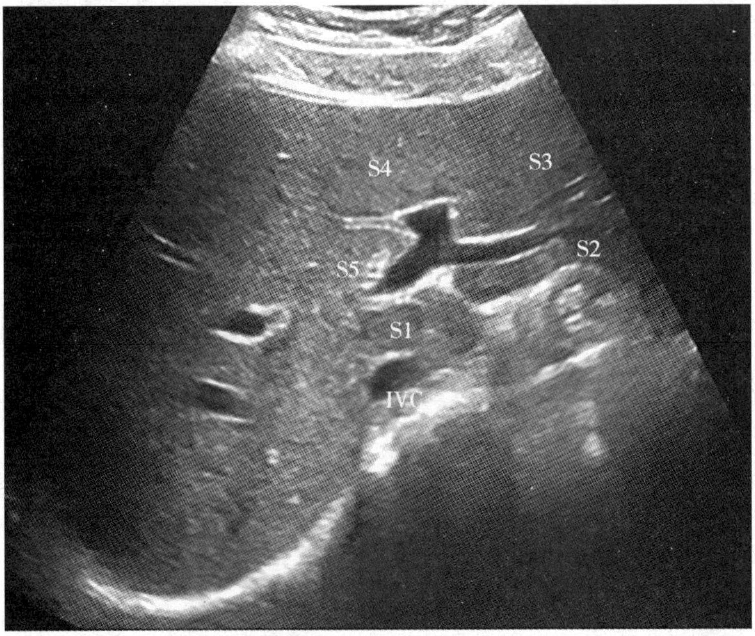

IVC. 下腔静脉；S1. 尾状叶；S2. 左外叶上段；S3. 左外叶下段；S4. 方叶；S5. 右前下段。

图 2-1-3　肝左叶斜断面

4. 肝-胆矢状切面　嘱患者取仰卧位，探头与右肋缘平行置于右肋缘下，声束方向斜向右上方。标准切面图为通过第一肝门的声像图（图 2-1-4）：右肝、胆囊、门静脉、左右肝管。

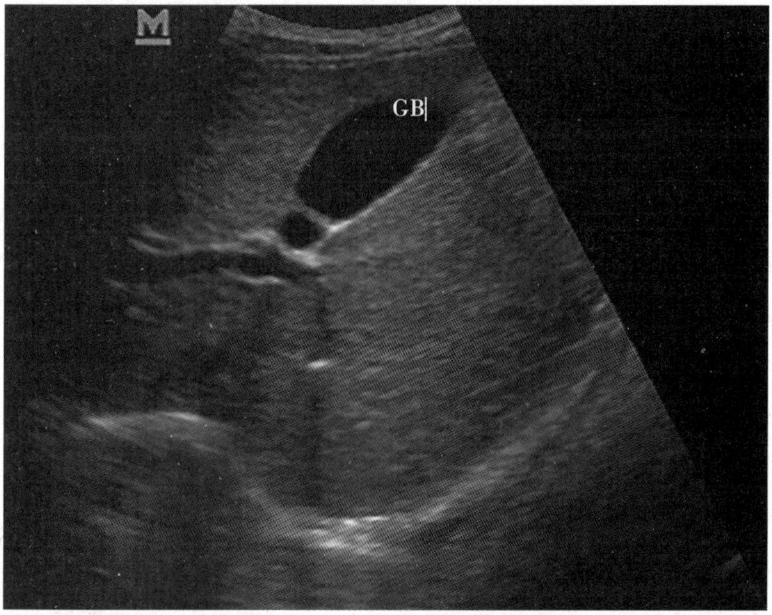

图 2-1-4　肝-胆矢状切面

5. 经第一肝门横断面　探头置于剑突下横切，声速斜向深部和头背部缓慢侧动探头探测，显示粗大横行走向的门静脉及其分支，重点显示门静脉及其右肝内分支（图 2-1-5）。

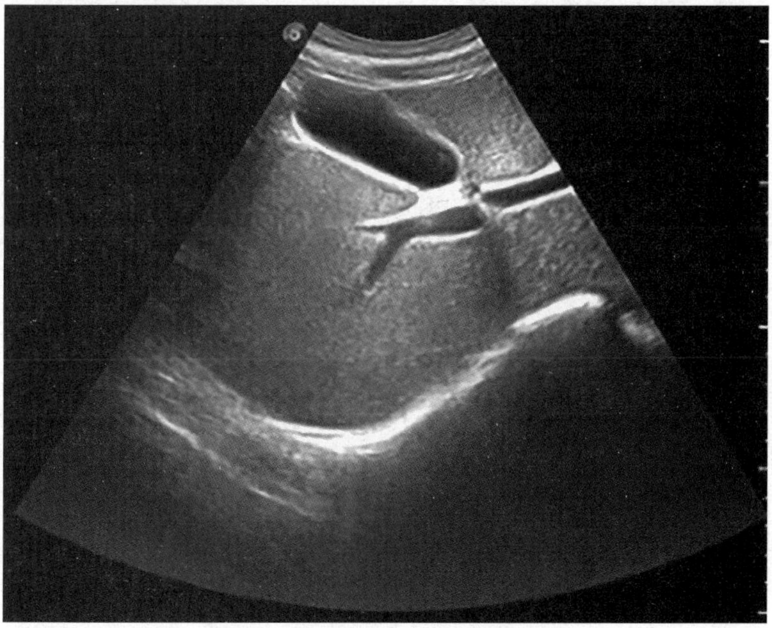

图 2-1-5　经第一肝门横断面

6. 经第二肝门斜断面　受检者仰卧或左侧卧位，探头置于右肋缘下，声束朝向受检者右肩方向缓慢扫查，探头可与肋缘平行或垂直，直至显示膈肌回声；嘱受检者深吸气后屏气，缓慢侧动探头连续扫查，可观察大部分肝内结构。其中经第二肝门斜断面（图 2-1-6），显示放射状排列的 3 支肝静脉，肝左静脉、肝中静脉和肝右静脉向下腔静脉集中汇流，亦即第二肝门。

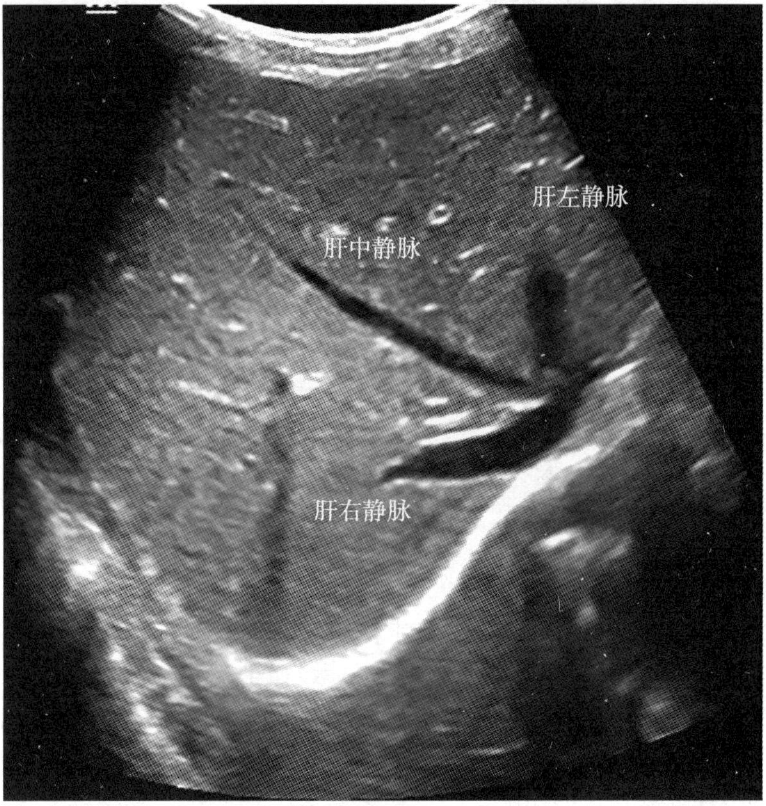

图 2-1-6　经第二肝门斜断面

7. 肝-右肾矢状切面　嘱患者取仰卧位，沿右侧锁骨中线与腋前线之间矢状切面，显示肝、右肾和结肠的关系。在此断面上肝肾之间的腹腔间隙称肝肾隐窝，少量腹腔积液可使这一间隙增宽，声像图为无回声（图 2-1-7）。

8. 经第一肝门右肝斜断面　受检者仰卧或左侧卧位，探头置于右侧肋间，自第 4 肋间开始向下逐个肋间扫查，声束垂直于胸壁并侧动探头连续扫查。主要可显示肝右叶的所有叶段及尾状叶和方叶的膈顶部分、第一肝门、第二肝门、肝右前叶内的门脉及其分支、肝中静脉和肝右静脉及其分支等结构。其中经第一肝门右肝斜切面图以显示门静脉主干及右支长轴为特征，胆囊和下腔静脉的斜断面分别位于门静脉两侧（图 2-1-8）。

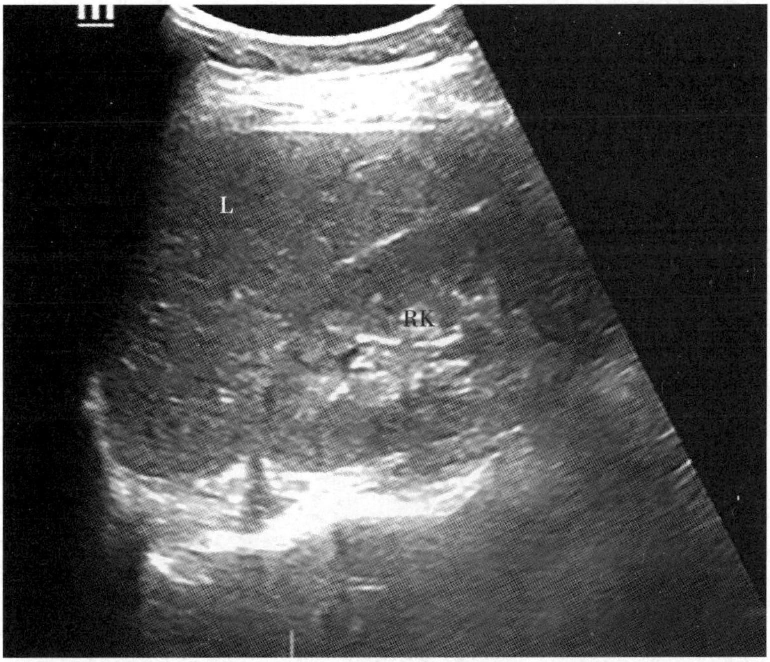

图2-1-7　肝-右肾矢状切面

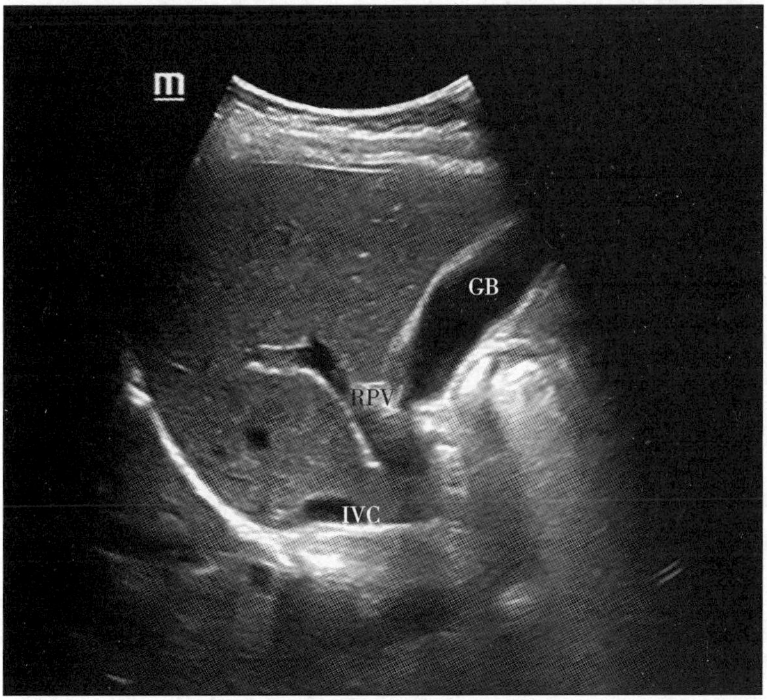

GB. 胆囊；IVC. 下腔静脉；RPV. 门脉右支。

图2-1-8　经第一肝门右肝斜断面

（二）超声测量及注意事项

1. 肝左叶超声测量及正常值　测量标准切面：通过腹主动脉的肝左叶矢状切面测量位置，左叶前后径测量点分别置于肝左叶前后缘包膜处，测量其最大垂直距离。左叶上下径测量点分别置于肝左叶的最上下缘包膜处，并与肝前部表面接近平行，测量其最大上下径（图 2-1-9）。参考值：成人肝左叶前后径≤6 cm，成人肝左叶上下径≤9 cm。

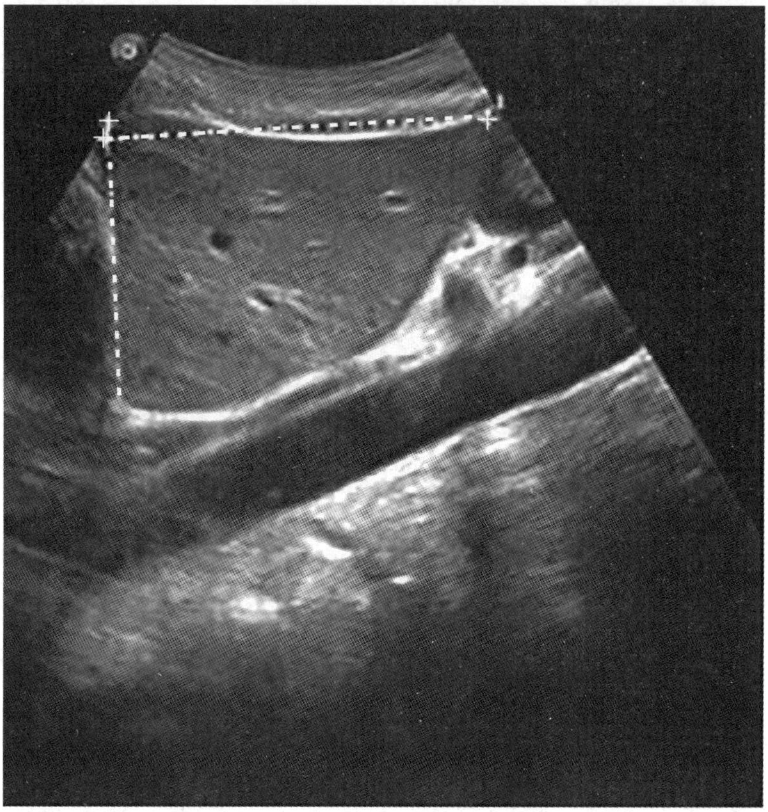

图 2-1-9　肝左叶超声测量

2. 肝右叶最大斜径超声测量及正常值　肝右静脉和肝中静脉汇入下腔静脉的右肋下最大斜切面。测量位置：测量点分别置于肝右叶前、后缘包膜处，测量其最大垂直距离（图 2-1-10）。参考值：成人 10～14 cm。

3. 注意事项

（1）在扫查区采取自上而下、由内及外的连续、系统的滑行扫查，切忌跳跃式的扫查；对每一个切面进行最大范围的侧动扫查，最大限度减少遗漏区。

（2）在扫查肝脏膈顶部时，为了减少扫查的盲区，可嘱受检者深吸气，让肝下移，然后探头尽量上翘扫查；对于肥胖或肺气干扰使显示更差，应让受检者深呼气后再屏气扫查。

（3）根据受检者情况采取合理体位，如高位肝扫查可以辅以坐位，肝右后叶和肝门部扫查可辅以左侧卧位等。

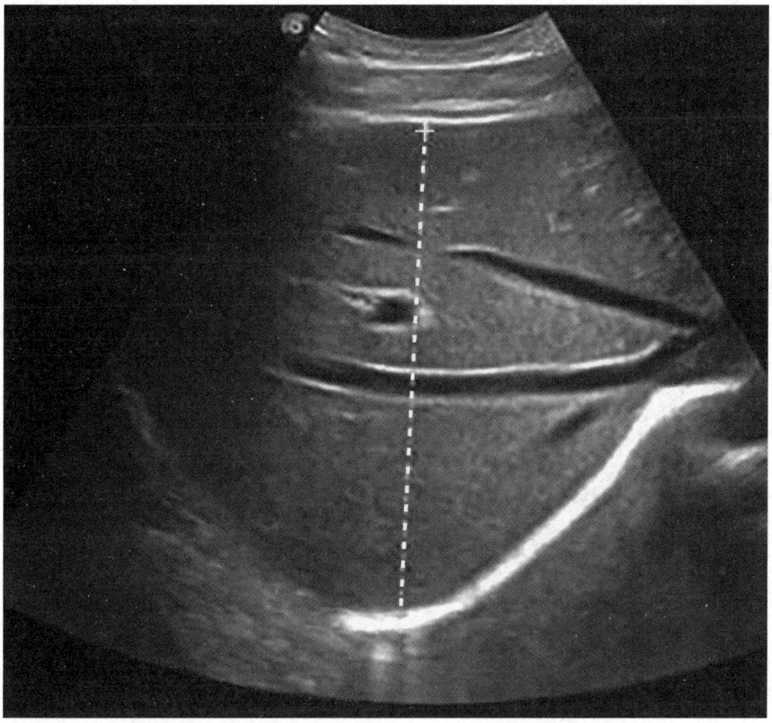

图 2-1-10 肝右叶最大斜径超声测量

五、检查结果

(一)超声表现

1. 肝形态、边缘和质地　肝外形横切面近似楔形、纵切面略呈三角形,随呼吸和心脏搏动而稍有改变。肝轮廓光滑规整,肝包膜光滑纤细呈线状高回声,肝膈面呈弧形,脏面内凹或平坦、边缘锐利。

2. 肝实质回声　肝实质内部呈细密较均匀的中低点状回声。其回声强度高于肾皮质而低于胰腺,实质内可见小管道切面(图 2-1-11)。

3. 肝内管道结构　正常的 Glisson 统分支及肝静脉分支在肝内交叉、自然走行。门静脉管壁呈稍高回声,肝静脉管壁菲薄,声像图上无明显的管壁回声。

4. 肝血管多普勒　肝的血管系统包括门静脉、肝动脉和肝静脉 3 种。

(1)门静脉血流:入肝血流、红色,较平稳,静脉曲线频谱随呼吸略有变化。肝门部门静脉主干的平均血流速度为 0.15 ~0.20 cm/s(图 2-1-12)。

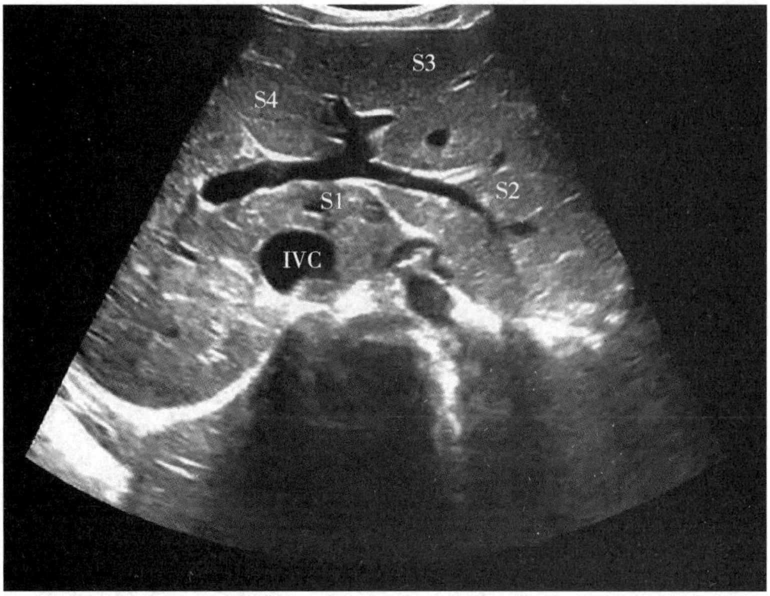

IVC. 下腔静脉；S1. 尾状叶；S2. 左外叶上段；S3. 左外叶下段；S4. 方叶。

图 2-1-11　正常肝超声声像图

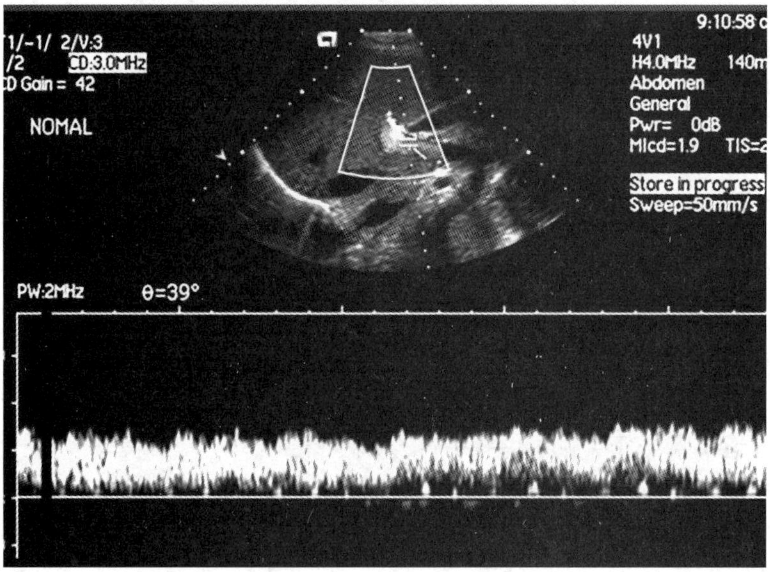

图 2-1-12　门静脉频谱

(2)肝动脉血流：入肝血流、红色、流速曲线呈搏动状，最高流速 0.57～0.66 cm/s，阻力指数(RI)<0.70(图 2-1-13)。

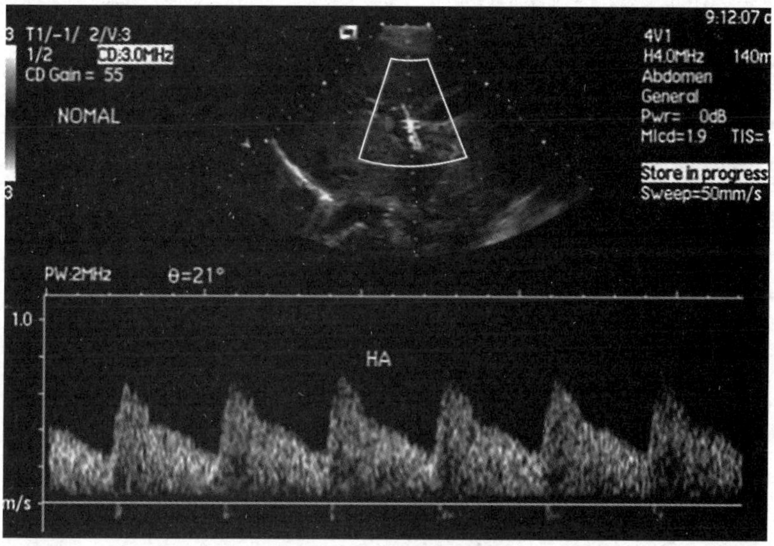

图 2-1-13 肝动脉频谱

(3)肝静脉血流:离肝血流、蓝色,三支主干的流速曲线多呈三角形或四相波形,与下腔静脉波形相似,与右心房的收缩和舒张密切相关(图 2-1-14)。

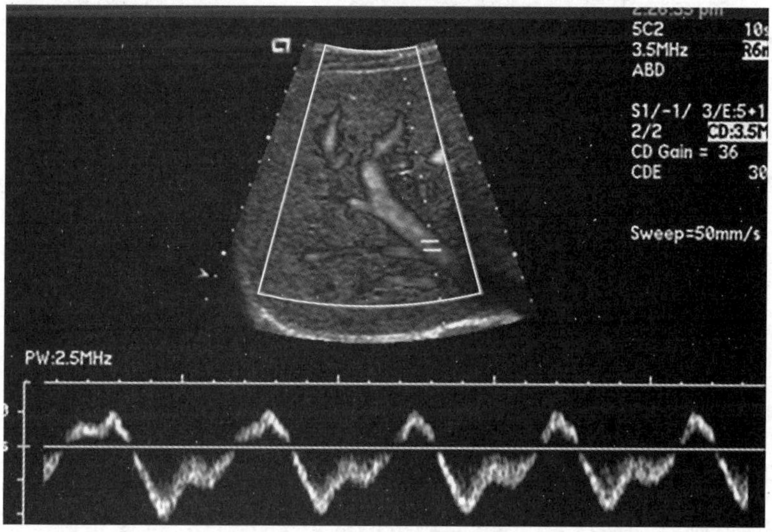

图 2-1-14 肝静脉频谱

(二)书写报告

超声所见

肝形态如常,左叶上下径____cm×____cm,前后径 ____cm×____cm,最大斜径____cm×____cm,肝表面光滑,包膜线完整,肝内管道走行自然,显示清晰,肝内、外胆管不扩张，肝静脉无异常表现。门静脉内径____cm，血流通畅，肝实质回声中等强度，分布均匀。

超声提示

肝未见明显异常。

课堂互动案例解析

【课堂互动】

案例　看图认结构：请指出图2-1-15中A、B、C分别是什么结构。

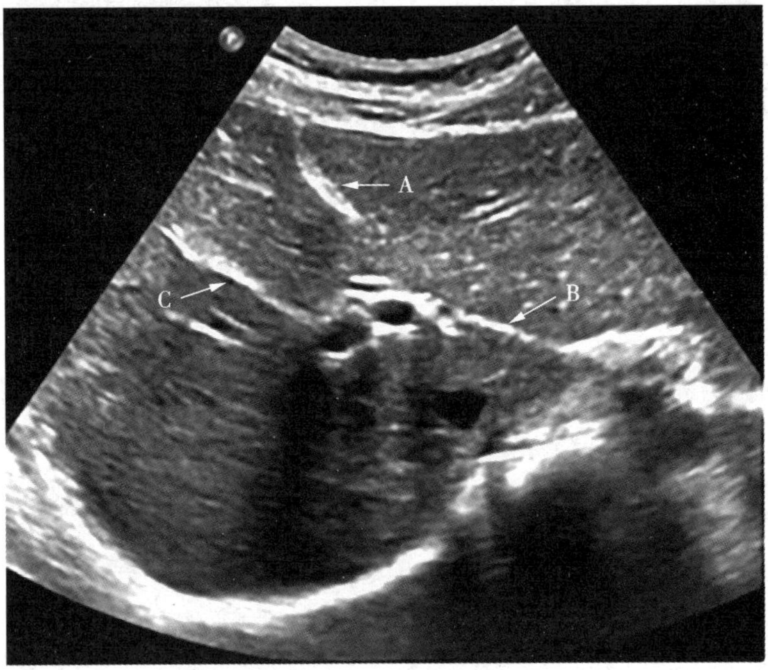

图2-1-15　肝超声声像图

讨论

1）如何鉴别肝的正常结构与病变？

2）肝正确的操作方法和技巧有哪些？

【实训小结】

通过课前预习、课中强化训练，学生能主动把所学理论知识与实践操作有机结合起来，能独立完成肝标准切面图像的采集、声像图的观察与分析，掌握正确的操作方法和技巧，养成主动学习、积极探索的习惯，提高把基础理论、基本知识和基本技能融会贯通的能力，提高个性品质和岗位胜任力。

课后思考案例解析

【课后思考】

案例　患者，男，46岁，无自觉症状，健康体检，肝超声检查声像图如图2-1-16、图2-1-17。

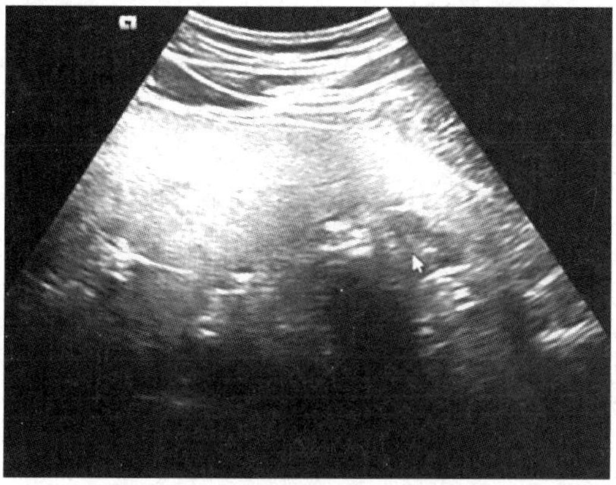

图2-1-16 患者肝超声检查声像图(1)

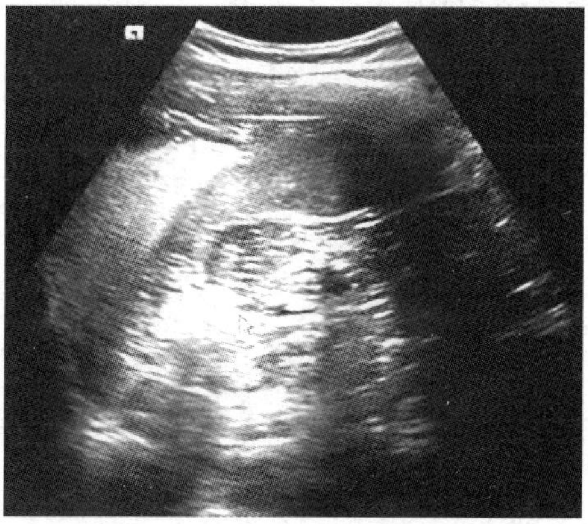

图2-1-17 患者肝超声检查声像图(2)

讨论

1)观察以上超声图像,描述其超声声像图表现。

2)结合病史资料综合分析,超声提示是什么?如何进行鉴别诊断?

3)肝超声检查过程中需要注意哪些问题?

(胡 勇)

任务二 肝疾病超声诊断

【课前预习】

1. 学生在线自主学习 使用数字化教学资源服务云平台,教师在平台分享包含大量的临床案例、生动形象动图的PPT,通过多种形式加强师生之间的对话与交流,加深学生对知识的理解,激发学生主动学习的积极性;并在真实临床案例讨论中融入医学人文素养教育,对学生的思政理念进行引导,实现线上线下授课相互呼应。

肝疾病超声诊断PPT

2. 学生在线自我检测 结合理论授课内容给出单选题5道、多选题2道,学生扫码完成自测,考核学生理论知识掌握情况。

肝疾病超声诊断自测题

【实训目标】

1. 掌握 脂肪肝、肝硬化超声声像图特征、临床表现、诊断及鉴别诊断要点。

2. 熟悉 肝血管瘤、肝囊性病变的超声声像图特征及诊断要点,了解其病理、临床表现及临床价值。

3. 了解 原发性肝癌、肝转移癌的超声表现及鉴别诊断要点。

4. 其他 具有观察与分析正常及异常超声声像图的能力。具备良好的职业道德、医学人文素养和团队协作精神。

【实训器材】

1. 仪器　多功能彩色多普勒超声仪（B/M、CDFI、PW、CW），凸阵探头（频率 2 ~ 5 MHz），带病变超声体模。

2. 材料　耦合剂、检查用纸、检查床。

3. 其他　数字化教学资源。肝疾病超声典型病例图片、临床相关资料等。

【实训步骤】

1. 案例导入　带教老师播放影视资料，演示临床典型案例，讲解肝常见疾病的超声表现、超声诊断及鉴别诊断要点，在案例解析中融入“以人为本”“人文关怀”理念，让医学生汲取人文精神的精髓，在内心深处积淀出对生命、健康以及死亡、疾病的正确观念，从更高层面理解行医之道。

2. 演示观摩

（1）讲解肝血管瘤、肝硬化、肝囊肿、原发性肝癌等常见疾病超声表现，演示不同检查途径、检查手法对肝病变声像图的影响。

（2）演示探头扫查时的动静结合，扫查肝内小囊性病变与肝内正常管道的鉴别。

（3）演示对稍强回声小病灶与肝内管道难以分辨时，采取局部放大技术，将图像放大观察。

（4）在传授专业知识的同时融入医学人文素养教育，强调在超声检查过程中，不仅要发现疾病、诊断疾病，而且要关注患者整体、关爱患者心理。

3. 分组训练　学生尝试应用老师所讲的检查操作手法，识别常见肝病超声声像图表现，感受操作过程中图像变化与操作技能的关系；观察仪器调节对胆囊常见疾病超声声像图表现的影响并思考其原因。教师巡回纠错、答疑解难。

4. 分组讨论　幻灯片展示多种肝病图片，让学生识图辨病、踊跃抢答，并提出问题进行分组讨论，如肝弥漫性疾病有哪些？肝囊性病变的异同等，引导学生梳理知识要点，以点带面，构建知识网络，培养学生的临床思维、临床能力。

5. 书写报告（报告示例）

超声所见

肝形态大小如常，肝表面光滑，包膜线完整，肝内管道走行自然，显示清晰，肝内、外胆管不扩张，肝静脉无异常表现。门静脉内径正常，血流通畅。肝右后叶见大小约 1.4 cm×2.3 cm 类圆形高回声结节，边界清晰，内部回声呈网格状。CDFI：未见血流信号。

超声提示

肝血管瘤。

【实训内容】

一、肝弥漫性疾病的超声鉴别诊断

肝弥漫性疾病中脂肪肝和肝硬化比较多见，脂肪肝表现为肝均匀性增大、饱满，表面圆钝，肝实质回声弥漫性增高，分布较均匀；典型肝硬化表现为肝左右叶比例失调，肝缘变钝，肝表面凹凸不平，肝实质回声增粗和增强，分布不均匀，后方可衰减，其鉴别诊断要点见表2-1-1。

表2-1-1　肝弥漫性疾病的超声鉴别诊断

项目	均匀性脂肪肝	肝硬化
肝体积	增大	缩小
肝角	变钝	锐利
肝内门静脉分支	管壁回声相对减弱，走行方向无改变	扩张
胆囊壁	无改变	多见双边征象
脾	不大	中、重度大
肝实质回声	增强，呈密集的细小点状回声	增强、增粗

二、肝囊性疾病的超声鉴别诊断

肝囊性疾病指发生在肝实质内的以液性为主的一类病变。单纯性肝囊肿在声像图上表现为无回声，囊内透声好，圆形或椭圆形，壁薄，后方回声增强；多囊肝表现为肝不均匀性增大，形态失常，肝内大小不等的无回声，大小不一，边界清楚，囊肿常紧密相连，正常肝组织较少；肝脓肿时显示肝内一个或多个囊实性占位病变，边界不清，壁较厚，外壁规则，内壁不规则，后方回声增强，病灶内回声复杂，其鉴别诊断要点见表2-1-2。

表2-1-2　肝囊性疾病的超声鉴别诊断

项目	肝单纯性囊肿	多囊肝	肝脓肿
肝形态	体积增大或无改变	肝体积不规则增大，肝包膜回声凹凸不平	常有不同程度的增大，以局限性增大为主
肝内实质	无改变	严重时，见不到正常的肝实质，肝实质病变周围组织呈炎症反应	
肝内管道结构	囊肿位于肝门区压迫胆管时，可有胆管扩张	严重时，见不到正常的肝内管道结构	病变区肝内管道结构显示不清
病变区声像图	肝内圆形或椭圆形无回声区	肝内显示多个大小不一、紧密相连的无回声	不同时期表现不同

三、原发性肝癌与肝血管瘤的超声鉴别诊断

多数原发性肝癌结节具有完整或不完整的包膜，可出现侧壁回声失落现象，典型的肝癌结节周围有极低回声的暗环，内部回声复杂多样；肝血管瘤多发生在肝包膜附近或

肝静脉旁，类圆形或不规则形，内部回声呈网格样，小血管瘤多呈高回声，较大的血管瘤呈混合性回声，其鉴别诊断要点见表 2-1-3。

表 2-1-3　原发性肝癌与肝血管瘤的超声鉴别诊断

项目	原发性肝癌	肝血管瘤
内部回声	小者低回声多见	小者高回声多见
内部回声分布	小者均匀，较大者不均匀	网络状
边缘特征	边界尚清，周围有暗环	边界清，边缘回声增强
后方回声	可轻度增强	增强
彩色多普勒超声	内部线状、分支状血流	血流较少，周边部为主
肝硬化基础	常有	少见
频谱多普勒超声	动脉频谱为主，阻力指数较高 动脉期快速整体增强呈高回声	静脉频谱为主，动脉的阻力指数较低，动脉期周边结节状增强向心性填充增强
超声造影表现	门脉期和延迟期减退呈低回声	门脉期和延迟期呈等回声或高回声

【课堂互动】

课堂互动案例解析

识图辨病

观察分析以下超声声像图，快速抢答：图 2-1-18 ~ 图 2-1-20 分别是什么病变？诊断要点是什么？

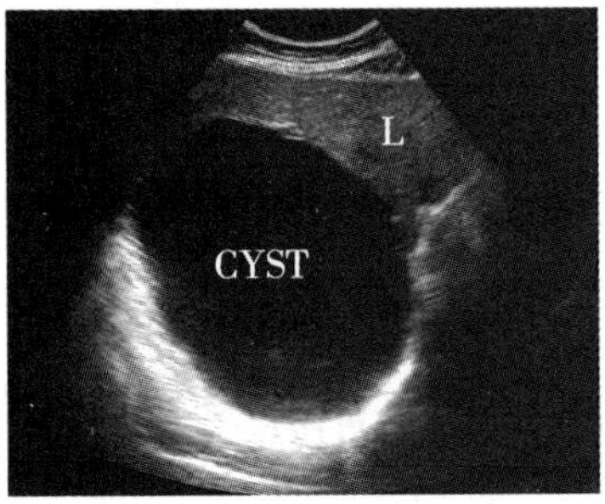

图 2-1-18　肝超声声像图(1)

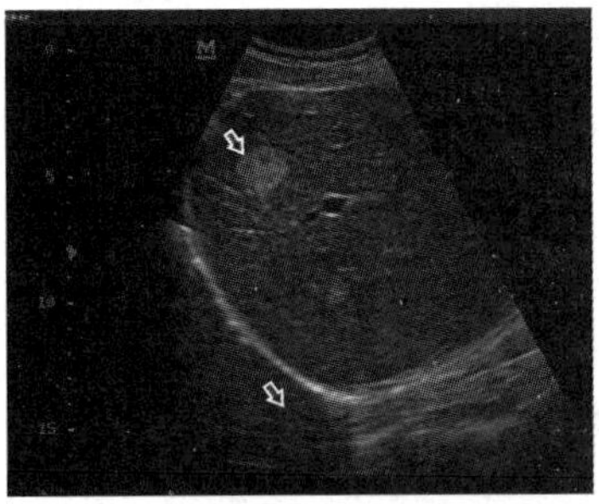

图 2-1-19　肝超声声像图(2)

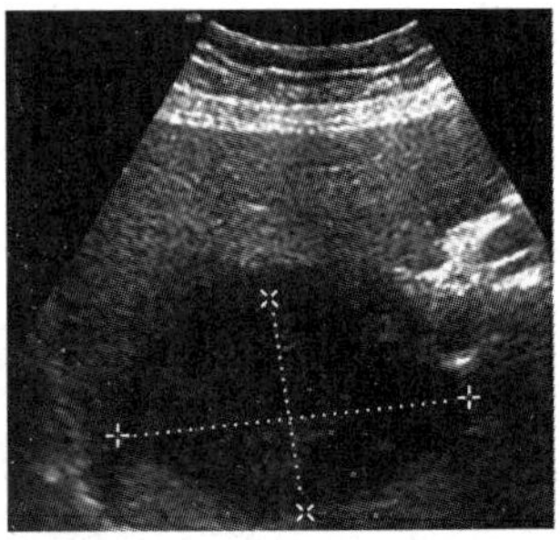

图 2-1-20　肝超声声像图(3)

【实训小结】

通过课前理论知识预习、课中模拟临床强化训练，学生养成主动学习、积极探索的习惯，能独立完成肝常见疾病的超声扫查、图像采集、声像图观察与分析，掌握正确的操作方法和临床案例分析思路，培养临床思维能力。使学生从真实的临床案例讨论中感悟到"人文关怀"的内涵，提升职业素质、人文素质和综合素质。

【课后思考】

课后思考案例解析

案例　男性,68 岁。有乙肝史 25 年,肝硬化。无明显不适症状。体格检查:脾大(肋下 1 指)。实验室检查:乙肝小三阳,AFP>2 000 ng。灰阶超声:肝硬化。肝右叶见 25 mm×25 mm 稍低回声不均质团块,周围见浅淡暗环,边界不清。彩色多普勒:肿瘤内部点线状血流,阻力指数(RI)>0.74(图 2-1-21、图 2-1-22)。

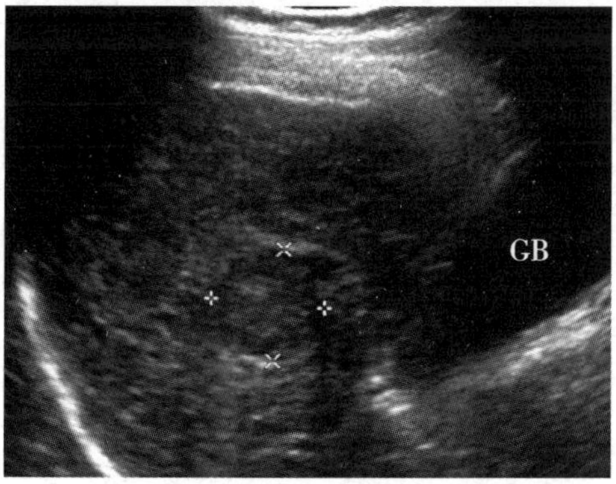

图 2-1-21　肝超声声像图

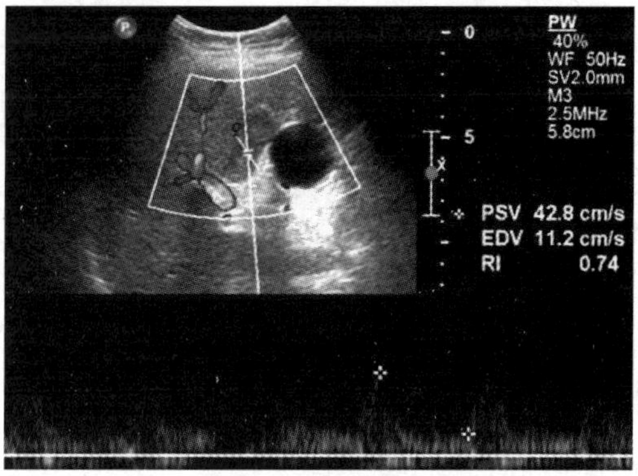

图 2-1-22　肝病灶多普勒

思考

1)观察上述超声图像,描述其疾病超声声像图表现。

2)结合病史综合分析,本病的主要诊断依据有哪些?

3)如何与相关疾病进行鉴别?

(胡　勇)

项目二

胆囊和胆管超声检查

任务一　正常胆囊和胆管超声检查

【课前预习】

正常胆囊和胆管超声检查PPT

1. 学生在线自主学习　使用数字化教学资源服务云平台，教师将课程制作成PPT、微课视频，并上传至平台，让学生在课前自主探究、讨论交流，激发学生主动学习的积极性。设立临床真实案例讨论论坛，师生互动、解析答疑，加强师生之间的对话与交流，实现线上线下授课相结合，为完成后续的实践技能操作任务打好坚实基础。

2. 学生在线自我检测　结合理论授课内容给出单选题5道、多选题2道，学生扫码完成自测，考核学生理论知识掌握情况。

正常胆囊和胆管超声检查视频

【实训目标】

1. 掌握　胆囊及胆管的解剖结构、超声检查前的准备、超声检查方法、正常超声声像图特点。

2. 熟悉　胆囊与胆管常规标准切面的扫查技巧，具备观察与分析正常及异常超声声像图的能力。

3. 了解　超声检查过程中需要注意的问题。

正常胆囊和胆管超声检查自测题

4. 其他　通过实训，使医学生完成基本理论向临床实践的转化、基本知识向临床思维的转化、基本技能向临床能力的转化。提高医学生的职业能力、专业能力、医患沟通能力、团队合作能力；培养医学生的职业素质、人文素质和综合素质。

【实训器材】

1. 仪器　多功能彩色多普勒超声仪（B/M、CDFI、PW、CW），凸阵探头（频率2～5 MHz），超声体模。

2. 材料 耦合剂、检查用纸、检查床。

3. 其他 数字化教学资源。

【实训步骤】

1. 演示观摩

(1)带教老师结合超声诊断仪的使用,讲解超声探头的选择及仪器的调节,以及检查前准备、人文关怀、医患沟通等。

(2)带教老师实操演示不同检查途径各标准切面检查步骤、检查手法及声像图表现特点;演示超声测量胆囊长径、前后径及胆囊壁厚度的正确方法;演示利用肝门静脉的标志作用时寻找肝内胆管的超声探测技巧;通过示教让学生在头脑中对各标准切面所显示的解剖结构及操作流程、操作手法、正确测量及注意事项有一个初步认识。

2. 分组训练

(1)学生分组上机操作,重复老师演示的操作流程,掌握正确的调节仪器方法。

(2)体会合理应用操作手法技巧的重要性;感受不同检查体位与检查途径对标准切面的影响,识别胆囊颈和胆囊底部出现的“折射声影”,并分析其原因;尝试适当加压或将胃充盈液体后探测肝外胆管;对比观察空腹和餐后胆囊胆管声像图,进一步理解空腹探测胆囊和胆管的意义,思考引起胆囊显示不佳的原因;选择清晰切面进行超声测量。

(3)带教老师巡回辅导、答疑解难,纠正学生不规范的操作方法。

3. 采集图像数据 应用超声图文工作站采集、保存图像,并可对所采集的静、动态图像进一步编辑处理,结合患者临床表现和超声图像,进行超声图文诊断。

4. 书写报告 在保证超声图像及数据采集准确的前提下,综合超声所见及临床表现认真分析后,正确地运用超声术语,内容简洁,层次分明,重点突出,写出检查报告,提出诊断意见,检查者亲笔签名。报告单时间精确到分。

【实训内容】

一、检查前准备

(一)操作者准备

1. 仪器选择 采用高分辨力彩色多普勒实时超声仪,校对电源电压以及接地装置是否正常,待仪表正常后,方可开主机开关。根据患者的检查部位、年龄、体型选择合适探头及频率。常用频率 2.0 ~ 5.0 MHz,小儿可选择 5.0 ~ 7.0 MHz。

2. 仪器调节 正确调节好各个控钮至最佳工作状态,经腹扫查增益调节至稍低于肝超声检查的条件,聚焦在目标区域设置,使胆汁呈无回声,囊壁或管壁清晰可见。

3. 环境条件 调节室内温度和光线,使患者处于比较安静、舒适的环境中。

4. 患者 对患传染性疾病的患者,按照消毒隔离程序处理。

(二)受检者准备

(1)受检者检查前 1 d 需清淡饮食,停用影响胆汁排空的药物,次晨空腹检查,以减少胃肠道内容物和气体的干扰,并使胆囊充盈胆汁。

(2)根据受检查情况,需要评价胆囊收缩功能时,嘱受检者自备两个油煎鸡蛋,做脂肪餐试验。

(3)胃肠气体干扰较明显者,可在医生指导下口服消胀药或胃肠超声造影剂,必要时清洁灌肠。

(4)同时有X射线钡餐造影、胃镜等检查时,应优先行超声检查。已做胃肠钡剂或胆管X射线造影检查、胃镜检查者,应在2~3 d后行超声检查。

(5)急诊患者随时检查,但需备注是急诊情况下的检查,并建议择期复查。

(三)医患沟通

热情接诊患者,注意和患者交流沟通,给予患者适宜的人文关怀,以取得患者信任,主动配合检查,取得满意的检查效果。

二、核对信息、录入资料

1. 核对信息　认真阅读申请单,核对患者信息,耐心询问患者病史,态度和蔼,详细了解患者病情,明确此次检查目的。

2. 录入资料　录入患者姓名、年龄、性别、婚否、门诊号、住院号、超声号和图像记录方式等。

三、选取检查体位

1. 仰卧位　胆道常规的检查体位,主要观察肝内胆管、胆囊。但由于胃肠气体干扰,从而影响肝外胆管的显示。

2. 左侧卧位或右前斜位　与仰卧位配合,扩大胆囊与肝的透声窗,清晰显示肝外胆管的长轴。

3. 坐位、半坐位或站立位　主要用于肝、胆囊位置较高者。嘱患者深吸气屏气后扫查。便于胆囊的显示,并观察结石的移动情况。

4. 胸膝位　主要用于观察胆囊颈部结石、胆管结石的移动情况。

四、检查过程

(一)扫查方法与标准切面

1. 剑突下横切　嘱患者取仰卧位,探头横置于剑突下方,探头标记朝向患者身体右侧,声束方向斜向患者头侧,做立体扇形扫查。标准切面图为门静脉左支的"工"字形结构声像图,以及与之伴行的左肝内胆管,示意图如图2-2-1。

剑突下横切扫查视频

2. 右肋缘下斜切　嘱患者取仰卧位,探头与右肋缘平行置于右肋缘下,声束方向斜向右上方。标准切面图为通过第一肝门的声像图(图2-2-2),右肝、胆囊、门静脉、左右肝管图。

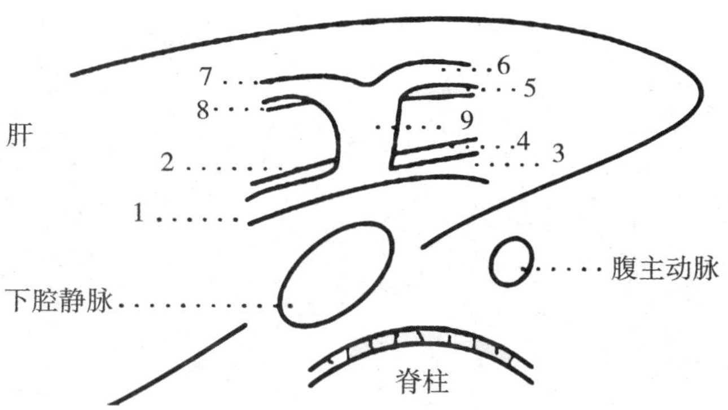

1. 门脉左支的横部;2. 左肝管;3. 门脉左外叶上段支;4. 胆管左外叶上段支;5. 胆管左外叶下段支;6. 门脉左外叶下段支;7. 门脉左内叶支;8. 胆管左内叶支;9. 门脉左支的矢状部。

图 2-2-1 剑突下横切面示意

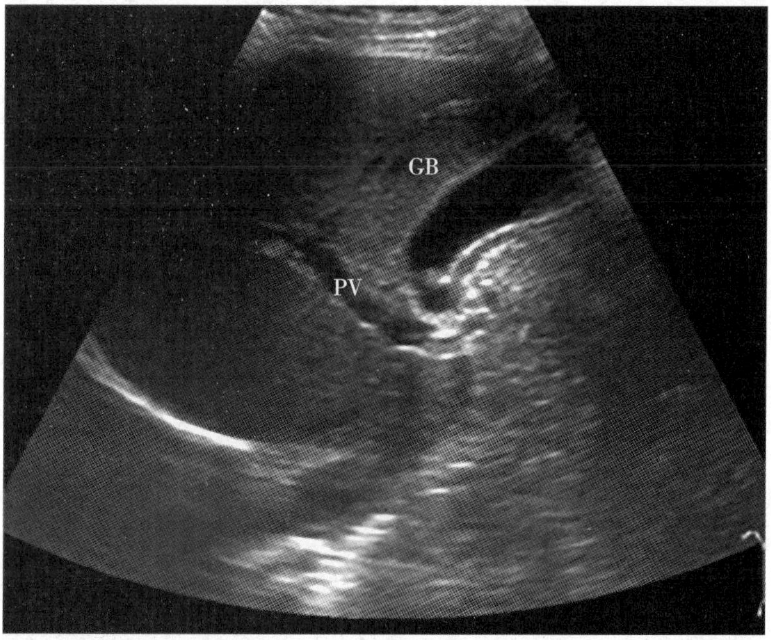

PV. 门静脉;GB. 胆囊。

图 2-2-2 右肋缘下斜切面

3. 右肋间斜切 嘱患者取仰卧位,探头置于右侧肋间,从第 6 肋间开始,沿肋间逐一立体扇形扫查,显示右肝、肝门静脉右支及与之伴行的右肝管。标准切面图为“飞鸟征”声像图(图 2-2-3)。

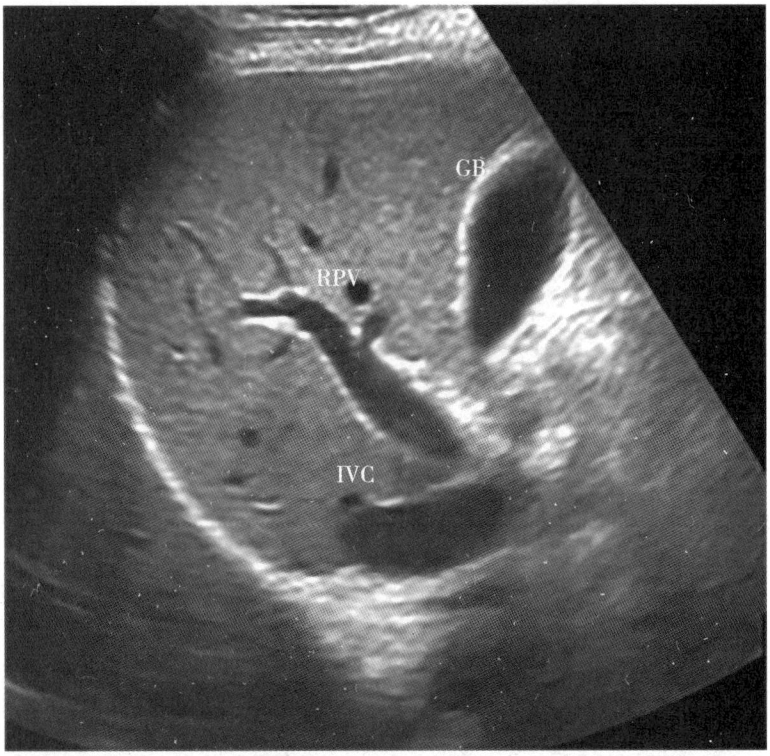

GB. 胆囊；RPV. 门脉右支；IVC. 下腔静脉。

图 2-2-3　右肋间斜切面

4. 右肋缘下腹直肌外缘纵切　患者仰卧，探头置于右上腹腹直肌外缘与右肋弓交界处，并左右滑动探头、调整角度，获得经胆囊长轴切面声像图，胆囊颈指向第一肝门（图 2-2-4）。

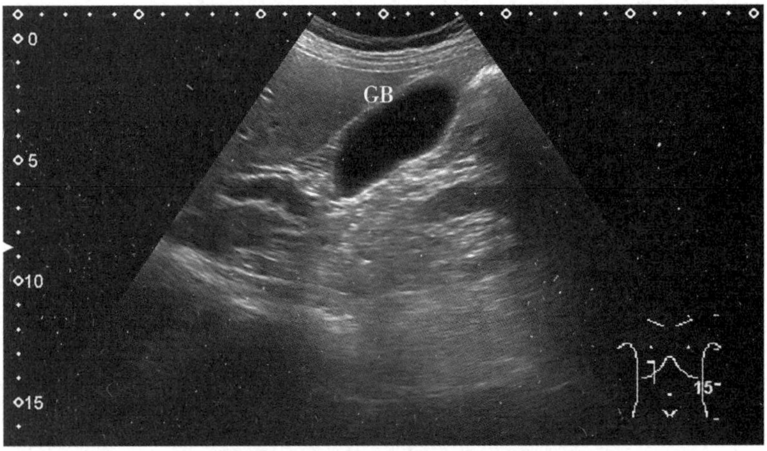

图 2-2-4　右肋缘下腹直肌外缘纵切面

5. 右肋缘下腹直肌外缘斜纵切　嘱患者取仰卧位，探头置于右上腹腹直肌外缘与右肋弓交界处，嘱患者深吸气后屏气，调整探头方位，适当加压，与胆囊长轴平行扫查。在显示肝外门静脉主干的基础上，再向上斜切扫查，以门静脉主干为轴心调整探头方位，扫查与之伴行的肝外胆管上段，之后加压并下移探头，追查肝外胆管至胰头段，并以胰头作为透声窗观察胰头段肝外胆管（图 2-2-5）。

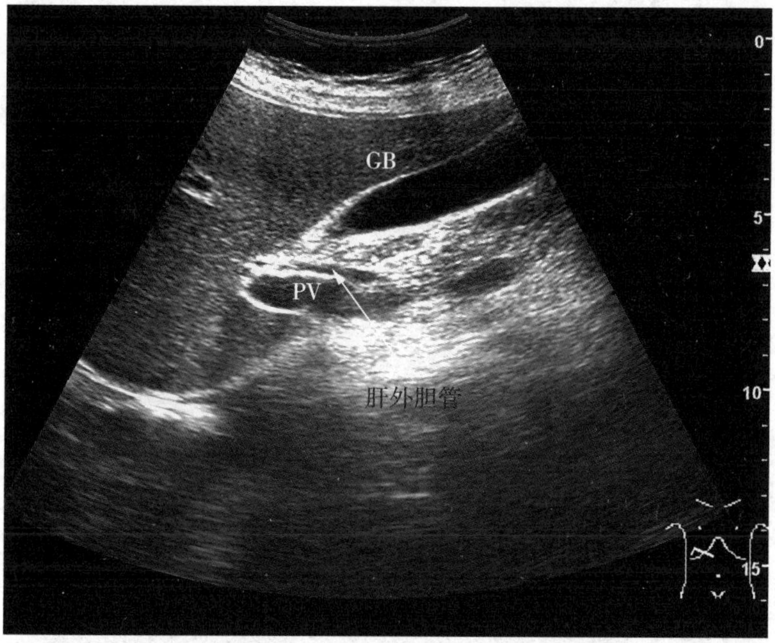

PV. 门静脉；GB. 胆囊。

图 2-2-5　右肋缘下腹直肌外缘斜纵切面

（二）超声测量及注意事项

1. 胆囊超声测量及正常值

（1）测量方法：在完好显示胆囊底部与颈部的胆囊长轴切面上测量胆囊的长径和前后径（图 2-2-6），在胆囊体部前壁测量胆囊厚度（图 2-2-7）。

（2）参考值：成年人长径不超 9 cm，前后径 2 ~ 3 cm，一般不超过 4 cm。胆囊壁厚度为 1 ~ 2 mm，一般不超过 3 mm。

2. 胆管超声测量及正常值

（1）测量方法：在肝外胆管长轴上，测量管腔最大内径（图 2-2-8），测量时不包括管壁。

（2）参考值：肝外胆管上段内径一般 5 ~ 8 mm，部分胆囊切除后患者及老年人肝外胆管会稍增宽，一般不超过 10 mm。部分人在深吸气状态下的测量值比呼气状态下要大 1 mm 或更多。

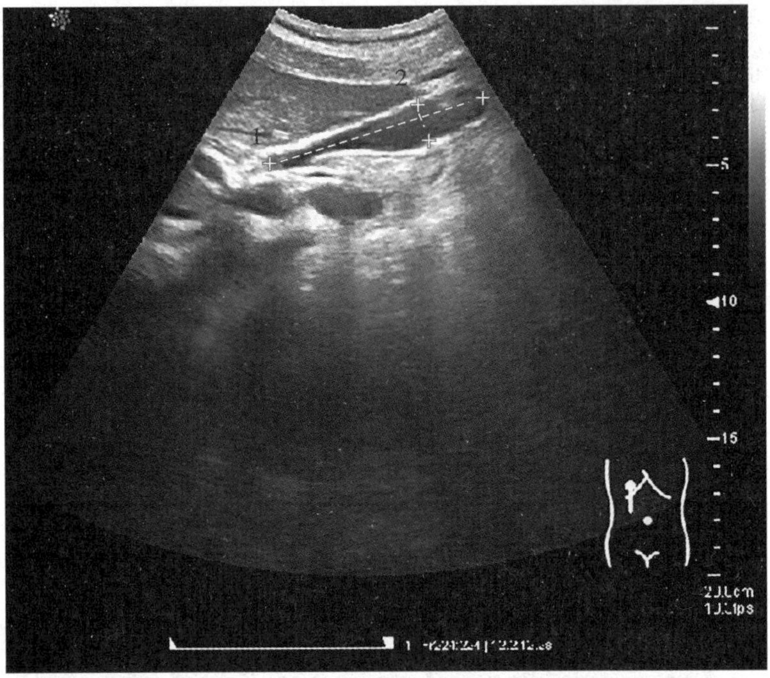

图 2-2-6　胆囊长径和前后径超声测量

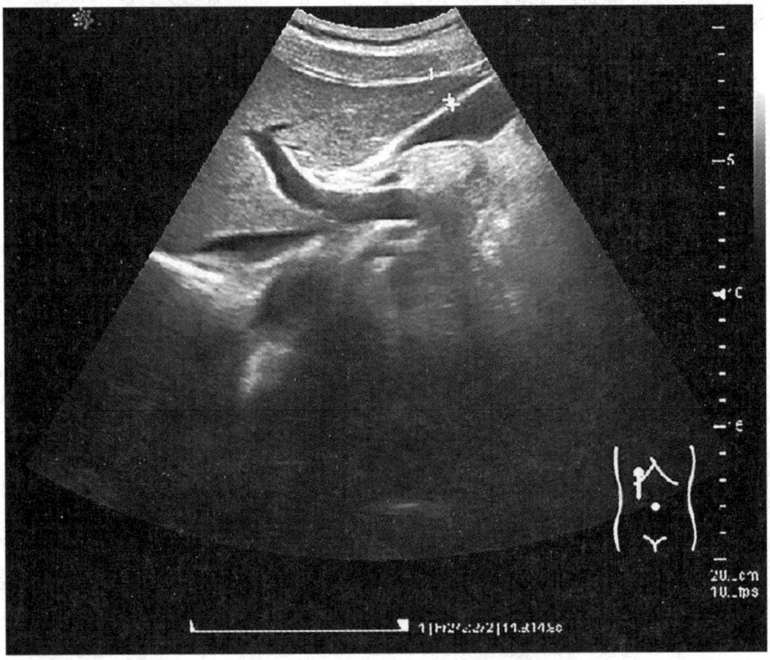

图 2-2-7　胆囊壁厚度超声测量

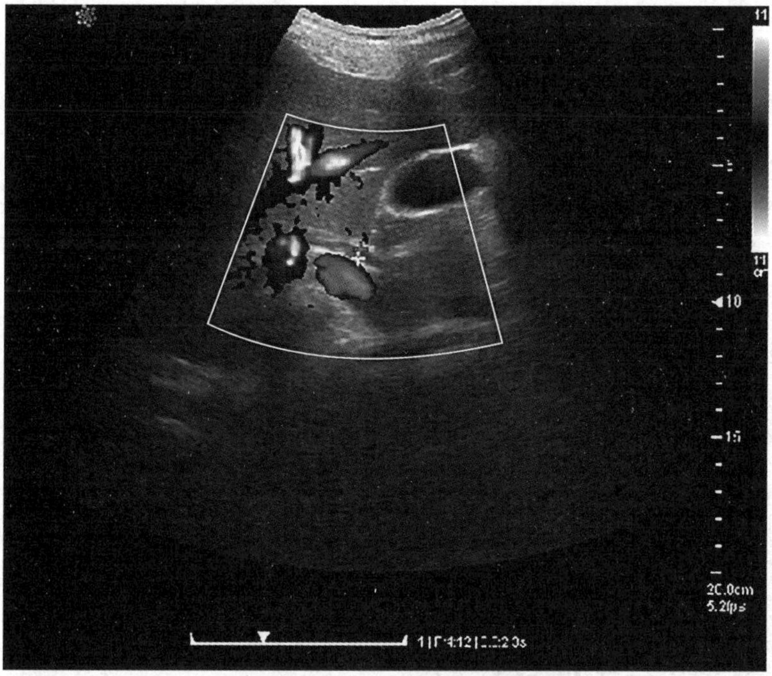

图 2-2-8　肝外胆管超声测量

3. 注意事项

(1)胆囊和胆管的超声检查,除急诊患者外,必须按照胆道检查要求做好准备。急诊患者因腹腔胀气胆道显示不清楚时,建议消气后复查。

(2)扫查过程中要密切配合呼吸、体位改变,正常情况下,胆囊因呼吸及断面的不同,可有位置、形态、大小的变化。有时因折叠可显示隔样回声,形成两个无回声暗区,可转动探头观察,与双胆囊进行鉴别。

(3)肝外胆管下段由于肠气干扰较难清晰显示。扫查时常用连续追踪法、探头加压法,必要时使用脂餐法,使肝外胆管产生不同程度的扩张;辅以饮水法或口服胃肠对比剂法,辅以右侧卧位,以排除十二指肠气体,通过胃透声窗胆总管中下段病变。

(4)肝固有动脉或副肝动脉、肝动脉右支位于门静脉主干前方,易误认为胆总管,可利用彩色多普勒血流成像鉴别。

(5)常见的胆囊伪像如混响伪像、旁瓣伪像、声束厚度伪像,均可影响胆囊病灶的显示或被误诊为病灶,可通过改变体位或扫查方向,调节仪器条件、组织谐波等方法辨别。

(6)患者上腹部有明显瘢痕者,探头要避开瘢痕扫查。

五、检查结果

(一)超声表现

1. 胆囊　正常胆囊轮廓清晰(图 2-2-9),长轴切面多呈梨形或椭圆形,少数呈圆形或长条形。横断面，底部呈圆形，向颈部移行，逐渐变小。胆囊的颈部和体部常可见皱襞，多处的皱襞常可使胆囊呈“S”形。胆囊壁呈带状或线状高回声，轮廓平滑清晰，后壁回声增强。胆囊腔内呈液性无回声，透声良好。

2. 胆管　肝内胆管包括左右肝管及其分支，在肝内与门静脉伴行。肝外胆管通常分为上段和下段，上段与肝门静脉伴行。声像图表现为在肝门静脉腹侧伴行的管状无回声区。在肝门附近横切时，肝外胆管有时和肝固有动脉、肝门静脉共同显示为 3 个圆形的管腔结构，称为“米老鼠征”（图 2-2-10）。“米老鼠的头”为肝门静脉，“右耳”为肝外胆管，“左耳”为肝固有动脉。肝外胆管下段由于气体干扰难以显示。

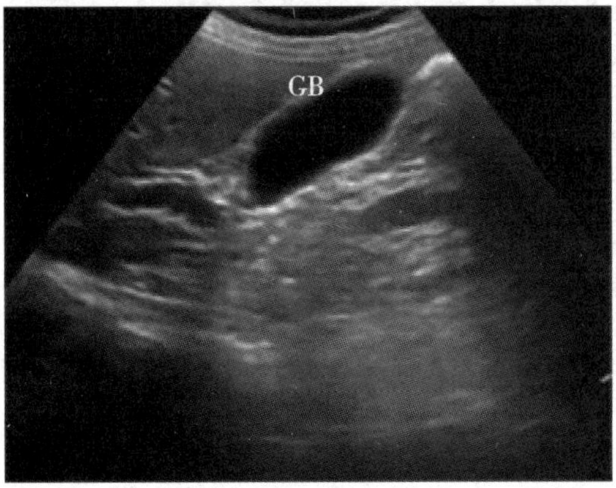

GB. 胆囊。

图 2-2-9　正常胆囊超声声像图

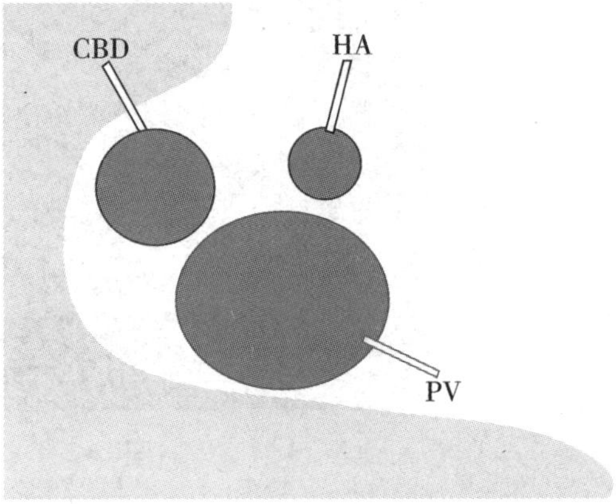

CBD. 肝外胆管；HA. 肝固有动脉；PV. 肝门静脉。

图 2-2-10　“米老鼠征”示意

（二）检查报告

超声所见

胆囊大小约____cm×____cm，形态正常，囊壁光滑，壁厚约____cm。囊内呈液性无回声，透声好，未探及明显异常回声。肝内外胆管未见明显扩张。CDFI：胆囊壁未见明显异常血流信号。

超声提示

胆囊及胆管未见明显异常。

【课堂互动】

课堂互动案例解析

案例　患者，男，35 岁，以上腹部不适 3 个月为主诉就诊，临床拟诊为“慢性胃炎”“慢性胆囊炎”。患者空腹行超声检查并进行脂肪餐试验，以排除胆囊疾患。两次超声检查声像图如图 2-2-11。

讨论

1）观察分析两幅超声声像图，哪个是空腹胆囊？哪个是脂餐后胆囊？

2）进行脂肪餐试验有何临床意义？如何据此评价胆囊收缩功能？

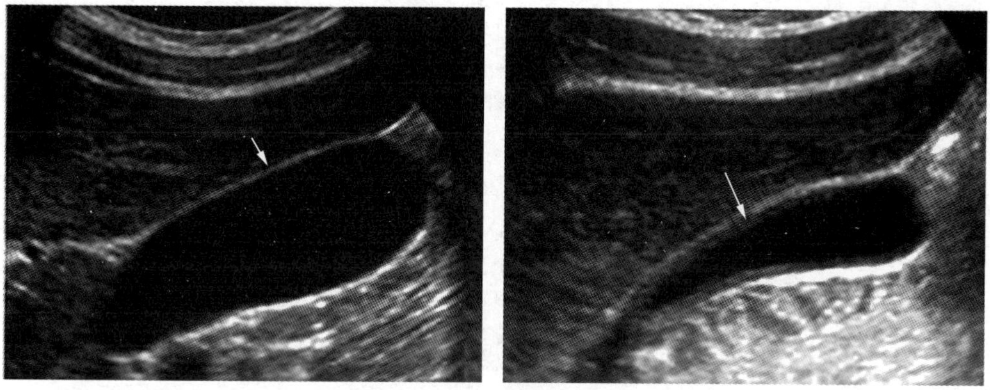

箭头：胆囊壁。

图 2-2-11　胆囊超声声像图

【实训小结】

通过课前预习、课中强化训练，学生能主动把所学理论知识与实践操作有机结合起来，能独立完成胆囊和胆管标准切面图像的采集、声像图的观察与分析，掌握正确的操作方法和技巧，养成主动学习、积极探索的习惯，提高把基础理论、基本知识和基本技能融会贯通的能力，提高个性品质和岗位胜任力。

【课后思考】

案例　患者，男，30 岁，无自觉症状，健康体检，胆囊超声检查声像图如图 2-2-12。

课后思考案例解析

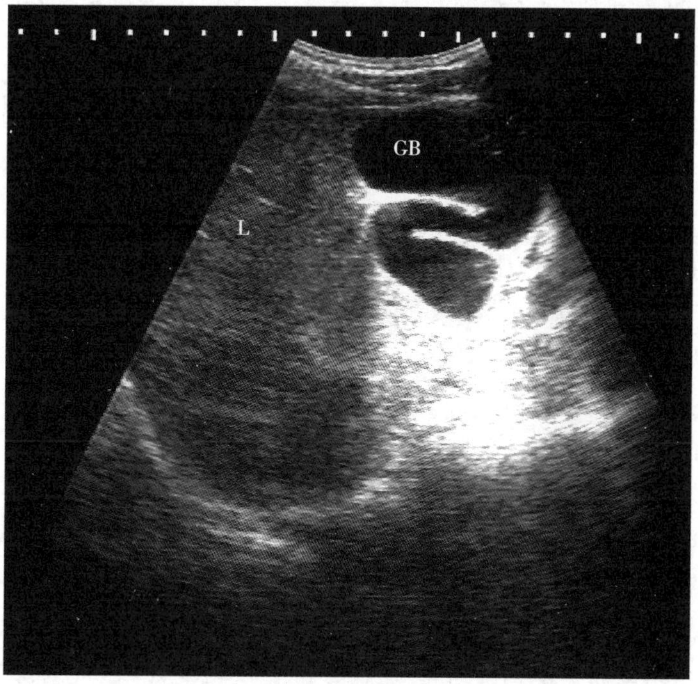

L. 肝；GB. 胆囊。

图 2-2-12　患者胆囊超声声像图

思考

1）观察上述超声图像，描述其超声声像图表现。

2）结合病史资料综合分析，超声提示是什么？如何进行鉴别诊断？

3）超声检查过程中需要注意哪些问题？

（刘红霞）

任务二　胆囊和胆管疾病超声诊断

胆囊和胆管疾病超声诊断 PPT

胆囊和胆管疾病超声诊断自测题

【课前预习】

1. 学生在线自主学习　使用数字化教学资源服务云平台，教师在平台分享包含大量的临床案例、生动形象动图的 PPT，通过多种形式加强师生之间的对话与交流，加深学生对知识的理解，激发学生主动学习的积极性；并在真实临床案例讨论中融入医学人文素养教育，对学生的思政理念进行引导，实现线上线下授课相互呼应。

2. 学生在线自我检测　结合理论授课内容给出单选题 5 道、多选题 2 道，学生扫码完成自测，考核学生理论知识掌握情况。

【实训目标】

1. 掌握　胆囊炎、胆石症声像图特征、临床表现、诊断及鉴别诊断要点。具有观察与分析正常及异常超声声像图的能力。

2. 熟悉　胆囊息肉、胆道蛔虫的声像图特征及诊断要点，了解其病理、临床表现及临床价值。

3. 了解　胆囊癌、胆管癌、先天性胆管囊状扩张症的超声表现及鉴别诊断要点。

4. 其他　通过实训，使医学生完成基本理论向临床实践的转化、基本知识向临床思维的转化、基本技能向临床能力的转化。提高医学生的职业能力、专业能力、医患沟通能力、团队合作能力；培养医学生的职业素质、人文素质和综合素质。

【实训器材】

1. 仪器　多功能彩色多普勒超声仪（B/M、CDFI、PW、CW），凸阵探头（频率 2 ~ 5 MHz），带病变超声体模。

2. 材料　耦合剂、检查用纸、检查床。

3. 其他　数字化教学资源。胆囊疾病超声典型病例图片、临床相关资料等。

【实训步骤】

1. 案例导入　带教老师播放影视资料，演示临床典型案例，讲解胆囊和胆管常见疾病的超声表现、超声诊断及鉴别诊断要点，在案例解析中融入“以人为本”“人文关怀”理念，让医学生汲取人文精神的精髓，在内心深处积淀出对生命、健康以及死亡、疾病的正确观念，从更高层面理解行医之道。

2. 演示观摩

(1)讲解胆囊炎、胆囊结石、胆囊息肉、肝内胆管结石等常见疾病超声表现，演示不同检查途径、检查手法对胆囊病变声像图的影响。

(2)演示改变体位扫查，对胆囊或胆管内的点状或团块状回声依据改变体位后活动情况鉴别。

(3)演示探头扫查时的动静结合，扫查动态病变时，将探头固定不动，实时显像下观察活动状况，对于不活动病变要缓慢侧动或转动探头，对病变或其周围组织进行观察。

(4)演示对小病灶及胆囊颈部难以分辨时，采取局部放大技术，将图像放大观察。

(5)演示当胆囊高度收缩、萎缩或充满结石显示不清时，利用中肝裂寻找胆囊的技巧。

(6)在传授专业知识的同时融入医学人文素养教育，强调在超声检查过程中，不仅要发现疾病、诊断疾病，而且要关注患者整体、关爱患者心理。

3. 分组训练　学生尝试应用老师所讲的检查操作手法，识别常见胆囊疾病声像图表现，感受操作过程中图像变化与操作技能的关系；观察仪器调节对胆囊常见疾病声像图表现的影响并思考其原因。教师巡回纠错、答疑解难。

4. 分组讨论　幻灯片展示多肿胆囊疾病图片，让学生识图辨病、踊跃抢答，并提出问题进行分组讨论，如引起胆囊增大的疾病有哪些？引起胆囊缩小的疾病有哪些？引起胆囊壁增厚的疾病有哪些？等等。引导学生梳理知识要点，以点带面，构建知识网络，培养学生的临床思维能力。

5. 书写报告(报告示例)

超声所见

胆囊形态正常，体积缩小，大小约5.1 cm×1.8 cm，囊壁毛糙，壁厚约0.4 cm。囊内可见大小约0.7 cm×0.5 cm 的强回声团，后方伴声影，改变体位可见移动。囊内胆汁透声尚可。CDFI：胆囊壁未见异常血流信号。

超声提示

胆囊结石并慢性胆囊炎。

【实训内容】

胆囊和胆管发生病变或其他疾病引起胆囊或胆管发生继发性病变时，胆囊在大小、形态、透声情况、胆囊壁厚度、胆管壁厚度、肝内外胆管管腔内回声及管径等将发生一系列异常回声改变。

一、胆囊疾病的超声鉴别诊断

(一)胆囊体积增大的超声鉴别诊断

胆囊体积增大的主要原因有急性胆囊炎、胆囊颈管梗阻、胆总管远端梗阻、长期禁食或胃大部切除术后、先天性胆囊变异。其鉴别诊断要点见表2-2-1。

表 2-2-1　胆囊体积增大的超声鉴别诊断

项目	急性胆囊炎	胆囊颈管梗阻	胆总管远端梗阻	胃切除术后	先天性胆囊变异
临床表现	急性发作，畏寒发热，触痛并压痛	反复发作疼痛（午后或午夜）	急性或慢性发病，黄疸逐渐加深	有胃切除病史，右上腹不适	无
形态	椭圆形、长形，张力性增大	梨形、宽径明显，张力性增大	长茄形或椭圆形	长形，低张力性，悬垂感	正常
囊壁	囊壁模糊增厚，呈双边征	正常清晰	壁薄	壁薄	正常
囊内	稀疏或密集点状回声，团块状回声	透声好	沉积状回声，密集点状回声	透声差，散在点状回声或团块状回声	透声好
胆管	多不扩张，如有结石可扩张	不扩张	肝内外胆管扩张	不扩张	不扩张
胆囊收缩功能	后期无	无	无或差	好	

（二）胆囊体积缩小的超声鉴别诊断

胆囊缩小常见的原因有慢性胆囊炎、再生性胆囊（残余胆囊）、胆囊萎缩、先天性小胆囊，其鉴别诊断要点见表 2-2-2。

表 2-2-2　胆囊体积缩小的超声鉴别诊断

项目	慢性胆囊炎	再生性胆囊	胆囊萎缩	先天性小胆囊
临床表现	胆囊炎反复发作病史，右上腹不适疼痛，疼痛向右肩部放射，脂肪餐后加重	有胆囊手术切除病史，右上腹不适、胀痛，偶尔有胆绞痛	右上腹不适、钝痛，急性发作或有并发症时有胆绞痛	无
形态	早期可分别胆囊结构，晚期实化分辨不清	胆囊窝液性暗区，形态不规则，分不清胆囊结构	胆囊呈实性高回声团或条索状高回声带	正常
囊壁	早期胆囊壁模糊，后期胆囊壁明显增厚	初期囊壁薄，病程长可增厚	条索状高回声带	正常
囊内	囊内点状回声、沉积状回声，并发结石时可见强回声团后方伴声影	透声差，可有低回声团块及点状回声，伴发结石时可见强回声团后方伴声影	透声差	透声好
胆囊收缩功能	收缩功能差或无	无收缩功能	无收缩功能	好

(三)胆囊内壁隆起性病变的超声鉴别诊断

胆囊内壁小隆起性病变超声表现为自胆囊壁向胆囊腔无回声暗区内突起的小结节性赘生性团块。常见的有胆固醇息肉、胆囊腺肌增生症、胆囊腺瘤、小结节型胆囊癌。其鉴别要点见表2-2-3。

表2-2-3 胆囊内壁隆起性病变的超声鉴别诊断

项目	胆固醇息肉	胆囊腺肌增生症	胆囊腺瘤	小结节型胆囊癌
临床表现	无明显不适或右上腹隐痛	多见于成年女性上腹隐痛、消化不良、进食油腻食物时常诱发疼痛	一般无症状,伴发胆囊炎时,可有胆囊炎症状	早期仅有右上腹隐痛,间歇性加重
病灶囊壁部位	病灶附于胆囊壁,分界清晰,胆囊体部多见	弥漫型、节段型、局限型增厚,可见罗-阿窦腔隙,胆囊底部	正常或模糊,瘤体与壁紧密相连,胆囊颈部体部	壁模糊,瘤体与壁紧密相连或受浸润,胆囊颈部体部
肿物形态	桑葚状、有蒂,基地窄	局限性增生或向腔内突起或外翻呈扁帽状	乳头状、基地宽	乳头状结节、分叶状团块、边界不整
回声胆囊	中等回声	高回声	致密的高回声	高低不均回声
收缩功能	好	亢进	差	差

(三)胆囊壁增厚的超声鉴别诊断

胆囊壁测值大于3 mm即可诊断为胆囊壁增厚。引起其增厚的原因有胆囊病变和非胆囊病变。胆囊病变常见的有慢性胆囊炎、厚壁型胆囊癌、胆囊腺肌增生症,其鉴别诊断要点见表2-2-4。非胆囊病变常见的疾病有肝硬化、心力衰竭、肾衰竭等,其鉴别诊断要依据原发病的病因、临床表现,结合超声声像图改变综合分析。

表2-2-4 胆囊壁增厚的超声鉴别诊断

项目	慢性胆囊炎	厚壁型胆囊癌	胆囊腺肌增生症
临床表现	胆囊炎反复发作病史,右上腹不适疼痛,疼痛向右肩部放射,脂肪餐后加重	早期右上腹不适反复发作,晚期出现黄疸、消瘦、恶病质、可触及肿块	多见于成年女性,上腹隐痛、消化不良、进食油腻食物时常诱发疼痛
囊壁	早期胆囊壁模糊,后期胆囊壁明显增厚,急性发作时呈双层	初期囊壁局部增厚呈不规则状,小结节样向腔内突出,晚期普遍增厚	弥漫型、节段型、局限型增厚,可见罗-阿窦腔隙
囊内	囊内点状回声、沉积状回声,并发结石时可见强回声团后方伴声影。晚期实性化可见团块状回声	囊内有结节状隆起,囊腔无回声区缩小	透声好
胆囊收缩功能	差	差或无	亢进

二、胆管疾病的超声鉴别诊断

(一)肝内胆管扩张的超声鉴别诊断

肝内左右管内径大于3 mm或大于伴行的门静脉内径的1/3以上为扩张。引起扩张的常见原因有结石、肿瘤、胆管炎性狭窄、胆道蛔虫以及胆管腔外有肿大淋巴结、肿瘤压迫等引起的梗阻。其鉴别诊断要点见表2-2-5。

表2-2-5　肝内胆管扩张的超声鉴别诊断

项目	胆管结石	胆管肿瘤	腔外压迫
临床表现	反复发作病史,右上腹经常不适疼痛,疼痛向右肩部放射,恶寒、发热、黄疸,黄疸呈波动性	右上腹不适疼痛,黄疸逐渐加重	大多为肿瘤和淋巴结压迫,临床表现同原发病
梗阻部位	肝总管、左右肝管及其分支	肝总管、肝门	第一肝门、肝外胆管、肝内胆管
病灶回声	团状强回声,串珠样强回声	低回声或等回声团块,梗阻部位管腔呈截断形或锥形狭窄	胆管受压狭窄、腔外有肿瘤图像或圆形低回声肿大的淋巴结
声影	有	无	无

(二)肝外胆管扩张的超声鉴别诊断

肝外胆管扩张常见的原因有胆管结石、胆管肿瘤、胰头癌、壶腹癌、管外的肿瘤或肿大淋巴结压迫,导致胆总管下段梗阻引起胆管全程扩张,扩张胆管内径大于伴行门静脉的1/3为轻度扩张,与门静脉相等呈平行管征为中度扩张,大于门静脉1～2倍为重度扩张。此需与先天性胆管变异肝外胆管囊状扩张症鉴别。其鉴别诊断要点见表2-2-6。

表2-2-6　梗阻性肝外胆管扩张与先天性肝外胆管囊状扩张症的超声鉴别诊断

项目	梗阻性肝外胆管扩张	先天性肝外胆管囊状扩张症
临床表现	上腹经常不适疼痛,疼痛向右肩部放射,黄疸呈波动性或逐渐加深	上腹疼痛不适,触诊可及包块
肝外胆管	均匀性全程扩张	胆管局限性扩张,局部呈梭形或球形扩张,管腔内偶见结石
肝内胆管	呈树枝状扩张,甚至扩张到肝周边	节段性囊袋状扩张,扩张胆管互相通连似海星状
胆总管下段	可见引起梗阻的病灶(结石、肿瘤、狭窄)	胆总管狭窄或扭曲呈条索样

（三）胆管内异常回声的超声鉴别诊断

引起胆管内异常回声改变的常见原因有胆管结石、胆管积气、脓团块、血凝块、肿瘤、胆道蛔虫等。典型致密结石呈强回声，后方伴声影，活动不明显，胆管积气一般有胆道手术病史，呈串珠状明亮强回声，活动明显。胆道蛔虫虫体呈"="回声，活体还可见蠕动，诊断不难。胆管疏松结石、积脓、血凝块、乳头状癌声像图容易混淆，其鉴别诊断要点见表2-2-7。

表2-2-7 肝外胆管内团块状回声的超声鉴别诊断

项目	胆管疏松结石	胆管积脓	胆管血凝块	胆管乳头状癌
临床表现	静止期表现为胆囊炎症状，急性发作期为上腹剧烈疼痛、寒战发热、黄疸三联征。可触及肿大胆囊	急性发作时上腹触痛明显，有疼痛、寒战发热、黄疸三联征。白细胞、中性粒细胞升高	急性发作时有疼痛、寒战发热、黄疸三联征。失血性休克、大便潜血阳性、柏油样大便	上腹不适隐痛，后期症状加重，出现黄疸并逐渐加深，大便白陶土色
胆管	壁模糊增厚，管腔内径增宽，尤其是梗阻部位上方胆管	管壁明显增厚，管腔扩张，回声差，呈密集点状回声	管壁增厚、管腔扩张，呈弥漫均质低回声，出血量多呈弥漫中等回声，回声强弱与肝类似	管壁不均匀增厚，梗阻部位与胆管紧密相连
病灶	边缘不整的中等回声团块，内见斑点状回声，无声影或淡声影	边缘不规整的等回声团块，团块与胆管壁不相连，探头加压或深呼吸有形变	边缘不整中等回声，团块与管壁不相连，探头加压与深呼吸团块可发生形变	可见突向管腔的乳头状肿物，胆管呈截断型或锥形狭窄，梗阻以上部位胆管扩张
动态观察	团块形态大小无改变	团块缩小、回声强弱不均，可分解数个小团块，胆管腔内径缩小，黄疸减轻或消退	团块可缩小，回声强弱不均或短线状强回声，最后分解可消失，胆管腔缩小，黄疸减轻或消退	团块不缩小，加压或深呼吸无形变，黄疸逐渐加深

【课堂互动】

课堂互动案例解析

识图辨病

观察分析以下超声声像图，快速抢答：图2-2-13～图2-2-16分别是什么病变？诊断要点是什么？

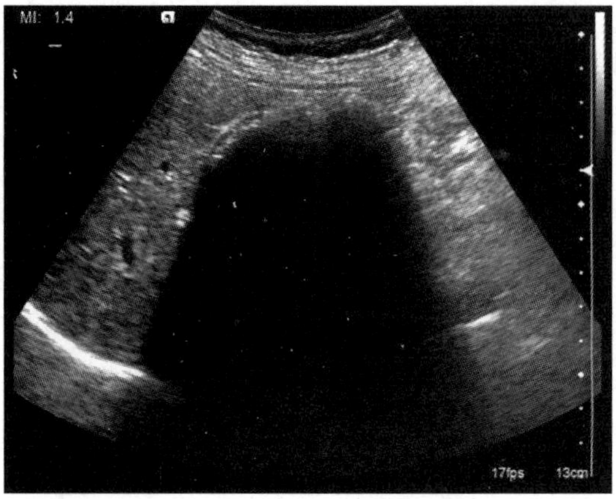

图 2-2-13　胆囊超声声像图(1)

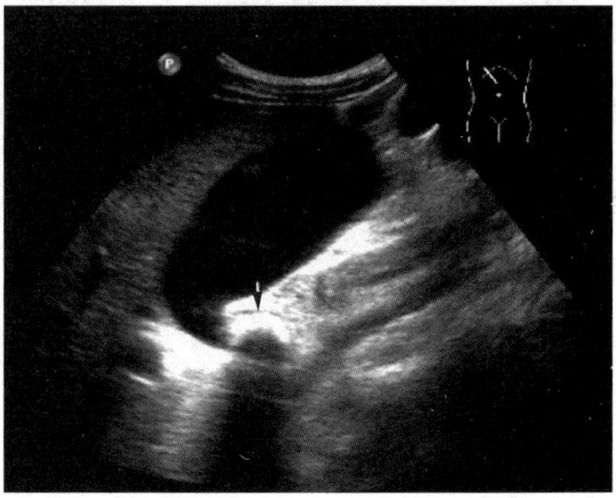

图 2-2-14　胆囊超声声像图(2)

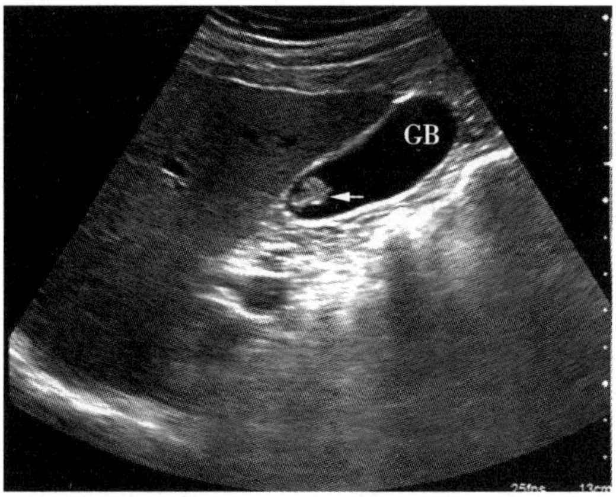

图 2-2-15　胆囊超声声像图(3)

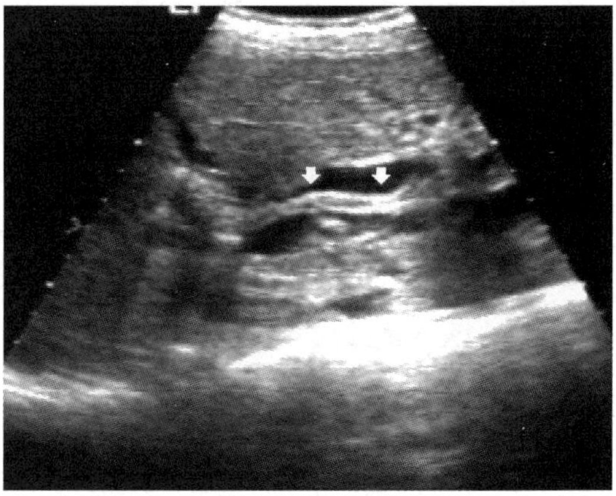

图 2-2-16　胆总管超声声像图(4)

【实训小结】

通过课前理论知识预习、课中模拟临床强化训练,学生养成主动学习、积极探索的习惯,能独立完成胆囊和胆管常见疾病的超声扫查、图像采集、声像图观察与分析,掌握正确的操作方法和临床案例分析思路,培养临床思维、临床能力。使学生从真实的临床案例讨论中感悟到"人文关怀"的内涵,提升职业素质、人文素质、综合素质。

【课后思考】

课后思考案例解析

案例　患者,女,43 岁,以"右上腹部持续性疼痛 3 d 伴阵发性加剧,恶心、呕吐半天"为主诉就诊。既往有反复发作的右上腹隐痛不适、厌油、腹胀等症状。查体:体温 38.5 ℃,巩膜轻度黄染,右上腹压痛,墨菲(Murphy)征(+);实验室检查:血常规显示白细胞总数升高,中性粒细胞百分比升高,血清总胆红素及结合胆红素增高。行肝胆超声检查,患者超声声像图如图 2-2-17 所示。

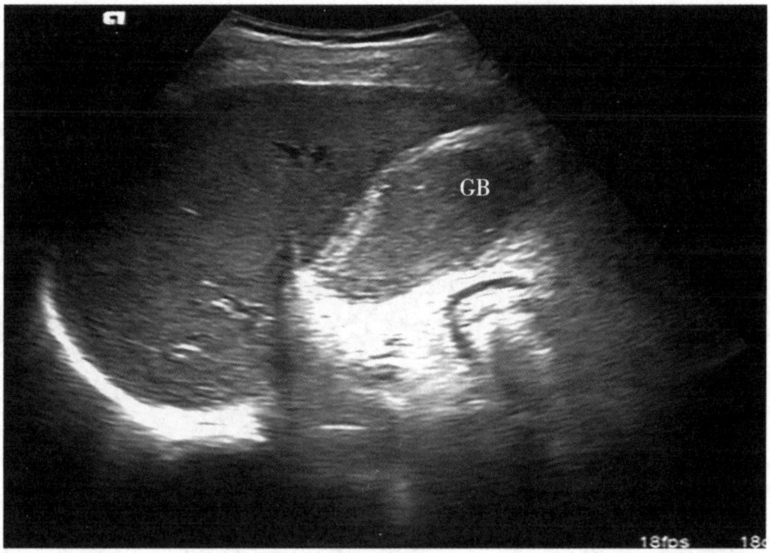

GB. 胆囊。

图 2-2-17　患者超声声像图

思考

1）观察上述超声图像，描述其超声声像图特征。

2）结合病史综合分析，超声提示是什么？诊断依据是什么？

3）与本疾病相关的鉴别诊断有哪些？

4）书写其超声检查报告。

（刘红霞）

项目三

脾超声检查

任务一　正常脾超声检查

正常脾超声检查PPT

正常脾超声检查视频

正常脾超声检查自测题

【课前预习】

1. 学生在线自主学习　使用数字化教学资源服务云平台，教师将课程制作成PPT、微课视频，并上传至平台，让学生在课前自主探究、讨论交流，激发学生主动学习的积极性。设立临床真实案例讨论论坛，师生互动、解析答疑，加强师生之间的对话与交流，实现线上线下授课相结合，为完成后续的实践技能操作任务打好坚实基础。

2. 学生在线自我检测　结合理论授课内容给出单选题5道、多选题2道，学生扫码完成自测，考核学生理论知识掌握情况。

【实训目标】

1. 掌握　脾的解剖结构、超声检查前的准备、超声检查方法、正常超声声像图特点。

2. 熟悉　脾常规标准切面的扫查技巧，具备观察与分析正常及异常超声声像图的能力。

3. 了解　超声检查过程中需要注意的问题。

4. 其他　通过实训，使医学生完成基本理论向临床实践的转化、基本知识向临床思维的转化、基本技能向临床能力的转化。提高医学生的职业能力、专业能力、医患沟通能力、团队合作能力；培养医学生的职业素质、人文素质和综合素质。

【实训器材】

1. 仪器　多功能彩色多普勒超声仪（B/M、CDFI、PW、CW），凸阵探头（频率2～5 MHz），超声体模。

2. 材料　耦合剂、检查用纸、检查床。

3. 其他　数字化教学资源。

【实训步骤】

1. 演示观摩

(1)带教老师结合超声诊断仪的使用,讲解超声探头的选择及仪器的调节,以及检查前准备、人文关怀、医患沟通等。

(2)带教老师实操演示不同检查途径各标准切面检查步骤、检查手法及声像图表现特点;演示超声测量脾长径、厚径及脾静脉内径的正确方法;演示受检者配合有效的腹式呼吸取得规范的脾超声声像图的超声探测技巧;通过示教让学生在头脑中对各标准切面所显示的解剖结构及操作流程、操作手法、正确测量及注意事项有一个初步认识。

2. 分组训练

(1)学生分组上机操作,重复老师演示的操作流程,掌握正确的调节仪器方法。

(2)体会合理应用操作手法技巧的重要性;感受不同检查体位与检查途径对标准切面的影响;尝试胃充盈液体后探测脾;对比观察受检者呼吸对所取脾声像图的影响,进一步理解受检者有效的腹式呼吸对探测脾的意义,思考引起脾显示不佳的原因;选择清晰切面进行超声测量。

(3)带教老师巡回辅导、答疑解难,纠正学生不规范的操作方法。

3. 采集图像数据　应用超声图文工作站采集、保存图像,并可对所采集的静、动态图像进一步编辑处理,结合患者临床表现和超声图像,进行超声图文诊断。

4. 书写报告　在保证超声图像及数据采集准确的前提下,综合超声所见及临床表现认真分析后,正确地运用超声术语,内容简洁,层次分明,重点突出,写出检查报告,提出诊断意见,检查者亲笔签名。报告单时间精确到分。

【实训内容】

一、检查前准备

(一)操作者准备

1. 仪器选择　采用高分辨力彩色多普勒实时超声仪,校对电源电压以及接地装置是否正常,待仪表正常后,方可开主机开关。根据被检者年龄、体型选择合适探头及频率,常用频率2.0~5.0 MHz,小儿可选择5.0~7.0 MHz。

2. 仪器调节　正确调节好各个控钮至最佳工作状态,经腹扫查增益调节至与肝超声检查相同的条件,并根据患者体型及脾距离体表的距离调节聚焦深度,使脾被膜呈高回声,脾实质及脾门血管清晰可见。彩色多普勒显像,使脾实质内刚好不显示伪彩斑点,而血管内均为彩色血流信号所填充但不外溢为宜。

3. 环境条件　调节室内温度和光线,使被检者处于比较安静、舒适的环境中。

4. 患者　对患传染性疾病的患者,按照消毒隔离程序处理。

(二)受检者准备

脾的超声检查一般无须特殊准备,空腹条件下检查清晰程度更佳。如受检者胃肠气体较多,可饮水充盈胃腔作为透声窗进行检查。可显著提高脾脏及毗邻脏器的显示清晰度,有利于左上腹肿物包括脾肿物的鉴别诊断。

（三）医患沟通

热情接诊患者，注意和患者交流沟通，给予患者适宜的人文关怀，以取得患者信任，主动配合检查，取得满意的检查效果。有效的腹式呼吸有助于脾的检查，检查前应讲解正确的腹式呼吸方式，与被检者进行几次呼吸训练。

二、核对信息、录入资料

1. 核对信息　认真阅读申请单，核对患者信息，耐心询问患者病史，态度和蔼，详细了解患者病情，明确此次检查目的。

2. 录入资料　录入患者姓名、年龄、性别、婚否、门诊号、住院号、超声号和图像记录方式等。

三、选取检查体位

1. 右侧卧位　脾超声检查最常用体位。检查时嘱受检者左手上举、抱头，可以使肋间隙增大，减少肋骨影及肺气干扰，有利于更清楚地显示脾并进行脾径线的测量。

2. 仰卧位　适用于不宜变动体位的患者。易受肋骨遮挡的影响，可作为右侧卧位扫查的补充。

3. 俯卧位　较少用。适用于脾较小、肺气肿或其他体位探测不清者，或脾显著肿大需与腹膜后肿块鉴别时。

四、检查过程

（一）扫查方法与标准切面

左肋间斜切面扫查视频

1. 左肋间斜切面扫查　受检者取右侧卧位，探头置于左腋前线至腋后线第 8 ~ 11 肋间逐一进行斜切扫查（图 2-3-1）。调整探头方向，获取通过脾门的脾长轴的斜切面，测量脾的长径和厚度。必要时用彩色多普勒观察脾门血管及其向脾内的延伸。该切面是观察脾形态、内部结构及脾血管的最常用切面。

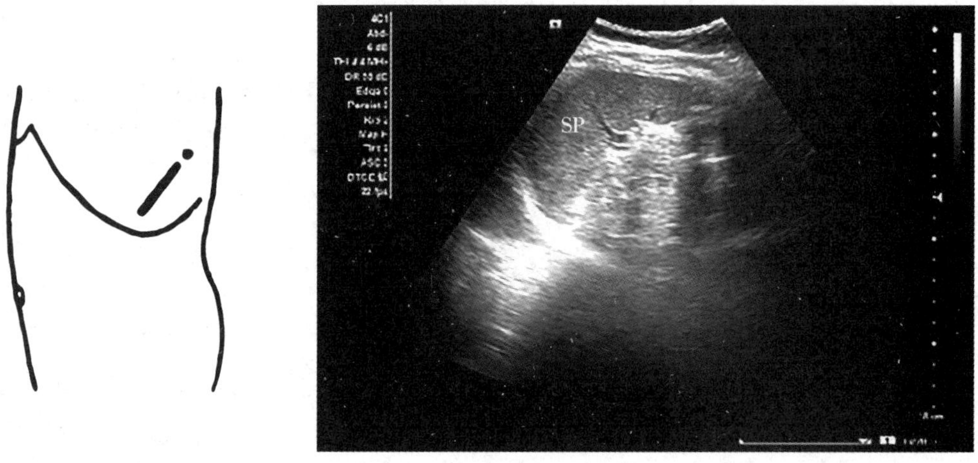

SP. 脾。

图 2-3-1　左肋间斜切面扫查

2. 前倾冠状切面扫查　受检者取仰卧位，探头置于左侧腋中线至腋后线 8 ~ 11 肋间进行脾长轴切面扫查，直至清晰显示脾门血管和脾的完整轮廓。该切面有利于观察膈肌周围结构，可弥补右侧卧位脾超声扫查的不足（图 2-3-2）。

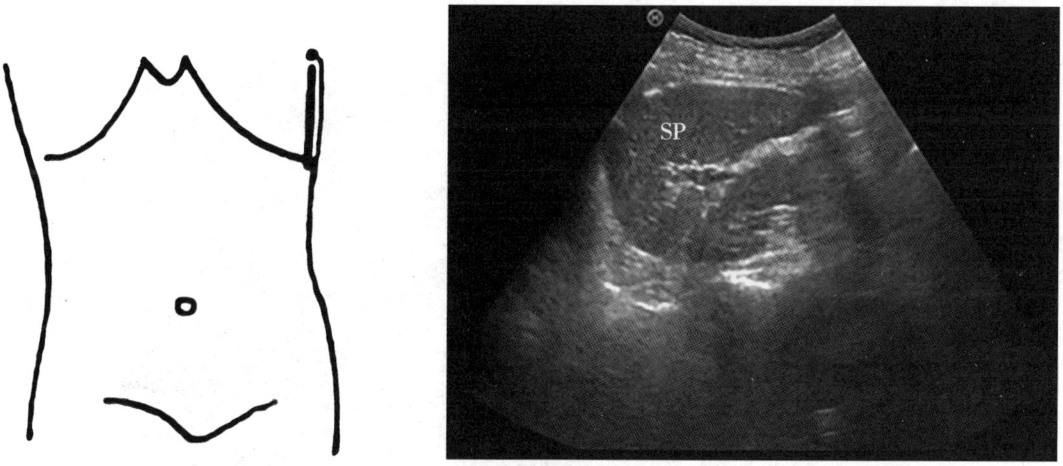

SP. 脾。

图 2-3-2　前倾冠状切面扫查

3. 左上腹部横切面扫查　受检者取仰卧位，探头置于前腹壁相当于第 1 ~ 2 腰椎平面做横切扫查，可显示脾门血管（图 2-3-3）。

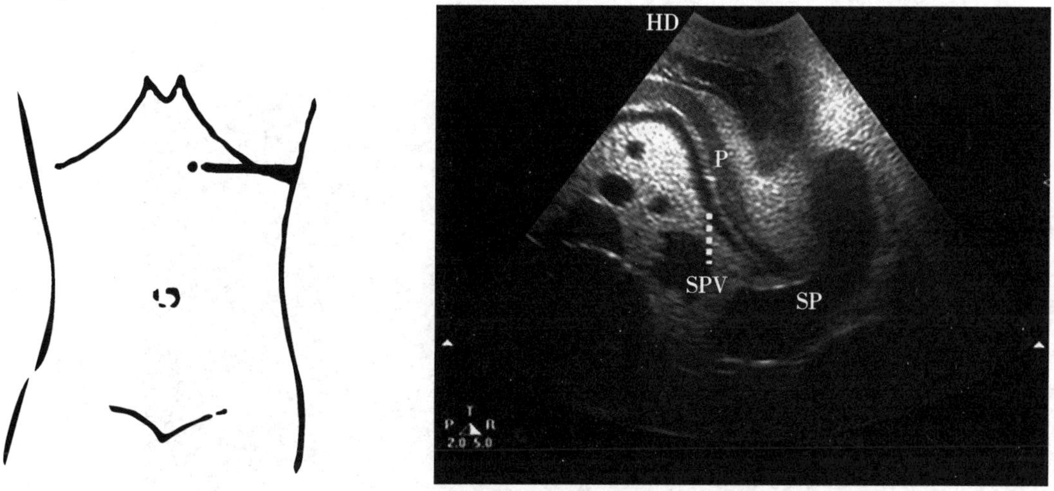

SP. 脾；SPV. 脾静脉；P. 胰腺。

图 2-3-3　左上腹部横切面扫查

4. 左肋缘下斜切面扫查　受检者仰卧位，探头置于左侧肋缘下，适用于脾大时脾肋缘下厚度和长度的测量。

（二）超声测量及注意事项

1. 脾超声测量及正常值

（1）脾长径测量：经左肋间斜切面扫查，显示脾最大长轴切面图像，测量下极最低点到上极最高点的距离，即为脾长径（图 2-3-4），正常值范围为 8 ~12 cm。

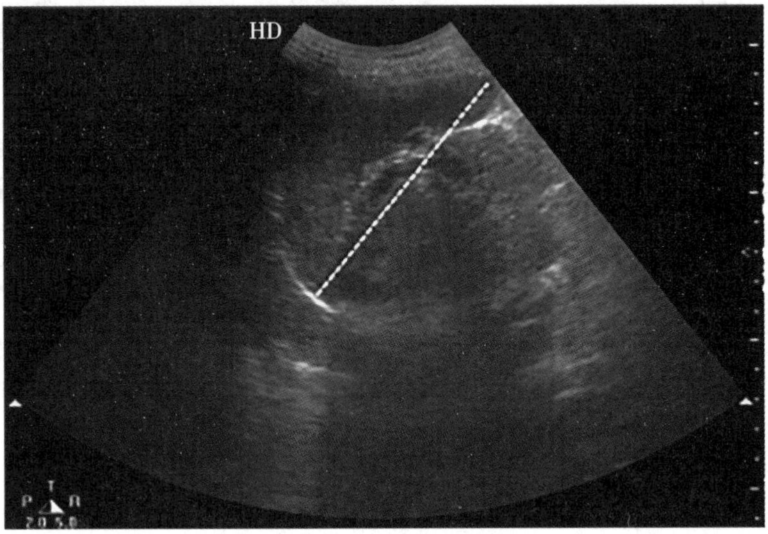

图 2-3-4　脾长径超声测量

（2）脾厚径测量：经左肋间斜切面扫查，显示脾门及脾静脉，测量脾门至对侧缘膈面切线的距离，即为脾厚径（图 2-3-5），正常值范围为 3 ~4 cm。

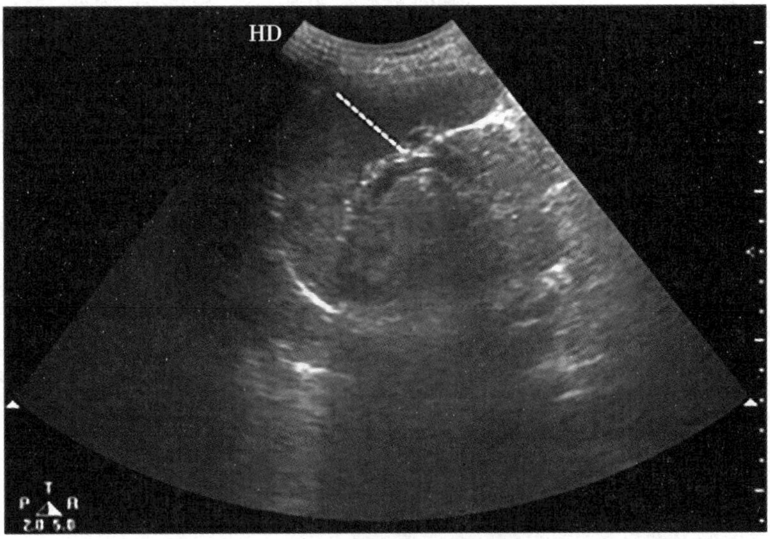

图 2-3-5　脾厚径超声测量

(3)脾静脉内径:正常脾门处脾静脉内径<0.8 cm。

2.注意事项

(1)扫查要全面,由于脾位置较深且位于膈顶部,脾上极易受肺气遮挡,形成盲区。检查时,受检者的呼吸配合极为重要。必要时变换体位,灵活运用扫查手法,以便观察到脾的全貌,避免漏诊。

(2)测量要标准,脾是内凹的曲面体,不同的扫查手法、切面都可测值,但误差较大。脾径线的测量,应尽量利用脾静脉作为超声解剖标志,以便测量标准化。

(3)若扫查时在脾窝内未能显示脾,应了解有无手术史。若无脾手术切除史,应注意及鉴别有无脾先天性异常,如异位脾、游走脾、脾萎缩等。

(4)必要时需结合临床,动态观测,尤其对于腹部外伤者,即使急诊超声探测未发现明显异常,亦应继续观察或建议结合其他影像检查方式,以免漏诊,延误病情。

五、检查结果

(一)超声表现

1.外形及轮廓　正常脾的肋间斜切面略呈半月形,轮廓清晰。膈面整齐光滑,略向外凸呈弧形,脾上极部分常被肺气遮挡;脏面略凹陷,有特征性的脾门切迹和脾血管断面,主要为脾静脉。

2.脾实质回声　被膜呈线样高回声。正常脾实质回声呈分布均匀的点状低回声,强度稍低于正常肝实质,稍高于左肾皮质(图2-3-6)。脾内小血管常不易显示。部分人的脾门附近可见圆形或椭圆形结节,边界清晰,内回声与脾实质相同,此为副脾声像,属正常变异,切勿误诊为脾门肿大淋巴结或胰尾肿瘤。

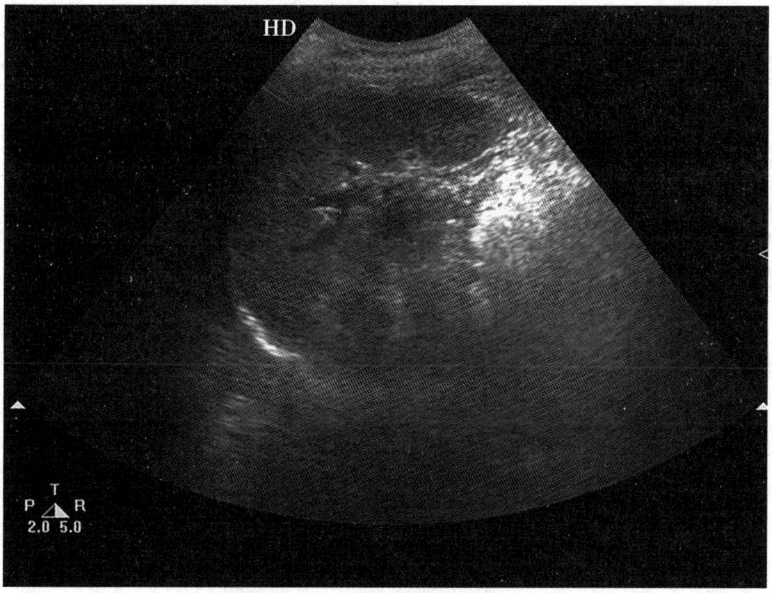

图2-3-6　正常脾超声声像图

3. 正常脾彩色多普勒血流图　彩色多普勒能显示脾动、静脉的血流及其流速。脾动脉表现为自脾门向周围实质呈放射状分布的血流信号，脾静脉内血流方向与脾动脉血流方向相反（图 2-3-7）。

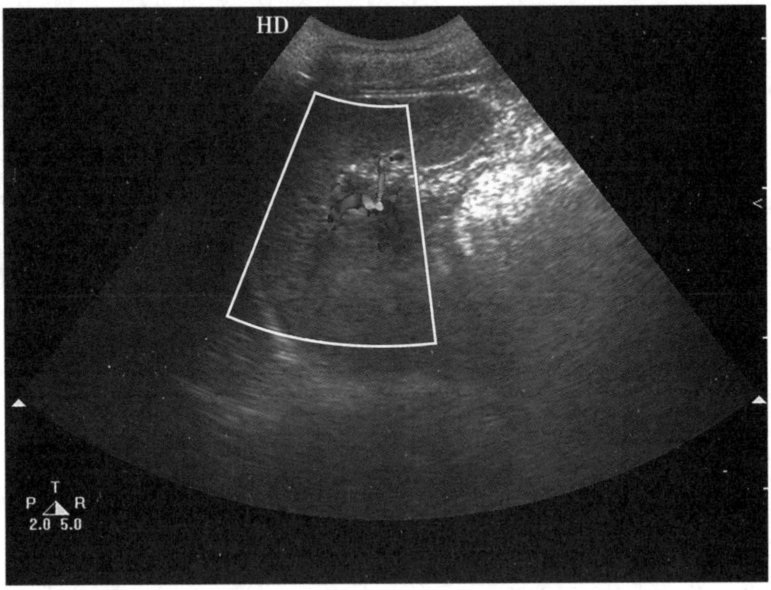

图 2-3-7　正常脾彩色多普勒血流图

（二）检查报告

超声所见

脾大小、形态正常，脾厚约____cm，长约____cm。包膜光滑、完整，脾实质回声均匀。脾静脉内径约____cm，未见扩张。CDFI：脾内未见明显异常血流信号。

超声提示

脾未见明显异常。

【课堂互动】

课堂互动案例解析

案例　患者，女，40 岁，无自觉症状，行健康查体。在检查过程中保存以下两幅声像图，如图 2-3-8。

讨论

1）观察两幅超声声像图，哪幅图切面更标准？为什么？

2）结合两幅超声声像图，谈谈进行脾超声检查的过程中需要注意哪些方面？

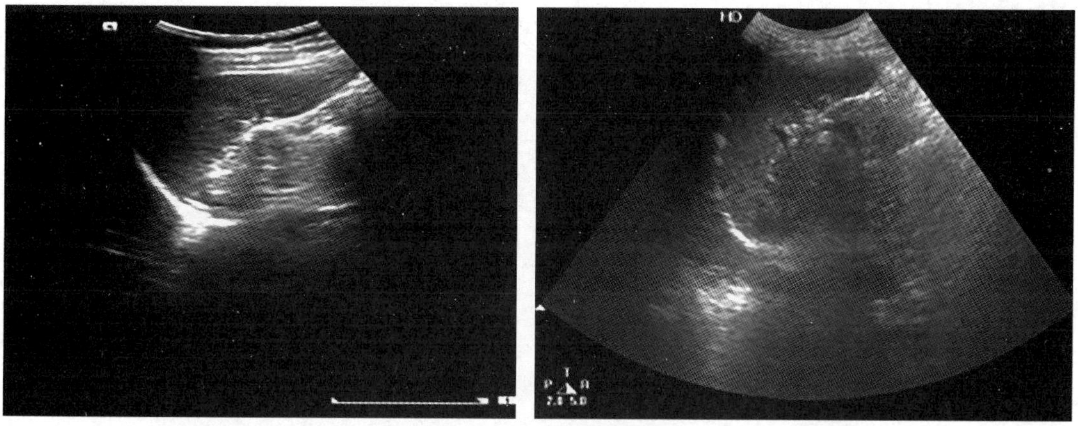

图 2-3-8　患者脾超声声像图

【实训小结】

通过课前预习、课中强化训练，学生能主动把所学理论知识与实践操作有机结合起来，能独立完成脾标准切面图像的采集、声像图的观察与分析，掌握正确的操作方法和技巧，养成主动学习、积极探索的习惯，提高把基础理论、基本知识和基本技能融会贯通的能力，提高个性品质和岗位胜任力。

【课后思考】

课后思考案例解析

案例　患者，女，25 岁，无自觉症状，健康体检。脾超声检查声像图如图 2-3-9。

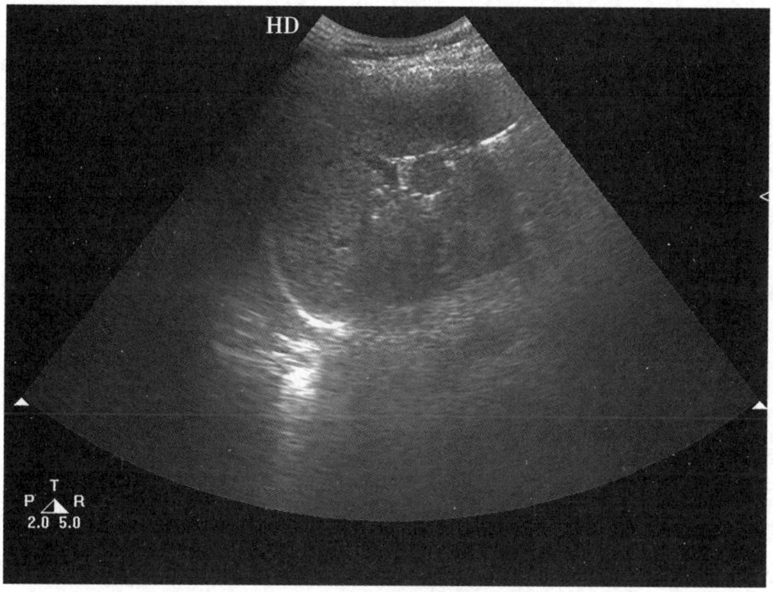

图 2-3-9　脾超声声像图

思考：

1）观察超声声像图，描述其声像图表现。

2）结合临床资料综合分析，超声提示是什么？

（李文一）

任务二　脾疾病超声诊断

脾疾病超声诊断 PPT

脾疾病自测题

【课前预习】

1. 学生在线自主学习　使用数字化教学资源服务云平台，教师在平台分享包含大量的临床案例、生动形象动图的 PPT，通过多种形式加强师生之间的对话与交流，加深学生对知识的理解，激发学生主动学习的积极性；并在真实临床案例讨论中融入医学人文素养教育，对学生的思政理念进行引导，实现线上线下授课相互呼应。

2. 学生在线自我检测　结合理论授课内容给出单选题 5 道、多选题 2 道，学生扫码完成自测，考核学生理论知识掌握情况。

【实训目标】

1. 掌握　脾破裂的声像图特征、临床表现、诊断及鉴别诊断要点；脾大的超声表现、超声诊断指标及分度标准。

2. 熟悉　副脾的声像图特征及诊断要点。

3. 了解　脾囊肿、脾脓肿、脾实性病变的超声表现及鉴别诊断要点。

4. 其他　通过实训，使医学生完成基本理论向临床实践的转化、基本知识向临床思维的转化、基本技能向临床能力的转化。提高医学生的职业能力、专业能力、医患沟通能力、团队合作能力；培养医学生的职业素质、人文素质、综合素质。

【实训器材】

1. 仪器　多功能彩色多普勒超声仪（B/M、CDFI、PW、CW），凸阵探头（频率 2 ~ 5 MHz），带病变超声体模。

2. 材料　耦合剂、检查用纸、检查床。

3. 其他　数字化教学资源。脾疾病超声典型病例图片、临床相关资料等。

【实训步骤】

1. 案例导入　带教老师播放影视资料，演示临床典型案例，讲解脾常见疾病的超声表现、超声诊断及鉴别诊断要点，在案例解析中融入“以人为本”“人文关怀”理念，让医学生汲取人文精神的精髓，在内心深处积淀出对生命、健康以及死亡、疾病的正确观念，从更高层面理解行医之道。

2. 演示观摩

（1）讲解脾大、脾破裂等常见疾病超声表现，演示不同检查途径、检查手法对脾病变声像图的影响。

(2)演示以脾静脉作为超声解剖标志进行的脾径线的测量,以及不标准的操作方法对测量结果的影响。

(3)演示扫查时受检者在平静呼吸、深吸气及呼气的不同状态下,脾声像图的显示清晰程度。

(4)演示对小病灶难以分辨时,采取局部放大技术,将图像放大观察。

(5)在传授专业知识的同时融入医学人文素养教育,强调在超声检查过程中,不仅要发现疾病、诊断疾病,而且要关注患者整体、关爱患者心理。

3. 分组训练　学生尝试应用老师所讲的检查操作手法,识别常见脾疾病声像图表现,感受操作过程中图像变化与操作技能的关系;观察仪器调节对脾常见疾病声像图表现的影响并思考其原因。教师巡回纠错、答疑解难。

4. 分组讨论　幻灯片展示多种脾疾病图片,让学生识图辨病、踊跃抢答,并提出问题进行分组讨论,如引起脾大的疾病有哪些? 脾实质性病变有哪些? 脾破裂的分型有哪些? 等等。引导学生梳理知识要点,以点带面,构建知识网络,培养学生的临床思维、临床能力。

5. 书写报告(报告示例)

超声所见

脾体积增大、形态饱满,脾厚约5.6 cm,长约12.0 cm。包膜光滑、完整,脾实质回声均匀。脾静脉内径约0.7 cm,未见明显扩张。

超声提示

脾大。

【实训内容】

脾发生病变或其他疾病引起脾发生继发性病变时,脾在大小、形态、内部回声等将发生一系列异常改变。梳理这些回声改变特点,有助于学生建构立体知识网络,在实践过程中,敏锐识别脾疾病典型超声声像图,并做出诊断与鉴别诊断,以达到早期诊断、早期治疗,减轻患者痛苦的目的。此外,还应注意脾先天异常引起的脾的改变,如副脾、先天性脾缺如等。

一、脾疾病的超声鉴别诊断

(一)脾弥漫性肿大的超声鉴别诊断

脾大的原因很多,常见病因包括病毒性肝炎、血吸虫病等感染性脾大以及肝硬化门静脉高压、慢性右心衰、白血病等非感染性脾大。脾大本身可无明显症状,也可出现由于体积增大压迫周围脏器所致的腹胀、食欲减退等,故鉴别时要考虑其原发疾病的相应临床表现。脾大时内部回声缺乏特异性,二维超声对脾大的病因鉴别诊断帮助不大。但超声可对脾大程度的变化进行监测,以了解病程的进展及评价疗效。其鉴别诊断要点见表2-3-1。

表 2-3-1　脾大程度的超声鉴别诊断

项目	轻度肿大	中度肿大	重度肿大
形态	规则，仅表现为脾超声径线测值增加	饱满，脾失去正常形态	失常，明显失去正常形态
脾下缘位置	仰卧位平静呼吸时，左肋缘下可探及脾，深吸气时，脾下缘不超过左肋缘下 3 cm	仰卧位平静呼吸时，左肋缘下可探及脾，深吸气时，脾下缘超过左肋缘下 3 cm，直至平脐	脾下缘超过脐水平，可达盆腔
脾门切迹	无变化	变浅	消失

（二）脾液性病变的超声鉴别诊断

脾液性病变主要包括真性脾囊肿（包括单纯性囊肿、包虫囊肿、表皮样囊肿等）、假性脾囊肿（包括外伤性囊肿、炎性脓肿等）、脾脓肿和脾血肿（属于脾破裂或脾外伤），其鉴别诊断要点见表 2-3-2。脾破裂根据病理及破裂部位可分为 3 种类型，其超声表现鉴别要点见表 2-3-3。

表 2-3-2　脾囊肿与脾脓肿的超声鉴别诊断

项目	单纯性囊肿	包虫囊肿	假性脾囊肿	脾脓肿
临床表现	多无自觉症状	多见于牧区，临床表现多不明显	多有外伤病史	高热、寒战等全身感染症状及脾区疼痛及叩击痛
脾体积	一般无改变	脾大	一般无改变	脾大
囊肿形态	圆形或类圆形	圆形或椭圆形	圆形、椭圆形、梭形或不规则形	类圆形
囊壁	光滑清晰	较厚，清晰光滑，可见双边结构	多不光滑或稍厚，可伴有钙化	壁较厚，内缘不整
内部回声	无回声	无回声	无回声内可见分隔、纤维索条状或膜片状不规则回声	无回声内可见细点状、絮片状回声，可随体位变动或探头挤压而浮动

表 2-3-3　脾破裂的分型超声鉴别诊断

项目	真性脾破裂	中央型脾破裂	包膜下脾破裂
脾体积形态	形态失常	正常或增大	形态失常，体积增大
脾包膜	高回声的包膜线局部中断或不完整	包膜光滑完整	包膜光滑完整但隆起

续表 2-3-3

项目	真性脾破裂	中央型脾破裂	包膜下脾破裂
脾实质回声	可见大小不一的、形态不规则的无回声区或混合回声区	轻者仅见实质内局限性回声不均匀；较重者可见不规则低回声或无回声区，边缘常不整齐	包膜下方见梭形或不规则形无或低回声区，可使脾实质受压移位。出血时间较长者，可见血块形成的高回声团块或机化形成的条索状强回声
脾周有无积液	脾周及腹腔可探及液性暗区	无	无

（三）脾实质性病变的超声鉴别诊断

脾实质性病变并不多见，其中有脾梗死、脾肿瘤等。其鉴别要点见表 2-3-4。

表 2-3-4　脾实质性病变的超声鉴别诊断

项目	脾梗死	脾血管瘤	脾淋巴瘤	脾转移瘤
临床表现	轻者仅见低热、白细胞增多；重者可突发左上腹疼痛，并向左肩放射，伴高热、脾周围炎	多无临床症状	左上腹疼、白细胞和血小板可减少。若是全身淋巴瘤，则腹股沟、腋下或锁骨上区可触及肿大的淋巴结。触诊脾增大或边缘有结节感	有原发病史，一般为原发癌的相关症状
脾体积	无明显增大或变形	一般无改变	脾大	可出现脾大
数目	单个或多个	单个或多个	多个	可为多发
形态	楔形或不规则形，基底宽朝向膈面，尖端指向脾门	圆形或椭圆形	类圆形，肿瘤增大可相互融合或呈分叶状	呈多样性，瘤体增大可融合成团块状
边界	边界清	边界清	边界清，但无明显包膜	边界可清晰，个别可出现周围晕环
内部回声	低回声，其内可见高回声光点	多为高回声，也可为低回声或混合回声	中等或低回声实性团块，少数呈蜂窝状低回声，内有条状间隔	多为低回声，也可呈高回声或混合回声
彩色多普勒	病灶内部多无明显血流信号，偶可见脾血管在近病灶处血流中断或绕行	瘤体内部多无明显血流信号，周边可探及点状或短线状血流	可探及瘤体及周边彩色血流	瘤体内部多无明显血流信号

二、脾先天异常的超声鉴别诊断

脾先天异常有副脾、先天性脾缺如、先天性脾反位。其中副脾较常见，多位于脾门区和胰尾附近，呈圆形或椭圆形，包膜光滑完整，内部回声均匀与正常脾实质回声一致。副脾需与脾门淋巴结、胰尾肿瘤等疾病相鉴别。其鉴别要点见表2-3-5。

表2-3-5　脾门处常见疾病的超声鉴别诊断

项目	副脾	脾门淋巴结	胰尾部癌
临床表现	一般无临床症状	常与其原发病因相关	上腹部不适或隐痛、食欲减退、乏力、体重减轻等
形态	圆形或椭圆形	圆形	圆形或不规则
边界	清晰	清晰	不清晰
数目	单发多见，也可多发	多数为多发性，大小不等	多为单发
内部回声	均匀，与正常脾回声一致	均匀，比正常脾回声低	不均匀，呈低回声或等回声
彩色多普勒	可显示脾血管的彩色血流进入副脾	不与脾血管相通	不与脾血管相通

【课堂互动】

课堂互动案例解析

识图辨病

观察分析以下超声声像图，快速抢答：图2-3-10～图2-3-13分别是什么病变？诊断要点是什么？

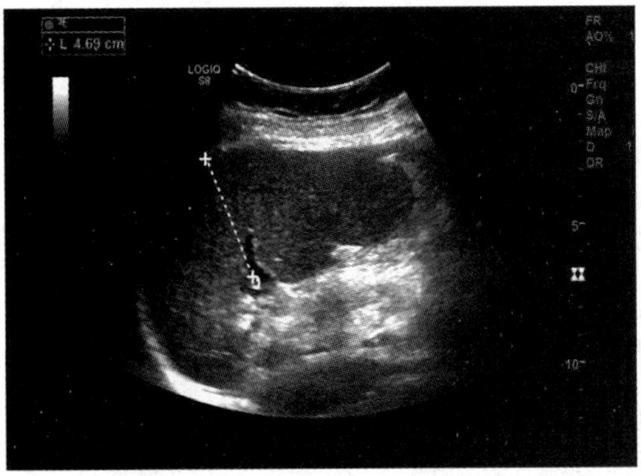

图2-3-10　脾超声声像图(1)

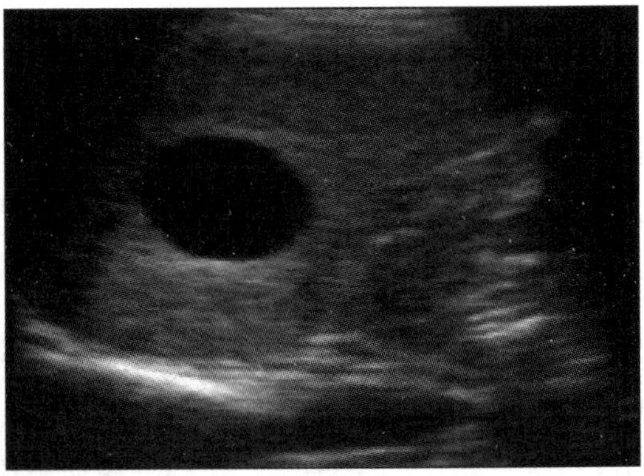

图2-3-11　脾超声声像图(2)

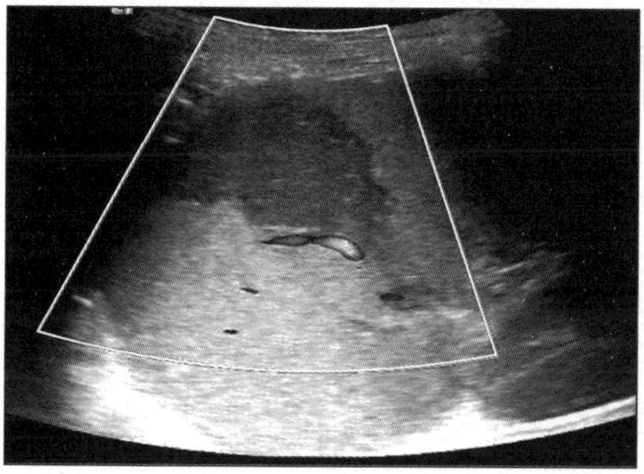

图 2-3-12 脾超声声像图(3)

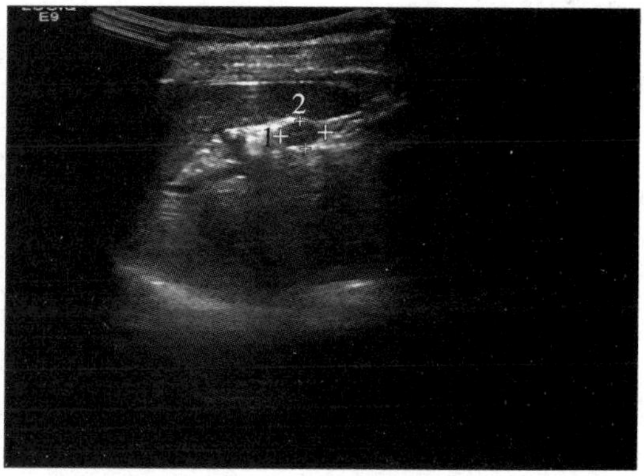

图 2-3-13 脾超声声像图(4)

【实训小结】

通过课前理论知识预习、课中模拟临床强化训练,学生养成主动学习、积极探索的习惯,能独立完成脾常见疾病的超声扫查、图像采集、声像图观察与分析,掌握正确的操作方法和临床案例分析思路,培养临床思维能力。使学生从真实的临床案例讨论中感悟到"人文关怀"的内涵,提升职业素质、人文素质、综合素质。

【课后思考】

课后思考案例解析

案例 患者,男,30 岁,足球运动员。约 4 h 前于比赛现场发生身体冲撞,被对方球员肘部击中其左季肋区。当即感疼痛,但仍继续投入比赛直至结束。半小时后疼痛加剧,以腹部更为明显。无恶心、呕吐、昏迷、呼吸困难等临床表现。入院查体:腹平,对称,脐居中,未见胃肠型,蠕动波。左上腹压痛明显,余腹软。实验室检查:血常规示 WBC 13.2×10^9/L,N 0.75,Hb 150 g/L。行腹部超声检查,患者腹部超声声像图如图 2-3-14 所示。

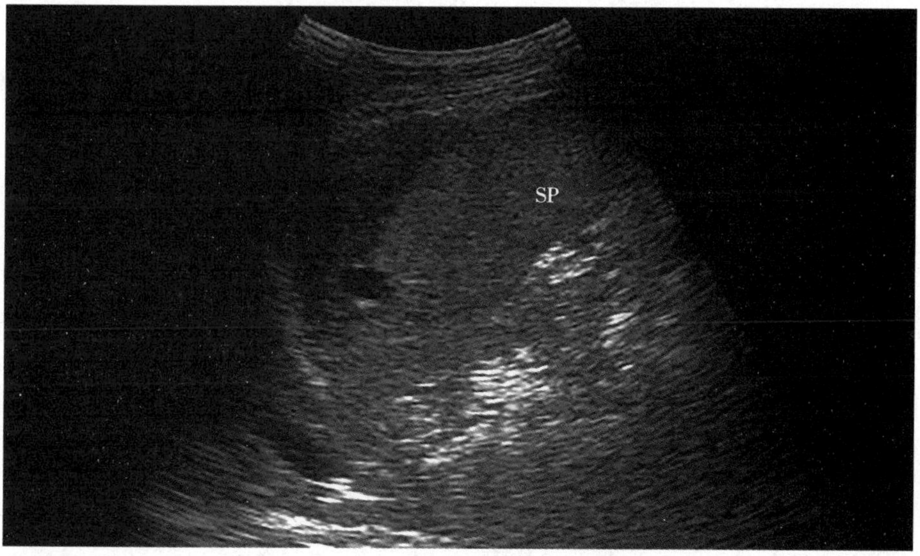

SP. 脾。

图 2-3-14 患者腹部超声声像图

思考

1)观察上述超声图像,描述其超声声像图特征。

2)结合病史综合分析,超声提示是什么?诊断依据是什么?

3)本病的分型有哪些?

4)书写其超声检查报告。

(李文一)

项目四

胰腺超声检查

任务一　正常胰腺超声检查

【课前预习】

1. 学生在线自主学习　使用数字化教学资源服务云平台，教师将课程制作成 PPT、微课视频，并上传至平台，让学生在课前自主探究、讨论交流，激发学生主动学习的积极性。设立临床真实案例讨论论坛，师生互动、解析答疑，加强师生之间的对话与交流，实现线上线下授课相结合，为完成后续的实践技能操作任务打好坚实基础。

正常胰腺超声检查 PPT

2. 学生在线自我检测　结合理论授课内容给出单选题 5 道、多选题 2 道，学生扫码完成自测，考核学生理论知识掌握情况。

正常胰腺超声检查视频

【实训目标】

1. 掌握　胰腺的解剖结构、超声检查前准备、检查方法、正常超声声像图特点。

2. 熟悉　胰腺常规标准切面扫查技巧，具备观察与分析正常及异常超声声像图的能力。

3. 了解　胰腺超声检查过程中需要注意的问题。

正常胰腺超声检查自测题

4. 其他　通过实训，使医学生完成基本理论向临床实践的转化、基本知识向临床思维的转化、基本技能向临床能力的转化。提高医学生的职业能力、专业能力、医患沟通能力、团队合作能力；培养医学生的职业素质、人文素质、综合素质。

【实训器材】

1. 仪器　多功能彩色多普勒超声仪（B/M、CDFI、PW、CW），凸阵探头（频率 2 ~ 5 MHz），超声体模。

2. 材料　耦合剂、检查用纸、检查床。

3. 其他　数字化教学资源。

【实训步骤】

1. 演示观摩

(1)带教老师结合超声诊断仪的使用,讲解超声探头的选择及仪器的调节,以及检查前准备、人文关怀、医患沟通等。

(2)带教老师实操演示不同检查途径各标准切面检查胰腺大小的正确方法;演示利用脾静脉的标志作用时寻找胰腺长轴切面的超声探测技巧;通过示教让学生在头脑中对各标准切面所显示的解剖结构及操作流程、操作手法、正确测量及注意事项有一个初步认识。

2. 分组训练

(1)学生分组上机操作,重复老师演示的操作流程,掌握正确的调节仪器方法。

(2)理解"胰腺是腹部超声检查最困难的脏器"这句话的含义;体会合理应用操作手法技巧的重要性;感受不同检查体位与检查途径对标准切面的影响,特别是当胃肠道内气体较多遮挡部分胰腺结构时,观察胰头和胰尾可采用的体位,并分析原因;尝试适当加压或将胃充盈液体后探测胰尾;观察不同学生的胰腺长轴切面的形态,熟悉胰腺形态的变异;选择清晰切面进行超声测量。

(3)带教老师巡回辅导、答疑解难,纠正学生不规范的操作方法。

3. 采集图像数据　应用超声图文工作站采集、保存图像,并对所采集静、动态图像进一步编辑处理,结合患者临床表现和超声图像,进行超声图文诊断。

4. 书写报告　在保证超声图像及数据采集准确的前提下,综合超声所见及临床表现认真分析后,正确地运用超声术语,内容简洁,层次分明,重点突出,写出检查报告,提出诊断意见,检查者亲笔签名。报告单时间精确到分。

【实训内容】

一、检查前准备

(一)操作者准备

1. 仪器选择　采用高分辨力彩色多普勒实时超声仪,校对电源电压以及接地装置是否正常,待仪表正常后,方可开主机开关。根据患者的检查部位、年龄、体型选择合适探头及频率。常用频率3.0~5.0 MHz,肥胖者选择2.5 MHz,小儿可选择5.0~10.0 MHz。

2. 仪器调节　正确调节好各个控钮至最佳工作状态,经腹扫查增益调节至稍低于肝超声检查的条件,聚焦在目标区域设置,使胰腺边缘整齐光滑,实质回声均匀,胰管呈无回声,管壁清晰可见。

3. 环境条件　调节室内温度和光线,使患者处于比较安静、舒适的环境中。

4. 患者　对患传染性疾病的患者,按照消毒隔离程序处理。

(二)受检者准备

(1)受检者检查前应禁食8 h以上,检查前1 d晚上需清淡饮食,禁食豆、奶等易产气食物，次晨空腹检查，以减少胃肠道内容物和气体的干扰。

(2)胃肠气体干扰较明显者，可在医生指导下口服消胀药或胃肠超声造影剂，必要时清洁灌肠。

(3)患者同时有 X 射线钡餐造影、胃镜等检查时，应优先行超声检查，因为胰腺位于腹膜后，位置较深，优先检查可尽量避免强回声钡餐等造影剂的影响。已做胃肠钡剂或胃镜检查者，应在 2 ~ 3 d 后行超声检查。

(4)如胰腺仍显示欠佳，建议饮水 400 ~ 500 mL 后以胃为透声窗，有助于胰腺的显示。

(5)急诊患者随时检查，但需备注是急诊情况下的检查，并建议择期复查。

(三)医患沟通

热情接诊患者，注意和患者交流沟通，给予患者适宜的人文关怀，以取得患者信任，主动配合检查，取得满意的检查效果。

二、核对信息、录入资料

1. 核对信息　认真阅读申请单，核对患者信息，耐心询问患者病史，态度和蔼，详细了解患者病情，明确此次检查目的。

2. 录入资料　录入患者姓名、年龄、性别、婚否、门诊号、住院号、超声号和图像记录方式等。

三、选取检查体位

1. 仰卧位　为常规和首选体位，充分暴露上腹部，患者深吸气时可通过下移的肝及充盈的胃作声窗观察。

2. 侧卧位　当胃肠道内气体较多遮挡部分胰腺结构时，可饮水后左侧卧位时观察胰尾，右侧卧位时观察胰腺头、体部，因为不同侧卧位时胃肠道内气体相应移向对侧。

3. 半卧位或坐位　当胃肠道内气体较多时，也可采用这些体位使肝充分下移，推开充气的胃肠道，同时胃内的气体上移至胃底，有助于对胰腺的显示。

4. 俯卧位　以脾、左肾为透声窗观察胰尾，若怀疑胰尾肿瘤时，可采用此体位。

四、检查过程

(一)扫查方法与标准切面

1. 胰腺上腹横切扫查　嘱患者取仰卧位，探头横置于剑突下方，探头标记朝向患者身体右侧，声束方向斜向患者头侧，做立体扇形扫查。标准切面图可显示胰腺全貌，在此断面上胰腺前方为胃及肝，紧贴胰腺后方的是横行的脾静脉，胰头后方有下腔静脉及胆总管，胰颈后方为脾静脉与肠系膜上静脉汇合成门静脉处，胰体后方为肠系膜上动脉及腹主动脉(图 2-4-1、图 2-4-2)。

胰腺上腹横切扫查视频

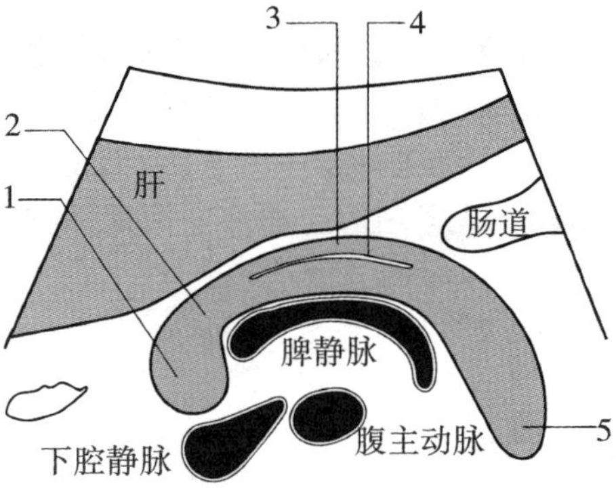

1. 胰头;2. 胰颈;3. 胰体;4. 胰管;5. 胰尾。

图 2-4-1　胰腺上腹横切面示意

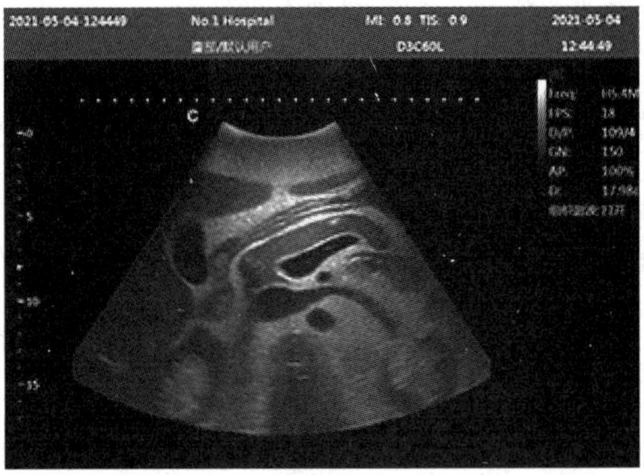

图 2-4-2　胰腺上腹横切扫查

2. 经腹主动脉的胰体纵切扫查　探头纵向置于剑突下正中线偏左约 1 ~ 2 cm 处显示肝及腹主动脉之间，可见胰体呈椭圆形，前方为胃，胰体后方有脾静脉的横断面与之紧贴(图 2-4-3、图 2-4-4)。

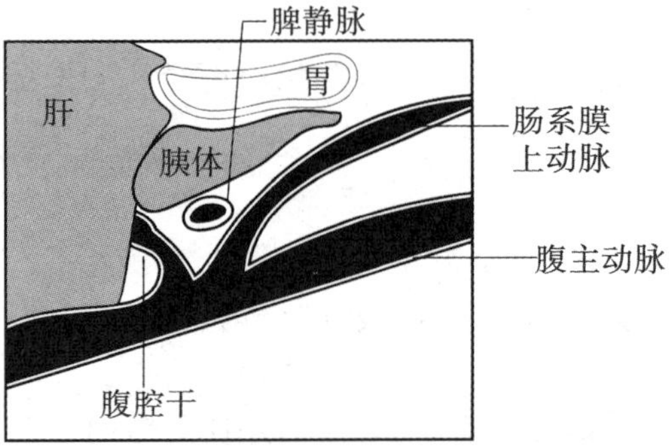

图 2-4-3　经腹主动脉的胰体纵切面示意

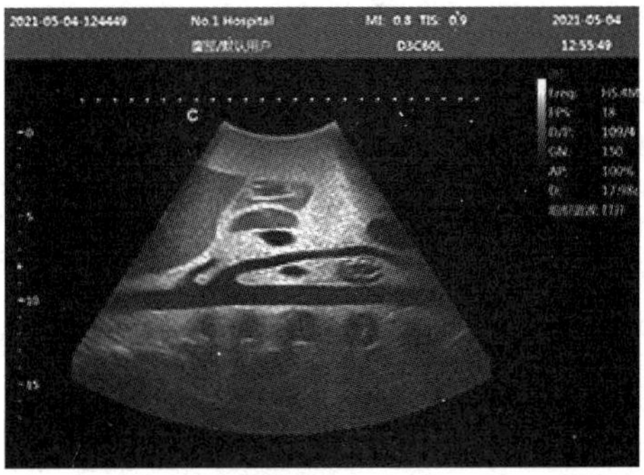

图 2-4-4　经腹主动脉胰体纵切扫查

3. 经下腔静脉胰腺纵切扫查　探头纵向置于剑突下正中线向右移动 1 ~ 2 cm 处，显示肝及下腔静脉之间胰头，胰头呈椭圆形或梭形，其前方为胃窦，上方为肝尾叶、门静脉，后方为下腔静脉(图 2-4-5、图 2-4-6)。

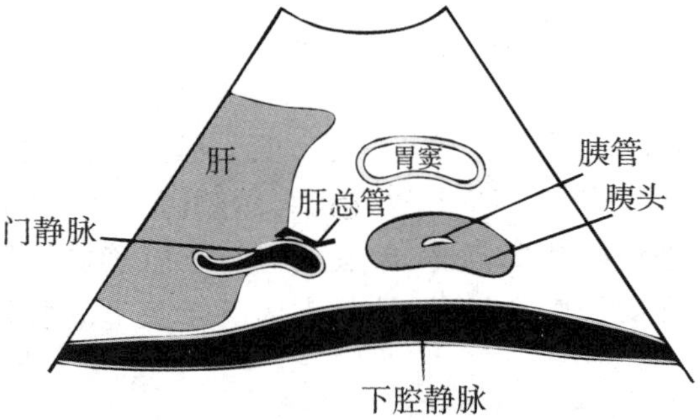

图 2-4-5　经下腔静脉胰腺纵切面示意

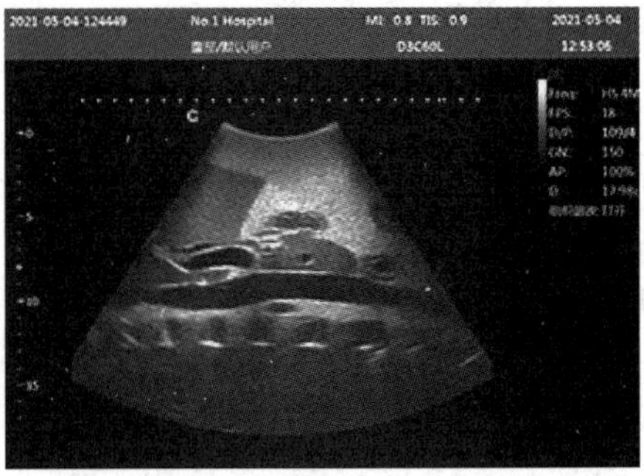

图 2-4-6　经下腔静脉胰头纵切扫查

(二)超声测量及注意事项

1. 胰腺超声测量及正常值

(1)测量方法:正常测值胰腺的量以胰腺厚径即前后径为准,以厚度判断胰腺是否肿大,在相应短轴切面测量各部位的厚度,即在下腔静脉前测量胰头(不包括钩突部),在腹主动脉前测量胰体,在脊柱左缘测量胰尾(图 2-4-7)。

(2)参考值:胰头厚径一般不超过 2.5 cm,胰体不超过 2.0 cm,胰尾不超过 1.5 cm,但由于胰腺大小个体间的差异非常大,有学者总结地区的人群得出胰头的厚度为 0.6 ~ 2.8 cm,胰体为 0.4 ~ 2.3 cm,胰尾为 0.5 ~ 2.8 cm,且随着年龄增长还会逐渐缩小,所以对胰腺大小的评估需综合分析。主胰管的内径正常值一般不超过 0.3 cm。

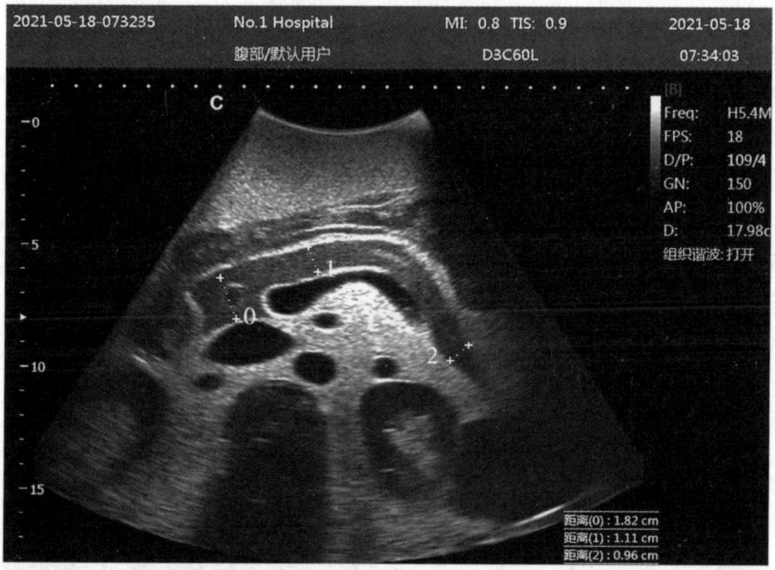

图 2-4-7　正常胰腺各部位厚径超声测量

2. 注意事项

(1)应空腹 8 h 以上,晨起空腹检查效果最佳,消除胃内容物及气体便于检查,必要时饮水 400 ~ 500 mL 作透声窗。

(2)变换检查体位和探头角度,确保胰腺全程扫查显示满意。

(3)胰腺位置较深,探头加压扫查并配合呼吸动作,可排除胰腺局部胃肠气体干扰,提高显示率。

(4)胰尾是最难显示的部位,应向脾门方向追寻。右侧卧位左冠状切面对显示胰尾部很有帮助。

(5)如变换体位或饮水后,仍不能显示胰腺,应嘱咐患者改期再来检查。

五、检查结果

(一)超声表现

1. 胰腺轮廓边界　胰腺无包膜,但正常胰腺的轮廓比较清晰(图 2-4-8),其轮廓的显示主要取决于胰腺和周围相邻脏器及脂肪组织的声差,但是,肝左叶的大小、胃的形状和位置、呼吸运动及胃肠气体的多少等均会影响胰腺轮廓的清晰度。

2. 胰腺实质回声　胰腺内部呈均匀、细小的中等或中低回声,一般认为胰腺的回声较正常肝回声稍强。儿童胰腺回声略低,成人回声偏高。胰腺的回声强度取决于自腹膜后延伸入胰体小叶间的纤维和脂肪组织的含量,随着年龄增长,胰腺组织萎缩而脂肪及纤维组织比例增加,胰腺回声逐渐增强,因此肥胖者及老人胰腺回声明显增高且边界不清。

3. 胰管回声高　分辨力实时超声诊断仪能清楚地显示主胰管。正常人的主胰管显示为横贯胰腺实质的两条平行的回声线,其中间为管腔。胰管在胰尾部较细,至体部、头部逐渐粗。副胰管短细,一般难以显示。

4. 正常胰腺彩色多普勒血流显像　由于胰腺位置较深,而且容易受到胃肠气体的干扰,因此正常胰腺实质内部彩色多普勒血流显像检测多不能显示明显的血流信号。但当胰腺发生肿瘤时,彩色多普勒检查具有诊断价值。

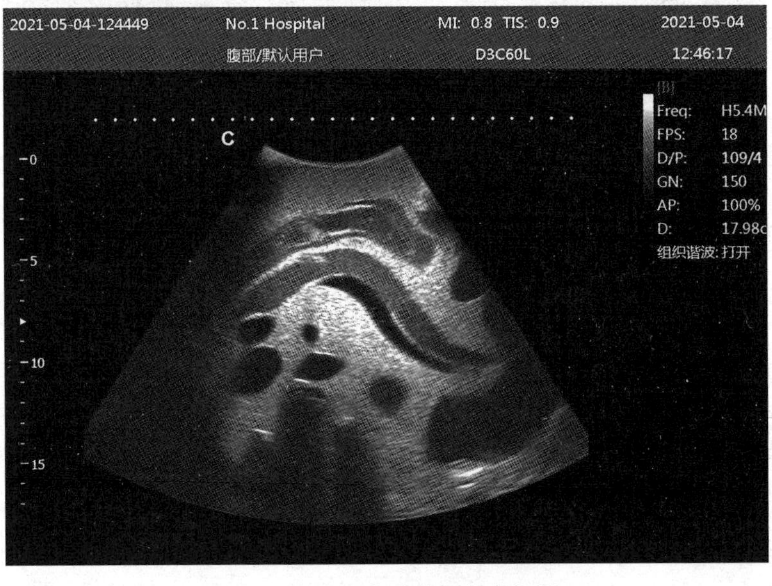

图 2-4-8　正常胰腺超声声像图

(二)检查报告

超声所见

胰腺大小、形态未见明显异常,边界清,内部回声均匀,胰管未见扩张,胰周未见异常回声,CDFI:血流信号未见异常。

超声提示

胰腺未见明显异常。

【课堂互动】

案例　患者，男，35 岁，无自觉症状，健康体检，胰腺超声声像图如图 2-4-9。

课堂互动案例解析

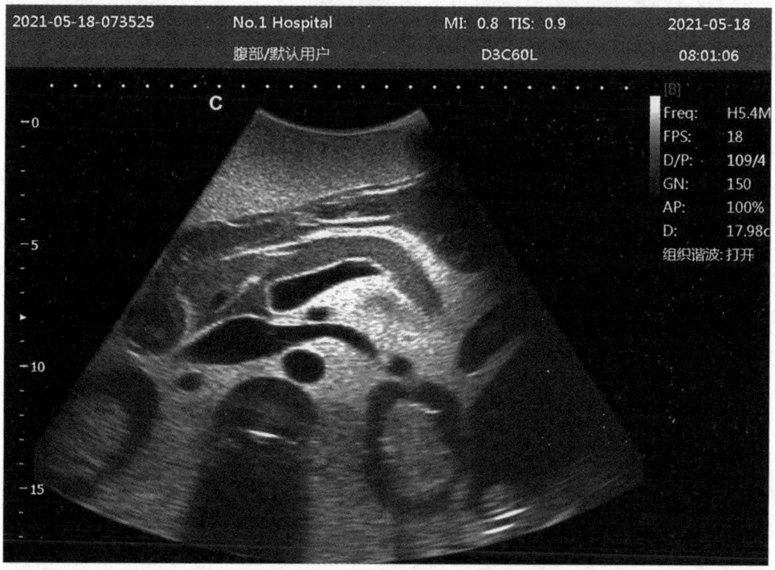

图 2-4-9　胰腺超声声像图

讨论

1）观察分析这幅超声声像图采用的是哪种扫查方法和标准切面？

2）在这张超声声像图中无法看到胰腺的哪一部分？如何解决？

【实训小结】

通过课前预习、课中强化训练，学生能主动把所学理论知识与实践操作有机结合起来，能独立完成胰腺标准切面图像的采集、声像图的观察与分析，掌握正确的操作方法和技巧，养成主动学习、积极探索的习惯，提高把基础理论、基本知识和基本技能融会贯通的能力，提高个性品质和岗位胜任力。

【课后思考】

案例　患者，男，20 岁，无自觉症状，健康体检，胰腺超声声像图如图 2-4-10。

课后思考案例解析

思考

1）观察上述超声图像，描述其超声声像图表现。

2）结合病史资料综合分析，超声提示是什么？如何解决？

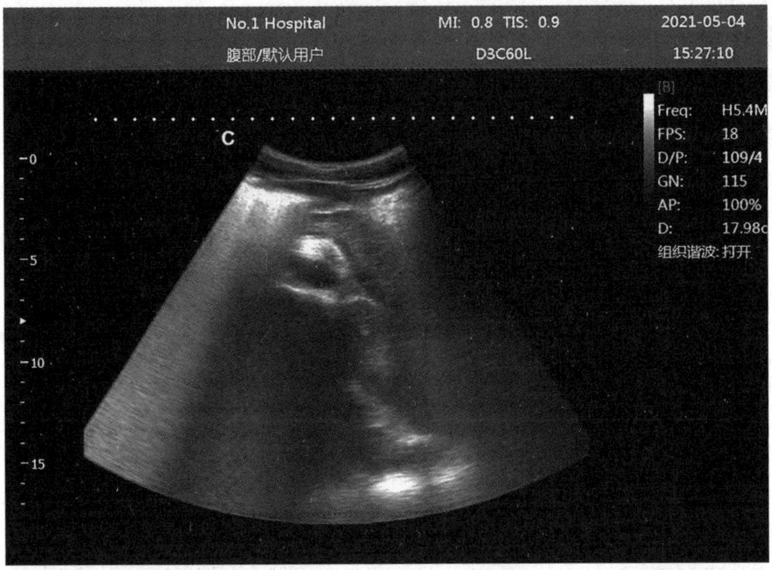

图2-4-10　胰腺超声声像图

（高晓玉）

任务二　胰腺疾病超声诊断

胰腺疾病超声诊断 PPT

胰腺疾病超声诊断自测题

【课前预习】

1. 学生在线自主学习　使用数字化教学资源服务云平台，教师在平台分享包含大量的临床案例、生动形象动图的 PPT，通过多种形式加强师生之间的对话与交流，加深学生对知识的理解，激发学生主动学习的积极性；并在真实临床案例讨论中融入医学人文素养教育，对学生的思政理念进行引导，实现线上线下授课相互呼应。

2. 学生在线自我检测　结合理论授课内容给出单选题 5 道、多选题 2 道，学生扫码完成自测，考核学生理论知识掌握情况。

【实训目标】

1. 掌握　胰腺炎、胰腺癌声像图特征、临床表现、诊断及鉴别诊断要点。具有观察与分析正常及异常超声声像图的能力。

2. 熟悉　壶腹部肿瘤、假性胰腺囊肿的声像图特征及诊断要点，了解其病理、临床表现及临床价值。

3. 了解　胰岛 β 细胞瘤及胰腺真性囊肿的超声表现及鉴别诊断要点。

4. 其他　通过实训，使医学生完成基本理论向临床实践的转化、基本知识向临床思维的转化、基本技能向临床能力的转化。提高医学生的职业能力、专业能力、医患沟通能力、团队合作能力；培养医学生的职业素质、人文素质、综合素质。

【实训器材】

1. 仪器　多功能彩色多普勒超声仪（B/M、CDFI、PW、CW），凸阵探头（频率 2 ~ 5 MHz），带病变超声体模。

2. 材料　耦合剂、检查用纸、检查床。

3. 其他　数字化教学资源。胰腺疾病超声典型病例图片、临床相关资料等。

【实训步骤】

1. 案例导入　带教老师播放影视资料，演示临床典型案例，讲解胰腺常见疾病的超声表现、超声诊断及鉴别诊断要点，在案例解析中融入“以人为本”“人文关怀”理念，让医学生汲取人文精神的精髓，在内心深处积淀出对生命、健康以及死亡、疾病的正确观念，从更高层面理解行医道。

2. 演示观摩

（1）讲解胰腺炎、胰腺癌、壶腹部肿瘤、假性胰腺囊肿等常见疾病超声表现，演示不同检查途径、检查手法对胰腺病变声像图的影响。

（2）演示探头扫查时的动静结合，扫查动态病变时，将探头固定不动，实时显像下观察活动状况，对于不活动病变要缓慢侧动或转动探头，对病变或其周围组织进行观察。

（3）演示小病灶及胰尾部难以分辨时，采取局部放大技术，将图像放大观察。

（4）在传授专业知识的同时融入医学人文素养教育，强调在超声检查过程中，不仅要发现疾病、诊断疾病，而且要关注患者整体、关爱患者心理。

3. 分组训练

（1）学生尝试应用老师所讲的检查操作手法，识别常见胰腺疾病声像图表现，感受操作过程中图像变化与操作技能的关系；观察仪器调节对胰腺常见疾病声像图表现的影响并思考其原因。

（2）教师巡回纠错、答疑解难。

4. 分组讨论　幻灯片展示多种胰腺疾病图片，让学生识图辨病、踊跃抢答，并提出问题进行分组讨论，如引起胰腺体积增大的疾病有哪些？引起胰腺体积缩小的疾病有哪些？引起胰管增粗的疾病有哪些？等等。引导学生梳理知识要点，以点带面，构建知识网络，培养学生的临床思维能力。

5. 书写报告（报告示例）

超声所见

胰腺肿大，轮廓不清，内部回声减低，不均匀，胰管轻度扩张，内径约 0.4 cm，胰腺周围可见积液，前后径 0.5 ~ 1.0 cm。

超声提示

急性胰腺炎。

【实训内容】

胰腺发生病变或其他疾病引起胰腺发生继发性病变时，胰腺在大小、形态、透声情况、胰腺各部位厚度、胰管管腔内回声及管径等将发生一系列异常回声改变，梳理这些回声改变特点，有助于学生建构立体知识网络，在实践过程中，敏锐识别胰腺疾病典型超声声像图，并做出诊断与鉴别诊断，以达到早期诊断、早期治疗，减轻患者痛苦的目的。

胰腺疾病的超声鉴别诊断：壶腹癌与胰头癌各有一定的声像图特点可资鉴别。其鉴别诊断要点见表2-4-2。

表2-4-2 壶腹癌与胰头癌的超声鉴别诊断

超声表现	壶腹癌	胰头癌
肝内外胆管扩张	出现早，轻或中度	出现晚，中或重度
肿瘤回声	增高	减弱
下腔静脉	正常	肿大
胰头	正常	呈不均匀、串珠样增宽
胰管扩张	轻度	中度或重度

课堂互动案例解析

【课堂互动】

识图辨病

观察分析以下超声声像图，快速抢答：图2-4-11、图2-4-12分别是什么病变？诊断要点是什么？

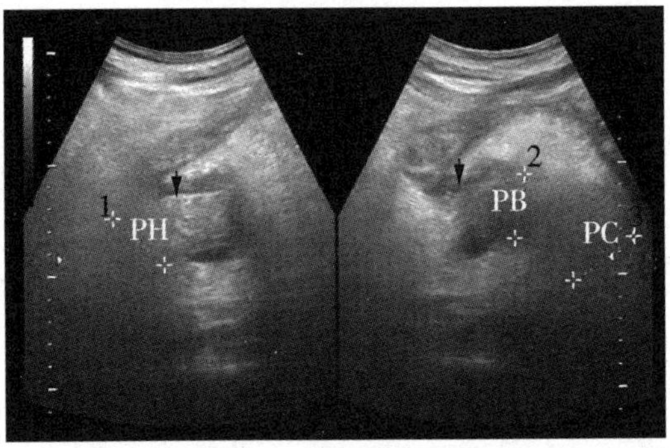

图2-4-11 胰腺超声声像图(1)

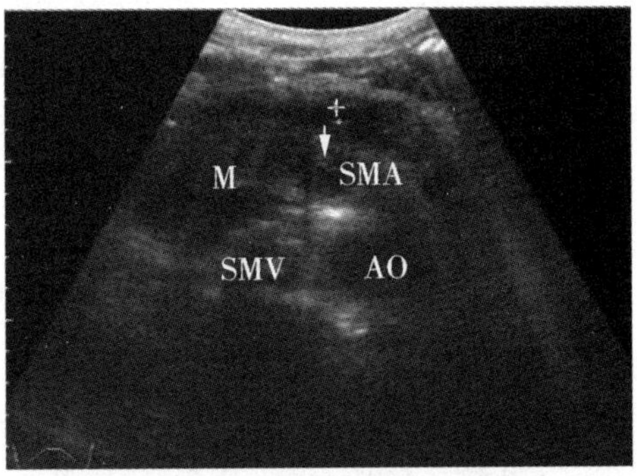

图2-4-12 胰腺超声声像图(2)

【实训小结】

通过课前理论知识预习、课中模拟临床强化训练，学生养成主动学习、积极探索的习惯，能独立完成胰腺常见疾病的超声扫查、图像采集、声像图观察与分析，掌握正确的操作方法和临床案例分析思路，培养临床思维能力。使学生从真实的临床案例讨论中感悟到“人文关怀”的内涵，提升职业素质、人文素质、综合素质。

【课后思考】

课后思考案例解析

案例 患者,男,30 岁,因“饱餐后突发腹痛 1 d”就诊。患者于 1 d 前饱餐后开始出现腹痛,疼痛呈持续性钝痛,波及全腹。蜷曲体位腹痛有改善,无恶心、呕吐,无腹泻、黑便,无心悸、大汗,无黑曚、晕厥。体格检查:患者皮肤、巩膜无黄染。腹部膨隆,腹部反跳痛、压痛。未触及腹部包块。肝脾肋下未及。无肝肾区叩痛,Murphy 征(-),肠鸣音正常,移动性浊音(-),实验室检查:AMS 250 IU/L,UAMY 3 554 IU/L,WBC 12.6×10^9/L,N 0.865。行胰腺超声检查,患者超声声像图如图 2-4-13 所示。

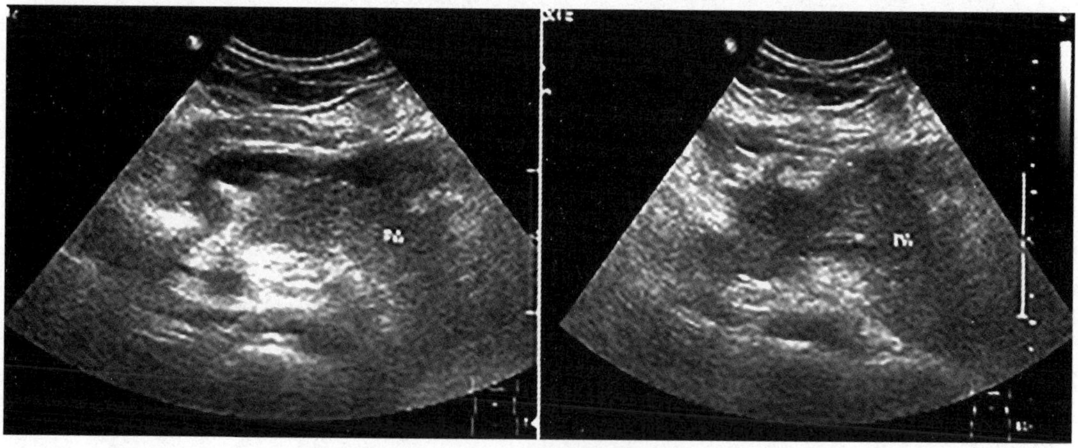

图 2-4-13 患者超声声像图

思考

1)观察上述超声图像,描述其超声声像图特征。

2)结合病史综合分析,超声提示是什么? 诊断依据是什么?

3)与本疾病相关的鉴别诊断有哪些?

4)书写其超声检查报告。

5)结合书本知识,大家讨论相关内容。

(高晓玉)

项目五

肾和输尿管超声检查

任务一　正常肾和输尿管超声检查

正常肾和输尿管超声检查 PPT

正常肾和输尿管超声检查视频

正常肾和输尿管超声检查自测题

【课前预习】

1. 学生在线自主学习　使用数字化教学资源服务云平台，教师将课程制作成 PPT、微课视频，并上传至平台，让学生在课前自主探究、讨论交流，激发学生主动学习的积极性。设立临床真实案例讨论论坛，师生互动、解析答疑，加强师生之间的对话与交流，实现线上线下授课相结合，为完成后续的实践技能操作任务打好坚实基础。

2. 学生在线自我检测　结合理论授课内容给出单选题 5 道、多选题 2 道，学生扫码完成自测，考核学生理论知识掌握情况。

【实训目标】

1. 掌握　肾和输尿管的解剖结构、超声检查前的准备、超声检查方法、正常超声声像图特点。

2. 熟悉　肾和输尿管常规标准切面的扫查技巧，具备观察与分析正常及异常超声声像图的能力。

3. 了解　超声检查过程中需要注意的问题。

4. 其他　通过实训，使医学生完成基本理论向临床实践的转化、基本知识向临床思维的转化、基本技能向临床能力的转化。提高医学生的职业能力、专业能力、医患沟通能力、团队合作能力；培养医学生的职业素质、人文素质和综合素质。

【实训器材】

1. 仪器　多功能彩色多普勒超声仪（B/M、CDFI、PW、CW），凸阵探头（频率 2 ~ 5 MHz），超声体模。

2. 材料 耦合剂、检查用纸、检查床。

3. 其他 数字化教学资源。

【实训步骤】

1. 演示观摩

(1)带教老师结合超声诊断仪的使用,讲解超声探头的选择及仪器的调节,以及检查前准备、人文关怀、医患沟通等。

(2)带教老师实操演示不同检查途径各标准切面检查步骤、检查手法及声像图表现特点;演示超声测量肾长径、前后径及左右径的正确方法;演示寻找肾与输尿管的超声探测技巧;通过示教让学生在头脑中对各标准切面所显示的解剖结构及操作流程、操作手法、正确测量及注意事项有一个初步认识。

2. 分组训练

(1)学生分组上机操作,重复老师演示的操作流程,掌握正确的调节仪器方法。

(2)体会合理应用操作手法技巧的重要性;感受不同检查体位与检查途径对标准切面的影响,对比观察膀胱适度充盈和不充盈以及过度充盈声像图,进一步理解膀胱适度充盈探测肾和输尿管的意义,思考引起肾与输尿管显示不佳的原因;选择清晰切面进行超声测量。

(3)带教老师巡回辅导、答疑解难,纠正学生不规范的操作方法。

3. 采集图像数据 应用超声图文工作站采集、保存图像,并可对所采集的静、动态图像进一步编辑处理,结合患者临床表现和超声图像,进行超声图文诊断。

4. 书写报告 在保证超声图像及数据采集准确的前提下,综合超声所见及临床表现认真分析后,正确地运用超声术语,内容简洁,层次分明,重点突出,写出检查报告,提出诊断意见,检查者亲笔签名。报告单时间精确到分。

【实训内容】

一、检查前准备

(一)操作者准备

1. 仪器选择 采用高分辨力彩色多普勒实时超声仪,校对电源电压以及接地装置是否正常,待仪表正常后,方可开主机开关。根据患者的检查部位、年龄、体型选择合适探头及频率。常用频率2.0~5.0 MHz,小儿可选择5.0~7.0 MHz。

2. 仪器调节 超声探测时为获取最满意的图像质量尚需适时进行仪器设置调节。二维超声探测时应注意动态范围、边缘增强调节、深度(时间)增益补偿、总增益、发射聚焦数及聚焦深度等调节,以获得高分辨力、高清晰度的肾二维声像图。

3. 环境条件 调节室内温度和光线,使患者处于比较安静、舒适的环境中。

4. 患者 对患传染性疾病的患者,按照消毒隔离程序处理。

(二)受检者准备

检查前准备肾超声探测同时检查输尿管,受检查者需在检查前60 min饮水500 mL

并憋尿，保持膀胱适度充盈，以使肾盂、肾盏显示更加清晰。检查有无肾动脉狭窄等肾血管疾病或需了解肾肿瘤有无转移而探测肾静脉、下腔静脉和肾门淋巴结时，宜严格在空腹状态下检查，避免肠气干扰。如腹部胀气，还需隔夜服用消胀片或缓泻剂，以减少肠内气体对图像的干扰。

（三）医患沟通

热情接诊患者，注意和患者交流沟通，给予患者适宜的人文关怀，以取得患者信任，主动配合检查，取得满意的检查效果。

二、核对信息、录入资料

1. 核对信息　认真阅读申请单，核对患者信息，耐心询问患者病史，态度和蔼，详细了解患者病情，明确此次检查目的。

2. 录入资料　录入患者姓名、年龄、性别、婚否、门诊号、住院号、超声号和图像记录方式等。

三、选取检查体位

（一）肾探测体位

1. 仰卧位　侧腰部扫查：系最常用体位，可对肾进行冠状切面及横切面的扫查。其优点：侧腰部肌肉层薄，这个切面右肾以肝为声窗，左肾以脾为声窗，透声好，声像图清晰，同时，显示肾内血流亦佳；缺点：左上腹常有胃肠气体干扰，观察左肾上极欠满意，此时可让受检者呼吸运动，使肾位置下移，以利于观察。

2. 侧卧位　侧腰部扫查：左侧卧位时检查右肾，右侧卧位时检查左肾。侧卧位扫查可使肠管移向对侧，有利于肠道气体较多的患者检查时肾的显示。扫查时利用肝或脾作为声窗，对肾进行冠状切面及横切面的扫查，是观察肾及肾上腺区的一个重要途径。同时，该途径对输尿管的显示比较有利。

3. 俯卧位　背部扫查：让受检者俯卧位并暴露两侧腰背部肾区，对肾进行纵切面及横切面的扫查。其优点是受肋骨影响少，容易获得整个肾的声像图，对测值的评估较为客观；而缺点是背肌发达者，声衰减明显，图像不清晰，有时肾上极受肺的遮盖不能显示。

（二）输尿管探测体位及方法

1. 侧卧位　经侧腰部显示肾窦或积水的肾盂，沿着肾盂、肾盂输尿管连接部探测到输尿管腹段或部分的腹段输尿管。

2. 俯卧位　经背部显示肾窦或积水的肾盂，沿着肾盂、肾盂输尿管连接部探测到髂嵴以上的腹段输尿管。

3. 仰卧位　经腹壁先找到髂动脉，在髂动脉的前方旋转探头，找到扩张的输尿管，沿着输尿管长轴向下探测至盆腔，以充盈的膀胱为声窗探测膀胱后方及膀胱壁间段输尿管。

四、检查过程

（一）扫查方法与标准切面

1. 仰卧位冠状切面　嘱患者取仰卧位作冠状切面，超声扫查线位于腋后线第 11 肋间下缘，声束指向内侧偏前方。通过肝、脾作为透声窗扫查右肾和左肾，此断面可清晰显示肾内结构（包括肾皮质、锥体、集合系统和肾血管）。标准切面有右肾及左肾冠状切面声像图。

（1）右肾冠状切面声像图。肾上极位置较深，下极位置较浅，右肾的浅表为肝部分覆盖，右肾下极可有肠管及肠气干扰。冠状面扫查声束的指向应偏前 20°～30°，以找到肾门为标准。肾的深部为腰大肌及脊柱的回声（图 2-5-1）。

（2）左肾冠状切面声像图。与右肾类似，左肾的浅表为脾部分覆盖（图 2-5-2）。

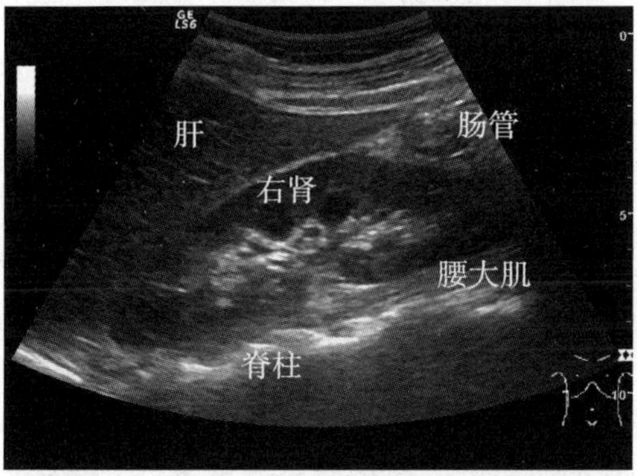

图 2-5-1　仰卧位右肾冠状面超声声像图

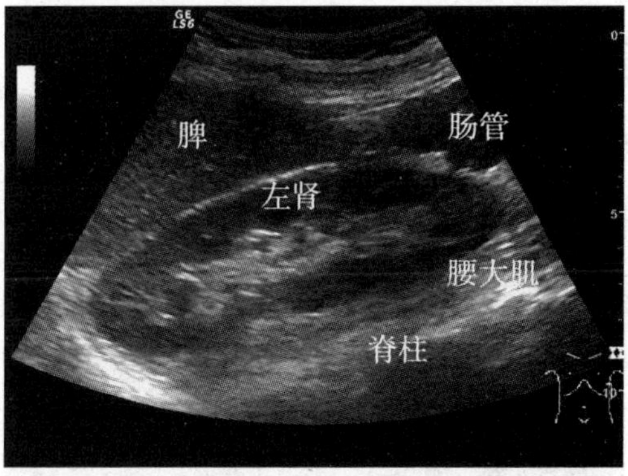

图 2-5-2　仰卧位左肾冠状面超声声像图

2. 俯卧位背部扫查　受检者取俯卧位，探头放置于脊柱旁，先检查长轴再根据肾长轴进行肾纵断面扫查和系列横断面扫查。有时肾上极因肺气体影响显示不佳，可嘱受检者深呼气后屏气检查。俯卧位背部肾长轴呈外“八”字形，故探测方向也应沿肾长轴倾斜。俯卧位背部横轴扫查肾实质呈“C”形，“C”字的缺口即肾门结构，位于人体的内前方。

（1）右肾经背部纵切面声像图。肾位于背部肌层的深部，一般不能显示肾门，除非探头向内前方偏转。右肾中上部的深处为肝、胆囊或下腔静脉，中下部的深处为肠管。肾上端可被肺下极掩盖而不显示（图 2-5-3）。

（2）左肾经背部纵切面声像图。与右肾相似，不同之处是左肾上极的上方为脾，左肾中上部的深处为脾静脉和胰尾，左肾中下部深处为肠管（图 2-5-4）。

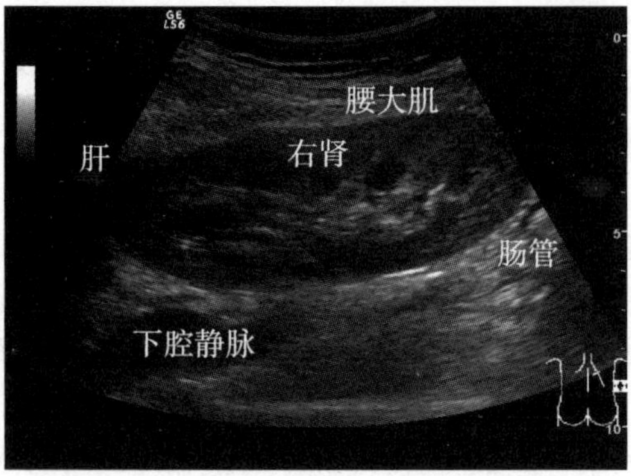

图 2-5-3　右肾经背部纵切面超声声像图

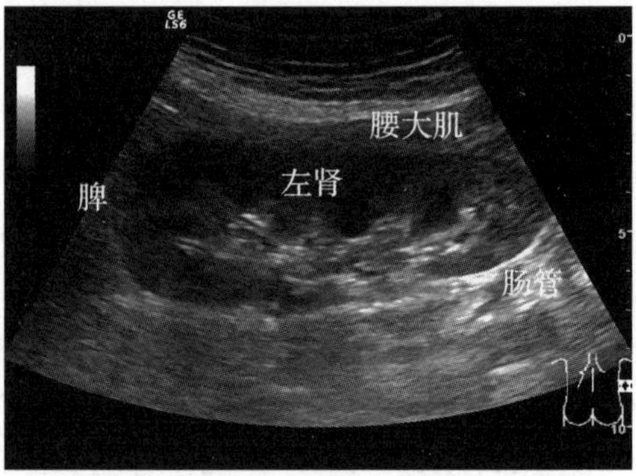

图 2-5-4　左肾经背部纵切面超声声像图

(3)右肾经背部横切面声像图。肾位于背部肌层的深部,在肾的上下极水平,肾实质呈"O"形,在肾门水平肾实质呈"C"形,肾门朝向人体的内前方。右肾内侧深处为下腔静脉(图 2-5-5)。

(4)左肾经背部横切面声像图。与右肾切面基本对称,左肾内侧深处为腹主动脉(图 2-5-6)。

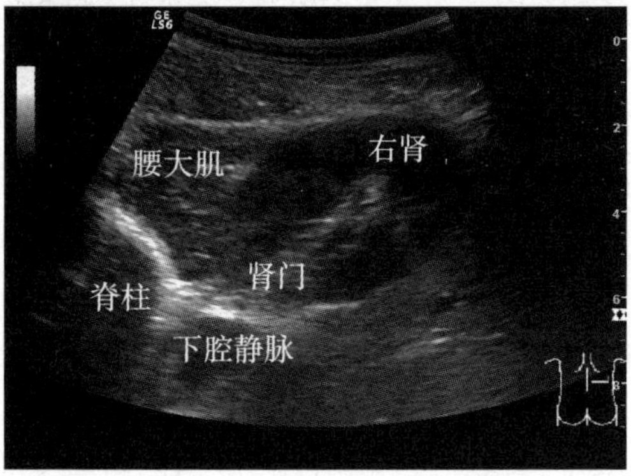

图 2-5-5　右肾经背部横切面超声声像图

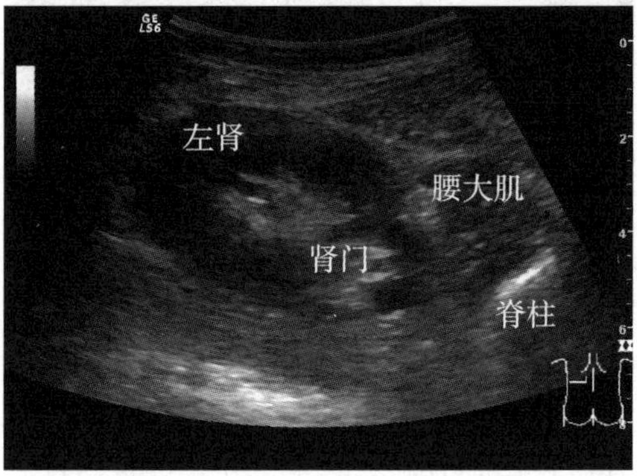

图 2-5-6　左肾经背部横切面超声声像图

(二)超声测量及注意事项

1. 肾超声测量及正常值

(1)测量方法:在完整显示的肾脏冠状切面上测量肾的长径和宽径,在横切面上测量肾的厚径。

(2)正常值

1)长径:男性正常测值长径(10.7±1.2)cm;女性正常测值长径(10.3±1.3)cm。

2)宽径:男性正常测值(5.5±0.9)cm;女性正常测值(5.3±1.0)cm。

3)厚径:男性正常测值(4.4±0.9)cm;女性正常测值(4.1±0.8)cm。

2. 注意事项

(1)需根据检查对象的不同情况,取不同体位,作不同切面的扫查,以达到将肾及周围结构显示清楚的目的。

(2)探测时探头可适当加压,推挤肾周围的肠管,减少肠道气体的干扰,缩短探头与肾之间的探测距离。

(3)可嘱检查对象作吸气、呼气及屏气的动作配合检查。吸气时,横膈带动肾下移,有利于侧腰部肾上极的探测;呼气时,肺叶上移,减轻肺内气体对超声的干扰,有利于背部肾上极的探测;屏气时,肾位置固定不动,减少了对多普勒的干扰,有利于肾内血管的彩色血流显示。

(4)在检查对象作呼吸动作的时候,还能动态观察肾的活动度以及肾和周围脏器比如肝、脾、腰大肌的相对运动,有利于辨别病变的来源和病变向周围脏器侵犯的情况。

五、检查结果

(一)超声表现

1. 肾包膜　肾包膜光滑、清晰,呈高回声,在肾包膜外有肾周筋膜及其内外脂肪的存在,肾下极脂肪层往往较厚,呼吸时肾周脂肪层与肾同步活动,与肝或脾相对运动。

2. 肾实质回声

(1)肾髓质回声(肾锥体回声):呈卵圆形或锥形放射状排列在肾窦回声周围,回声低于肾皮质,略高于胆汁回声。

(2)肾皮质回声:包绕在肾髓质的外层,并有一部分伸入肾锥体之间,称肾柱。肾皮质回声略高于肾髓质,但略低于肝、脾回声。肾皮质厚度为0.8～1.0 cm。

3. 肾窦回声　肾窦回声是肾窦内各种结构的回声综合,它包括肾盂、肾盏、血管、脂肪等组织的回声。肾窦回声位于肾中央,通常是一片椭圆形的高回声区,其回声强度高于胰腺回声,边界毛糙不整齐,当大量饮水、膀胱过度充盈、应用利尿药或解痉药时,可出现肾窦回声分离,但通常小于1.0 cm,排尿后此种现象可消失。一般肾窦回声的宽度占肾的1/3～1/2(图2-5-7)。

4. 肾血流　使用彩色多普勒诊断仪可清晰显示一般情况下正常人的彩色肾血管树(图2-5-8)。

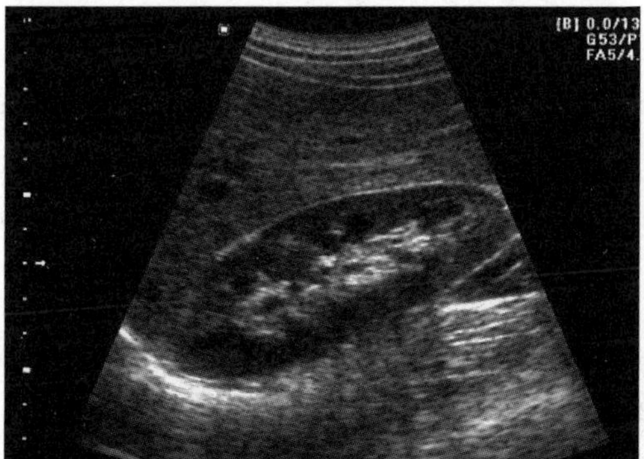

图2-5-7　正常肾超声声像图

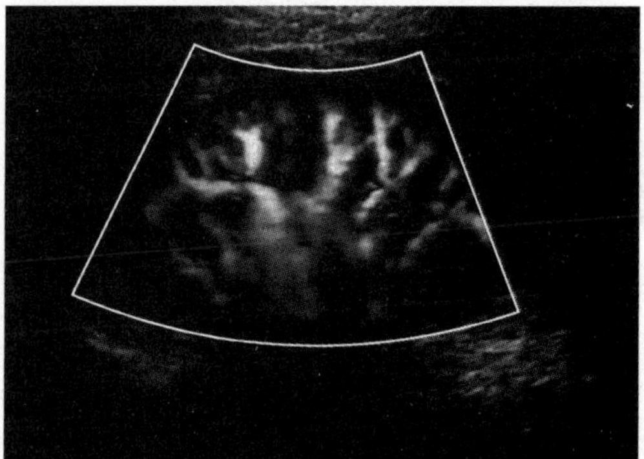

图2-5-8　正常肾血流超声声像图

(二)检查报告

超声所见

双肾大小,形态如常,包膜光整,右肾大小约____cm×____cm×____cm,实质层厚约____cm;左肾大小约____cm×____cm×____cm,实质层厚约____cm。实质层回声可,皮、髓质分界清晰,肾盂,肾盏未见分离。双肾血供未见明确异常。双侧输尿管未见明显扩张。

超声提示

双肾、双侧输尿管未见明显异常。

课堂互动案例解析

【课堂互动】

案例　患者,男,45 岁,腰痛 1 个月入院检查,体检血压 180/100 mmHg,尿检:红细胞(+++),蛋白(++)。超声检查如图 2-5-9。

讨论　根据声像图特点做出初步判断并给出依据。

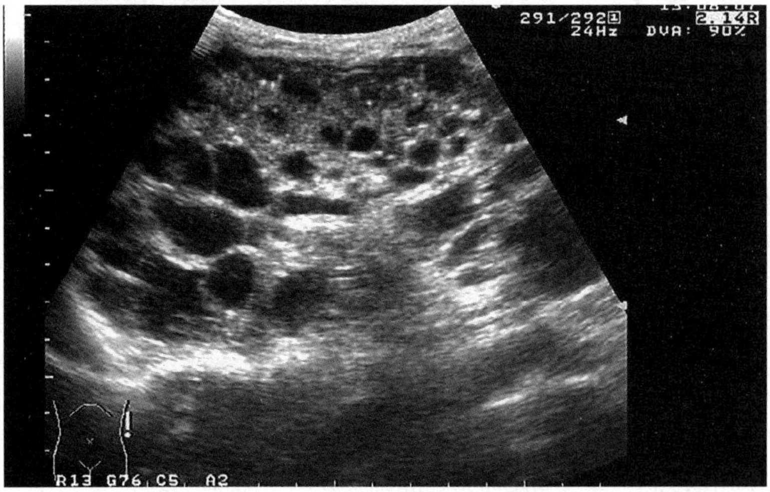

图 2-5-9　患者肾脏超声声像图

【实训小结】

通过课前预习、课中强化训练,学生能主动把所学理论知识与实践操作有机结合起来,能独立完成肾和输尿管标准切面图像的采集、声像图的观察与分析,掌握正确的操作方法和技巧,养成主动学习、积极探索的习惯,提高把基础理论、基本知识和基本技能融会贯通的能力,提高个性品质和岗位胜任力。

课后思考案例解析

【课后思考】

案例　患者,男,63 岁,无痛性血尿 2 个月入院检查。肾脏超声检查声像图如图 2-5-10。

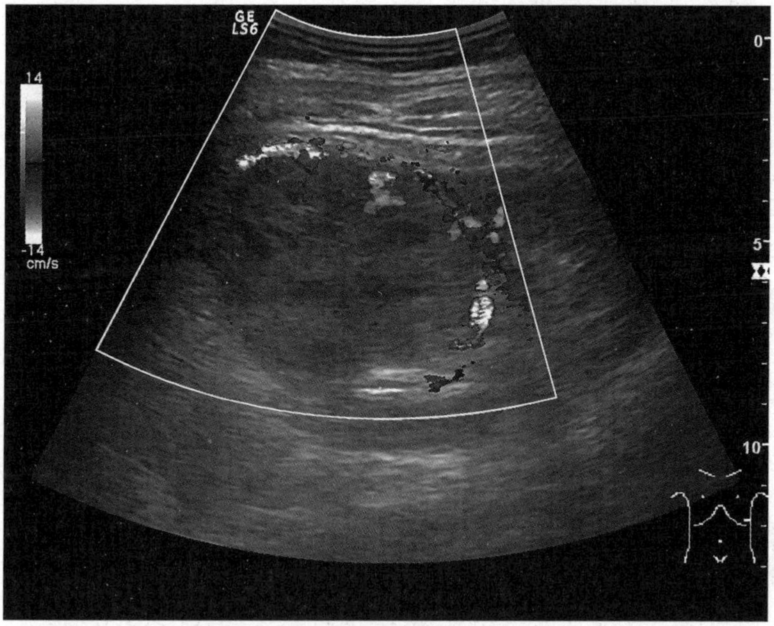

图 2-5-10　患者肾脏超声声像图

思考

1）观察上述超声图像，描述其超声声像图表现。

2）结合病史资料综合分析，超声提示是什么？判断依据是什么？

3）超声检查过程中需要注意哪些问题？

（周玫娟）

任务二　肾和输尿管疾病超声诊断

【课前预习】

1. 学生在线自主学习　使用数字化教学资源服务云平台，教师在平台分享包含大量的临床案例、生动形象动图的 PPT，通过多种形式加强师生之间的对话与交流，加深学生对知识的理解，激发学生主动学习的积极性；并在真实临床案例讨论中融入医学人文素养教育，对学生的思政理念进行引导，实现线上线下授课相互呼应。

肾和输尿管疾病超声诊断 PPT

2. 学生在线自我检测　结合理论授课内容给出单选题 5 道、多选题 2 道，学生扫码完成自测，考核学生理论知识掌握情况。

肾和输尿管疾病自测题

【实训目标】

1. 掌握　肾和输尿管结石超声声像图特征、临床表现、诊断及鉴别诊断要点。具有观察与分析正常及异常超声声像图的能力。

2. 熟悉　肾盂积水超声表现及其与肾囊肿鉴别诊断要点，了解其病理、临床表现及临床价值。

3. 了解　常见肾、输尿管肿瘤的超声表现及其鉴别诊断要点。

4. 其他　通过实训，使医学生完成基本理论向临床实践的转化、基本知识向临床思维的转化、基本技能向临床能力的转化。提高医学生的职业能力、专业能力、医患沟通能力、团队合作能力；培养医学生的职业素质、人文素质、综合素质。

【实训器材】

1. 仪器　多功能彩色多普勒超声仪（B/M、CDFI、PW、CW），凸阵探头（频率 2 ~ 5 MHz），带病变超声体模。

2. 材料　耦合剂、检查用纸、检查床。

3. 其他　数字化教学资源。肾、输尿管疾病超声典型病例图片、临床相关资料等。

【实训步骤】

1. 案例导入　带教老师播放影视资料，演示临床典型案例，讲解肾、输尿管常见疾病的超声表现、超声诊断及鉴别诊断要点，在案例解析中融入“以人为本”“人文关怀”理念，让医学生汲取人文精神的精髓，在内心深处积淀出对生命、健康以及死亡、疾病的正确观念，从更高层面理解行医之道。

2. 演示观摩

（1）讲解肾积水、肾囊肿、多囊肾、肾盂肿瘤、输尿管结石、输尿管囊肿等常见疾病超声表现，演示不同检查途径、检查手法对肾和输尿管病变超声声像图的影响。

（2）演示改变体位扫查，对肾或输尿管内的点状或团块状回声依据改变体位后活动情况鉴别。

（3）演示探头扫查时的动静结合，扫查动态病变时，将探头固定不动，实时显像下观察活动状况，对于不活动病变要缓慢侧动或转动探头，对病变或其周围组织进行观察。

（4）演示对小病灶及输尿管狭窄处难以分辨时，采取局部放大技术，将图像放大观察。

（5）在传授专业知识的同时融入医学人文素养教育，强调在超声检查过程中，不仅要发现疾病、诊断疾病，而且要关注患者整体、关爱患者心理。

3. 分组训练　学生尝试应用老师所讲的检查操作手法，识别常见肾和输尿管疾病声像图表现，感受操作过程中图像变化与操作技能的关系；观察仪器调节对肾和输尿管常见疾病声像图表现的影响并思考其原因。教师巡回纠错、答疑解难。

4. 分组讨论　幻灯片展示多种肾病图片，让学生识图辨病、踊跃抢答，提出问题并进行分组讨论，如引起肾积水的疾病有哪些？肾囊性疾病的种类有哪些？等等。引导学生梳理知识要点，以点带面，构建知识网络，培养学生的临床思维、临床能力。

5. 书写报告（报告示例）

超声所见

右肾形态大小尚正常，大小约 10.4 cm×5.2 cm×4.3 cm，右侧输尿管第一狭窄处可见一大小约为0.9 cm×0.7 cm的强回声光团,后方伴声影,梗阻端以上的输尿管及肾盂积水扩张呈无回声暗区。余肾实质回声均匀,未见明显异常。

超声提示

右侧输尿管结石。

【实训内容】

肾、输尿管发生病变或其他疾病引起肾或输尿管发生继发性病变时,肾在大小、形态、输尿管管壁厚度、输尿管管腔内回声及管径等将发生一系列异常回声改变,梳理这些回声改变特点,有助于学生建构立体知识网络,在实践过程中,敏锐识别肾和输尿管疾病的典型超声声像图,并做出诊断与鉴别诊断,以达到早期诊断、早期治疗,减轻患者痛苦的目的。

一、肾病的超声鉴别诊断

(一)肾积水的超声鉴别诊断

肾积水的超声表现可有肾窦回声分离,肾体积增大及肾实质萎缩变薄。根据肾积水的严重程度将其分为轻、中、重3种类型。其鉴别诊断要点见表2-5-1。

表2-5-1　肾积水的超声鉴别诊断

项目	肾盂及肾大盏	肾小盏	肾窦回声分离	肾实质	肾大小及形态
轻度肾积水	扩张	不扩张	轻度分离	回声正常	无明显改变
中度肾积水	扩张	扩张	花朵样或烟斗样无回声区	轻度受压	肾体积轻度增大
重度肾积水	扩张积水相互融合	扩张积水相互融合	调色板样无回声区,可呈巨大囊肿样	萎缩变薄	肾体积增大,形态失常

(二)肾囊性病变的超声鉴别诊断

肾囊性病变种类较多,有的是先天性的,有的是后天发生的。根据形态大致可分为孤立性肾囊肿、多发性肾囊肿和多房性肾囊肿3类;根据病变部位可分为肾皮质囊肿、髓质囊肿和集合系统囊肿3类。临床上较常见类型有单纯性肾囊肿、多囊肾、肾盂旁囊肿和肾钙乳症等。多发性肾囊肿与多囊肾的鉴别诊断要点见表2-5-2。

表2-5-2　多发性肾囊肿与多囊肾的超声鉴别诊断

项目	多发性肾囊肿	多囊肾
受累肾	单侧居多	往往双侧
囊肿特点	数目少	数目多
肾肿大	局部性为主	普遍性增大

续表 2-5-2

项目	多发性肾囊肿	多囊肾
肾轮廓	光滑、边缘清楚	很不规则，边缘不清
囊肿以外肾结构	正常或局部压迫变形	常难以分辨
家族遗传	无	明显

（三）肾肿瘤的超声鉴别诊断

肾肿瘤主要包括肾恶性肿瘤和肾良性实质肿瘤。90% 以上的肾实质性肿块为恶性病变，肾细胞癌、肾盂癌、肾母细胞瘤较多见；肾良性实质肿瘤中血管平滑肌脂肪瘤最多见。其鉴别诊断要点见表 2-5-3。

表 2-5-3　肾肿瘤的超声鉴别诊断

项目	肾细胞癌	肾盂癌	肾母细胞瘤	肾血管平滑肌脂肪瘤
临床特点	50 ~ 70 岁多见，肉眼血尿、腹痛、包块	发病率较低，无痛性，肉眼血尿	7 岁以下多见，腹部肿块、厌食	多见于年轻女性，多无症状
好发部位	肾上、下极	肾窦	肾实质	肾皮质
病灶形态	类圆形或分叶状	不规则	不规则状	类圆形，大的直径可达 20 cm
出血、坏死、囊变	多见	少见	常见	少见
声像图特点	圆形或椭圆形中低回声团块，彩色血流表现分为抱球型、星点型、少血流型和血流丰富型	肾窦内异常回声肿块，形态不规则，可呈乳头形、平坦形、椭圆形等，有时可伴肾盂积水，彩色血流信号较少	圆形或椭圆形肿块，边界清楚，内部回声中等稍强，较大时常合并肾盂积水	高回声肿块，后方无回声衰减，形态规则、边界清晰，内部回声分布欠均匀。典型者呈高回声与低回声层层交错，呈洋葱样，彩色血流没有明显信号

（四）肾结石的超声鉴别诊断

肾结石是一种常见的泌尿系统疾病。临床症状主要表现为腰痛、血尿及尿中砂石排出，结石梗阻时可引起肾积水。超声诊断肾结石需与以下肾内强回声病变进行鉴别诊断，鉴别诊断要点见表 2-5-4。

表 2-5-4　肾结石的超声鉴别诊断

项目	肾结石	肾窦内灶性纤维化	肾内钙化灶	海绵肾	肾钙质沉
发病部位	肾窦内	肾窦内	肾皮质或肾包膜下	肾锥体的乳头部	肾锥体
回声特点	强回声，根据结石的大小、成分及形态的不同，强回声可以呈点状、团状或带状	点状或短线状强回声，改变探头的探测角度后可转变成长线状或等号状	呈不规则斑片状强回声	强回声位于肾锥体的乳头部，呈放射状排列，多为双肾性改变	早期表现为肾锥体周边强回声，随着钙质沉淀的增多，整个锥体都表现为强回声
后方回声	后方伴声影，小结石及一些结构疏松的结石后方可无声影或有较淡的声影	后方无声影	后方伴声影或彗星尾征	后方无声影	后方无声影

二、输尿管疾病的超声鉴别诊断

输尿管狭窄需与输尿管结石或肿瘤引起的输尿管积水鉴别，后两者是由相关疾病造成的输尿管梗阻，声像图上有结石或肿瘤的改变，其鉴别诊断要点见表 2-5-5。

表 2-5-5　输尿管狭窄的超声鉴别诊断

项目	输尿管狭窄	输尿管肿瘤	输尿管结石
临床特点	早期或轻度狭窄时常无症状，严重时可有腰痛、血尿	肉眼血尿、腰痛、腹部包块	以肾绞痛、腹部绞痛、血尿
好发部位	肾盂与输尿管连接部	输尿管下段	部位多发生在输尿管的3个狭窄部位
超声表现	输尿管逐渐变窄	输尿管内低回声肿块	扩张的输尿管远端弧形强回声
后方声影	无	无	常见
积水扩张	肾盂、输尿管扩张	肿块处输尿管增宽饱满，肿块以上的输尿管多有积水扩张	同侧的输尿管、肾盂、肾盏可伴有积水扩张

课堂互动案例解析

【课堂互动】

识图辨病

观察分析以下超声声像图，快速抢答：图 2-5-11 ~ 图 2-5-14 分别是什么病变？诊断要点是什么？

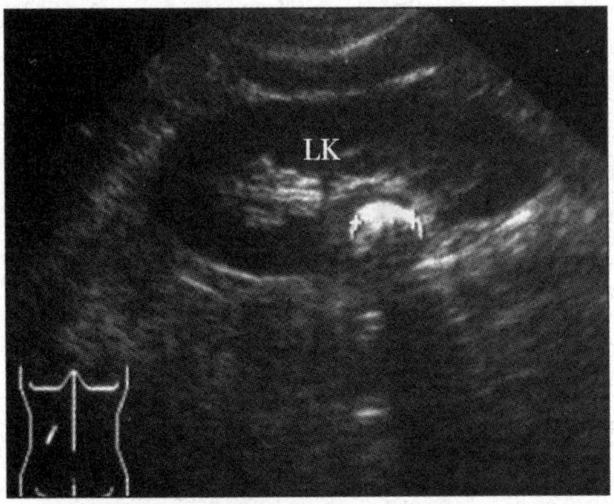

图 2-5-11　肾超声声像图(1)

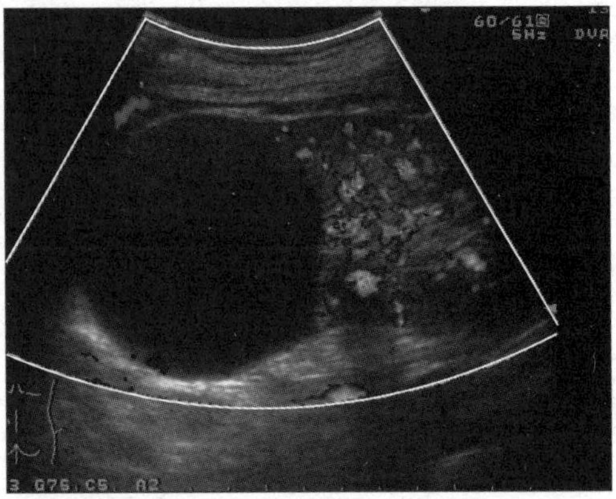

图 2-5-12　肾超声声像图(2)

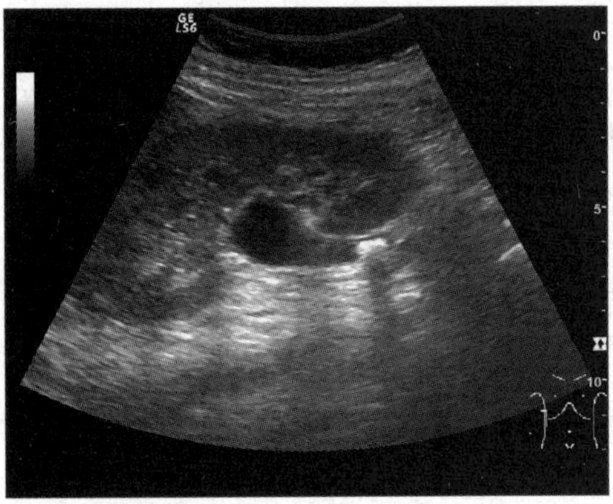

图 2-5-13　肾超声声像图(3)

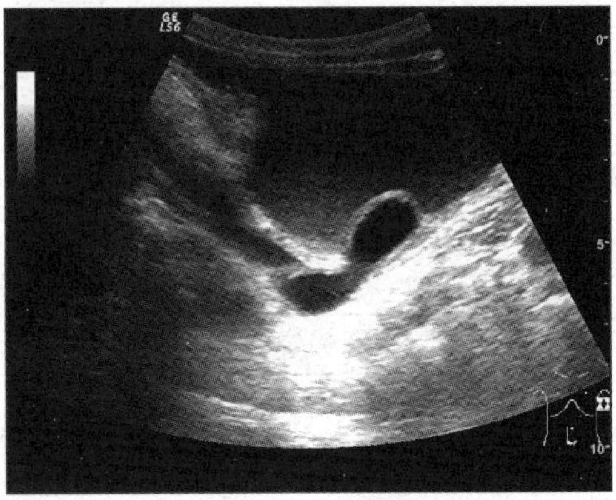

图 2-5-14　输尿管超声声像图

【实训小结】

通过课前理论知识预习、课中模拟临床强化训练，学生养成主动学习、积极探索的习惯，能独立完成肾和输尿管常见疾病的超声扫查、图像采集、声像图观察与分析，掌握正确的操作方法和临床案例分析思路，培养临床思维能力。使学生从真实的临床案例讨论中感悟到“人文关怀”的内涵，提升职业素质、人文素质、综合素质。

课后思考案例解析

【课后思考】

案例　患者，男，55 岁，右侧腰痛伴血尿 3 个月，3 个月前，右侧腰部胀痛，持续性，活动后出现血尿并伴轻度尿急、尿频、尿痛。去医院就诊，反复化验尿中有较多红细胞、白细胞，给予抗感染治疗。行泌尿系统超声检查，患者超声声像图如图 2-5-15 所示。

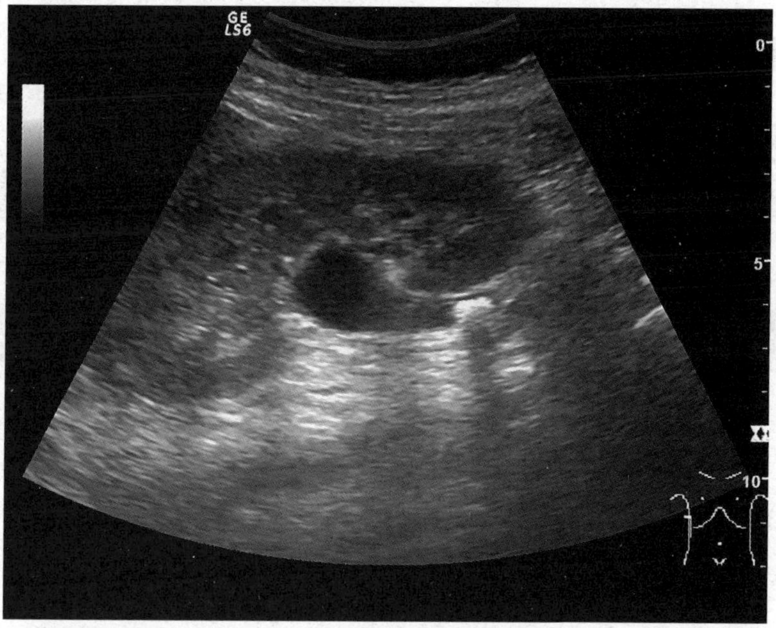

图 2-5-15　患者超声声像图

思考

1）观察上述超声声像图，描述其超声声像图特征。

2）结合病史综合分析，超声提示是什么？诊断依据是什么？

3）与本疾病相关的鉴别诊断有哪些？

4）书写其超声检查报告。

（周玫娟）

项目六

膀胱和前列腺超声检查

任务一　正常膀胱和前列腺超声检查

正常膀胱和前列腺超声检查PPT

正常膀胱和前列腺超声检查视频

正常膀胱和前列腺超声检查自测题

【课前预习】

1. 学生在线自主学习　使用数字化教学资源服务云平台，教师将课程制作成PPT、微课视频，并上传至平台，让学生在课前自主探究、讨论交流，激发学生主动学习的积极性。设立临床真实案例讨论论坛，师生互动、解析答疑，加强师生之间的对话与交流，实现线上线下授课相结合，为完成后续的实践技能操作任务打好坚实基础。

2. 学生在线自我检测　结合理论授课内容给出单选题5道、多选题2道，学生扫码完成自测，考核学生理论知识掌握情况。

【实训目标】

1. 掌握　膀胱及前列腺的解剖结构、超声检查前的准备、超声检查方法、正常超声声像图特点。

2. 熟悉　膀胱及前列腺常规标准切面的扫查技巧，具备观察与分析正常及异常超声声像图的能力。

3. 了解　膀胱和前列腺超声检查过程中需要注意的问题。

4. 其他　通过实训，使医学生完成基本理论向临床实践的转化、基本知识向临床思维的转化、基本技能向临床能力的转化。提高医学生的职业能力、专业能力、医患沟通能力、团队合作能力；培养医学生的职业素质、人文素质和综合素质。

【实训器材】

1. 仪器　多功能彩色多普勒超声仪（B/M、CDFI、PW、CW），凸阵探头（频率2～5 MHz），超声体模。

2. 材料　耦合剂、检查用纸、检查床。

3. 其他　数字化教学资源。

【实训步骤】

1. 演示观摩

(1)带教老师结合超声诊断仪的使用,讲解超声探头的选择、仪器的调节,以及检查前准备、人文关怀、医患沟通等。

(2)带教老师实操演示不同检查途径各标准切面检查步骤、检查手法及声像图表现特点;演示超声测量膀胱及前列腺长径、前后径及宽径的正确方法;演示膀胱容量的测定方法;通过示教让学生在头脑中对各标准切面所显示的解剖结构及操作流程、操作手法、正确测量及注意事项有一个初步认识。

2. 分组训练

(1)学生分组上机操作,重复老师演示的操作流程,掌握正确的调节仪器方法。

(2)体会合理应用操作手法技巧的重要性;感受不同检查体位与检查途径对标准切面的影响,识别膀胱内出现的"混响效应"及"部分容积效应",并分析其原因;尝试适当加压后探测前列腺;对比观察尿液充盈状态和排尿后膀胱声像图的变化,进一步理解膀胱充盈探测膀胱和前列腺的意义,选择清晰切面进行超声测量。

(3)带教老师巡回辅导、答疑解难,纠正学生不规范的操作方法。

3. 采集图像数据　应用超声图文工作站采集、保存图像,并可对所采集的静、动态图像进一步编辑处理,结合患者临床表现和超声图像,进行超声图文诊断。

4. 书写报告　在保证超声图像及数据采集准确的前提下,综合超声所见及临床表现认真分析后,正确地运用超声术语,内容简洁,层次分明,重点突出,写出检查报告,提出诊断意见,检查者亲笔签名。报告单时间精确到分。

【实训内容】

一、检查前准备

(一)操作者准备

1. 仪器选择　采用高分辨力彩色多普勒实时超声仪,校对电源电压以及接地装置是否正常,待仪表正常后,方可开主机开关。经腹壁扫查采用凸阵探头,频率 3 ~ 5 MHz(成人),5 ~ 8 MHz(较瘦成人或小儿);经腔内检查频率 5 ~ 10 MHz,宽频或多频腔内探头。

2. 仪器调节　正确调节好各个控钮至最佳工作状态,经腹扫查增益调节至泌尿系统超声检查的条件,聚焦在目标区域设置,使膀胱呈无回声,膀胱壁清晰可见。

3. 环境条件　调节室内温度和光线,使患者处于比较安静、舒适的环境中。

4. 患者　对患传染性疾病的患者,按照消毒隔离程序处理。

(二)受检者准备

1. 经腹检查　受检者在检查前 60 min,需饮水约 500 mL,以充盈膀胱作为透声窗。若为查明血尿原因或测量膀胱内残余尿量时,受检者饮水 500 ~ 1 000 mL 以充盈膀胱,并在检查前排空尿液。

2. 经腔内检查

(1)检查前应了解患者有无经腔内检查禁忌证。

(2)经直肠检查前应排净大便,必要时给予清洁灌肠。

急诊患者随时检查,但需备注是急诊情况下的检查,并建议择期复查。

(三)医患沟通

热情接诊患者,注意和患者交流沟通,给予患者适宜的人文关怀,以取得患者信任,主动配合检查,取得满意的检查效果。

二、核对信息、录入资料

1. 核对信息　认真阅读申请单,核对患者信息,耐心询问患者病史,态度和蔼,详细了解患者病情,明确此次检查目的。

2. 录入资料　录入患者姓名、年龄、性别、婚否、门诊号、住院号、超声号和图像记录方式等。

三、选取检查体位

1. 经腹检查　一般采用仰卧位,如果显示不满意时,取俯卧位或侧卧位,必要时结合半坐位。

2. 经腔内检查　取左侧卧位、膝胸位或截石位,大小腿屈曲,双膝尽量适度抬高,并暴露臀部和会阴部。

3. 经会阴检查　取左侧卧位、膝胸位、截石位。

四、检查过程

(一)扫查方法与标准切面

1. 膀胱

(1)经腹纵切扫查:耻骨联合上方涂抹耦合剂,首先进行正中纵断扫查,在清晰显示膀胱及“V”形的尿道内口后,将探头分别向左右两侧缓慢滑动,做正中旁系列纵断扫查,清晰显示膀胱底部及顶部,获取系列膀胱纵切声像图(图2-6-1)。

(2)经腹横切扫查:纵切扫查至膀胱图像消失后将探头旋转方向进行系列横断扫查,首先声束方向朝向足侧扫查膀胱颈部及三角区,随后将探头向上滑动直至膀胱顶部,获取系列膀胱横切面声像图(图2-6-2)。

(3)经腔内扫查:患者取截石位,充分暴露会阴部,选择经腔内探头,经直肠或经阴道扫查。扫查时探头作360°旋转扫查,以全面观察膀胱壁(图2-6-3)。

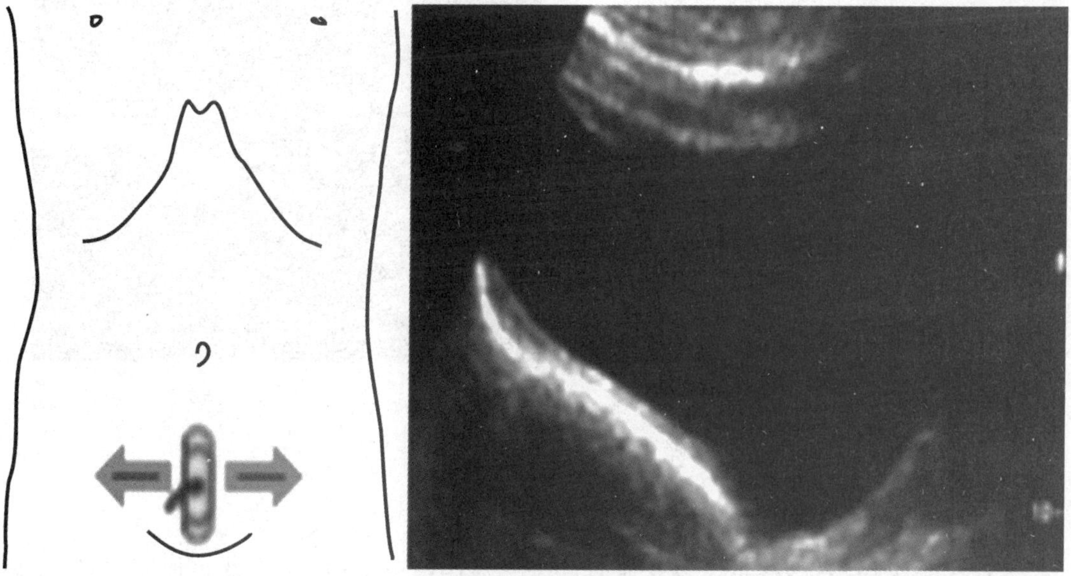

图 2-6-1 膀胱经腹纵切扫查及标准切面

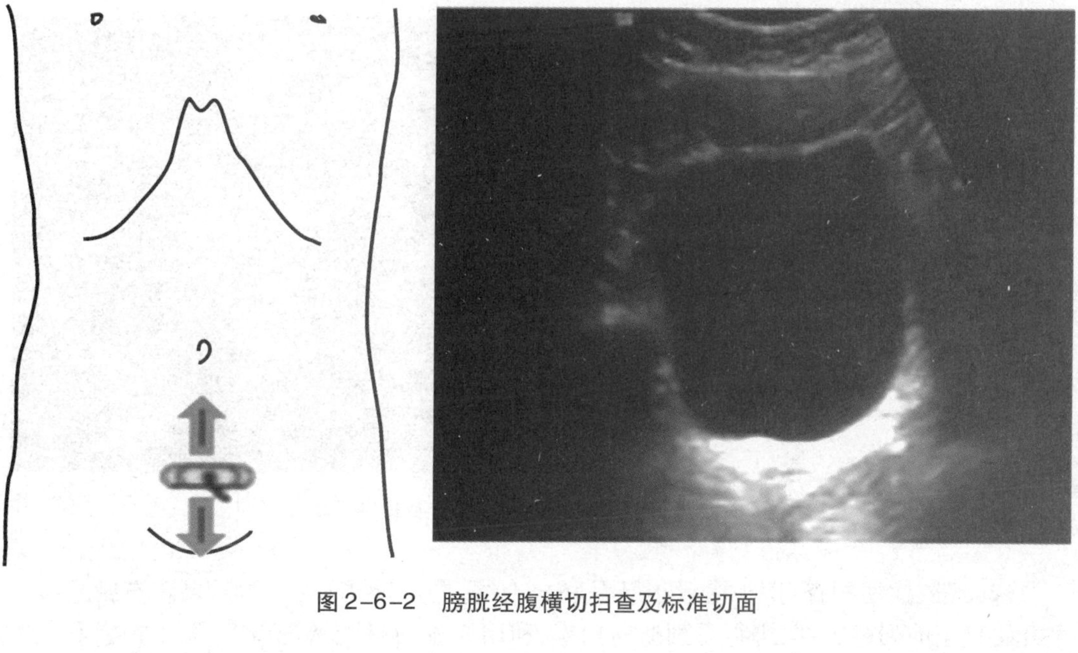

图 2-6-2 膀胱经腹横切扫查及标准切面

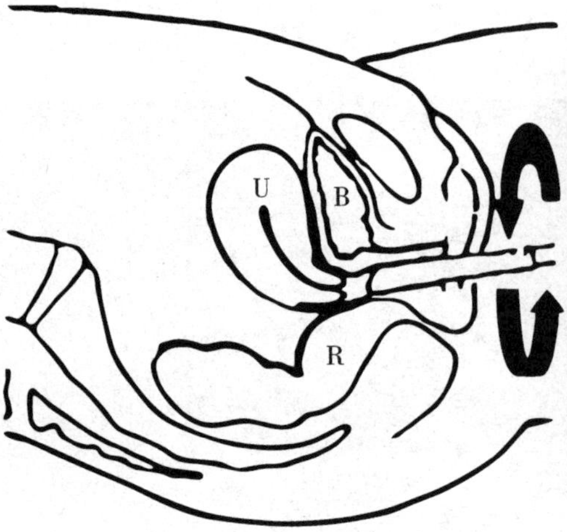

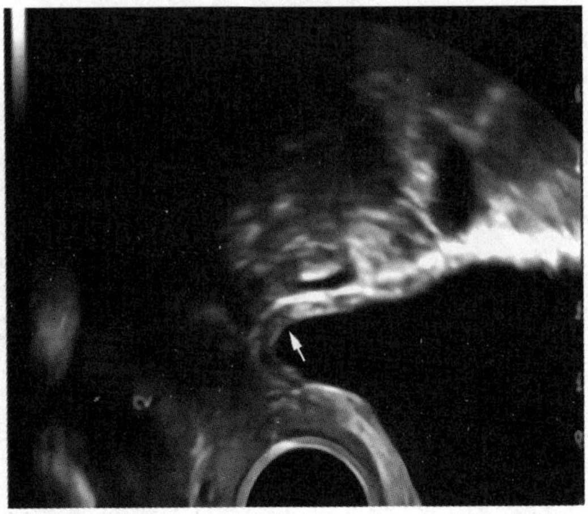

U. 子宫；B. 膀胱；R. 直肠；箭头示膀胱壁。

图 2-6-3　膀胱经腔内扫查及标准切面

2. 前列腺

(1)经腹纵切扫查：探头纵置于耻骨联合上缘中线处，向后下方适当加压，利用充盈的膀胱做透声窗，获得前列腺正中矢状切面(图 2-6-4)，然后向左右平行侧动滑行纵向扫查，获得前列腺系列矢状旁切面及精囊的断面。

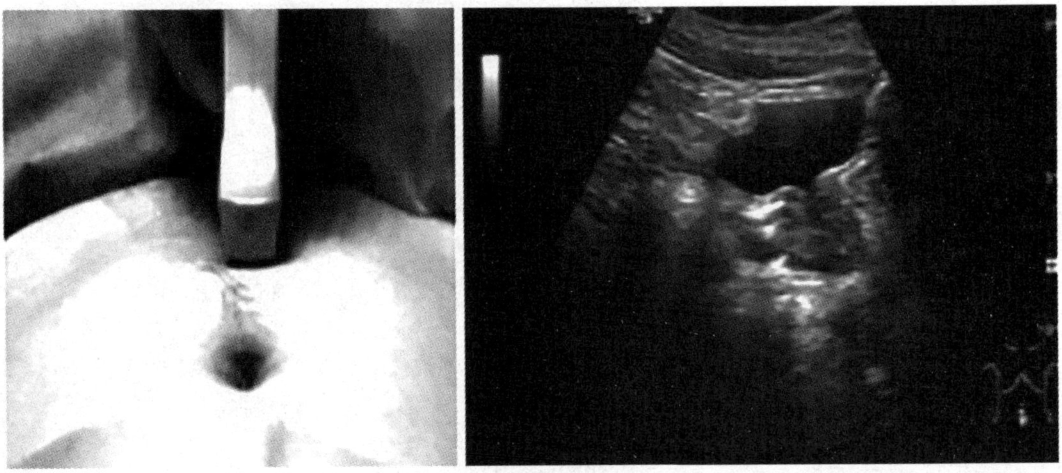

图 2-6-4　前列腺经腹纵切扫查及标准切面

(2)经腹横切扫查：探头横置于耻骨联合上缘，向下适当加压扫查，自左右精囊腺水平开始直至前列腺尖部，进行系列横向扫查，利用充盈的膀胱做透声窗，获得精囊和前列腺系列横断-斜冠状切面(图 2-6-5)。

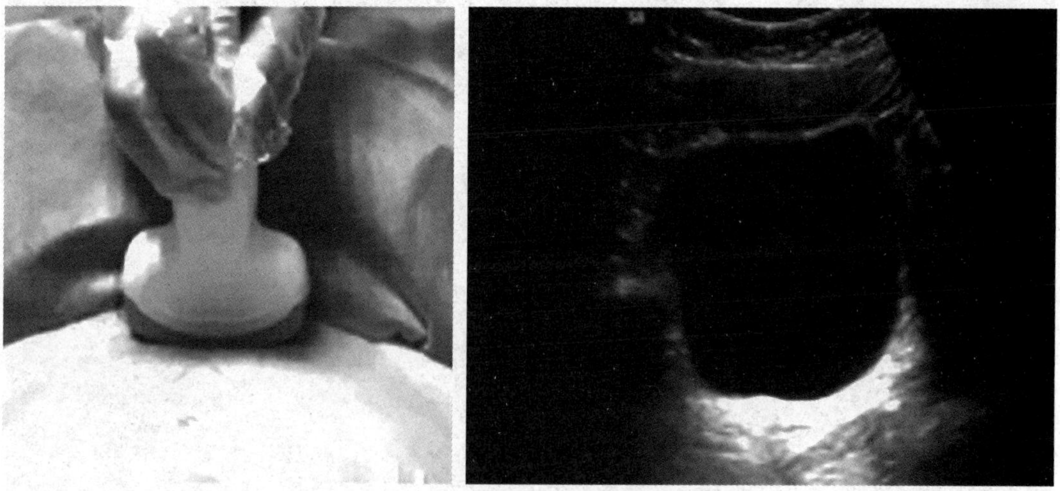

图 2-6-5 前列腺经腹横切扫查及标准切面

(3)经直肠检查:患者充分暴露会阴部,选择双平面直肠探头或端射式直肠探头,套上保护套,涂抹耦合剂,轻柔缓慢插入肛门(图 2-6-6),并向直肠内推进约 5 ~8 cm,至膀胱显示后进行观察,探头与直肠壁应紧密接触,然后向外缓拉探头进行系列横向扫查,由前列腺底部至尖部,依次显示精囊、中央区和移行区构成的底部、周围区为主的中下部和尖部,观察精囊、前列腺底部直至尖部,顺时针旋转探头近 90°进行系列纵向扫查,正中线精阜以上为中央区和移行区,精阜以下后方为周围区,前方为肌纤维基质部。以此可得到前列腺纵、横等不同切面图(图 2-6-7),观察前列腺及精囊。

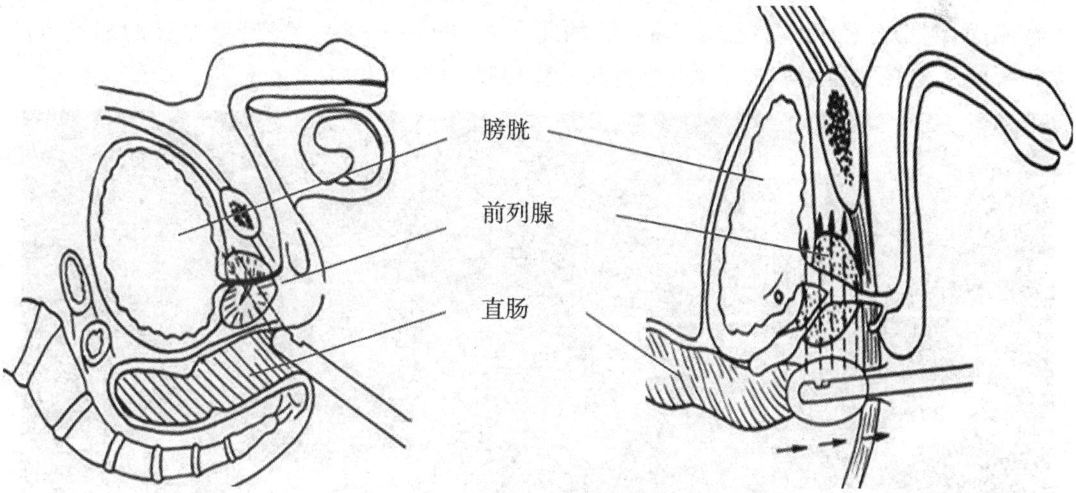

图 2-6-6 经直肠超声扫查示意

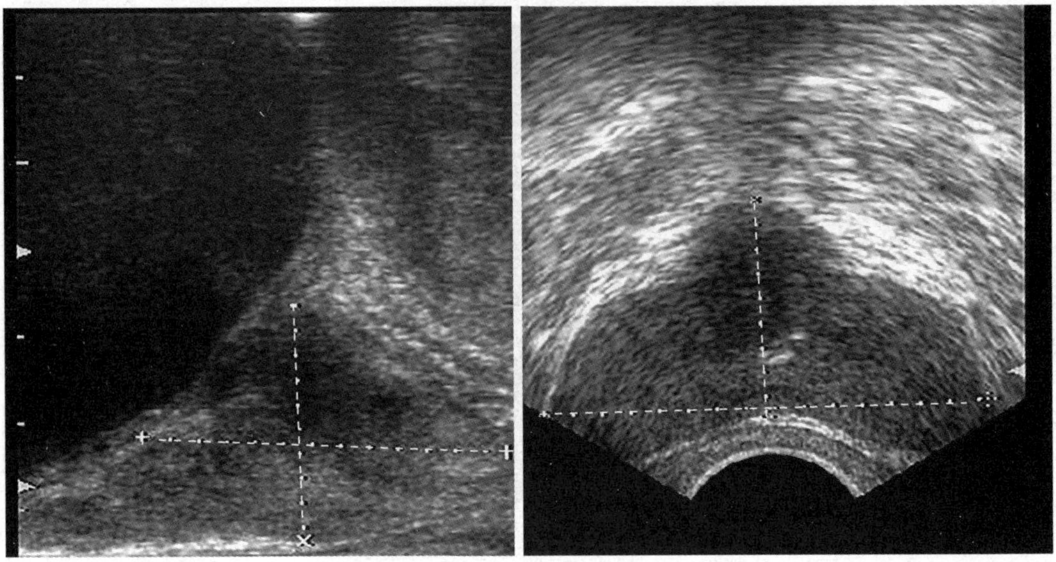

图 2-6-7　前列腺经直肠扫查超声声像图

(4)经会阴检查:探头放置会阴部或肛门前缘,做前列腺矢状、冠状和斜冠状切面,可得到相应的切面图。由于图像不够清晰,故此法较经腹、经直肠两种方法少用。

(二)超声测量及注意事项

1. 膀胱超声测量及正常值

(1)测量方法及正常值:膀胱适度充盈,在腹中线处纵切扫查,获取膀胱最大纵切面,测其上下径 $d1$(长径)与前后径 $d2$(厚径)的厘米数,然后旋转探头横切扫查,获取膀胱最大横断面,测量宽径或左右径 $d3$(横径)的厘米数(图 2-6-8)。膀胱壁厚度的测量方法为自浆膜层外缘测至黏膜层表面,正常膀胱壁厚度约为 0.1 ~0.3 cm。

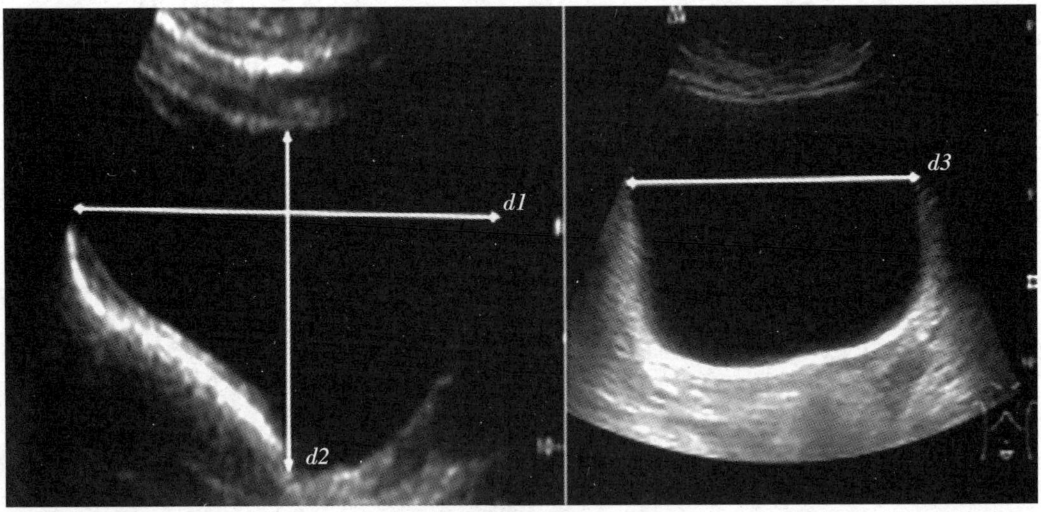

$d1$. 上下径;$d2$. 前后径;$d3$. 左右径。

图 2-6-8　膀胱径线超声测量

(2)膀胱容量的估测:膀胱容量按照容积公式计算:$V(\text{ml}) = 0.5d1 \times d2 \times d3$,正常情况下膀胱容量约400 mL。

(3)膀胱残余尿量测定:残余尿量是指排尿后未能排出残存在膀胱内的尿量。残余尿量的测定应在排尿后立即进行。正常情况下残余尿量少于10 mL。

2. 前列腺超声测量及正常值

(1)测量方法及正常值。在正中矢状切面上测量最大前列腺上下径(长径 b)和最大前后径(厚径 c);在最大横切面上测量最大横径(宽径 a),也可在最大横断-斜冠状切面上测量最大横径(图2-6-9)。前列腺大小随年龄和性腺的发育而增长,成人男性长径3.0 ~4.0 cm、横径4.0 ~4.5 cm、前后径2.5 ~3.0 cm。

(2)前列腺重量估测。前列腺重量(g)的估测约等于体积(cm^3)的估测。超声估测法所用的常用计算公式:$V=0.52abc$,式中 $V(\text{ml})$代表容积,a、b、c 分别为前列腺的宽径、长径、厚径(cm)。前列腺重量(g)约12 ~20 g(体积/cm^3)。

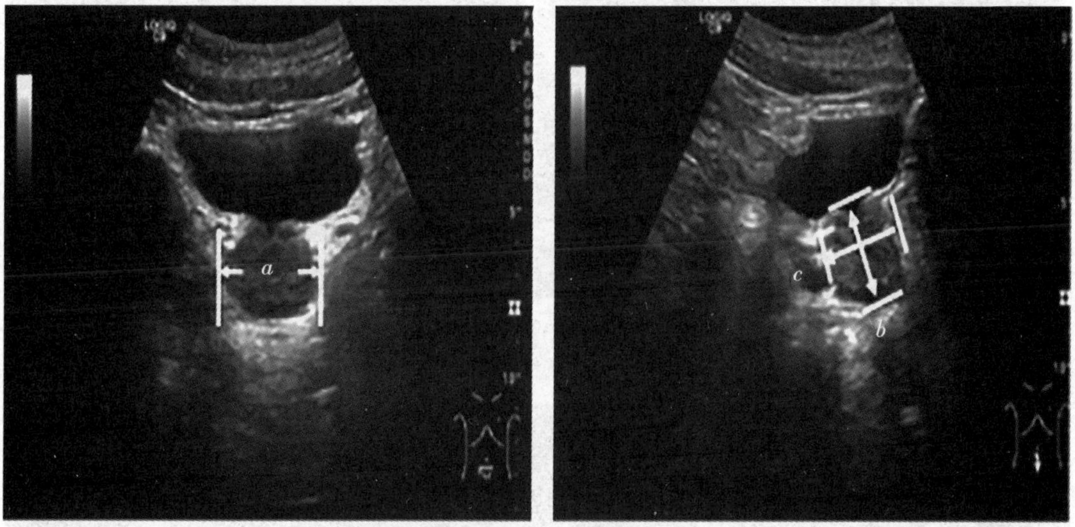

a. 宽径;b. 长径;c. 厚径。

图2-6-9 前列腺的超声测量

(3)彩色多普勒血流显像:观察前列腺、精囊有无血流信号增多、血流分布是否对称,以及病变部位的血流分布情况。

3. 注意事项

(1)膀胱和前列腺经腹超声检查,除急诊患者外,必须按照检查要求做好检查前准备。急诊患者随时检查,若膀胱充盈欠佳,经腹检查显示不清楚时,建议经直肠检查。

(2)扫查过程中要密切配合加压、体位改变,注意膀胱内伪像,常见的膀胱伪像如混响伪像、部分容积伪像等,均可影响膀胱病灶的显示或被误诊为病灶,可通过改变体位或扫查方向,调节仪器条件、组织谐波等方法辨别。

(3)患者下腹部有明显瘢痕者,探头要避开瘢痕扫查。

五、检查结果

(一)超声表现

1. 膀胱　充盈时,膀胱壁呈较薄的光滑带状高回声,内部呈均匀无回声,横断面呈圆形、椭圆形或类四方形,可显示前壁、后壁、左侧壁、右侧壁(图 2-6-10A);纵断面略呈三角形,可显示膀胱顶部和底部(图 2-6-10B);排尿后,膀胱壁增厚,腔内无回声(尿液)应基本消失;彩色血流图:在膀胱三角区两端输尿管开口处可探及间歇性彩色喷射信号(图 2-6-11)。

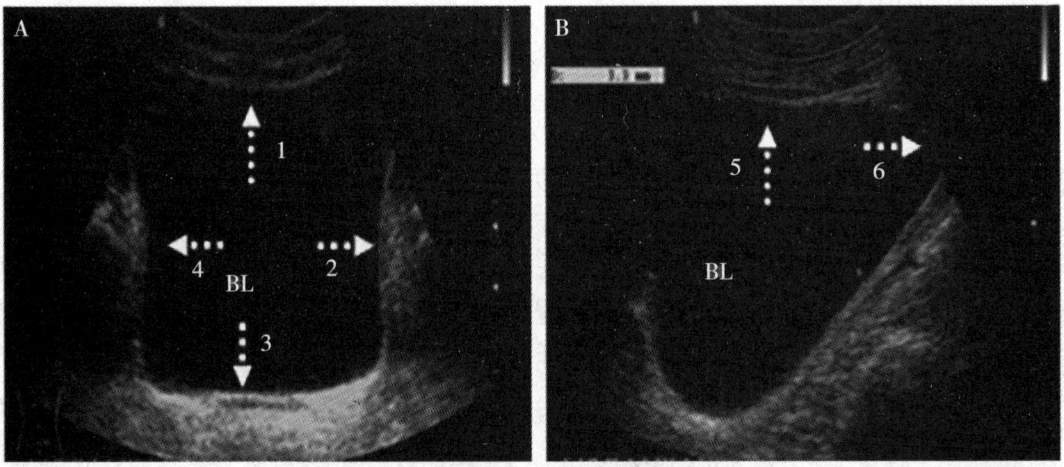

1. 前壁;2. 左侧壁;3. 后壁;4. 右侧壁;5. 底部;6. 顶部。

图 2-6-10　膀胱经腹扫查标准切面

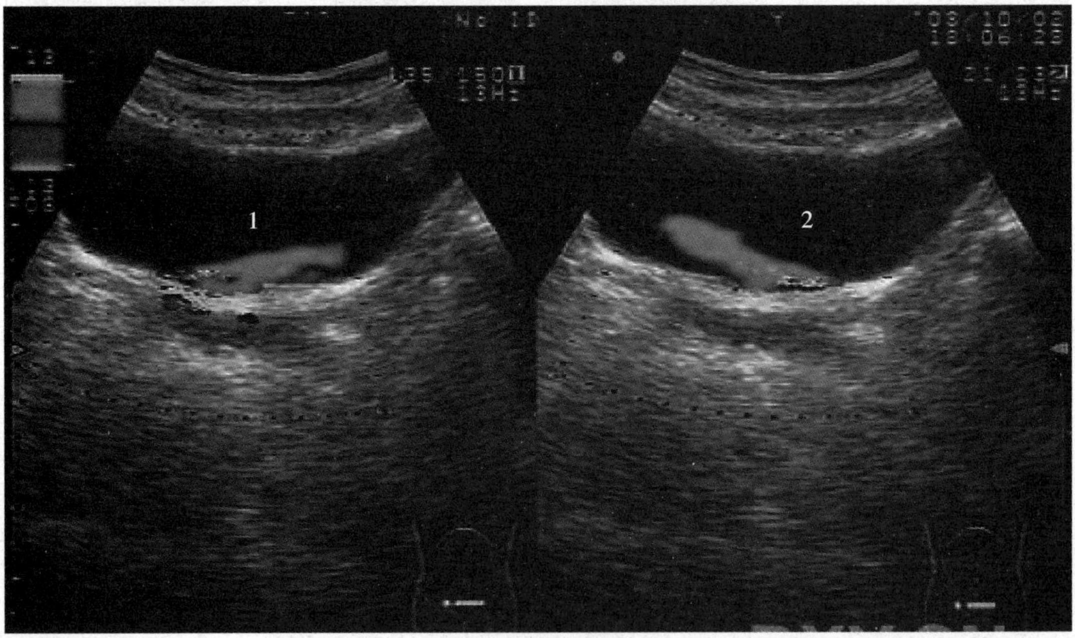

1.2. 红色区域。

图 2-6-11　左右输尿管开口处喷尿现象

2. 前列腺

（1）经腹检查：横切面呈左右对称的栗子形（图 2–6–12），包膜光滑完整，呈带状高回声；中央偏前上方呈欠均匀的偏低回声部分为中央区与尿道周围的移行区，在此区域前侧呈较低回声部分为肌纤维基质部，周围偏后下方呈较均匀的偏高回声部分为周围区，两侧底部后上方为基本对称的精囊腺，呈无回声或极低回声；纵切面呈慈菇形（图 2–6–13），其尖指向后下方，正中线切面底部可见轻微凹入的尿道内口，并追踪显示尿道，其周围常散在高回声的小型或点状钙化或淀粉样变。彩色血流图显示前列腺内部没有或仅有稀疏的点状血流信号。

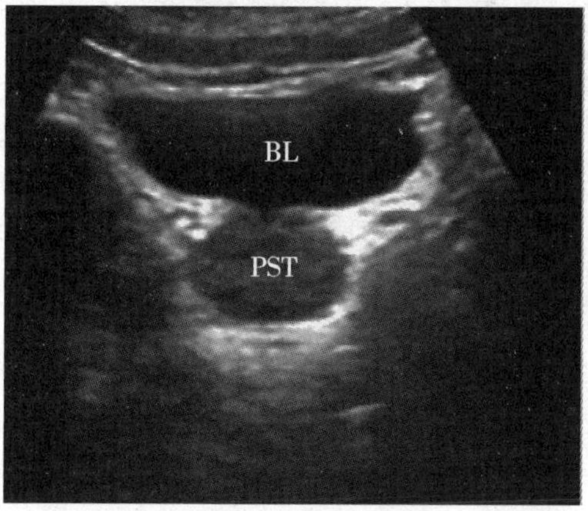

BL. 膀胱；PST. 前列腺。

图 2–6–12 前列腺经腹横切超声声像图

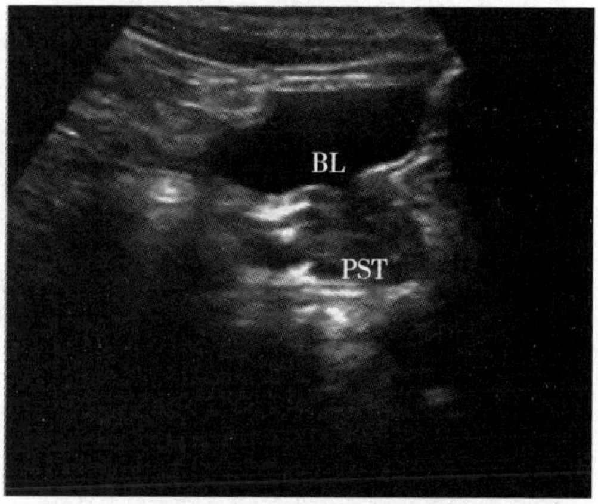

BL. 膀胱；PST. 前列腺。

图 2–6–13 前列腺经腹纵切超声声像图

（2）经直肠检查：此途径扫查可以清晰显示前列腺解剖分区（图 2–6–7），中央区位于前列腺部尿道后方，并包绕双侧射精管，周围区位于中央区两侧后下方、前列腺部尿道后方，移行区位于前列腺部尿道的两侧和偏前方，其远端达精阜附近。前列腺包膜完整光滑，内部呈均匀的低回声，双侧精囊呈蝴蝶结样结构，大小对称，回声较低较均匀。

（二）检查报告

超声所见

膀胱充盈良好，壁光滑，无明显增厚，腔内呈液性无回声，透声良好，未探及明显异常回声。

前列腺形态规整，大小约____cm×____cm×____cm，包膜完整光滑，实质回声均匀，未探及明显异常回声。CDFI：未探及明显异常血流信号。

超声提示

膀胱及前列腺未见明显异常。

【课堂互动】

案例 患者，男，50 岁，排尿困难 3 个月，做膀胱超声检查并测定残余尿量。排尿后膀胱测值上下径、前后径、左右径分别为 50 mm、45 mm、60 mm（图 2–6–14）。

课堂互动案例解析

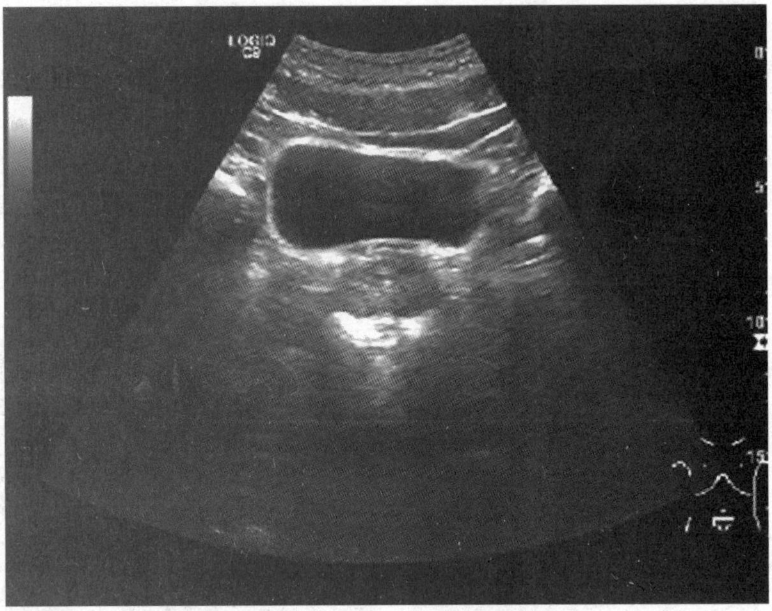

图 2-6-14　膀胱声像图

讨论

1) 如何进行膀胱残余尿量测定？该患者膀胱残余尿量为多少？

2) 进行膀胱残余尿量测定有何临床意义？

【实训小结】

通过课前预习、课中强化训练，学生能主动把所学理论知识与实践操作有机结合起来，能独立完成膀胱及前列腺标准切面图像的采集、声像图的观察与分析，掌握正确的操作方法和技巧，养成主动学习、积极探索的习惯，提高把基础理论、基本知识和基本技能融会贯通的能力，增强医患沟通能力，提高了岗位胜任力。

【课后思考】

课后思考案例解析

案例　患者，男，30 岁，无自觉症状，健康体检，超声检查膀胱声像图如图 2-6-15 所示。

思考

1) 观察超声图像，结合病史资料综合分析，超声提示是什么？诊断依据是什么？

2) 超声检查过程中需要注意哪些问题？

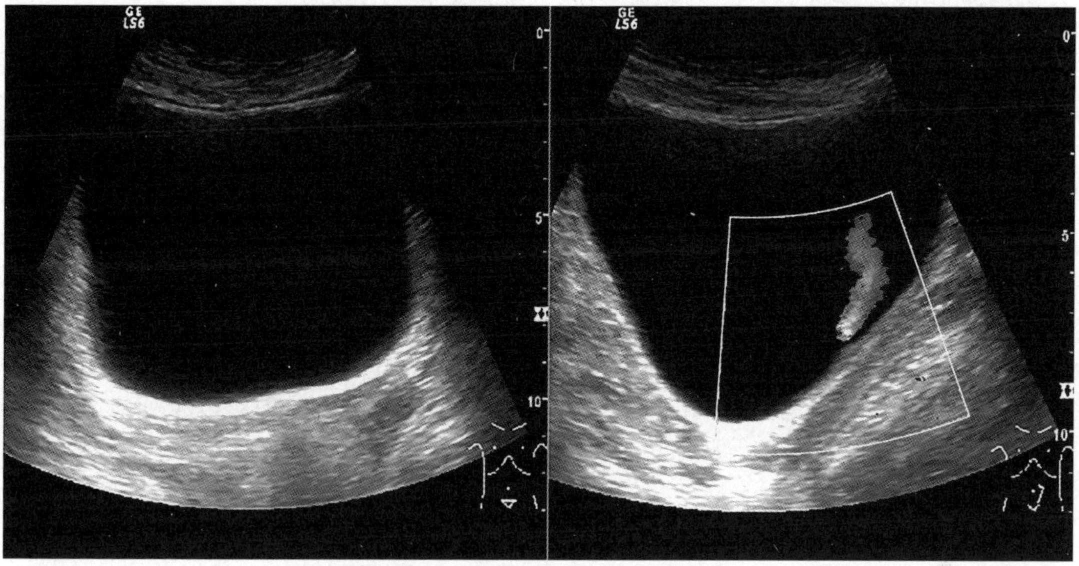

图 2-6-15　患者膀胱超声声像图

（刘红霞　任　娟）

任务二　膀胱和前列腺疾病超声诊断

【课前预习】

1. 学生在线自主学习　使用数字化教学资源服务云平台，教师在平台分享包含大量的临床案例、生动形象动图的 PPT，通过多种形式加强师生之间的对话与交流，加深学生对知识的理解，激发学生主动学习的积极性；并在真实临床案例讨论中融入医学人文素养教育，对学生的思政理念进行引导，实现线上线下授课相互呼应。

膀胱和前列腺疾病超声诊断 PPT

2. 学生在线自我检测　结合理论授课内容给出单选题 5 道、多选题 2 道，学生扫码完成自测，考核学生理论知识掌握情况。

膀胱和前列腺疾病超声诊断自测题

【实训目标】

1. 掌握　膀胱结石、前列腺增生的声像图特征、临床表现、诊断及鉴别诊断要点。具有观察与分析正常及异常超声声像图的能力。

2. 熟悉　膀胱癌、前列腺炎的声像图特征及诊断要点，了解其病理、临床表现及临床价值。

3. 了解　膀胱憩室、前列腺癌的超声表现及鉴别诊断要点。

4. 其他　通过实训，使医学生完成基本理论向临床实践的转化、基本知识向临床思维的转化、基本技能向临床能力的转化。提高医学生的职业能力、专业能力、医患沟通能力、团队合作能力;培养医学生的职业素质、人文素质和综合素质。

【实训器材】

1. 仪器　多功能彩色多普勒超声仪(B/M、CDFI、PW、CW),凸阵探头(频率2～5 MHz),带病变超声体模。

2. 材料　耦合剂、检查用纸、检查床。

3. 其他　数字化教学资源。膀胱和前列腺疾病超声典型病例图片、临床相关资料等。

【实训步骤】

1. 案例导入　带教老师播放影视资料,演示临床典型案例,讲解膀胱和前列腺常见疾病的超声表现、超声诊断及鉴别诊断要点,在案例解析中融入"以人为本""人文关怀"理念,让医学生汲取人文精神的精髓,在内心深处积淀出对生命、健康以及死亡、疾病的正确观念,从更高层面理解行医之道。

2. 演示观摩

(1)讲解膀胱结石、膀胱憩室、前列腺增生、前列腺癌、前列腺炎等常见疾病超声表现,演示不同检查途径、检查手法对膀胱及前列腺病变声像图的影响。

(2)演示改变体位扫查,对膀胱内点状或团块状回声依据改变体位后活动情况鉴别。

(3)演示探头扫查时的动静结合,扫查动态病变时,将探头固定不动,实时显像下观察活动状况,对于不活动病变要缓慢侧动或转动探头,对病变或其周围组织进行观察。

(4)在传授专业知识的同时融入医学人文素养教育,强调在超声检查过程中,不仅要发现疾病、诊断疾病,而且要关注患者整体、关爱患者心理。

3. 分组训练　学生尝试应用老师所讲的检查操作手法,识别常见膀胱及前列腺疾病声像图表现,感受操作过程中图像变化与操作技能的关系;观察仪器调节对膀胱及前列腺常见疾病声像图表现的影响并思考其原因。教师巡回纠错、答疑解难。

4. 分组讨论　幻灯片展示多种膀胱及前列腺疾病图片,让学生识图辨病、踊跃抢答,并提出问题进行分组讨论,引导学生梳理知识要点,以点带面,构建知识网络,培养学生的临床思维、临床能力。

5. 书写报告(报告示例)

(1)膀胱

超声所见

膀胱充盈佳(欠佳),于前(后/右侧/左侧)壁探及乳头状(菜花样)高(等/低)回声团,大小约____cm×____cm,向腔内突入,无声影,不随体位改变而移动。其附着处膀胱壁增厚约____cm,范围约____cm×____cm,浆膜层线性回声光滑平整,与周围边界清。CDFI:团块内部及周围血流信号丰富。

超声提示

膀胱前(后/右侧/左侧)壁实性占位(考虑膀胱癌可能性大,建议进一步检查)。

(2)前列腺

超声所见

前列腺各径线测值增大,大小约____cm×____cm×____cm,两侧对称,包膜完整,纵切面可见基底部突入膀胱腔达____cm，内腺呈球形增大，外腺明显受压变薄，内外腺界限整齐、清晰，内回声不均匀，见____个弧形强回声，较大者大小约____cm×____cm，后方伴声影。CDFI：未见明显异常血流信号。

超声提示

符合前列腺增生症并结石声像图。

【实训内容】

膀胱和前列腺发生病变时，膀胱及前列腺在大小、形态、回声情况、膀胱壁厚度及前列腺包膜等将发生一系列异常回声改变，梳理这些回声改变特点，有助于学生建构立体知识网络，在实践过程中，敏锐识别膀胱和前列腺典型病理超声声像图，并做出诊断与鉴别诊断，以达到早期诊断、早期治疗，减轻患者痛苦的目的。

一、膀胱疾病的超声鉴别诊断

膀胱常见的疾病有膀胱憩室、结石、肿瘤以及泌尿系统疾患导致的血凝块，膀胱憩室为膀胱壁局部向外膨出的疾病，呈囊性无回声，其需要与膀胱周围的囊性肿物相鉴别，鉴别的关键点是憩室有口与膀胱相通。膀胱结石、肿瘤以及血凝块均可表现为膀胱内团块，其鉴别诊断要点见表2-6-1。

表2-6-1　膀胱内团块的超声鉴别诊断

项目	膀胱结石	膀胱内血凝块	膀胱肿瘤
形态	形态稳定	片状或无特定形状	形态各异的肿块
回声	强回声	强回声或低回声	等回声为主
移动性	可移动	可移动	不移动
形变	一般无	可形变	无
声影	有	无	无
与膀胱壁关系	边界清晰	边界清晰	边界不清晰
膀胱壁受侵	无	无	有浸润
CDFI	无	无	有

二、前列腺疾病的超声鉴别诊断

前列腺常见的疾病有前列腺增生、炎症、肿瘤等，超声检查见前列腺内部回声不均匀、边界不规则、左右不对称，邻近组织有浸润时，一般考虑为前列腺癌。但早期病例如果仅有前列腺内高回声或低回声区时，需要与前列腺炎、前列腺增生相鉴别，其鉴别诊断要点见表2-6-2，PSAD为前列腺密度，为前列腺特异抗原PSA值与前列腺体积之比。对临床可疑病例需做超声引导下前列腺穿刺活检鉴别。

表 2-6-2　前列腺疾病的超声鉴别诊断

项目	前列腺增生	前列腺炎	前列腺癌
人群	老年	青年	中老年
好发部位	移行区（内腺）	多在周缘区	周缘区（外腺）
形态	接近球形	正常或稍大	左右形态不一致
对称性	多数对称	对称或不对称	不对称
被膜厚度	增厚	不规则	不规则
被膜连续性	连续	连续	中断
被膜光滑性	光滑	不光滑	隆起、不规整
内外腺比例	内腺增大，外腺受压变薄	多数正常	外腺增大，内腺可有受压变形
内部回声	增高、均匀	急性低、慢性高，不均匀、无分界	局限性减低或增高，不均匀、有分界
周围浸润	无	无	可有
膀胱壁	出现小梁小房	无	程度较轻
CDFI	血流信号弥漫性增多	局部血流增多	局部血流显著增多
PSAD	正常	轻度增高	显著增高

【课堂互动】

课堂互动案例解析

识图辨病

观察分析以下超声声像图，快速抢答：图 2-6-16 ~ 图 2-6-19 分别是什么病变？诊断要点是什么？

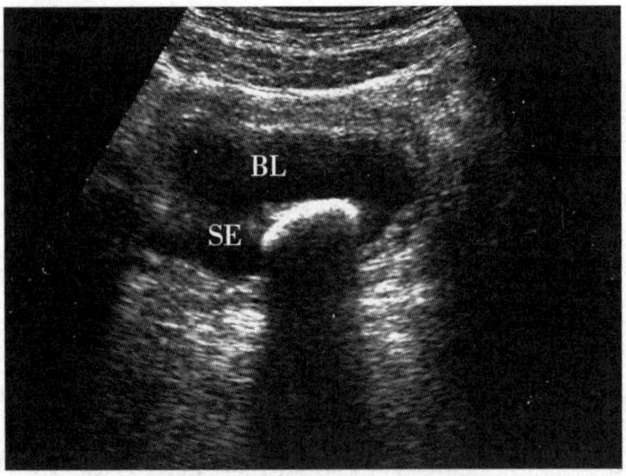

图 2-6-16　膀胱超声声像图(1)

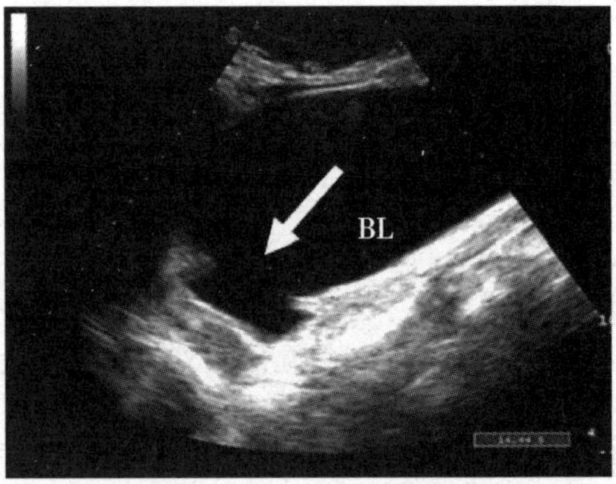

图 2-6-17　膀胱超声声像图(2)

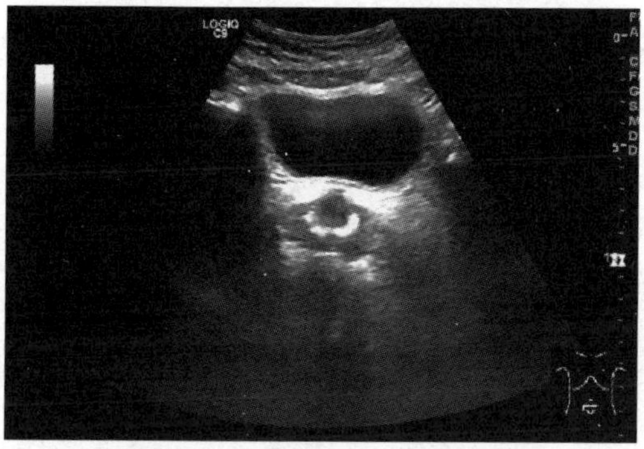

图 2-6-18 前列腺超声声像图(1)

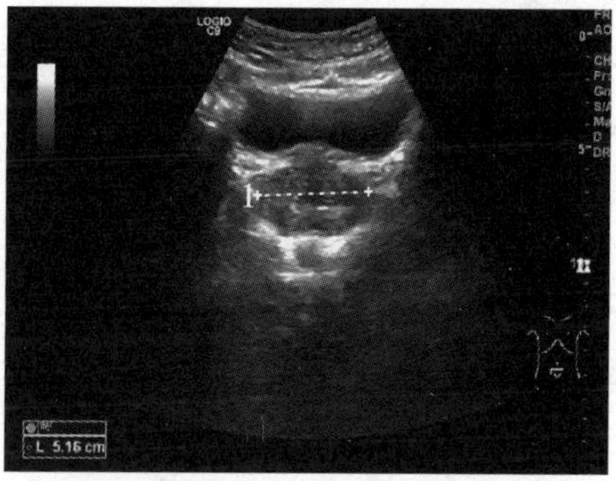

图 2-6-19 前列腺超声声像图(2)

【实训小结】

通过课前理论知识预习、课中模拟临床强化训练,学生养成主动学习、积极探索的习惯,能独立完成膀胱和前列腺常见疾病的超声扫查、图像采集、声像图观察与分析,掌握正确的操作方法和临床案例分析思路,培养临床思维能力。使学生从真实的临床案例讨论中感悟到"人文关怀"的内涵,提升职业素质、人文素质和综合素质。

【课后思考】

课后思考案例解析

案例 患者,男,50 岁,以"无痛性血尿"为主诉入院就诊,尿常规:红细胞 350 个/μL。膀胱超声声像图如图 2-6-20 所示。

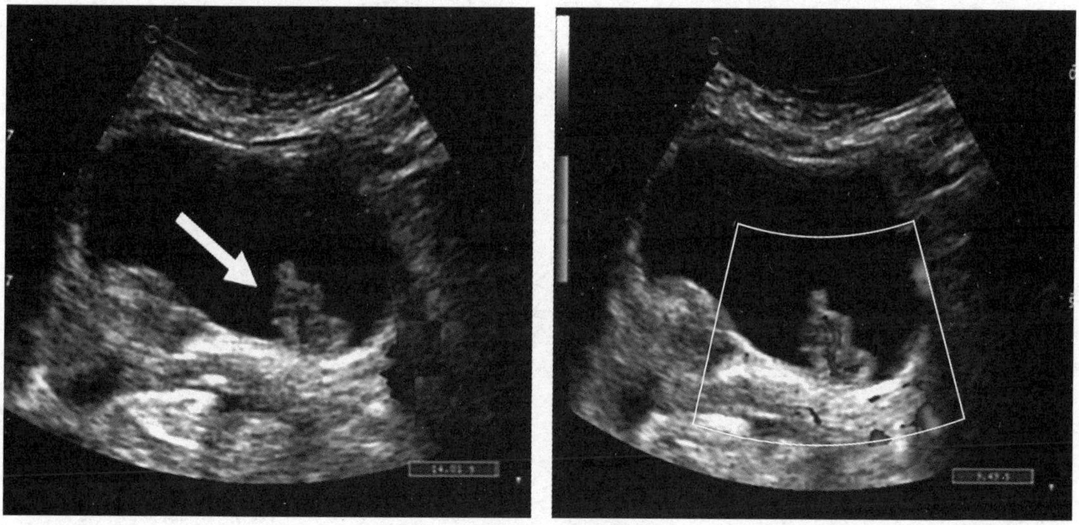

箭头示肿块。

图 2-6-20 患者膀胱超声声像图

思考

1）观察上述超声图像，结合病史综合分析，超声提示是什么？诊断依据是什么？

2）与本疾病相关的鉴别诊断有哪些？

3）书写其超声检查报告。

（刘红霞　任　娟）

项目七

胃肠道超声检查

任务一　正常胃肠道超声检查

【课前预习】

1. 学生在线自主学习　使用数字化教学资源服务云平台，教师将课程制作成 PPT、微课视频，并上传至平台，让学生在课前自主探究、讨论交流，激发学生主动学习的积极性。设立临床真实案例讨论论坛，师生互动、解析答疑，加强师生之间的对话与交流，实现线上线下授课相结合，为完成后续的实践技能操作任务打好坚实基础。

正常胃肠道超声检查 PPT

2. 学生在线自我检测　结合理论授课内容给出单选题 5 道、多选题 2 道，学生扫码完成自测，考核学生理论知识掌握情况。

正常胃肠道超声检查视频

【实训目标】

1. 掌握　胃与阑尾的解剖、检查前准备，扫查方法、标准切面及声像图表现。

2. 熟悉　胃与阑尾常规标准切面的扫查技巧，具备观察与分析正常及异常超声声像图的能力。

3. 了解　超声检查过程中需要注意的问题。

4. 其他　通过实训练习，使学生能将胃肠道超声充盈检查的理论知识转化成实践动手能力，并能够正确灵活运用实际工作所必需的基础理论和基本技能，具备独立从事本专业工作的实际能力。

正常胃肠道超声检查自测题

【实训器材】

1. 仪器　多功能彩色多普勒超声仪（B/M、CDFI、PW、CW），凸阵探头（频率 2 ~ 5 MHz），中频线阵探头（频率 3.0 ~ 9.0 MHz），正常超声体模。

2. 材料　耦合剂、检查用纸、检查床。

3. 其他　数字化教学资源。

【实训步骤】

1. 演示观摩

(1)带教老师结合超声诊断仪的使用,讲解超声探头的选择及仪器的调节,以及检查前准备、人文关怀、医患沟通等。

(2)带教老师实操演示不同检查途径各标准切面检查步骤、检查手法及声像图表现特点;讲解胃超声充盈检查法的检查体位、正常胃声像图表现,演示扫查方法及常用的标准切面及胃壁测量方法。

(3)带教老师讲解阑尾的检查体位、演示正常阑尾扫查方法、常用的扫查切面及测量方法。

2. 分组训练

(1)学生分组上机操作,重复老师演示的操作流程,掌握正确的调节仪器方法。学生互为模特或使用胃超声充盈检查训练模型,分组上机操作实践。通过示教让学生在头脑中对各标准切面所显示的解剖结构及操作流程、操作手法、正确测量及注意事项有初步认识。

(2)体会合理应用操作手法技巧的重要性;观察是否能达到仪器调节的最佳标准要求,感受不同探测体位与途径对胃标准扫查切面的影响,感受呼吸运动对胃标准切面的影响,认识正常胃解剖结构、声像图表现并对胃壁厚度进行测量。

(3)阑尾检查时观察是否能达到仪器调节的最佳标准要求,感受不同探测深度及不同频率探头对正常阑尾扫查切面的影响、不同体重对于阑尾标准切面显示的影响,认识正常阑尾及回盲部声像图表现并对正常阑尾外径进行测量。

(4)带教老师巡回辅导、答疑解难,纠正学生不规范的操作方法。

3. 采集图像数据　应用超声图文工作站采集、保存图像,并可对所采集的静、动态图像进一步编辑处理,结合患者临床表现和超声图像,进行超声图文诊断。

4. 书写报告　在保证超声图像及数据采集准确的前提下,综合超声所见及临床表现认真分析后,正确运用超声术语,内容简洁,层次分明,重点突出,写出检查报告,提出诊断意见,检查者亲笔签名。报告单时间精确到分。

【实训内容】

一、检查前准备

(一)操作者准备

1. 仪器选择　采用高分辨力彩色多普勒实时超声仪,校对电源电压以及接地装置是否正常,待仪表正常后,方可开主机开关。根据患者检查部位、年龄、体型选择合适探头及频率。检查胃时常用频率2.0~5.0 MHz凸阵探头,对于小儿或体型较瘦的成人可选用频率为7.5~10.0 MHz高频线阵探头,检查阑尾时首选频率3.0~9.0 MHz的中频线阵探头,体型较胖患者可选用频率为1.0~5.0 MHz凸阵探头,对于小儿或体型较瘦的成人检查阑尾时可选用频率为5.0~12.0 MHz高频线阵探头,低频探头与高频探头可结合使用。

2. 仪器调节 正确调节好各个控钮至最佳工作状态，聚焦在目标区域设置，能清晰显示胃及阑尾管壁层次结构。

3. 环境条件 调节室内温度和光线，使患者处于比较安静、舒适的环境中。

4. 患者 对患传染性疾病的患者，按照消毒隔离程序处理。

（二）受检者准备

（1）胃超声充盈检查应在上午空腹状态下进行，检查阑尾检查无须提前特殊准备。检查前1 d晚餐应清淡饮食，检查前禁食8 h、禁水4 h以上，无梗阻症状。胃肠气体干扰较明显者，可在医生指导下口服消胀药或胃肠超声造影剂，必要时清洁灌肠。

（2）准备物品：饮用水、消毒的杯子。

（3）患者同时有X射线钡餐造影、胃镜等检查时，应优先行超声检查。已做胃肠钡剂或胆管X射线造影检查、胃镜检查者，应在2～3 d后行超声检查。

（4）急诊患者随时检查，但需备注是急诊情况下的检查，必要时并建议择期复查。

（三）医患沟通

热情接诊患者，注意和患者交流沟通，给予患者适宜的人文关怀，以取得患者信任，使患者能主动配合检查，取得满意的检查效果。

二、核对信息、录入资料

1. 核对信息 认真阅读申请单，核对患者信息，耐心询问患者病史，态度和蔼，详细了解患者病情，明确此次检查目的。

2. 录入资料 录入患者姓名、年龄、性别、婚否、门诊号、住院号、超声号和图像记录方式等。

三、检查体位

1. 胃超声检查时 充分暴露上腹部，在饮用造影剂检查时首先采取平卧位上腹纵切，观察食管下段及贲门，进一步采取左侧卧位向左连续扫查，观察胃底、胃前后壁、大弯侧，然后向右扫查至幽门，同时右侧卧位观察十二指肠球部及降部，必要时采取半坐位（该体位有利于胃贲门部扫查）。

2. 扫除阑尾时 充分暴露右下腹，保持平静呼吸，腹壁紧张者可适当屈曲下肢。

四、检查过程

（一）扫查方法与标准切面

1. 胃扫查方法与标准切面 检查前将事先准备好的温开水500～800 mL，连续饮下；或者使用粉状胃超声造影剂，通常将一包粉状物倒入杯内，先用开水搅拌成糊状，然后加温开水至500～800 mL，充分搅匀后连续饮下或边服边进行超声检查。检查阑尾前无须大量饮水。

（1）贲门、食管下段切面：受检者取仰卧位或坐位检查，探头斜置于左季肋下近剑突处，向左后方顺时针旋转探头进行扫查，可显示食管下段和贲门长轴。然后在此基础上做十字交叉扫查，可获贲门及食管下段短轴切面，若需观察贲门口开放情况，可嘱受检查者口含约 30～50 mL 水，检查时咽下，同时实时观察贲门口开放情况（图 2-7-1）。

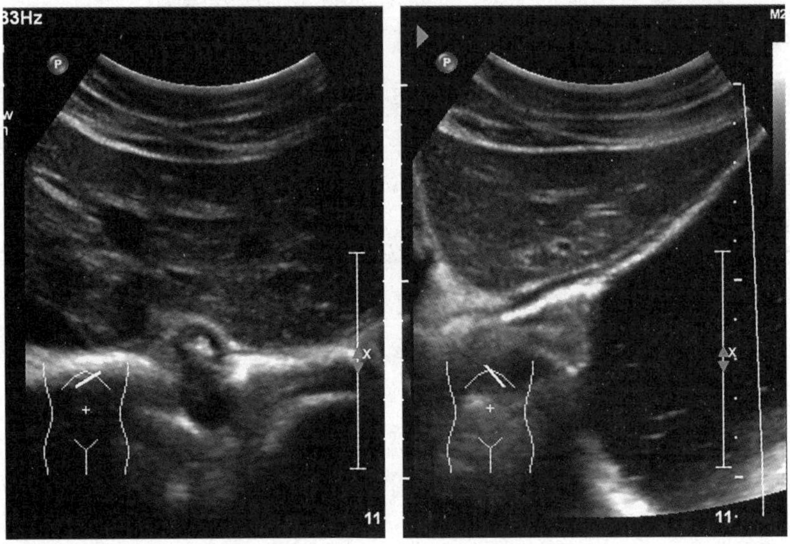

图 2-7-1　贲门、食管下段切面

（2）胃底切面：患者取平卧位或左侧卧位，探头斜置于左肋缘下方，声速朝向左肩方向做倾斜扫查，向左后上方平行扫查，可较完整显示胃底。该切面可清晰显示胃底与左侧膈肌、脾、左肾上极与胰尾之间的毗邻关系（图 2-7-2）。

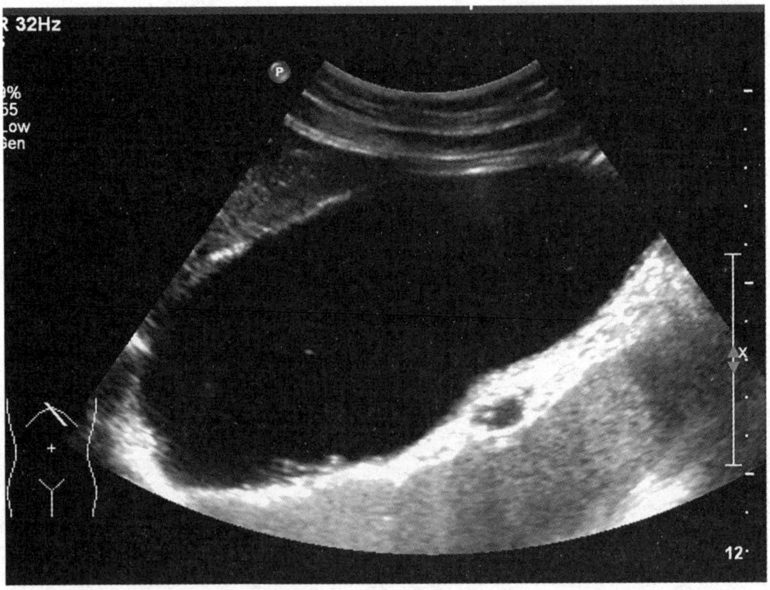

图 2-7-2　胃底切面

（3）胃体切面：患者取右侧卧位或坐位，探头斜置于左上腹肋缘下，声束朝向右肩方向做倾斜连续扫查，即可显示胃体长轴；探头于左上腹横向扫查，即可显示胃体短轴（图 2-7-3）。

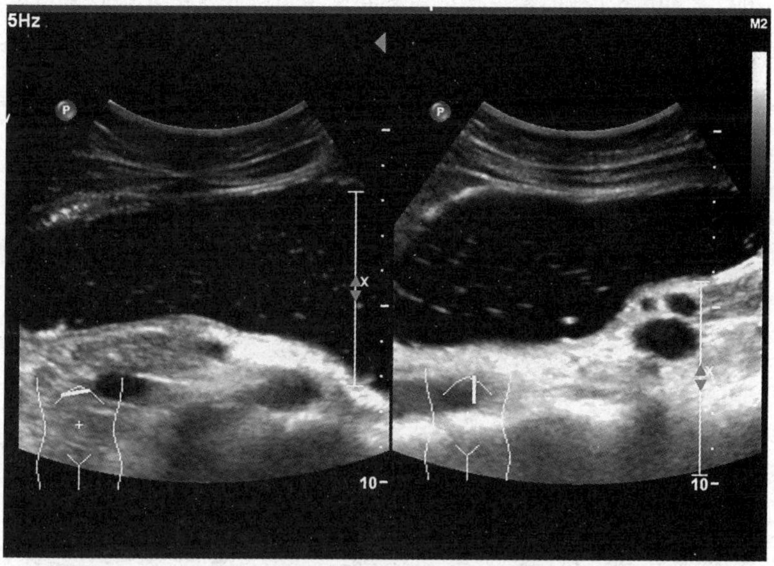

图 2-7-3 胃体切面

（4）胃角切面：患者取右侧卧位或坐位，探头横置于右上腹部，在脐周上下各 3～5 cm 处连续横扫，可获“双环征”声像，双环连接处是胃角横断面，此为胃体部和胃窦部分解标志，其左侧环是胃体部，右侧环是胃窦部（图 2-7-4）。

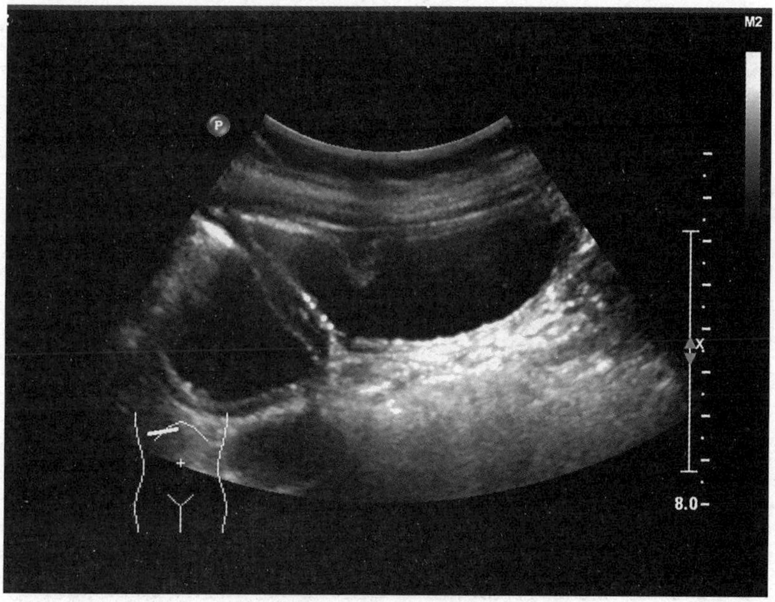

图 2-7-4 胃角切面

（5）胃窦切面：患者取仰卧位、右侧卧位或坐位，探头斜置于脐部与右上腹间，以不同角度扫查获取该部胃腔最长声像，再以此方位进行左右或上下平行扫查，可显示完整的胃窦长轴，以胃窦长轴切面的探头位置，进行十字交换后连续扫查，即可获完整的胃窦短轴切面，于该切面可测量胃窦部胃壁厚度，即胃窦部胃黏膜壁至胃浆膜层的垂直距离（图 2-7-5）。

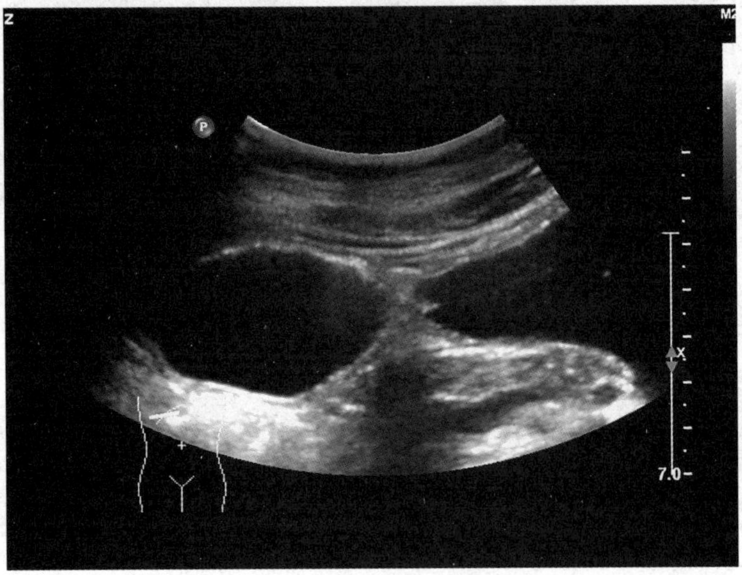

图 2-7-5 胃窦切面

（6）胃冠状斜切面：患者取仰卧位或坐位，探头斜置于脐周与左上腹间，向右前方连续扇形扫查，可显示清晰的胃冠状斜切面。该切面是观察胃小弯和胃角部小病变的理想切面（图 2-7-6）。

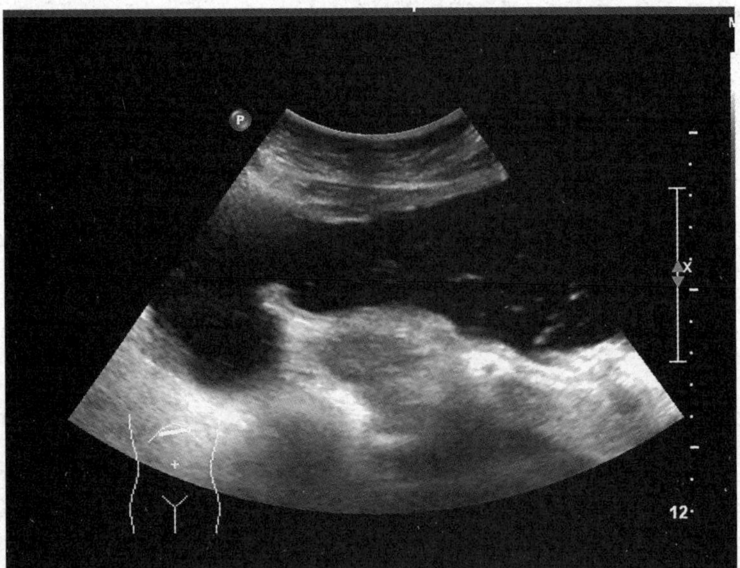

图 2-7-6 胃冠状斜切面

（7）十二指肠切面：探头置于右上腹，探头下端固定，上端向左右约 60°范围扫查，并逐渐向下向左连续扫查，此范围可获得较完整的十二指肠切面（图 2-7-7）。

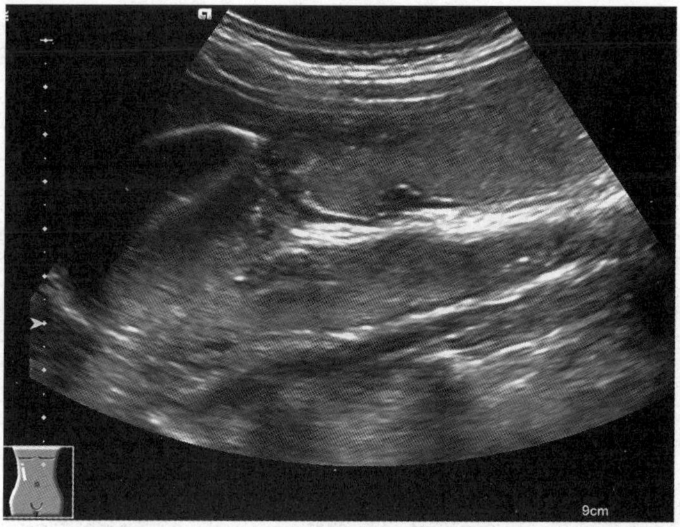

图 2-7-7　十二指肠切面

2. 阑尾扫查方法与标准切面　首先利用阑尾根部、盲肠及升结肠解剖位置固定的特点，用探头在右侧腹部自上而下做横切扫查，见到有大量含气内容物的升结肠（图 2-7-8），沿着升结肠向下扫查达盲肠，可见左侧一不含气肠管与盲肠相连，该连接结构为回盲瓣（图 2-7-9）。其下方为盲肠，探头再向下移动，盲肠消失，有“盲端”感，此为盲肠末端（图 2-7-10）。在其内方寻找阑尾根部，沿根部、体部扫查可达阑尾盲端（图 2-7-11）。上述方法必须把结肠、末段回肠、阑尾区分开来，升结肠位置固定，腔内可见粪气回声，且肠管较宽，内容物压之蠕动，末段回肠内一般无气体回声，可见明显蠕动。阑尾则相反，管腔形态固定，无明显蠕动，探头加压无变形，而且一端为盲端，另一端与盲肠相通。

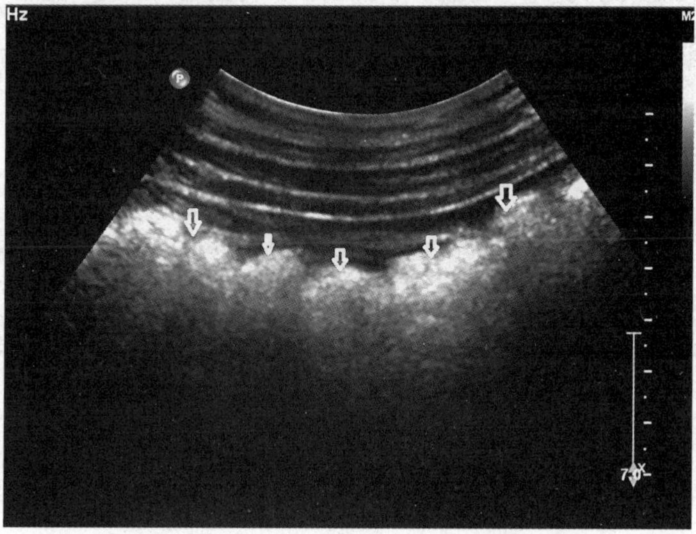

图 2-7-8　升结肠声像图（箭头所指为结肠袋）

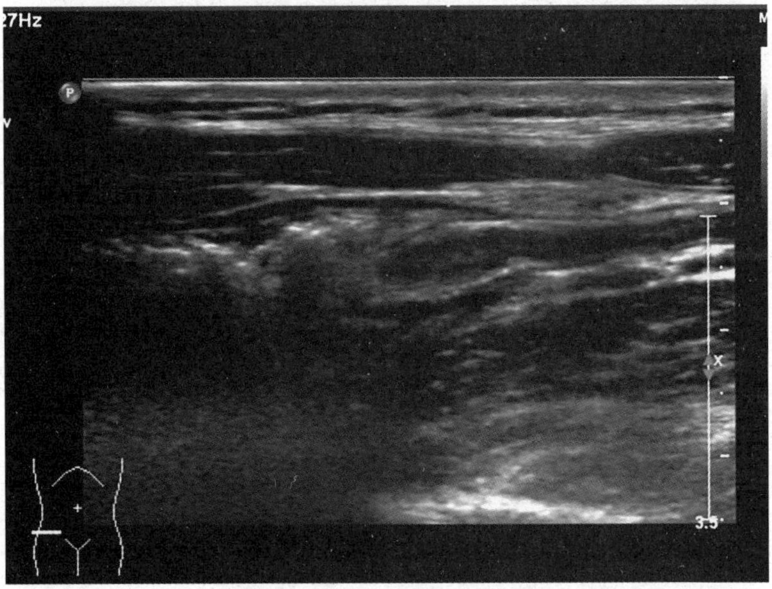

图 2-7-9　回盲瓣纵切面

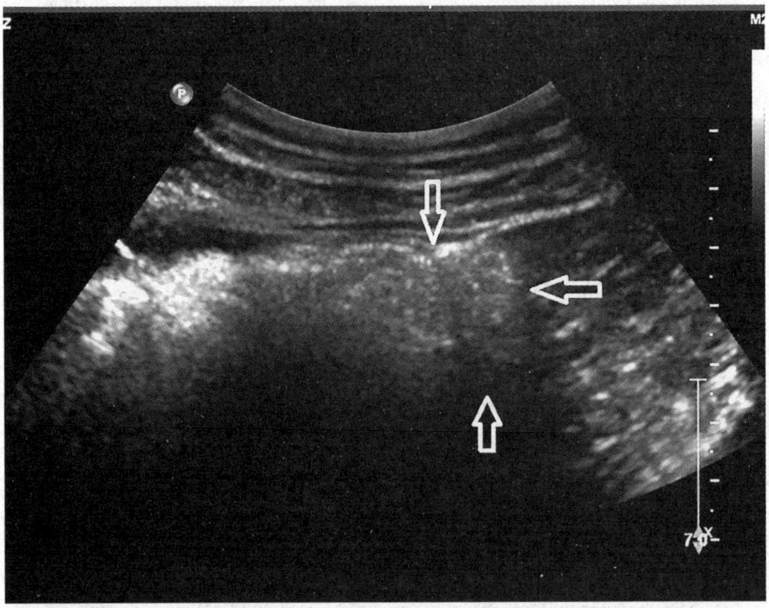

图 2-7-10　盲肠末端声像图(箭头所指为盲肠盲端)

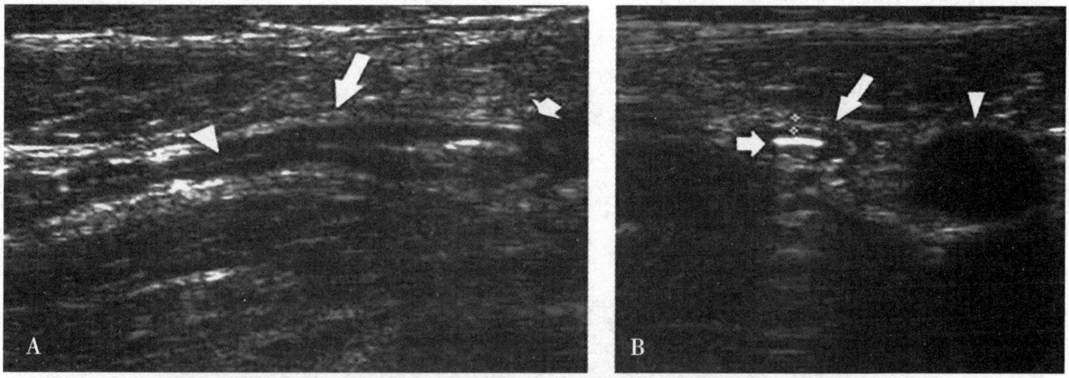

A. 长箭头为阑尾长轴，短箭头为阑尾盲端，三角箭头为阑尾管腔；B. 长箭头为阑尾短轴，短箭头为阑尾管腔内气线，三角箭头为髂动脉。

图 2-7-11 阑尾长轴及短轴切面

(二)超声测量及注意事项

1. 胃

(1)超声测量及正常值：胃壁厚度与胃体切面测量，即胃黏膜壁至浆膜层的垂直厚度，胃在充盈状态下测量胃体部的胃壁厚度，一般小于0.6 cm(图 2-7-12)。

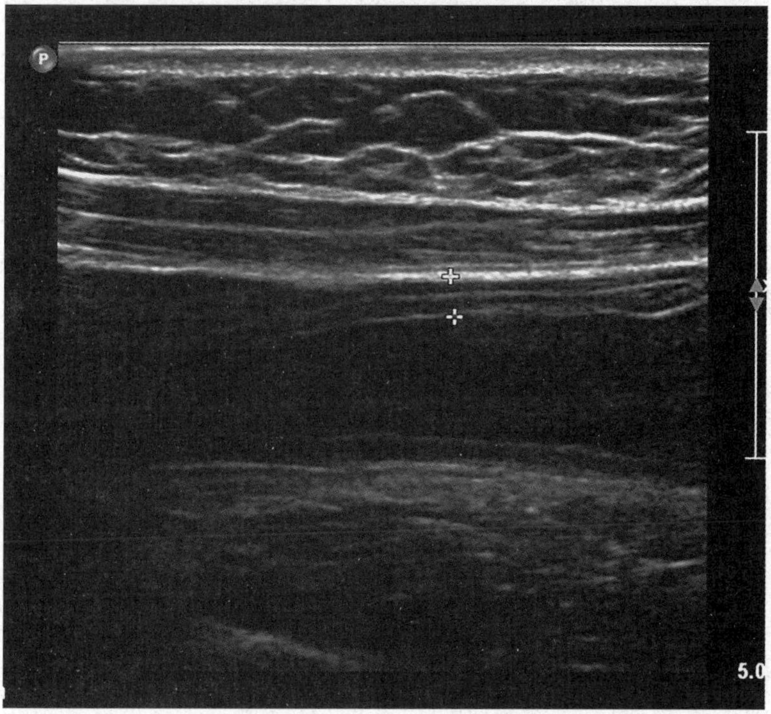

图 2-7-12 胃壁厚度测量

（2）注意事项。胃体壁黏膜面光滑、规则，其大弯和后壁可见少量黏膜皱襞微细小起伏。胃腔造影剂显示均匀回声，可随胃蠕动改变胃腔形态，幽门开放自然，通过顺利。胃蠕动起始于胃体部，通常以 1 cm/s 的速度向幽门方向运动。胃蠕动波形呈节律性和对称性的管壁收缩，无突然中断现象。正常声像切面上约可见 1 ~2 个蠕动波。

2. 阑尾

（1）超声测量及正常值：正常阑尾测量可在阑尾横切面进行，一般阑尾的正常外径≤6 mm（图 2-7-13）。

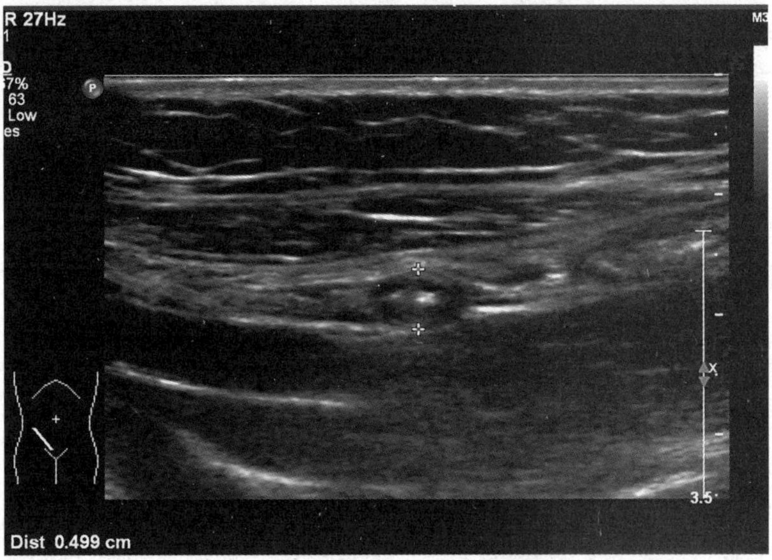

图 2-7-13　正常阑尾外径测量

（2）注意事项。阑尾的位置通常固定在右下腹，应注意连续性扫查，多在髂血管周围，但位置也存在变异，所以寻找阑尾的关键是寻找回盲部，腹部肠气明显患者，可加压扫查，推开肠气，有利于阑尾的显示；儿童身体本身就比较小，所以阑尾的位置相对成人来说，位置可能偏高，要结合情况具体分析。

五、检查结果

（一）超声表现

1. 胃　饮水后正常食管下段及贲门显示清晰，动态观察可见水持续通过，无明显狭窄，贲门口呈“喇叭状”，胃底部充盈良好呈半弧形，胃壁光滑完整无增厚，胃腔周围可显示正常胃壁结构，胃角部走行自然，黏膜面光滑完整，胃窦部显示较为清晰，可见 5 层结构，胃壁结构由内向外依次表现为强-低-强-低-强回声（图 2-7-14），幽门孔呈间隙性规律开放，水通过顺畅，胃腔充盈呈无回声区，内有散在微小气泡及黏液形成的强回声点，易浮动，可见胃蠕动，随胃蠕动变化胃腔形态可发生改变。

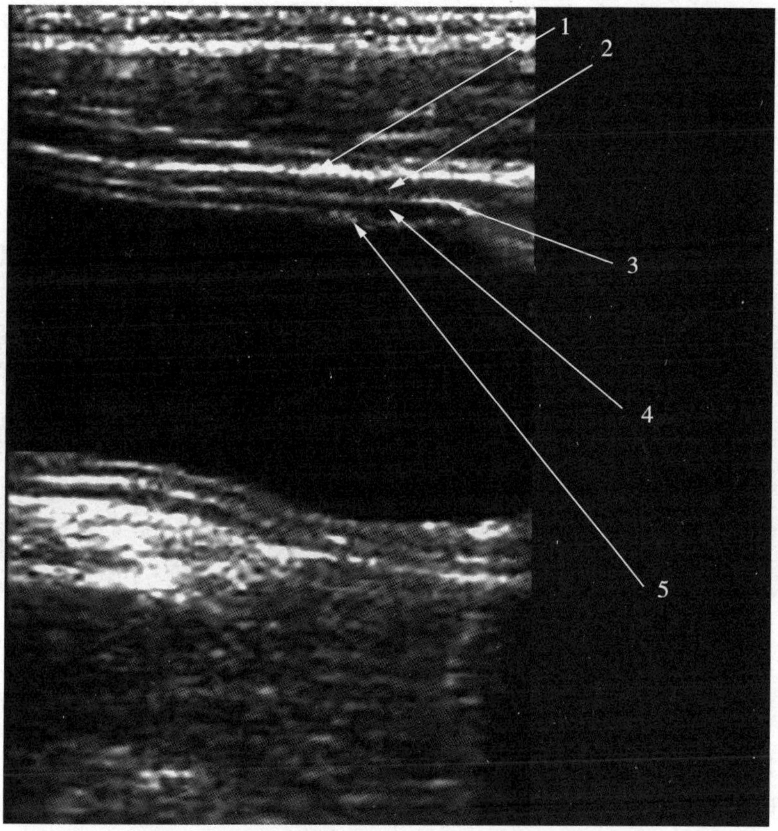

1. 浆膜层;2. 固有肌层;3. 黏膜下层;4. 黏膜肌层;5. 黏膜层。

图 2–7–14 胃壁层次

2. 阑尾 阑尾是一类圆形细小管状结构,一般长约 5 ~7 cm,直径 0.5 cm 左右,呈盲端,具有不可压缩性,一般阑尾从里向外分黏膜层、黏膜下层、肌层及浆膜层,黏膜层呈低回声,黏膜下层呈高回声,肌层呈低回声,浆膜层呈高回声,从外到内就是高、低、高、低,阑尾腔内呈无回声,可见少量粪气回声。

(二)检查报告

1. 胃

超声所见

口服胃肠造影剂 500 mL 后扫查,贲门通过顺利,胃腔内造影剂充盈良好,胃大小形态未见明显异常,胃黏膜光滑完整,胃壁 5 层结构显示清楚,厚度约____mm,胃蠕动未见明显异常回声。

超声提示

胃部未见明显异常。

2. 阑尾

超声所见

右下腹阑尾可见,根部外径____mm,体部外径____mm,盲端外径____mm,阑尾壁显示清晰,厚约____mm,腔内未见粪石及积液。阑尾系膜不肿胀,周围未见明显积液。

超声提示

右下腹阑尾未见明显异常。

课堂互动案例解析

【课堂互动】

案例　请指出以下超声图箭头所示部位的解剖结构。

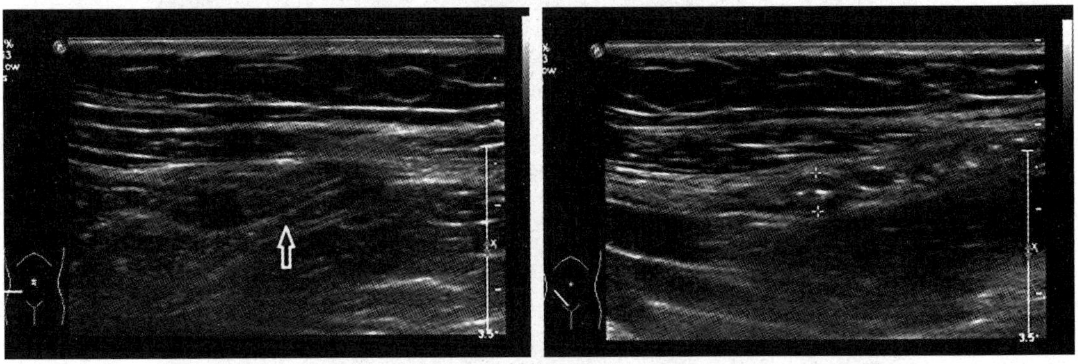

图 2-7-15　右下腹部扫查超声声像图

讨论

1)观察分析两幅超声声像图,哪个是阑尾长轴?哪个是阑尾短轴?

2)测量阑尾宽度应测量阑尾外径宽度(浆膜层到浆膜层)还是内径宽度(黏膜层到黏膜层)?

【实训小结】

通过课前预习、课中强化训练,学生能主动把所学理论知识与实践操作有机结合起来,能独立完成胃肠道部标准切面图像的采集、声像图的观察与分析,掌握正确的操作方法和技巧,养成主动学习、积极探索的习惯,提高把基础理论、基本知识和基本技能融会贯通的能力,提高个性品质和岗位胜任力。

课后思考案例解析

【课后思考】

案例　患者,男,26 岁,因上腹痛伴恶心呕吐来诊。胃超声检查声像图如图 2-7-16。

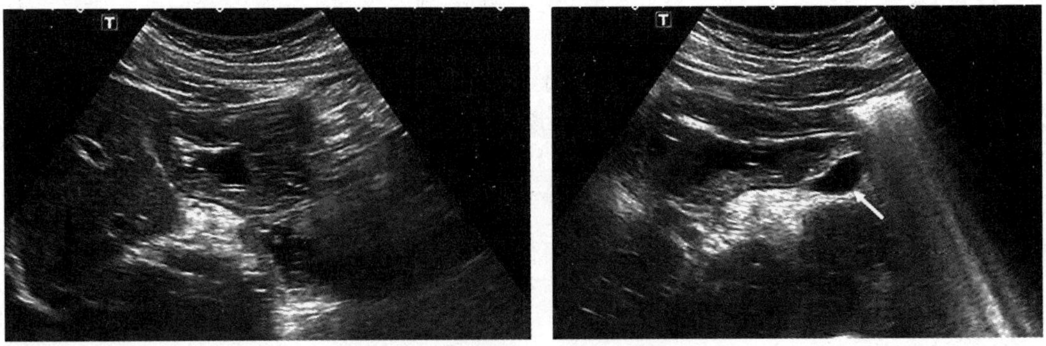

图 2-7-16　胃窦切面超声声像图

思考

1)观察上述超声图像,描述其超声声像图表现。

2)结合病史资料综合分析,超声提示是什么?如何进行鉴别诊断?

(李一凡)

任务二　胃肠道疾病超声诊断

【课前预习】

1.学生在线自主学习　使用数字化教学资源服务云平台,教师在平台分享包含大量的临床案例、生动形象的PPT,通过多种形式加强师生之间的对话与交流,加深学生对知识的理解,激发学生主动学习的积极性;并在真实临床案例讨论中融入医学人文素养教育,对学生的思政理念进行引导,实现线上线下授课相互呼应。

胃肠道疾病超声诊断PPT

2.学生在线自我检测　结合理论授课内容给出单选题5道、多选题2道,学生扫码完成自测,考核学生理论知识掌握情况。

胃肠道疾病超声诊断自测题

【实训目标】

1.掌握　胃炎、胃溃疡、胃癌声像图特征及诊断要点,了解其病理、临床表现及临床价值,具有观察与分析正常及异常超声声像图的能力。

2.熟悉　不同类型阑尾炎的声像图表现、临床表现、诊断及鉴别诊断要点。

3.了解　阑尾肿瘤的超声表现及鉴别诊断要点。

4.其他　通过实训练习,使学生能将胃肠道的理论知识转化成实践动手能力,并能够正确灵活运用实际工作所必需的基础理论和基本技能,具备独立从事本专业工作的实际能力。

【实训器材】

1.仪器　选用实时超声诊断仪,依据仪器分辨力高低,可显示相应的图像效果。首选中频线阵探头,频率3.0~9.0 MHz,小儿或体型较瘦的成人可选用高频线阵探头,频率5.0~12.0 MHz。体型较胖患者可选用凸阵探头,频率1.0~5.0 MHz,低频探头与高频探头可结合使用。带病变超声体模。

2.材料　耦合剂、检查用纸、检查床。

3.其他　数字化教学资源。胃肠疾病超声典型病例图片、临床相关资料等。

【实训步骤】

1.案例导入　带教老师播放影视资料,演示临床典型案例,讲解胃及阑尾常见疾病的超声表现,超声诊断及鉴别诊断要点,在案例解析中融入“以人为本”“人文关怀”理念,让医学生汲取人文精神的精髓,在内心深处积淀出对生命、健康以及死亡、疾病的正确观念,从更高层面理解行医之道。

2. 演示观摩

(1)讲解胃炎、胃溃疡、胃癌等常见疾病超声表现,演示不同检查途径、检查手法对胃部病变声像图的影响。

(2)演示改变体位扫查,对胃底部左侧卧位及平卧位扫查情况鉴别。

(3)演示探头扫查时的动静结合,扫查动态病变时,将探头固定不动,实时显像下观察活动状况,对于不活动病变要缓慢侧动或转动探头,对病变或其周围组织进行观察。

(4)演示对小病灶及难以分辨病灶时,采取局部放大技术,将图像放大观察。

(5)演示当胃窦部充盈不佳,显示不清时采取改变体位的方式提升显示效率。

(6)讲解不同类型阑尾炎超声表现,演示不同探头、检查手法对阑尾病变声像图的影响。

(7)演示探头扫查时的动静结合,扫查动态病变时,将探头固定不动,实时显像下观察活动状况,对于不活动病变要缓慢侧动或转动探头,对病变或其周围组织进行观察。

(8)演示阑尾位置变异时,如何利用阑尾扫查法进行扫查。

(9)带教老师结合超声诊断仪的使用,讲解超声探头的选择及仪器的调节,以及检查前准备、人文关怀、医患沟通等。

3. 分组训练　学生分组上机操作,重复老师演示的操作流程,掌握正确的调节仪器方法,使用胃及阑尾疾病模型,分组上机操作实践,通过示教让学生感受操作过程中图像变化与操作技能的关系。感受不同探测体位、呼吸运动与途径对胃占位病变显示的影响,发现异常时对病灶进行测量。观察仪器调节对胃常见疾病声像图表现的影响并思考其原因。感受操作过程中图像变化与操作技能的关系;观察仪器调节及不同类型探头对阑尾常见疾病声像图表现的影响并思考其原因。带教老师巡回辅导、答疑解难,纠正学生不规范的操作方法。

4. 分组讨论　幻灯片展示多种胃部疾病图片,让学生识图辨病、踊跃抢答,并提出问题进行分组讨论,如引起胃壁增厚的疾病有哪些?如何鉴别良恶性溃疡?胃癌的超声表现?接着幻灯片展示阑尾疾病图片,让学生识图辨病、踊跃抢答,并提出问题进行分组讨论,如阑尾炎的超声直接表现,阑尾炎的病理分型,阑尾其他病变,等等。引导学生梳理知识要点,以点带面,构建知识网络,培养学生的临床思维、临床能力。

5. 书写报告(报告示例)

(1)胃十二指肠报告

超声所见

口服胃肠造影剂 500 mL 后扫查,贲门通过顺利,胃腔内造影剂充盈良好,胃大小形态未见明显异常,胃黏膜光滑完整,胃壁 5 层结构显示清楚,胃窦部胃壁局限性增厚,厚度约 1.2 mm,胃壁层次消失,该处蠕动降低。于胃蠕动未见明显异常回声。十二指肠球部、降部、水平部显示清晰,未见明显异常回声,造影剂通过良好。

超声提示

胃窦部胃壁局限性增厚,考虑胃癌。

(2)阑尾超声报告

超声所见

右下腹探测:阑尾可见,根部外径6 mm,体部外径1.1 mm,盲端外径1.0 mm,阑尾壁显示清晰,厚约3 mm,腔内可见粪石及积液。阑尾系膜肿胀,周围可见明显积液,深约13 mm。

超声提示

阑尾炎伴粪石形成。

【实训内容】

一、胃肠道疾病的超声鉴别诊断

(一)胃炎的超声鉴别诊断

引起胃炎的主要原因有细菌感染、饮食习惯、长期吸烟饮酒、服药史及免疫和遗传因素。其鉴别诊断要点见表2-7-1。

表2-7-1 胃炎的超声鉴别诊断

项目	急性胃炎	慢性浅表性胃炎	慢性萎缩性胃炎
临床表现	急性发作,临床症状明显,上腹部疼痛,可伴有恶心、呕吐,偶有呕血和黑便	慢性反复发病,临床症状不典型,消化不良症状,无呕血和黑便	慢性反复发病,临床症状不典型,消化不良症状,无呕血和黑便
声像图表现	胃壁弥漫性均匀性增厚,黏膜层和肌层增厚为主,胃壁回声减低,黏膜皱襞粗大,胃壁结构清晰,胃蠕动减弱	胃壁区域性轻度增厚,黏膜表层和黏膜肌层增厚为主,胃壁回声略降低,黏膜皱襞肿胀不明显,胃壁结构清晰,胃蠕动正常或增强	胃壁区域性弥漫性变薄,黏膜表层和黏膜肌层变薄为主,胃壁回声略降低,黏膜皱襞变细变少,胃壁结构清晰,胃蠕动正常或减弱
胃壁厚度	8 ~ 15 mm	<8 mm	<5 mm

(二)胃溃疡的超声鉴别诊断

胃溃疡发生部位以胃小弯角切迹、幽门管和十二指肠球部最多见。基本病理改变是黏膜层出现局性凹陷,溃疡周围的黏膜经常伴有水肿、充血或增生等炎症变化。常见病因为胃黏膜局部损害和黏膜保护失去平衡,易穿孔,临床可大致分为良性溃疡和恶性溃疡,其鉴别诊断要点见表2-7-2。

表 2-7-2 胃溃疡良恶性的超声鉴别诊断

项目	良性溃疡	恶性溃疡
溃疡形状	圆形或椭圆形	不规则形、皿状或火山口状
溃疡大小	直径一般<2 cm	直径常>2 cm
溃疡深度	较深	较浅
溃疡边缘	整齐、不隆起	不整齐、隆起
溃疡底部	较平坦	凹凸不平，坏死出血明显
溃疡特征	腔外型，规则	腔内型，不规则
溃疡周围厚度	一般<15 mm	一般>15 mm
黏膜纠集征	有	无
胃蠕动	存在或减弱	消失或僵硬
周围浸润	无	多见
转移	无	多见
腹水	无	多见
胃壁回声	均匀偏低，层次清晰	不均匀，层次不清晰
邻近胃壁	柔软	僵硬

（三）胃癌的超声鉴别诊断

胃癌在中国发病率高，在消化道恶性肿瘤中位列第一位，男性多于女性，大约为(2∶1)～(3∶1)，该病的病因目前未完全明确，遗传和免疫是重要的发病因素，慢性胃病、饮食习惯不良等是促使胃癌发生的重要因素，病理组织类型主要有腺癌、黏液癌、低分化癌和未分化癌，大体分为早期胃癌和进展期胃癌，胃癌的声像图表现较为复杂，因此，超声所见尽可能结合病理分型进行描述和分期、分型。早期胃癌和进展期胃癌其鉴别要点分别见表 2-7-3、表 2-7-4。

表 2-7-3 早期胃癌的超声鉴别诊断

项目	隆起型	浅表型	凹陷型
病灶大小	<20 mm	<5 mm	范围较大，直径可>15 mm
病灶形态	小肿块形，局部隆起	黏膜面呈局限性、条索状增厚	浅而大的凹陷
病灶范围	局限	局限	局限，但范围略大
病灶表现	黏膜层、黏膜肌层病变，黏膜下层完整	黏膜层病变	黏膜层、黏膜下层病变，可达黏膜下层
周围表现	胃壁层次清晰，界限清晰	与周围胃壁分界不清	周围胃壁回声较正常，胃壁明显降低
胃蠕动	正常或稍减弱	正常或稍减弱	常减弱或差

注：随着超声设备的不断发展进步，超声检查技术的不断创新发展，超声可发现早期的胃癌，但是声像图表现并不是特别典型，敏感性较低，易漏诊误诊，确诊该病目前主要依靠胃镜及病理活检。

表 2-7-4 进展期胃癌的超声鉴别诊断

项目	肿块型(结节型)	溃疡型	溃疡浸润型	弥漫浸润型
病灶大小	<40 mm	病变范围较大,溃疡面>20 mm	范围较大	胃壁大部分或全部受累
病灶形态	菜花状,大肿块形	形态不规则,呈“火山口状”,口小、底大,凹凸不平	形态不规则,呈“火山口状”,口小、底大,凹凸不平,弥漫性不对称增厚,呈“菜花状”,胃腔局部狭窄和梗阻	胃壁弥漫不对称增厚隆起呈“假肾征”“靶环征”
病灶范围	局限	局限	弥漫+局限	弥漫发病
胃壁层次	结构消失	结构消失	结构消失	结构消失
周围表现	周围胃壁层次清晰,界限清晰,厚度正常	周围胃壁隆起,厚度不均匀	常累及对侧,弥漫	弥漫增厚,层次紊乱
胃蠕动	减弱	减弱,病变处消失	常减弱或差	极差

注:进展期胃癌是指癌组织浸润到黏膜下层,侵犯肌层为特征,部分达浆膜层或浆膜外,不论病灶大小或有无转移。进展期胃癌的超声表现依据分型不同表现各有特征,共同的超声表现为局部胃壁增厚、回声降低、层次不清,其余特征需认真鉴别。胃癌转移可直接浸润周边组织及器官,淋巴结转移为主要转移途径,部分可种植转移于腹腔、腹膜及腹壁,女性患者可转移至卵巢,称库肯勃瘤。胃癌还可经血行转移至远处器官,检查中要依次排除。

二、阑尾疾病的超声鉴别诊断

(一)阑尾疾病的超声鉴别诊断

阑尾位于右下腹,在盲肠与回肠之间,是一个管状器官,一端开口于盲肠,一端呈盲端,故容易发生梗阻及感染而引起急性炎症,一般分为单纯性、化脓性、坏疽性和阑尾周围脓肿 4 种类型,鉴别诊断见表 2-7-5。

表 2-7-5 急性阑尾炎超声鉴别诊断

项目	单纯性阑尾炎	化脓性阑尾炎	坏疽性阑尾炎	阑尾周围脓肿
阑尾直径	>7 mm	>10 mm	可增粗也可正常	可增粗也可正常
阑尾壁	管壁水肿明显,黏膜层增厚明显,管壁连续性好	管壁呈“双层”,黏膜层回声不均,连续性欠佳	管壁结构层次紊乱不清,连续性中断,弥漫+局限	管壁不对称增厚,连续性中断
阑尾系膜	肿胀	肿胀明显	**系膜腹膜肿胀明显**	**大网膜包裹**

续表 2-7-5

项目	单纯性阑尾炎	化脓性阑尾炎	坏疽性阑尾炎	阑尾周围脓肿
周围积液	少或不明显	可见游离性积液	较多游离性积液	包裹性积脓，游离性积液
淋巴结	肿大	明显肿大	明显肿大	腹腔多发肿大

注：急性阑尾炎结合症状、体征及实验室检查等超声诊断并不困难，在诊断中不仅要进行不同类型炎症的鉴别诊断，还要注意和引起右下腹疼痛的相关疾病的鉴别诊断，尤其注意宫外孕或卵巢黄体囊肿破裂的鉴别诊断，检查的关键是找到阑尾，并能全程显示。

（二）阑尾肿瘤的超声鉴别诊断

阑尾肿瘤临床上较为少见，同其他消化道一样，各种组织来源的肿瘤均可发生，较常见阑尾黏液性肿瘤，其他类型极罕见，鉴别诊断要点见表 2-7-6。

表 2-7-6　阑尾黏液性肿瘤良恶性超声鉴别诊断

项目	阑尾黏液性囊肿（良性）	阑尾恶性黏液瘤
边界	清晰，有包膜	清晰或不清晰
外径	>3 cm	大小不一
形态	圆形、长条形或梭形	不规则
囊壁	均匀、无增厚	增厚、粗糙
回声	囊内细小光点	低或中等囊实性回声
透声	良好	欠佳
压痛	无	常有
腹腔种植	无	阑尾没有破裂就有腹膜种植
继发改变	一般无	粘连，梗阻

【课堂互动】

课堂互动案例解析

识图辨病

观察分析以下超声声像图，快速抢答：下列 4 幅图（图 2-7-17 ~ 图 2-7-20）分别是什么病变？诊断要点是什么？

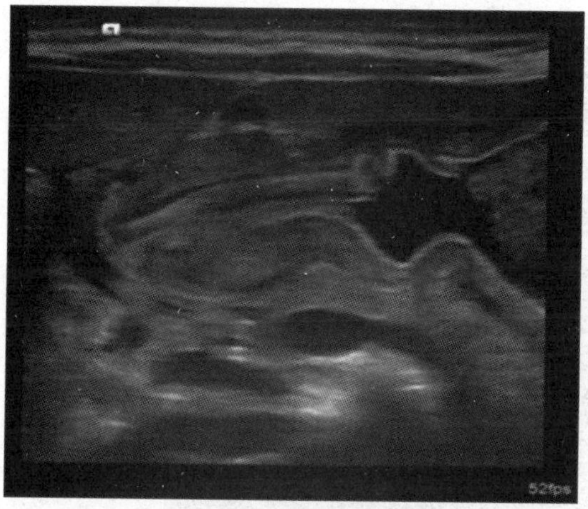

图 2-7-17　胃超声声像图

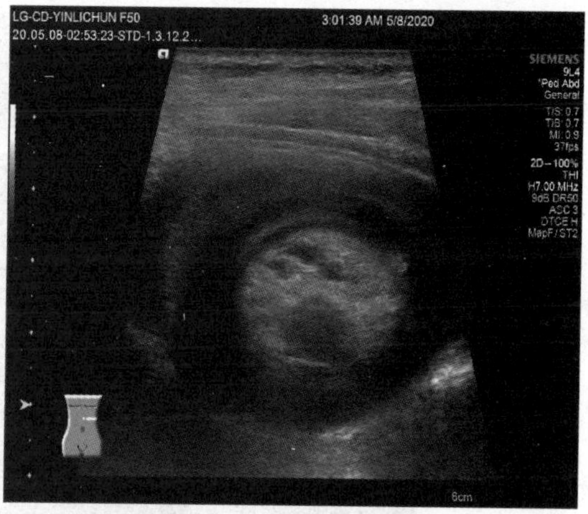

图 2-7-18　肠超声声像图(1)

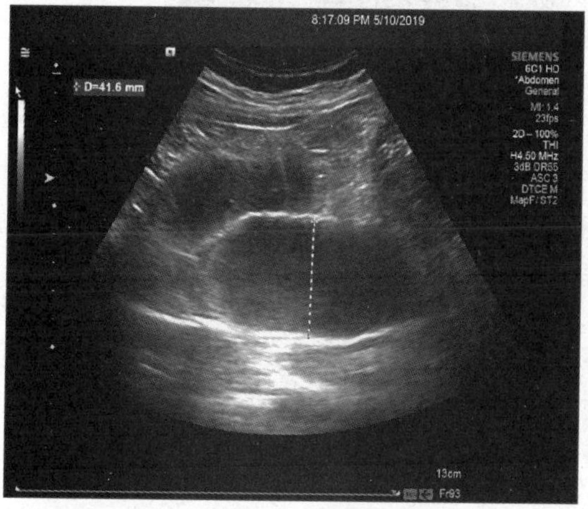

图 2-7-19　肠超声声像图(2)

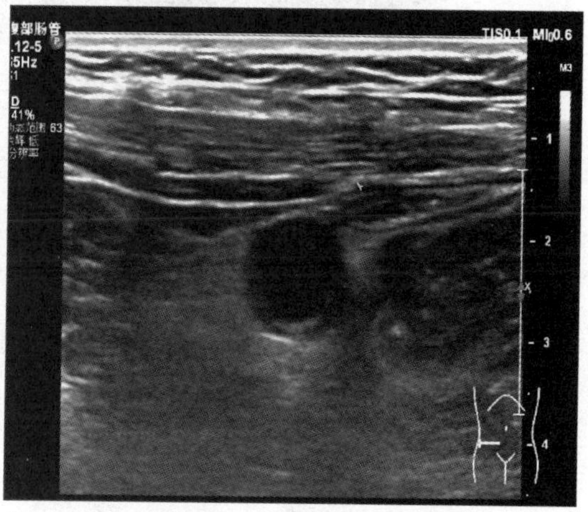

图 2-7-20　阑尾超声声像图

【实训小结】

通过课前预习、课中强化训练，学生能主动把所学理论知识与实践操作有机结合起来，能独立完成胃肠道部标准切面图像的采集、声像图的观察与分析，掌握正确的操作方法和技巧，养成主动学习、积极探索的习惯，提高把基础理论、基本知识和基本技能融会贯通的能力，提高个性品质和岗位胜任力。

【课后思考】

案例　患者，男，51 岁。主诉因上腹间歇性隐痛、进食后饱胀 2 个月就诊。患者上腹部疼痛无明显节律性，但夜间疼痛较重，并向前腹部放射，与进食无关，但是近期饭量减少明显。无明显恶心、呕吐、反酸、大便发黑。自认为是胃病，口服药物(具体不详)可缓解症状。近期症状有所加重，遂来我院就诊。患者起病以来体重下降 6 kg。胃超声检查声像图见图 2-7-21。

课后思考案例解析

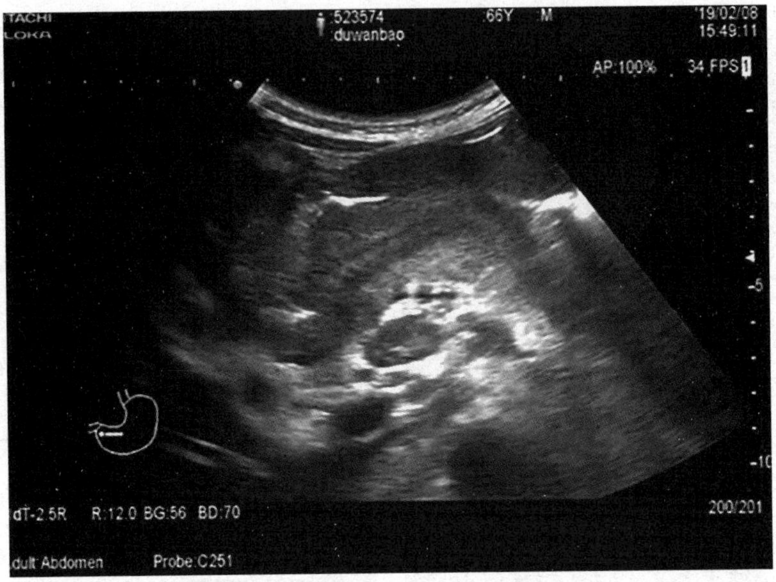

图 2-7-21 胃窦部长轴切面超声图像

思考

1)观察上述超声图像,描述其超声声像图表现。

2)结合病史资料综合分析,超声提示是什么?

3)超声检查过程中需要注意哪些问题?

(李　刚)

项目八

腹膜后间隙和肾上腺超声检查

任务一　正常腹膜后间隙和肾上腺超声检查

【课前预习】

1. 学生在线自主学习　使用数字化教学资源服务云平台，教师将课程制成 PPT、微课视频，并上传至平台，让学生在课前自主探究、讨论交流，激发学生主动学习的积极性。设立临床真实案例讨论论坛，师生互动、解析答疑，加强师生之间的对话与交流，实现线上线下授课相结合，为完成后续的实践技能操作任务打好坚实基础。

2. 学生在线自我检测　结合理论授课内容给出单选题 5 道、多选题 2 道，学生扫码完成自测，考核学生理论知识掌握情况。

正常腹膜后间隙和肾上腺超声检查 PPT

正常腹膜后间隙和肾上腺超声检查视频

正常腹膜后间隙和肾上腺超声检查自测题

【实训目标】

1. 掌握　腹膜后解剖结构及相关脏器毗邻关系、腹膜后间隙与肾上腺超声探测方法、正常的超声表现。

2. 熟悉　肾上腺疾病的超声表现与鉴别要点。具备观察与分析正常及异常超声声像图的能力。

3. 了解　超声检查过程中需要注意的问题。

4. 其他　通过实训，使医学生完成基本理论向临床实践的转化、基本知识向临床思维的转化、基本技能向临床能力的转化。提高医学生的职业能力、专业能力、医患沟通能力、团队合作能力；培养医学生的职业素质、人文素质、综合素质。

【实训器材】

1. 仪器　多功能彩色多普勒超声仪（B/M、CDFI、PW、CW），凸阵探头（频率 3.5 ~ 5.0 MHz）（经腹）、5.0 ~ 7.5 MHz 线阵或微凸探头（儿童及婴幼儿），超声体模。

2. 材料　耦合剂、检查用纸、检查床。

3. 其他　数字化教学资源。

【实训步骤】

1. 演示观摩

(1)带教老师结合超声诊断仪的使用,讲解腹膜后间隙与肾上腺超声探头的选择及仪器的调节,以及检查前准备、人文关怀、医患沟通等。

(2)带教老师实操演示常用标准切面检查步骤、检查手法及声像图表现特点;演示检查腹膜后间隙常用的经腹主动脉长轴切面、经胰腺长轴的横切面和经肾门的横断面3个切面;肾上腺的探测方法。通过示教让学生在头脑中对各标准切面所显示的解剖结构及操作流程、操作手法、正确测量、注意事项有一个初步认识。

2. 分组训练

(1)学生分组上机操作,重复老师演示的操作流程,掌握正确的调节仪器方法。

(2)体会合理应用操作手法技巧的重要性;感受不同检查体位与检查途径对标准切面的影响,掌握腹膜后间隙与肾上腺超声探测的方法及操作要点,体会因肾上腺的位置深,体积小,外形多变,超声很难显示其全貌,声像图与其大体解剖形态有很大差别;注意肾上腺三角区是识别肾上腺的重要界标,检查时可采用经腋前线或腋后线与腋中线的冠状切面或肋间斜切面;体会坐位饮水检查法探测左侧肾上腺。选择清晰切面进行超声测量。

(3)带教老师巡回辅导、答疑解难,纠正学生不规范的操作方法。

3. 采集图像数据　应用超声图文工作站采集、保存图像,并可对所采集的静、动态图像进一步编辑处理,结合患者临床表现和超声图像,进行超声图文诊断。

4. 书写报告　在保证超声图像及数据采集准确的前提下,综合超声所见及临床表现认真分析后,正确运用超声术语,内容简洁,层次分明,重点突出,写出检查报告,提出诊断意见,检查者亲笔签名。报告单时间精确到分。

【实训内容】

一、检查前准备

(一)操作者准备

1. 采用高分辨力彩色多普勒实时超声仪　校对电源电压以及接地装置是否正常,待仪表正常后,方可开主机开关。根据患者的检查部位、年龄、体型选择合适探头及频率。常用频率凸阵探头:3.5～5.0 MHz(经腹)、5.0～7.5 MHz线阵或微凸探头(儿童及婴幼儿)。

2. 仪器调节　正确调节好各个控钮至最佳工作状态,经腹扫查增益调节至稍低于肝超声检查的条件,聚焦在目标区域设置,聚焦束可选择单个或多个,以1～2个为佳。

3. 环境条件　调节室内温度和光线,使患者处于比较安静、舒适的环境中。

4. 患者　对患传染性疾病的患者,按照消毒隔离程序处理。

(二)受检者准备

(1)凡是腹膜后超声检查,需要空腹 12 h 后进行,排空粪便或应用缓泻药,必要时患者需大量饮水,充盈胃肠作为声窗,进行诊断。

(2)急诊患者随时检查,但需备注是急诊情况下的检查,并建议择期复查。

(三)医患沟通

热情接诊患者,注意和患者交流沟通,给予患者适宜的人文关怀,以取得患者信任,主动配合检查,取得满意的检查效果。

二、核对信息、录入资料

1. 核对信息　认真阅读申请单,核对患者信息,耐心询问患者病史,态度和蔼,详细了解患者病情,明确此次检查目的。

2. 录入资料　录入患者姓名、年龄、性别、婚否、门诊号、住院号、超声号和图像记录方式等。

三、选取检查体位

仰卧位为主,必要时侧卧位或俯卧位扫查。

四、检查过程

(一)扫查方法与标准切面

1. 腹膜后间隙探查　一般采取仰卧位或按需要采取侧卧位、半卧位、俯卧位等。

(1)经腹主动脉长轴切面:探头位于剑突下方,脊柱左前方纵向扫查(图 2-8-1),可利用肝左叶作为透声窗扫查,纵切面需要探查腹腔干及肠系膜上动脉,两者均从腹主动脉前壁发出。腹主动脉所在的位置相当于肾周间隙。

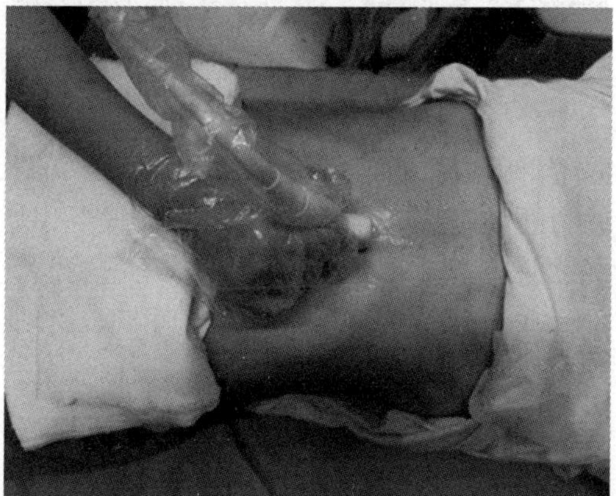

图 2-8-1　经腹主动脉长轴纵切面扫查示意

(2)经胰腺长轴的腹部横切面:探头置于剑突下横向探查至显示胰腺横断面后(图2-8-2)。切面内胰腺、肠系膜上动脉、十二指肠降部、胆总管下段、肝门静脉和脾静脉所在的区域相当于肾旁前间隙内。

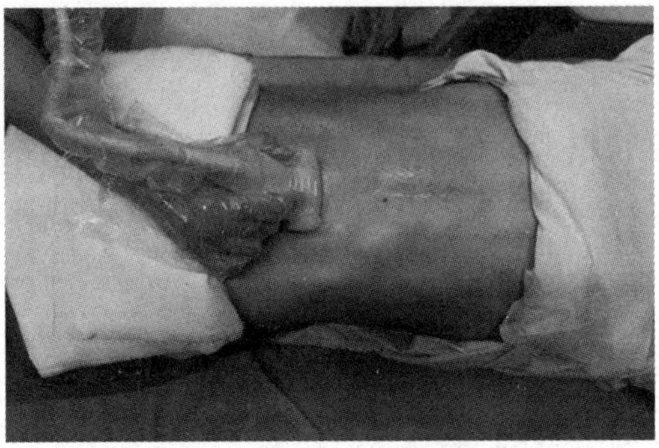

图2-8-2　经胰腺长轴横切面扫查示意

(3)经肾门的横断面:患者仰卧位,声束垂直于身体长轴,以显示肾门横断面为标准(图2-8-3),该切面内肾和肾血管所处区域为肾周间隙,肠系膜上动脉走行在肾旁前间隙内。

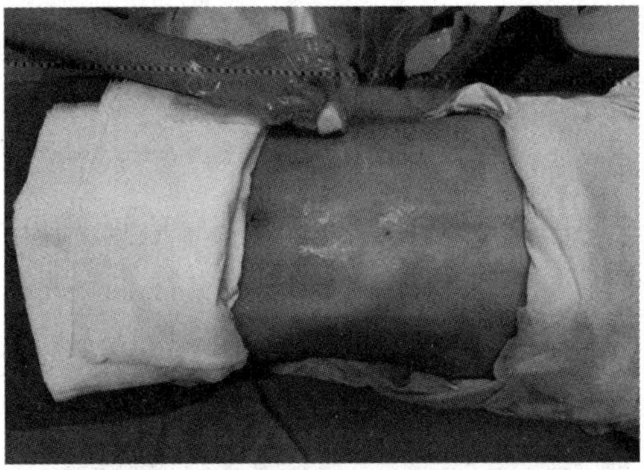

图2-8-3　经肾门横断面扫查示意

2. 肾上腺的探查　常用仰卧位,也可按要求采取侧卧位、俯卧位和立位等。检查时受检者可一手上举以增加肋间隙宽度或辅助深吸气使肝脾下移增加透声窗。

(1)左肾上腺探查:患者取右侧卧位或者仰卧位,经左肋间左肾上腺纵切面,探头置于左腋中线与腋后线第8~10肋间(图2-8-4),以脾和左肾作透声窗,声束向左肾上极的内上方扫查。可在脾、左肾及腹主动脉形成的三角区内显示呈倒"V"字或"月牙形"的左肾上腺。若上述方法效果不佳,可取坐位,饮水后以胃作透声窗,观察胃后方、腹主动脉外侧的左肾上腺区横切面效果佳。

(2)右肾上腺探查:患者取仰卧位或左侧卧位,经右肋间或右肋缘下右肾上腺纵切面,探头置于右侧腋前线或腋前线和腋中线之间的第9~11肋间(图2-8-5),以肝肾为透声窗,显示出肝右后叶及右肾冠状切面后,声束向右肾上极的内上方扫查,在下腔静脉的后方、右肾上极的内前方显示“类三角形”或倒“Y”字形的右肾上腺。

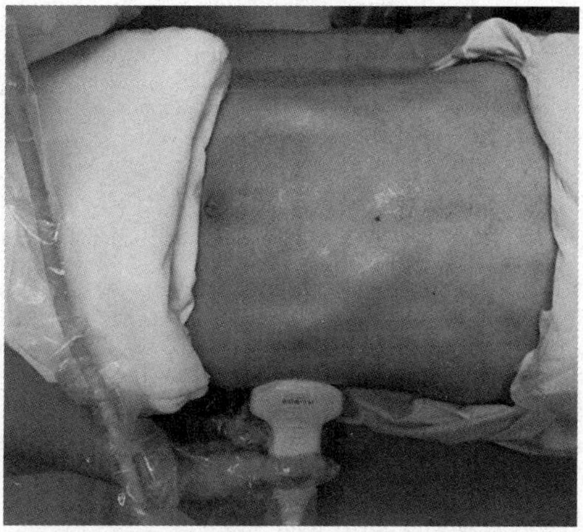

图 2-8-4 左肾上腺扫查示意

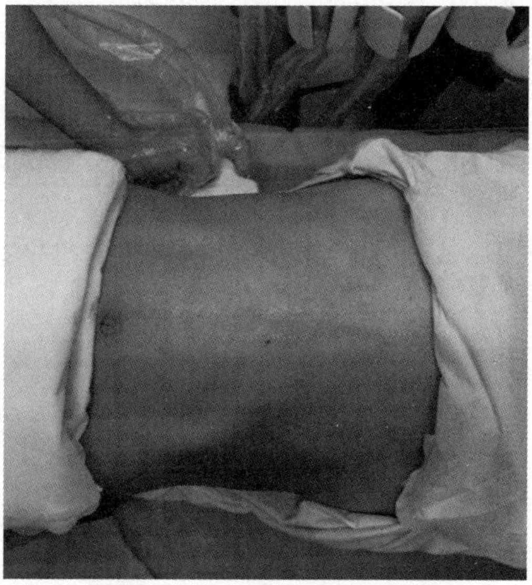

图 2-8-5 右肾上腺扫查示意

(二)超声测量及注意事项

1. 肾上腺超声测量及正常值　正常成人肾上腺显示率较低,儿童较易显示(图 2-8-6)。

(1)测量方法:在冠状面测量肾上腺的长径和厚径,测量时以最大断面的最大长度与厚度为准。

(2)参考值:成人长径不超过 30 mm,厚径不超过 10 mm。

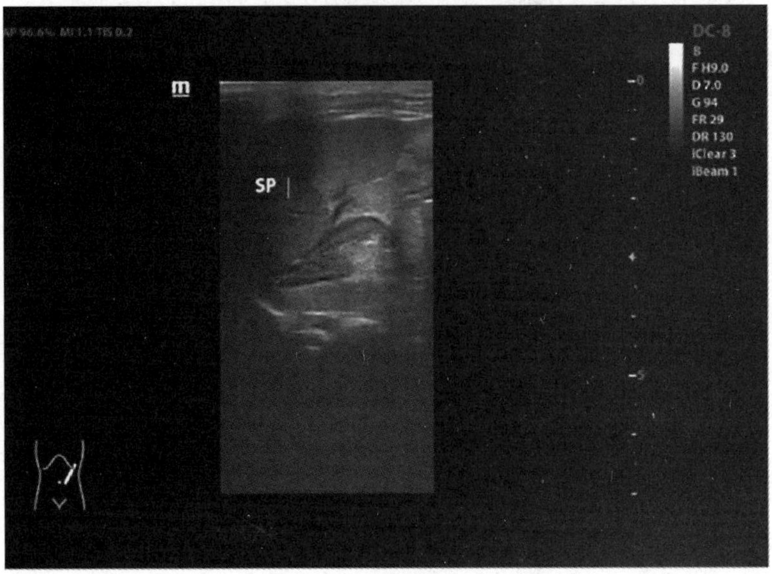

SP. 脾。

图 2-8-6　肾上腺测量示意（儿童）

2. 注意事项

（1）腹膜后间隙因位置深，易受胃肠道、肌肉等干扰，必须在空腹条件下检查，胀气明显者，需排空宿便。

（2）熟悉腹膜后各脏器、血管走行及解剖分布，有助于占位性病变的定位。

（3）双侧对比，配合呼吸，有助于肾上极及肾上腺的扫查。

（4）探查时需结合多体位多断面多角度观察，减少小病灶的漏诊。如超声无阳性发现并不代表正常，需结合 CT、MRI 综合评估。

（5）右肋缘下探查时要显示右肾上极和下腔静脉之间的位置，由于该位置有肾上腺及其周围结缔组织包裹的脂肪组织而形成高回声的三角区，不要将该三角区误认为是右肾上腺，正常肾上腺的腺体超声表现为低回声区。

五、检查结果

（一）超声表现

1. 正常肾上腺　正常肾上腺的显示率较低。成人正常肾上腺为扁三角形，呈低回声。一般不宜显示血流信号（图 2-8-7、图 2-8-8）。

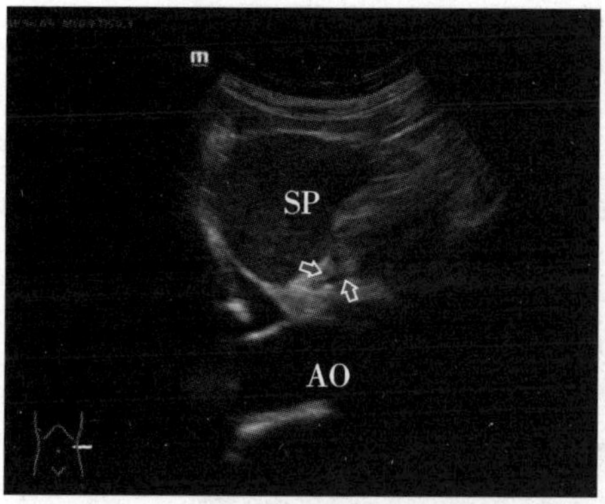

SP. 脾;AO. 腹主动脉;箭头示左肾上腺。

图 2-8-7 左肾上腺超声声像图

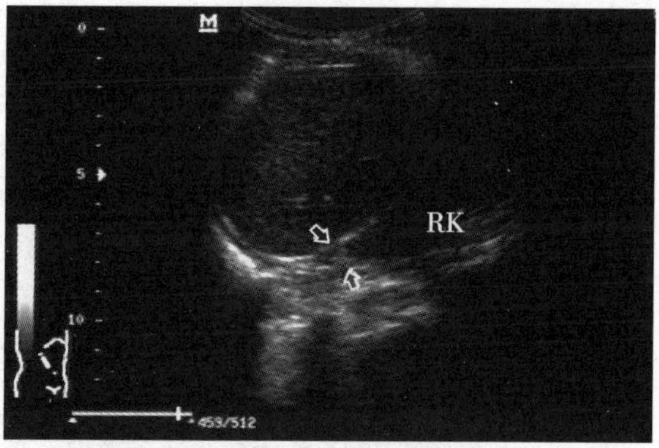

RK. 右肾;箭头示右肾上腺。

图 2-8-8 右肾上腺超声声像图

2. 腹膜后间隙 腹膜后间隙是一潜在的腔隙,位置较深,正常状态下超声不易显示,声像图上通常通过腹膜后脏器、大血管等解剖标志来定位(图 2-8-9 ~ 图 2-8-11)。

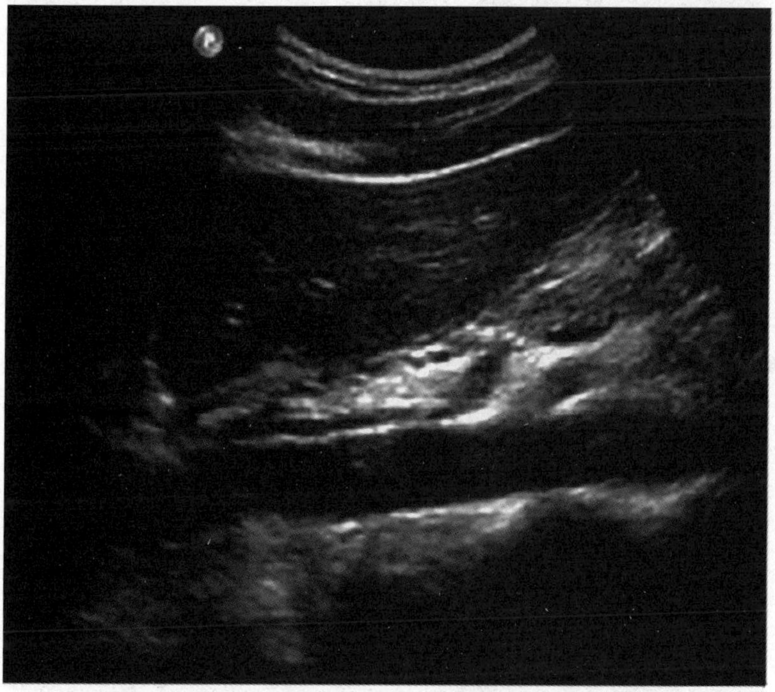

图 2-8-9 经腹主动脉长轴纵切面超声声像图

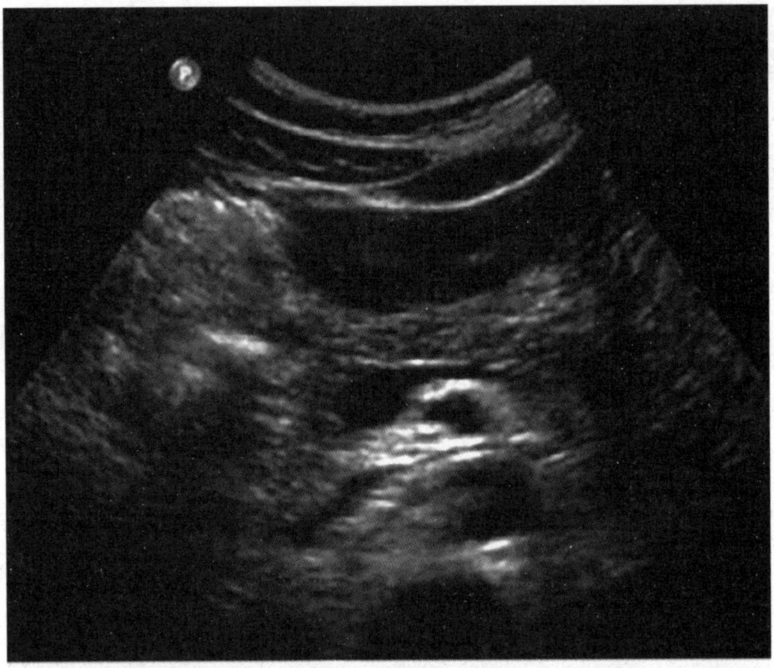

图 2-8-10　经胰腺长轴横切面超声声像图

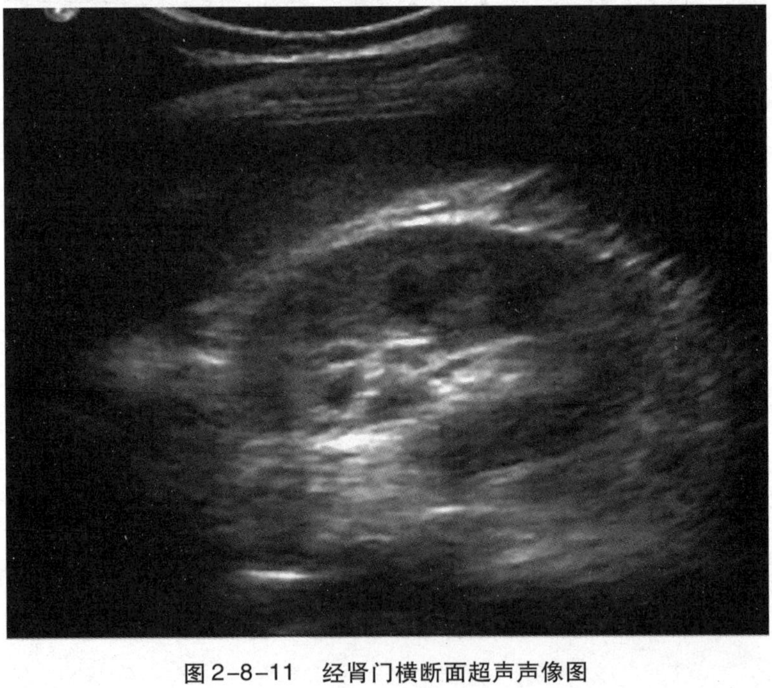

图 2-8-11　经肾门横断面超声声像图

（二）检查报告

超声所见

下腔静脉、腹主动脉周围未见异常回声和明确肿大淋巴结，腹膜后未见其他囊实性占位性病变。双侧肾上腺区可见肾上腺间隙回声，双侧肾上腺区未见异常占位性病变。

超声提示

腹膜后及双侧肾上腺区未见明显异常。

【课堂互动】

案例　请根据所学知识，识别图 2-8-12 中的标识结构。

课堂互动案例解析

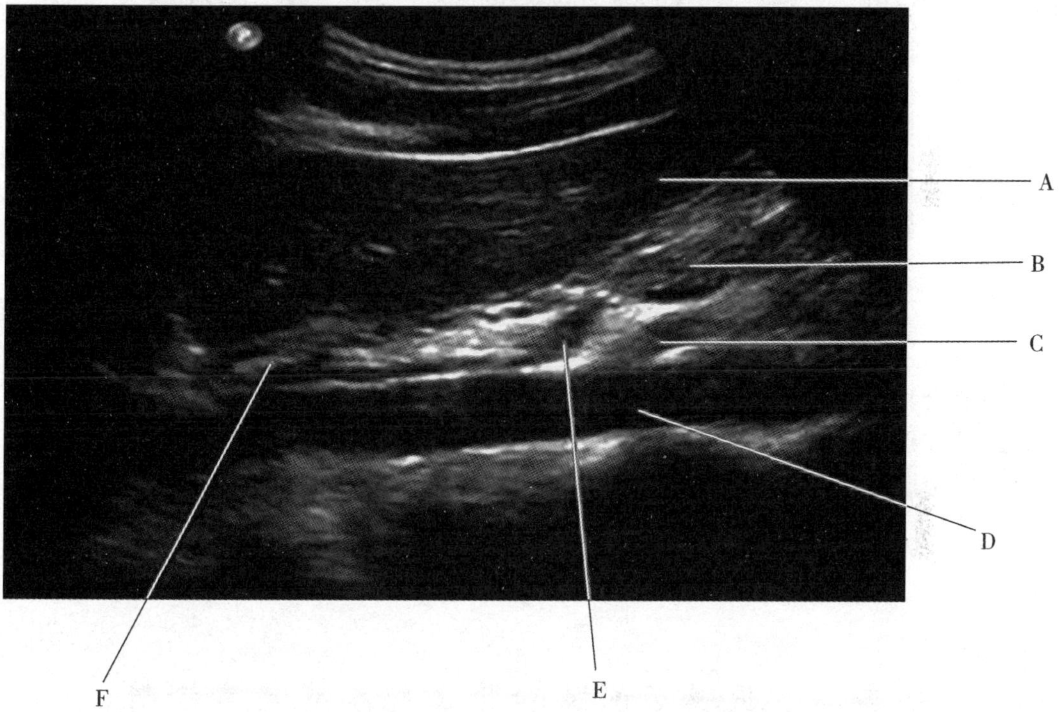

图 2-8-12　课堂互动识别超声声像图

讨论

1）上图中 A ~ F 所代表的解剖结构分别为：A. ____________；B. ______________；C. ___________；D. ___________；E. ____________；F. ______________。

2）请阐述该图中各结构之间的位置关系。

【实训小结】

通过课前预习、课中强化训练，学生能主动把所学理论知识与实践操作有机结合起来，能独立完成腹膜后间隙和肾上腺标准切面图像的采集、声像图的观察与分析，掌握正确的操作方法和技巧，养成主动学习、积极探索的习惯，提高把基础理论、基本知识和基本技能融会贯通的能力，提高个性品质和岗位胜任力。

课后思考案例解析

【课后思考】

案例　患者,女,68 岁,卵巢癌术后 1 年,因腹痛 3 d 就诊,超声所见:腹腔动脉和腹主动脉周围有多发低回声结节,边界清楚(图 2-8-13)。

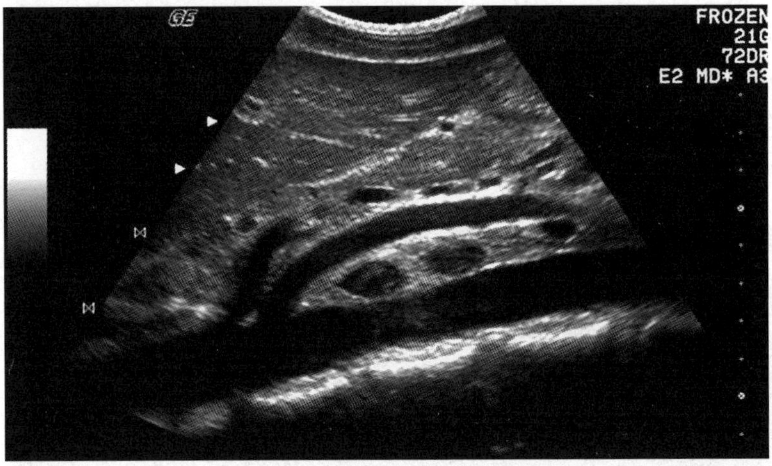

图 2-8-13　患者超声声像图

思考

1)通过其声像图描述,患者可能的诊断是什么?

2)请列举两种常发生腹膜后淋巴结转移的原发肿瘤。

3)腹膜后肿瘤超声检查的探测内容有哪些?

(陈雨娜)

任务二　腹膜后间隙和肾上腺疾病超声诊断

腹膜后间隙和肾上腺疾病超声诊断 PPT

腹膜后间隙和肾上腺疾病自测题

【课前预习】

1. 学生在线自主学习　使用数字化教学资源服务云平台,教师在平台分享包含大量的临床案例、生动形象动图的 PPT,通过多种形式加强师生之间的对话与交流,加深学生对知识的理解,激发学生主动学习的积极性;并在真实临床案例讨论中融入医学人文素养教育,对学生的思政理念进行引导,实现线上线下授课相互呼应。

2. 学生在线自我检测　结合理论授课内容给出单选题 5 道、多选题 2 道,学生扫码完成自测,考核学生理论知识掌握情况。

【实训目标】

1. 熟悉　肾上腺常见疾病的声像图特征、临床表现、诊断及鉴别诊断要点。具有观察与分析正常及异常超声声像图的能力。

2. 了解 腹膜后间隙常见疾病的超声表现及鉴别诊断要点。

3. 其他 通过实训，医学生完成基本理论向临床实践的转化、基本知识向临床思维的转化、基本技能向临床能力的转化。提高医学生的职业能力、专业能力、医患沟通能力、团队合作能力；培养医学生的职业素质、人文素质、综合素质。

【实训器材】

1. 仪器 多功能彩色多普勒超声仪（B/M、CDFI、PW、CW），凸阵探头（频率3.5～5.0 MHz）（经腹）、5.0～7.5 MHz线阵或微凸探头（儿童及婴幼儿）、带病变体模。

2. 材料 耦合剂、检查用纸、检查床。

3. 其他 数字化教学资源。

【实训步骤】

1. 案例导入 带教老师播放影视资料，演示临床典型案例，讲解腹膜后间隙与肾上腺常见疾病的超声表现、超声诊断及鉴别诊断要点，在案例解析中融入"以人为本""人文关怀"理念，让医学生汲取人文精神的精髓，在内心深处积淀出对生命、健康以及死亡、疾病的正确观念，从更高层面理解行医之道。

2. 演示观摩

（1）实操演示不同检查途径各标准切面检查步骤、检查手法及声像图表现特点；讲解腹膜后（腹主动脉、下腔静脉、肾上腺等）常见病及相关超声表现。通过示教让学生在头脑中对各标准切面所显示的解剖结构及操作流程、操作手法、正确测量及注意事项有一个初步认识。

（2）在传授专业知识的同时融入医学人文素养教育，强调在超声检查过程中，不仅要发现疾病、诊断疾病，而且要关注患者整体、关爱患者心理。

3. 分组训练 学生尝试应用老师所讲的检查操作手法，识别常见腹膜后间隙、肾上腺疾病声像图表现，感受操作过程中图像变化与操作技能的关系。教师巡回纠错、答疑解难。

4. 分组讨论 幻灯片展示腹膜后间隙、肾上腺疾病图片，让学生识图辨病、踊跃抢答，并提出问题进行分组讨论，引导学生梳理知识要点，以点带面，构建知识网络，培养学生的临床思维、临床能力。

5. 书写报告（报告示例）

超声所见

右肾上腺区可见圆形中等回声，大小约____cm×____cm×____cm，边界清晰，周边可探及高回声包膜，内部回声均匀。CDFI：其内可见散在短条状血流信号。左肾上腺区未探及异常回声。

超声提示

右肾上腺实性占位，结合临床考虑嗜铬细胞瘤。

【实训内容】

腹膜后肿瘤种类繁多，来源复杂，包括原发性和转移性两类，其中转移性肿瘤较原发性肿瘤多见。原发性腹膜后肿瘤发病率并不高，但大多数为恶性，多为发生于间叶组织的肉瘤，如纤维肉瘤和脂肪肉瘤等。初起一般多无症状，随肿瘤的生长发展可出现腹部包块、腹痛及胃肠道压迫症状。

一、腹膜后疾病的超声鉴别诊断

腹膜后肿瘤分为原发性腹膜后肿瘤及继发性腹膜后肿瘤。原发性腹膜后肿瘤起源于腹膜后潜在腔隙，包括以神经源性肿瘤常见的良性肿瘤和以脂肪肉瘤和平滑肌肉瘤最为多见的恶性肿瘤两类，其鉴别要点见表 2-8-1；继发性腹膜后肿瘤则是由其他恶性肿瘤转移的腹膜后肿块。腹膜后肿瘤发病率低，在恶性肿瘤中不及 1%，常难以早期诊断，治疗比较困难，临床中需鉴别的腹膜后常见肿瘤见表 2-8-2。

表 2-8-1　腹膜后良性肿瘤与恶性肿瘤的超声鉴别要点

项目	良性肿瘤	恶性肿瘤
形态	规则	不规则
边界	清楚	不规则
生长速度	慢	快
回声特点	欠均匀	较复杂
是否转移	无	淋巴结、周围脏器转移
有无腹水	无	有
内部血供	少量	丰富

表 2-8-2　腹膜后常见肿瘤的超声鉴别要点

项目	平滑肌肉瘤	恶性淋巴瘤	神经母细胞瘤	转移瘤
好发年龄	中年女性多见	中青年多见	5 岁以下多见	中老年人多见
好发部位	腹膜后	腹膜后大血管周围	肾上腺	腹主动脉周围
病灶形态	多不规则	圆形或卵圆形	分叶状、不规则	多发结节状、团块状
病灶边界	不清	清晰	不清	清晰
内部回声	不均匀低回声	均匀低回声	不均匀低回声	均匀低回声

二、肾上腺疾病的超声鉴别诊断

肾上腺是人体重要的内分泌器官，由肾上腺皮质和髓质组成，分泌多种激素，对维持正常的生理功能起重要的调节作用。肾上腺皮质或髓质可由于增生或肿瘤而分泌过多的激素；也可由于肿瘤或其他疾病导致激素分泌下降，出现相应的肾上腺功能亢进或减退。常见疾病如肾上腺皮质增生、肾上腺皮脂腺瘤、嗜铬细胞瘤等，其中结节性的肾上腺皮质增生与小的功能性的肾上腺皮脂腺瘤需做鉴别，见表2-8-3。

表2-8-3 结节性肾上腺皮质增生与肾上腺皮质腺瘤超声鉴别要点

项目	结节性肾上腺皮质增生	肾上腺皮脂腺瘤
部位	双侧肾上腺	单侧单发
肾上腺情况	对侧肾上腺增生	同侧和对侧肾上腺萎缩
回声特点	增生结节与肾上腺相同	肿瘤内为低回声

【课堂互动】

课堂互动案例解析

识图辨病

观察分析以下超声声像图，快速抢答：图2-8-14～图2-8-17分别是什么病变？超声诊断要点是什么？

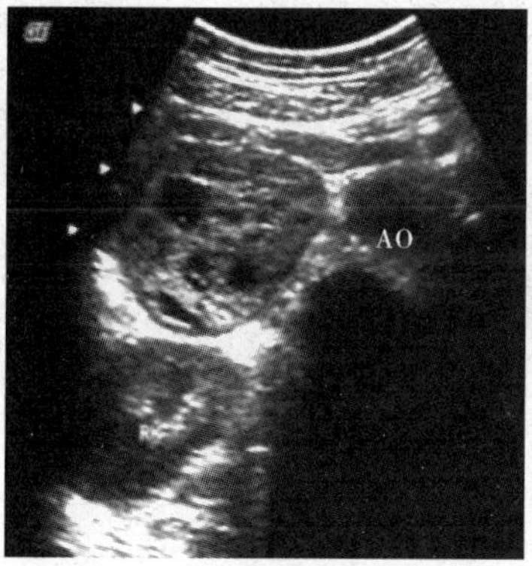

图2-8-14 肾上腺疾病超声声像图(1)

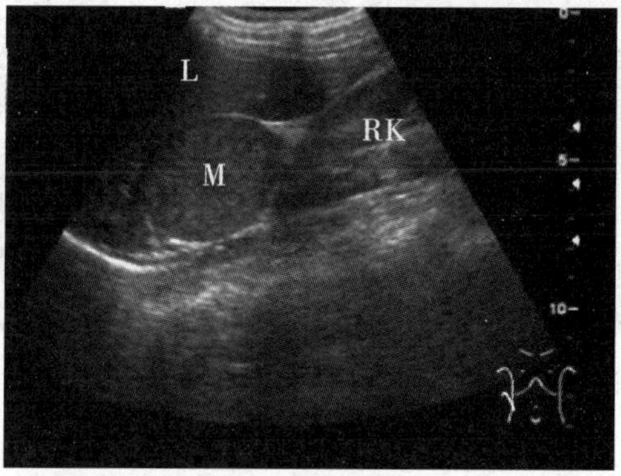

图2-8-15 肾上腺疾病超声声像图(2)

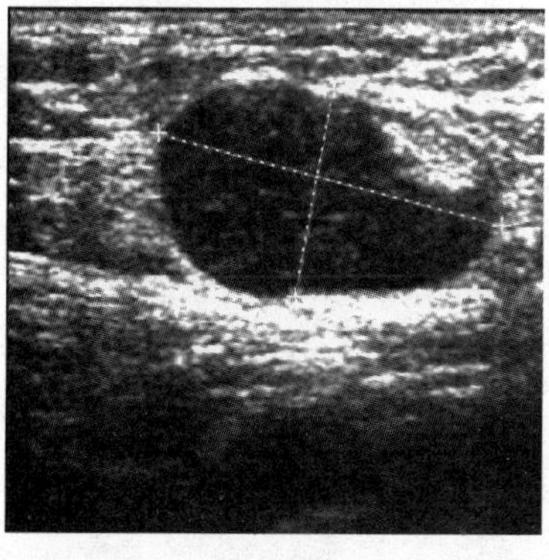

图2-8-16 腹膜后间隙疾病超声声像图(1)

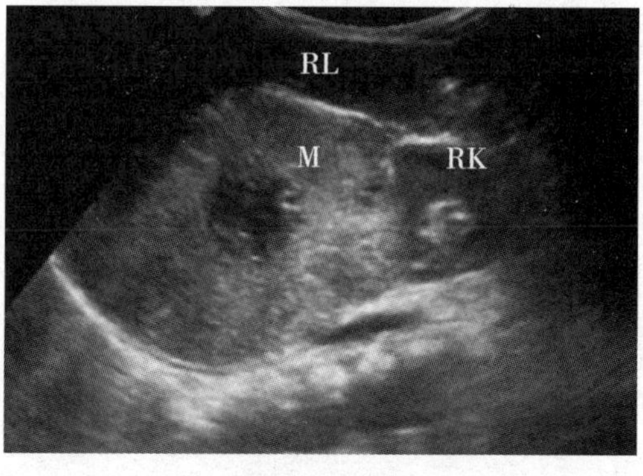

RL.右肝；M.肿块；RK.右肾。

图2-8-17 腹膜后间隙疾病超声声像图(2)

【实训小结】

通过课前理论知识预习、课中模拟临床强化训练，学生养成主动学习、积极探索的习惯，能独立完成腹膜后间隙与肾上腺常见疾病的超声扫查、图像采集、声像图观察与分析，掌握正确的操作方法和临床案例分析思路，培养临床思维能力。使学生从真实的临床案例讨论中感悟到“人文关怀”的内涵，提升职业素质、人文素质、综合素质。

【课后思考】

课后思考案例解析

案例　患者，男，31 岁，发热、贫血伴颈部多发淋巴结肿大行超声检查。临床触诊：左颈侧区多个肿大淋巴结，质地韧，活动性好。颈部及腹部检查超声声像图如图 2-8-18、图 2-8-19。

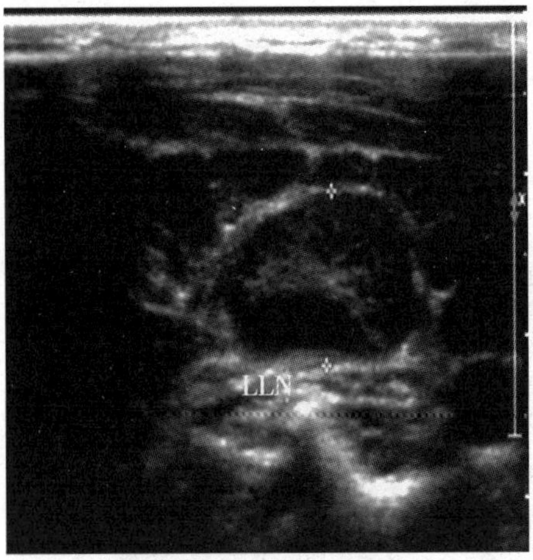

图 2-8-18　颈部超声声像图

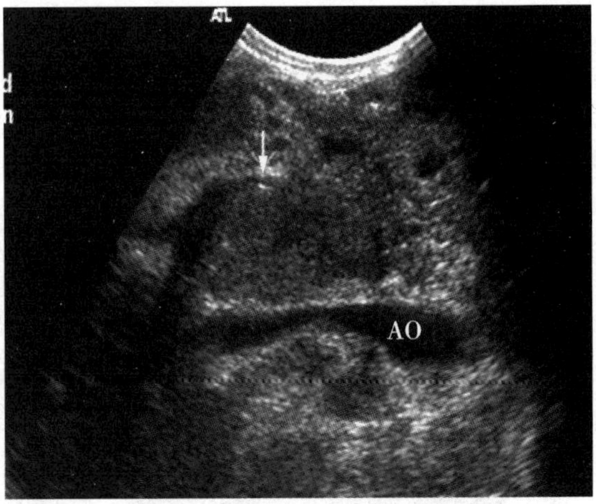

图 2-8-19　腹部超声声像图

思考

1）该患者最可能的诊断是什么？

2）诊断依据是什么？

（陈雨娜）

项目九

妇科超声检查

任务一　正常妇科超声检查

【课前预习】

1. 学生在线自主学习　使用数字化教学资源服务云平台，教师将课程制作成 PPT、微课视频，并上传至平台，让学生在课前自主探究、讨论交流，激发学生主动学习的积极性。设立临床真实案例讨论论坛，师生互动、解析答疑，加强师生之间的对话与交流，实现线上线下授课相结合，为完成后续的实践技能操作任务打好坚实基础。

2. 学生在线自我检测　结合理论课授课内容给出单选题 5 道、多选题 2 道，学生扫码完成自测，考核学生理论知识掌握情况。

【实训目标】

1. 掌握　子宫、附件的解剖结构，经腹部超声检查前的准备，超声检查方法，正常超声声像图特点、注意事项及正常子宫、卵巢的超声表现。

2. 熟悉　经腹扫查标准切面的扫查技巧。能够规范书写相关的超声报告。

3. 了解　经阴道、直肠、会阴超声探测方法的准备及临床应用价值。

4. 其他　通过实训练习，使学生完成书本知识到实践能力的转化。培养学生良好的团队协作精神，正确运用所学知识，初步具备独立工作能力。培养医学生的职业素质、人文素质和综合素质。

【实训器材】

1. 仪器　多功能彩色多普勒超声仪（B/M、CDFI、PW、CW），凸阵探头（频率 2 ~ 5 MHz），腔内探头（频率 5.0 ~ 7.5 MHz），超声体模，投影仪。

2. 材料　耦合剂、检查用纸、检查床。

3. 其他　数字化教学资源。

- 正常妇科超声检查 PPT
- 正常妇科超声检查视频
- 正常妇科超声检查自测题

【实训步骤】

1. 演示观摩

(1)带教老师结合超声诊断仪的使用,讲解超声探头的选择及仪器的调节,以及检查前准备、人文关怀、医患沟通等。

(2)带教老师演示讲解正常子宫、附件经腹部探测的方法、标准切面、图像方位及图像识别。带教老师播放图片视频等,让学生了解妇科超声检查的不同探测体位及不同途径(经阴道、经直肠、经会阴)。

2. 分组训练

(1)学生分组上机操作,重复老师演示的操作流程,掌握正确的调节仪器方法。

(2)感受不同探测体位与途径对扫查切面的影响。重点观察子宫、卵巢的位置、大小、形态、回声特点,体会操作手法,感受不同充盈条件下子宫卵巢的显示,总结操作技巧。尝试正常子宫的超声测量。

(3)带教老师巡回辅导、答疑解难,纠正学生不规范的操作方法。

3. 采集图像数据　应用超声图文工作站采集、保存图像,并可对所采集的静、动态图像进一步编辑处理,结合患者临床表现和超声图像,进行超声图文诊断。

4. 书写报告　在保证超声图像及数据采集准确的前提下,综合超声所见及临床表现认真分析后,正确运用超声术语,内容简洁,层次分明,重点突出,写出检查报告,提出诊断意见,检查者亲笔签名。报告书写时间精确到分。

【实训内容】

一、检查前准备

(一)操作者准备

1. 仪器选择　采用高分辨力彩色多普勒实时超声仪,校对电源电压以及接地装置是否正常,待仪表正常后,方可开主机开关。根据患者的检查部位,根据患者年龄、体型选择合适探头及频率。经腹部检查,选用凸阵探头,频率 2 ~5 MHz;经阴道检查,选用腔内探头,频率 5.0 ~7.5 MHz。

2. 仪器调节　正确调节好各个控钮至最佳工作状态。

3. 环境条件　调节室内温度和光线,使患者处于比较安静、舒适的环境中,并注意关门或屏风遮挡,保护患者隐私。如果操作医生为男性,应该有女性护理人员或受检者丈夫在场。

4. 患者　对患传染性疾病的患者,按照消毒隔离程序处理。

(二)受检者准备

1. 经腹部检查　检查前必须适当充盈膀胱,排空大便。充盈度以能够清楚显示子宫底部为标准。

2. 经阴道、直肠及会阴检查　检查前必须排空膀胱,使膀胱处于不充盈或轻度充盈状态。

(三)医患沟通

热情接诊患者,注意和患者交流沟通,交代经腹部检查和其他检查方式的适用情况,选取最合适的检查方式。问诊了解检查目的,以期取得最满意的检查效果。

二、核对信息、录入资料

1. 核对信息　认真阅读申请单,核对患者信息,耐心询问患者病史,态度和蔼,详细了解患者病情,明确此次检查目的。

2. 录入资料　录入患者姓名、年龄、性别、婚否、门诊号、住院号、超声号和图像记录方式等。

三、选取检查体位

1. 仰卧位　经腹部检查通常采取,必要时也可采取头低臀高位。

2. 膀胱截石位　经阴道、经直肠及经会阴检查通常都采取膀胱截石位。

四、检查过程

(一)扫查方法与标准切面

1. 经腹部检查　受检者仰卧位,暴露下腹部。探头涂抹耦合剂后置于下腹正中,先行纵切,探头分别向左右两侧扫查以确定子宫位置、形态、大小、回声等;再行横切,探头由下向上依次显示阴道、宫颈及宫体至宫底各段的横切面。卵巢一般位于双侧宫角的外侧,以子宫为参照物,向两侧探查(图2-9-1~图2-9-3)。

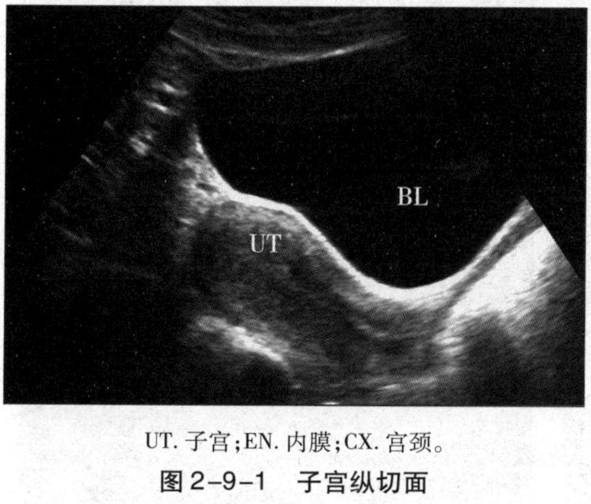

UT. 子宫;EN. 内膜;CX. 宫颈。

图2-9-1　子宫纵切面

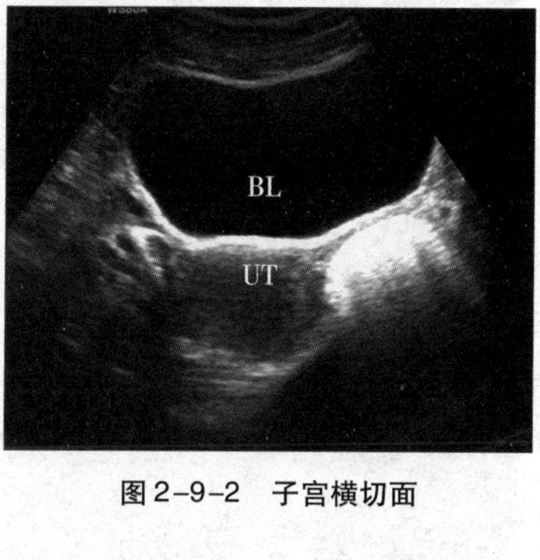

图2-9-2　子宫横切面

2. 经阴道或直肠检查　二者均为腔内超声,操作手法相同。受检者取膀胱截石位,探头头端涂抹耦合剂,套上塑料套,再涂抹耦合剂。检查者右手持探头柄,将探头轻轻插入腔内,先行纵切扫查,再行横切扫查,以确定子宫及卵巢的位置、形态、大小、回声等(图2-9-4~图2-9-6)。

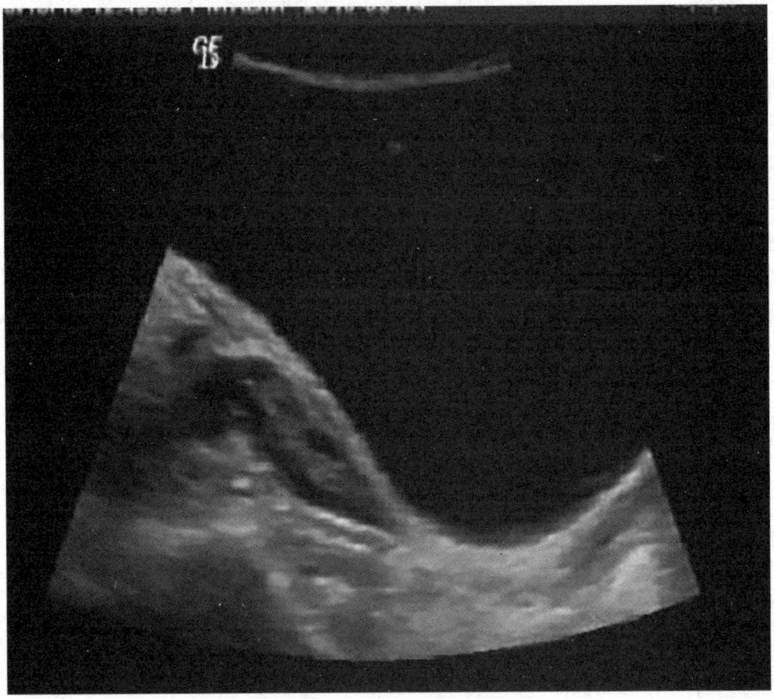

图 2-9-3　右侧卵巢纵切面

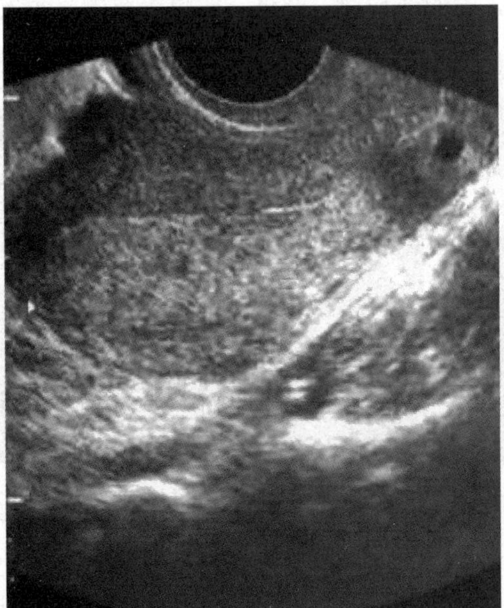

图 2-9-4　子宫纵切面

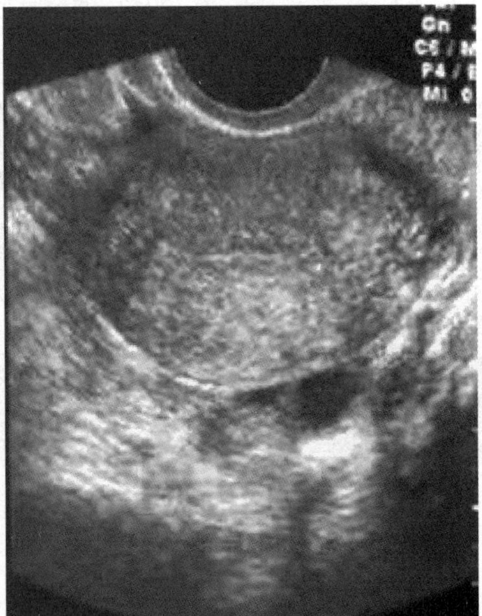

图 2-9-5　子宫横切面

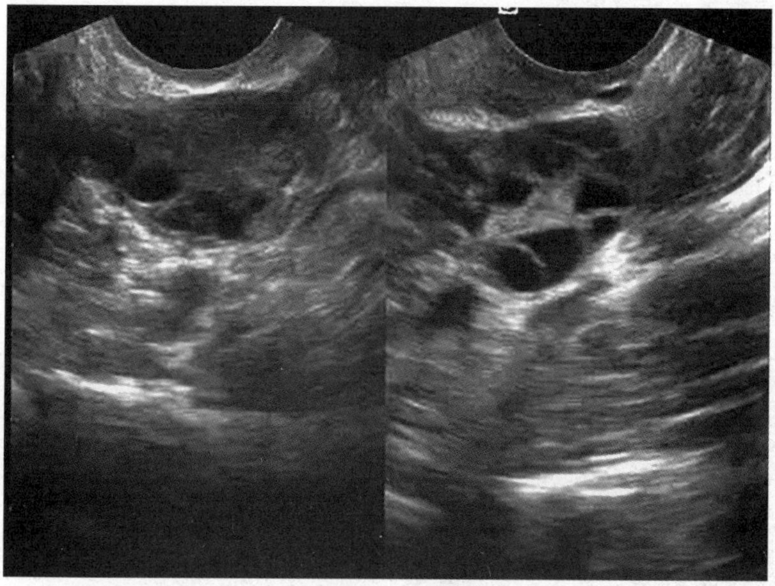

图 2-9-6　双侧卵巢

3. 经会阴检查　受检者取膀胱截石位。腹部探头涂抹耦合剂，套上塑料套，再涂抹耦合剂。将探头轻轻置于会阴部表面，先行纵切扫查，再行横切扫查，以确定尿道、阴道、宫颈，直肠的位置、形态、回声及相邻关系（图 2-9-7）。

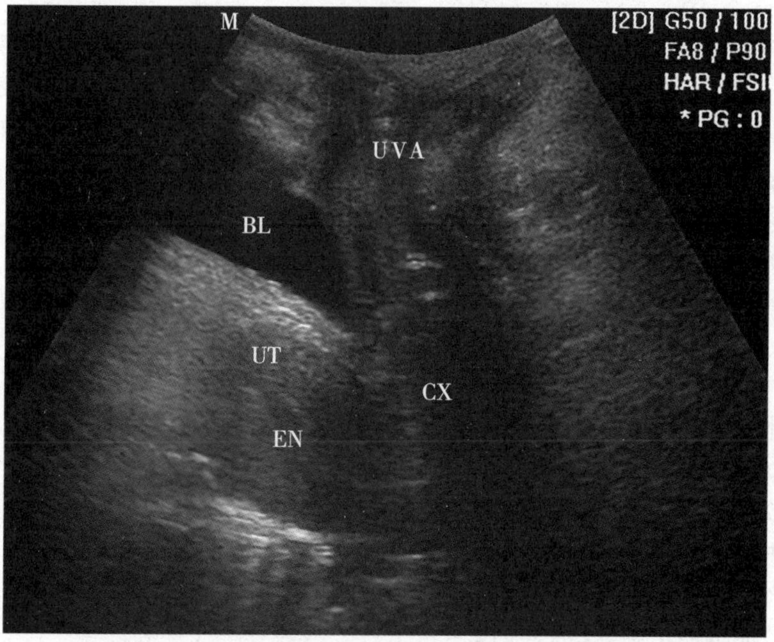

UT. 子宫；EN. 内膜；CX. 宫颈；UVR. 阴道；BL. 膀胱。

图 2-9-7　子宫纵切面

(二)超声测量及注意事项

1. 子宫超声测量及正常值

(1)子宫纵径:正中纵切扫查时,宫底浆膜面至宫颈内口的距离(图2-9-8)。正常范围5.5～7.5 cm。

(2)子宫前后径:纵切扫查时,与子宫纵径相垂直的最大前后距离(图2-9-8)。正常范围3.0～4.0 cm。

(3)子宫横径:横切扫查,在两侧宫角下缘处,子宫横断面呈椭圆形时,左右两侧的距离(图2-9-9)。正常范围4.5～5.5 cm。

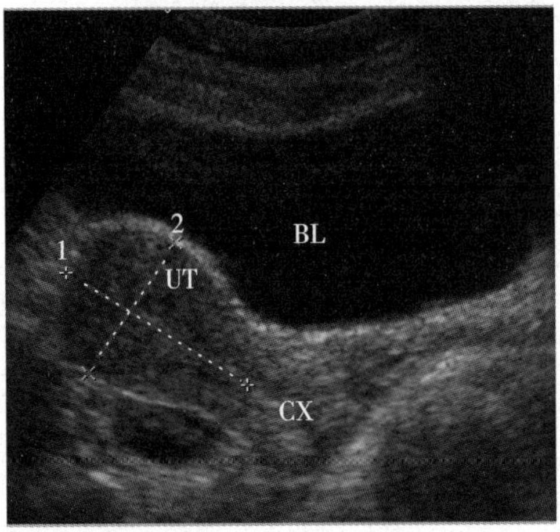

UT. 子宫;BL. 膀胱;CX. 宫颈;1. 纵径;2. 前后径。

图2-9-8 子宫纵径和前后径的测量

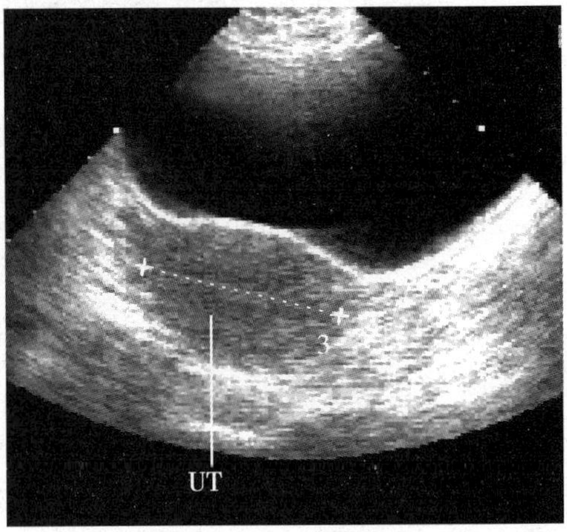

UT. 子宫;3. 横径。

图2-9-9 子宫横径的测量

2. 卵巢超声测量及正常值　卵巢显示最大时,测量其长、宽、厚3个互相垂直的最大径线。成年女性卵巢大小约4 cm×3 cm×2 cm。卵巢总体回声受卵巢内卵泡的分布、大小、数目的影响,随月经周期变化而变化。

(1)早期卵泡期:卵巢回声偏低,皮质内充满小卵泡。

(2)晚期卵泡期:定期随访,随着卵泡的生长发育,卵巢内可探及一由小变大的无回声区,称为优势卵泡,于排卵前达到最大并突出于卵巢表面,此时称为成熟卵泡(图2-9-10)。

(3)黄体早期:排卵后卵泡塌陷,边缘不规则或呈锯齿样、边界模糊,内部可见光点。

(4)黄体晚期:黄体形成后一般呈中等偏高回声,与小卵泡并存。

3. 子宫内膜超声测量　子宫正中纵切扫查时,从前壁内膜与肌层分界处至后壁内膜与肌层分界处,测量内膜全层,测量线与宫腔线垂直(图2-9-11)。子宫内膜回声及厚度是随月经周期变化而变化的(图2-9-12)。

(1)月经期:子宫内膜较薄,显示不清。

(2)增殖期早期至中期(月经后6～11 d):子宫内膜呈线样高回声。

(3)增殖期晚期:内膜回声呈略增厚的条状高回声,周围有低回声晕。

(4)分泌早期(月经后15～19 d):内膜呈较增厚的梭状高回声,呈清晰“三线征”。

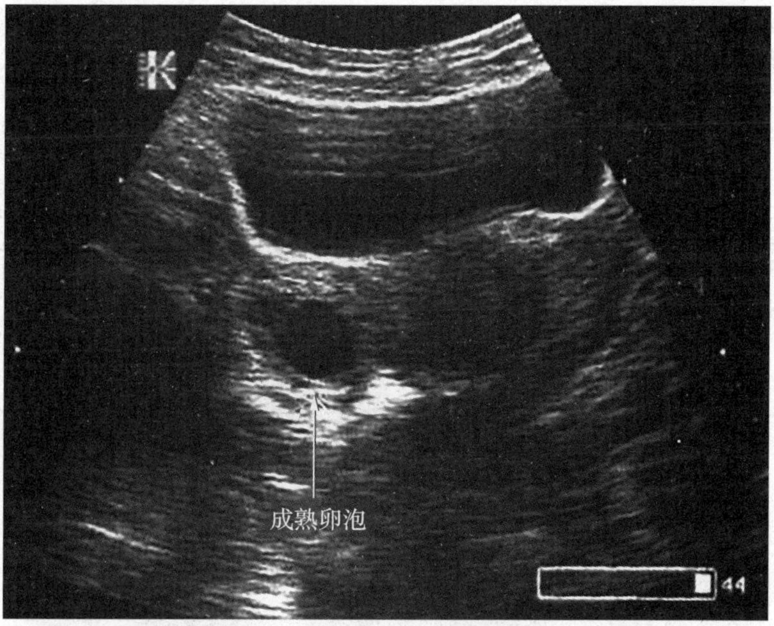

图 2-9-10　成熟卵泡超声声像图

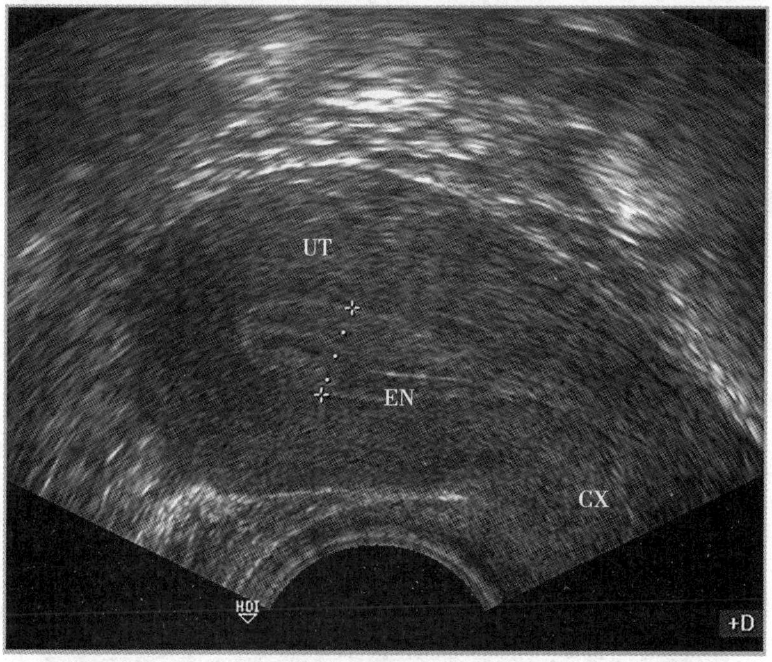

UT. 子宫；EN. 内膜；CX. 宫颈。

图 2-9-11　子宫内膜测量

(5)分泌晚期(月经后 20 d)：内膜呈梭状均质性高回声。

4. 注意事项

(1)经腹部超声检查时，充盈膀胱要适度，以子宫底完整显示为标准。充盈不足，容易遗漏宫底部病变，双侧附件无法清晰显示，充盈过度，会影响子宫真实大小的测量。

（2）后位子宫在横切扫查时，初学者容易将宫体宫颈误认为子宫肌瘤，要分清两者位置关系。

（3）已婚女性，必要时可以采取经腹部和经阴道相结合的检查方法，提高诊断率。

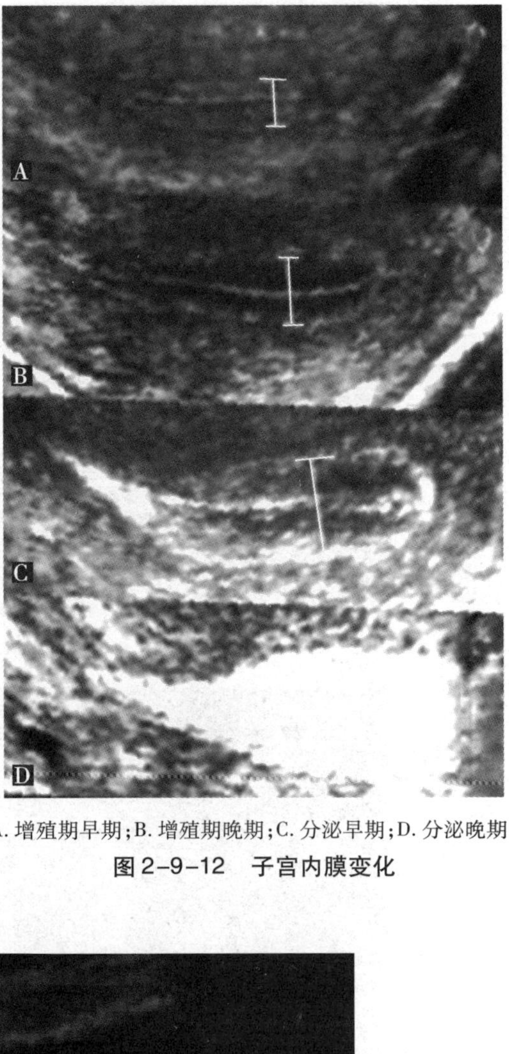

A. 增殖期早期；B. 增殖期晚期；C. 分泌早期；D. 分泌晚期。

图 2-9-12　子宫内膜变化

五、检查结果

（一）超声表现

1. 子宫　前位子宫纵切呈梨形（图 2-9-13），后位子宫纵切呈球形。子宫横切近宫底角部呈三角形，体部呈椭圆形（图 2-9-14）。子宫从外到里依次为浆膜层、肌层及内膜层。浆膜层呈线样强回声，肌层呈均质中等回声，内膜层回声随月经周期而变化。宫腔位于子宫中央，为一潜在的腔隙，经腹部探查时子宫内膜前后壁与子宫腔合为一体，呈线样强回声。

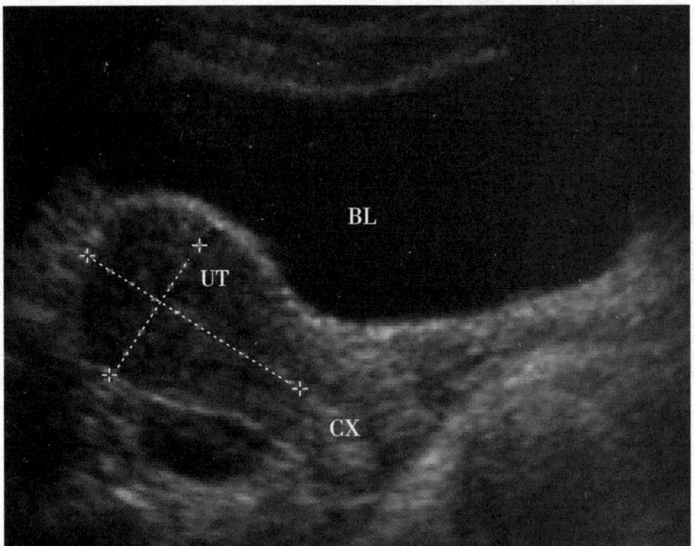

UT. 子宫；CX. 宫颈；BL. 膀胱。

图 2-9-13　正常前位子宫纵切超声声像图

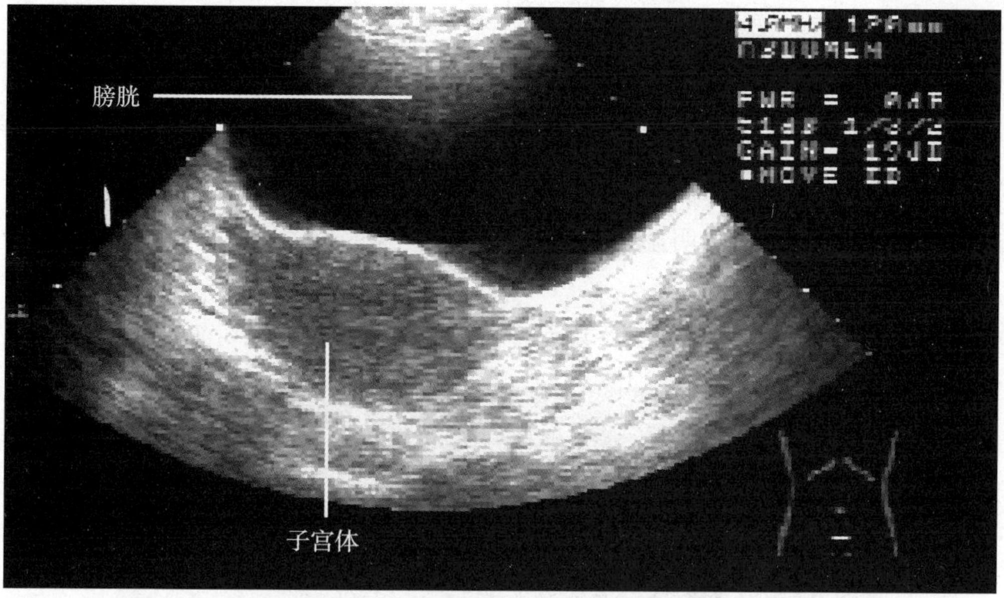

图 2-9-14 正常前位子宫横切超声声像图

2. 子宫颈　纵切呈圆柱形，横切呈圆形，回声比宫体略强。阴道的上部约 1/3 可从超声图像中看到，表现为一含气亮线贯穿阴道。

3. 卵巢　呈椭圆形，左右各一，表面常可见卵泡，呈无回声区，卵巢内部呈中低回声水平（图 2-9-15）。

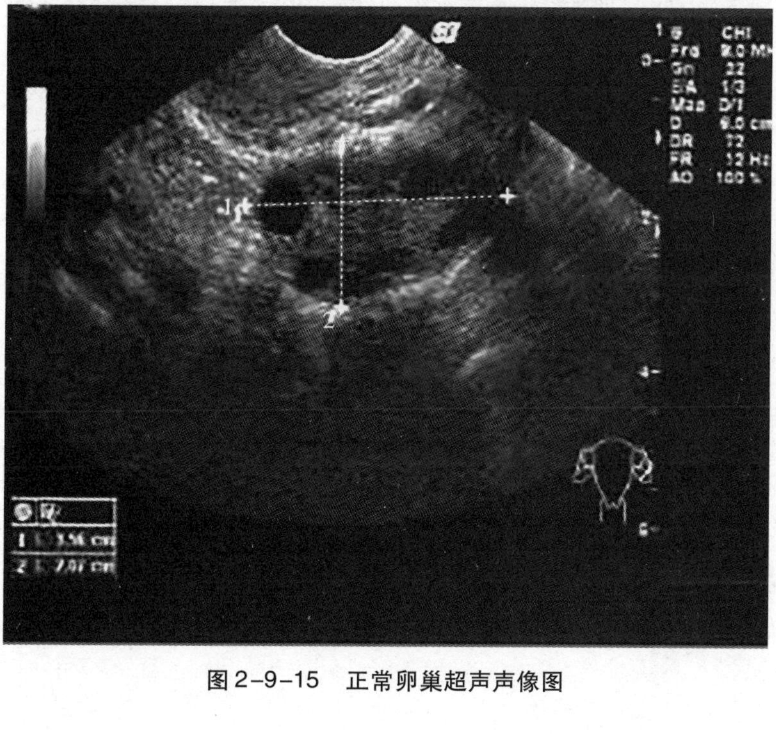

图 2-9-15 正常卵巢超声声像图

(二)检查报告

超声所见

子宫____位,大小约____cm×____ cm×____cm,形态正常,被膜光滑,肌层回声均匀,内膜居中厚约____cm。双侧附件区未见异常回声。

超声提示

子宫及双侧附件区未见明显异常。

课堂互动案例解析

【课堂互动】

案例　患者,女,17岁,因月经不调就诊,图2-9-16为子宫纵切面超声图像。

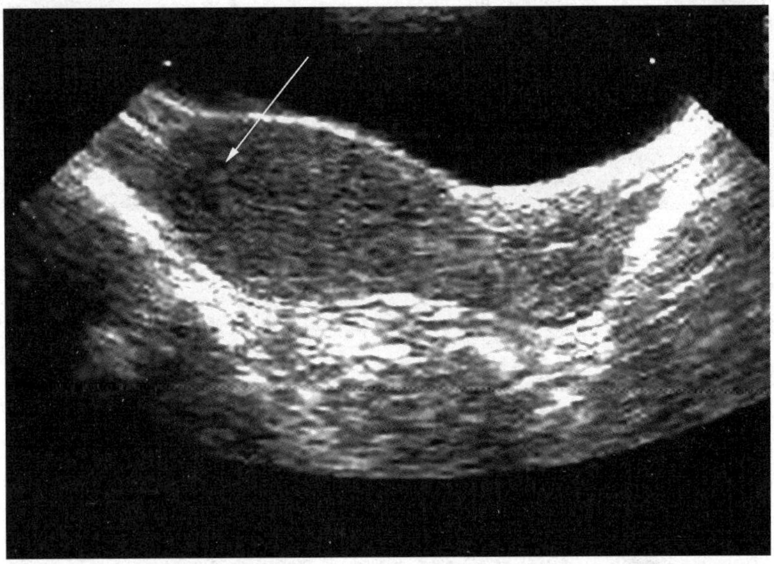

图2-9-16　子宫纵切面超声声像图

讨论

1)这个子宫在子宫位置分类中属于哪一种?为什么?

2)图中箭头所指的解剖部位是哪里?

【实训小结】

学生通过课前预习,学会带着疑问去主动学习,积极探索,增强自学能力;学会关爱保护患者,如何做有效的沟通,提高岗位胜任力;课堂实操练习,学生学会把理论知识与实践操作有机结合,在动手操作中巩固知识,对声像图做具体的观察和分析;小组同学间讨论、交流、测评,提高集体意识和团队协作精神。对女性生殖系统知识的进一步科普和练习,也使学生增强健康意识。

课后思考案例解析

【课后思考】

案例　患者,女,28岁,已婚,孕前健康体检,行阴超检查,图2-9-17为子宫体部纵切面图像。

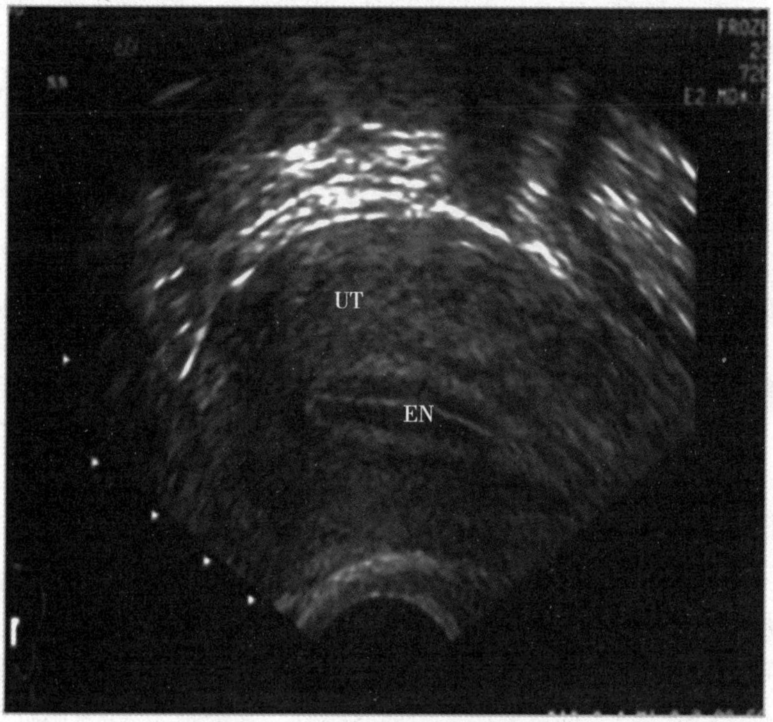

图 2-9-17　子宫纵切面超声声像图

思考

1）对该患者行阴超检查是否合适？

2）经阴超检查和经腹部检查，两者各自的优缺点是什么？

3）该患者的子宫内膜呈现什么样的特点？用超声专业术语进行描述。

4）从声像图上可以判断出，该患者处于月经周期的什么时期？

（董　莹）

任务二　妇科疾病超声诊断

妇科疾病超声诊断 PPT

妇科疾病超声诊断自测题

【课前预习】

1. 学生在线自主学习　使用数字化教学资源服务云平台，教师在平台分享包含大量的临床案例、生动形象动图的 PPT，通过多种形式加强师生之间的对话与交流，加深学生对知识的理解，激发学生主动学习的积极性；并在真实临床案例讨论中融入医学人文素养教育，对学生的思政理念进行引导，实现线上线下授课相互呼应。

2. 学生在线自我检测　结合理论授课内容给出单选题5道、多选题2道。

【实训目标】

1. 掌握　子宫肌瘤、子宫腺肌症、卵巢囊肿的超声诊断与鉴别要点，能够规范书写相关的超声报告。

2. 熟悉　子宫内膜癌的超声表现。

3. 了解　卵巢肿瘤的超声表现。

4. 其他　通过实训练习，使学生完成书本知识到实践能力的转化。培养学生良好的团队协作精神，并能够灵活正确运用实际工作所必需的基本知识和技能，具备独立从事本专业工作的实际能力。在实训练习过程中，锻炼医患沟通能力，团队协作能力。

【实训器材】

1. 仪器　多功能彩色多普勒超声仪（B/M、CDFI、PW、CW），凸阵探头（频率2～5 MHz）；腔内探头（频率5.0～7.5 MHz）。投影仪，带病变超声体模。

2. 材料　耦合剂、检查用纸、检查床。

3. 其他　数字化教学资源：妇科常见疾病的超声典型病例图片、幻灯片、视频等。

【实训步骤】

1. 案例导入　播放典型病例的图片视频，讲述妇科常见疾病的声像图特点、诊断方法及鉴别诊断。让学生对不同疾病声像图的表现有一真实感受，在案例解析中融入“以人为本”“人文关怀”理念，让学生对生命、健康、死亡、疾病有正确认识，从更高层面理解行医之道。提醒学生去医院见习时注意对患者的尊重和保护，融关爱患者的理念于教学实践中。

2. 分组讨论　通过对典型病例的图片分析，讨论疾病的超声诊断要点及鉴别诊断。

3. 答疑纠错　解答和纠正学生在描述讨论过程中可能出现的问题和错误，重申探测注意事项和分析疾病的方法和步骤，以提高学生操作能力和分析诊断疾病的水平。

4. 书写报告（报告示例）

超声所见

子宫前位，大小约6.2 cm×4.4 cm×3.0 cm，形态正常，包膜光滑，肌层回声均匀，内膜线清晰居中，厚约1.0 cm。右侧附件区探及大小约4.2 cm×3.8 cm的无回声区，壁薄光滑，内透声好，后方回声增强，CDFI：周边未探及血流信号。左侧附件区未见明显异常。

超声提示

右侧卵巢囊肿。

【实训内容】

一、子宫疾病的超声鉴别诊断

（一）子宫体积增大的超声鉴别诊断

许多妇科疾病均可表现为子宫体积增大，子宫肌瘤、子宫肥大症、子宫腺肌症是临床最为常见的几种妇科疾病，且均为良性病变，鉴别要点见表2-9-1。

表 2-9-1 子宫体积增大的超声鉴别诊断

项目	子宫肌瘤	子宫肥大症	子宫腺肌症
病因	子宫平滑肌增生	常有多产史	子宫内膜异位症
临床表现	无或月经量多	无	月经多、痛经明显
超声表现	子宫无增大或不规则增大	子宫均匀增大,无表面凸起	子宫不均匀性增大,轮廓规则

(二)肌壁间子宫肌瘤和子宫腺肌瘤的超声鉴别诊断

二者均表现为子宫肌层内的实性占位,尤其是单发的肌壁间子宫肌瘤和子宫腺肌瘤在声像图上非常相似,需要从患者的病因病史、临床表现、声像图的特征等多个方面加以鉴别,鉴别要点见表 2-9-2。

表 2-9-2 肌壁间子宫肌瘤和子宫腺肌瘤的超声鉴别诊断

项目	病因	临床表现	位置	回声	包膜	边界	病变回声随月经周期变化
肌壁间子宫肌瘤	子宫平滑肌增生	月经过多,经期延长	肌层任意位置	低回声多见	假包膜	清晰	无变化
子宫腺肌瘤	子宫内膜异位至子宫肌层	痛经为主,进行性加重。月经量多	子宫后壁病变为主	高回声或低回声,不均匀,粗糙	无	不清晰	有变化

(三)宫腔异常回声的超声鉴别诊断

子宫内膜增生、子宫内膜息肉、子宫内膜癌、黏膜下子宫肌瘤、不全流产等妇科疾病均会引起患者月经异常,宫腔内回声异常,鉴别要点见表 2-9-3。

表 2-9-3 宫腔异常回声的超声鉴别诊断

项目	子宫内膜增生	子宫内膜息肉	子宫内膜癌	黏膜下子宫肌瘤	不全流产
临床表现	月经周期紊乱、量多,功能性子宫出血	月经过多,淋漓不尽	多表现为绝经后阴道不规则出血	不规则阴道出血,经期延长	有停经史,HCG 阳性,不规则阴道流血

续表 2-9-3

项目	子宫内膜增生	子宫内膜息肉	子宫内膜癌	黏膜下子宫肌瘤	不全流产
声像图特点	①子宫正常或饱满；②内膜均匀增厚，大于10 mm，内可见小无回声区；③偶可见少量点状血流	①子宫大小正常；②内膜形态不对称或宫腔线偏移；③宫腔内见"水滴样"或"团块样"中-高回声团；④彩色血流不明显	①子宫正常或增大；②子宫内膜局限或弥漫性增厚，形态不规则，与肌层分界不清或侵犯肌层；③肿块内血流信号丰富，RI明显偏低	①子宫大小多正常；②宫腔内见实性占位，多呈低回声，边界清晰；③肌瘤有蒂者可脱入宫颈管或阴道；④彩色血流局限于基底部或蒂部，RI稍低	①内膜线消失，边界不清晰；②宫腔内回声杂乱，见团块样高回声或液暗区，或隐约可见胚囊结构；③无明显血流信号
随月经周期变化	可随月经周期变化	无变化	多已绝经	无变化	停经

二、卵巢疾病的超声鉴别诊断

（一）卵巢良、恶性肿瘤的超声鉴别诊断

卵巢良性和恶性肿瘤，根据其不同的生长特性，在形态、边界、内部回声、生长速度、是否伴腹水等方面均有一定的差异，超声图像也有相应的改变，超声鉴别要点见表2-9-4。

表 2-9-4　卵巢良、恶性肿瘤的超声鉴别诊断

项目	卵巢良性肿瘤	卵巢恶性肿瘤
物理性质	大多为囊性	一般为混合性或实质性
肿瘤壁	规则、光滑、整齐、壁薄、清晰	不规则、不光滑、壁厚薄不均、不清晰、高低不平
内部回声	多为无回声，内部光点均匀一致，中隔薄而均匀、内壁光滑或有规则乳头	多为中等或中低回声，内部光点不均匀、不一致，中隔厚薄不均、内壁不平、有不规则乳头
腹水	一般无（除纤维瘤）	常有
生长速度	缓慢（肿块大小稳定）	迅速（肿块增大迅速）
彩色血流分布	无、稀少或星点状	短条状、繁星状或网状
多普勒参数	搏动指数>1.0，阻力指数>0.55	搏动指数<1.0，阻力指数<0.55

（二）浆液性囊腺瘤（癌）的超声鉴别诊断

浆液性囊腺瘤是最常见的卵巢良性肿瘤，浆液性囊腺癌是最常见的卵巢恶性肿瘤，超声图像各有特点，鉴别要点见表2-9-5。

表2-9-5　浆液性囊腺瘤（癌）的超声鉴别诊断

项目	浆液性囊腺瘤		浆液性囊腺癌
	单纯性（多见）	乳头状	
形状轮廓	规则、球形、壁薄清晰	规则、球形、壁薄清晰	结节状或分叶状，不规则、轮廓不清、壁不完整
大小	大小不一	大小不一	较大
内部回声	单房多见，囊内液体透声良好或略有光点、壁薄光滑	单房，有少量膈，可见乳头状物突向囊腔	囊实混合存在，壁厚，多房，囊内充满乳头
腹水	（-）	（-）	（+）
后壁衰减	无	无	有
CDFI	囊壁及分膈上少有血流信号	囊壁及分膈上少有血流信号	实性部分可见丰富杂乱的血流信号

（三）黏液性囊腺瘤（癌）的超声鉴别诊断

黏液性囊腺瘤有可能发生破裂，漏入腹盆腔，形成腹膜黏液瘤。黏液性囊腺癌则不如浆液性囊腺癌常见。鉴别要点见表2-9-6。

表2-9-6　黏液性囊腺瘤（癌）的超声鉴别诊断

项目	黏液性囊腺瘤		黏液性囊腺癌
	单纯性	多房性（多见）	
形态轮廓	圆形，壁厚光滑	圆形或类圆形，表面光滑	不规则，轮廓不清
大小	多在5～10 cm	大或巨大	较大
内部回声	单房或少量膈，膈纤细光滑	无回声，囊壁厚，内有细弱光点	囊壁厚薄不均，内回声复杂，囊实混合
腹水	（-）	（-）	（+）
后壁衰减	无	无	有
CDFI	点状血流信号	点状血流信号	实性团块上可见丰富血流信号

(四)囊性卵巢肿瘤的超声鉴别诊断

浆液性囊腺瘤、黏液性囊腺瘤、成熟畸胎瘤,均以囊性表现为主,为良性卵巢肿瘤,鉴别要点见表2-9-7。

表2-9-7　囊性卵巢肿瘤的超声鉴别诊断

项目	浆液性囊腺瘤	黏液性囊腺瘤	成熟畸胎瘤
大小	中等或偏大	大	中等大小
内部回声	无回声	无回声区,内有细弱光点	脂液分层征,细小光点
单、多房	单或多房	多房性	单房性
囊壁回声	薄	厚	厚
单、双侧	双侧	单侧	单侧

三、妇科急腹症超声鉴别诊断

宫外孕破裂、急性盆腔炎、黄体囊肿破裂、巧克力囊肿蒂扭转或破裂是妇科较常见的几种急腹症。患者均以急性腹痛为临床表现,特点是起病急、表现多样、进展快、病情重,需要紧急处理。鉴别要点见表2-9-8。

表2-9-8　妇科急腹症的超声鉴别诊断

项目	宫外孕破裂	急性盆腔炎	黄体囊肿破裂	巧克力囊肿蒂扭转或破裂
病史	有停经史、有早孕反应、阴道不规则出血、腹痛、昏厥、休克	发病急、寒战、高热、腹痛、阴道脓性分泌物多	无停经史。剧烈运动、撞击等后出现突发腹痛	突发腹痛、平时痛经、经量多
子宫变化	子宫稍大、内膜回声增强呈蜕膜反应	子宫稍大、内膜肿胀增厚、回声减低、轮廓欠清	子宫大小形态正常	子宫增大、回声不均、可见细小暗区
声像图	混合性包块、内有光团及液暗区。陈旧性可见血块机化、呈实性、形态不规则。腹盆腔见游离液暗区	盆腔见包裹性积液,内可见细小光点或不规则低回声区,囊实混合性包块	附件区肿块、边界不清、形态不规则。腹盆腔见游离液暗区	附件区囊肿、形态规则、壁厚、内有点状回声、透声差。破裂时附件区见混合性包块
直肠窝抽液	暗红色不凝血	脓性液体	暗红色不凝血	多无或陈旧性积液
月经前后变化	无	无	无	经前缩小、经后增大
HCG	(+)或弱(+)	(-)	(-)	(-)

四、注意事项

（1）卵巢占位首先需要对肿块的来源进行定位判断，排除是子宫占位的可能。在无法区分子宫占位或附件区占位时，子宫内膜的识别可以起到重要作用。

（2）有些卵巢占位为伴随某些生理周期出现的，不一定为病理现象，需要月经后随访才能做出诊断结论。

（3）卵巢肿瘤需要进行良恶性的大致判断。

【课堂互动】

课堂互动案例解析

识图辨病

观察分析以下4幅超声声像图，回答图2-9-18～图2-9-21分别是什么病变？诊断要点是什么？

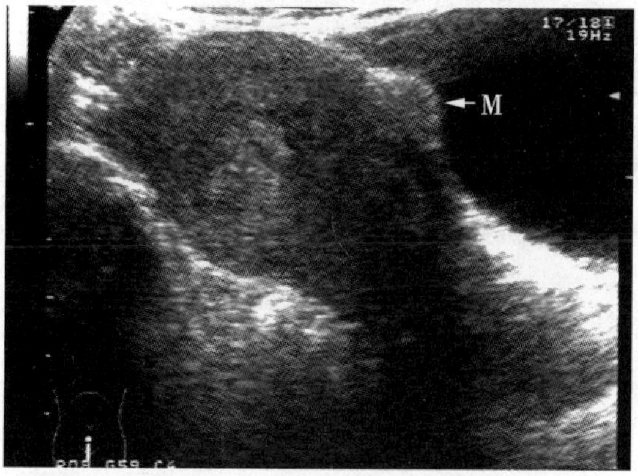

图2-9-18　子宫超声声像图

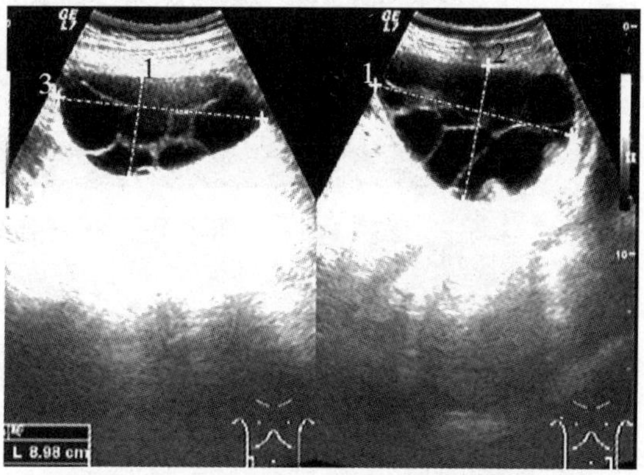

图2-9-19　双侧附件区超声声像图（1）

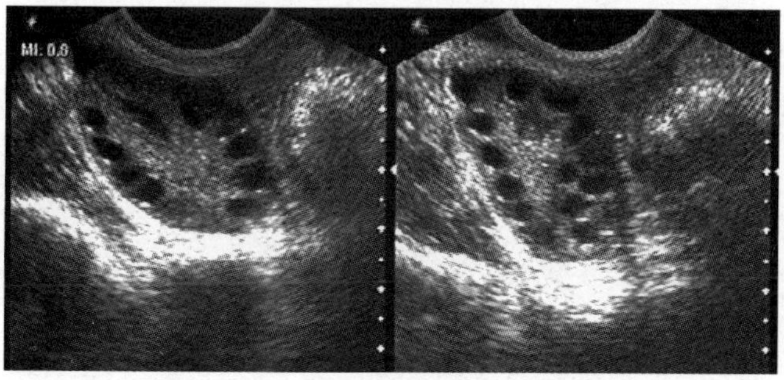

图2-9-20　双侧附件区超声声像图（2）

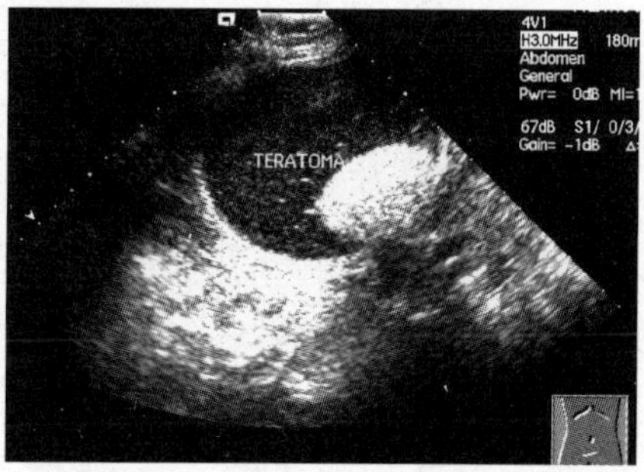

图2-9-21　右侧附件区超声声像图

【实训小结】

本项目主要通过案例分析、图片观摩等形式完成实训教学，开展项目导向的启发式、讨论式、情景式的教与学，充分调动学生主动学习的积极性、参与性，全面提高学生临床思维能力与钻研分析能力，培养学生解决问题的能力和可持续发展的潜能。生动真实的案例，让学生坚定职业选择，懂得了医者仁心。

课后思考案例解析

【课后思考】

案例　女，40 岁，既往月经正常，近两年月经量逐渐增多，无痛经。常规体检，阴超检查如图 2-9-22：子宫增大，子宫肌层见 5.0 cm×4.6 cm 稍低回声区，边界清晰，形态规则，内回声均匀，向宫腔内突起，致子宫内膜后移。

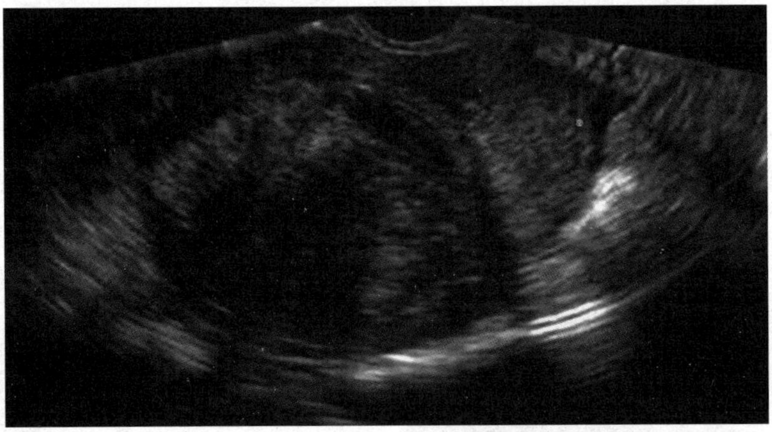

图 2-9-22　子宫矢状切面超声声像图

思考

1）患者的超声诊断提示应该是什么？诊断依据是什么？

2）患者的鉴别诊断是什么？

（董　莹）

项目十

产科超声检查

任务一　正常孕早期超声检查

【课前预习】

1. 学生在线自主学习　使用数字化教学资源服务云平台，教师将课程制作成 PPT、微课视频，并上传至平台，让学生在课前自主探究、讨论交流，激发学生主动学习的积极性。设立临床真实案例讨论论坛，师生互动、解析答疑，加强师生之间的对话与交流，实现线上线下授课相结合，为完成后续的实践技能操作任务打好坚实基础。

正常孕早期超声检查PPT

2. 学生在线自我检测　结合理论授课内容给出单选题5 道、多选题2 道，学生扫码完成自测，考核学生理论知识掌握情况。

正常孕早期超声检查视频

【实训目标】

1. 掌握　早期妊娠的超声检查前准备、超声检查方法、正常超声声像图特点、超声探测要点。

2. 熟悉　孕早期胎儿常规标准切面的扫查，具备观察与分析正常超声声像图的能力。

3. 了解　超声检查过程中需要注意的问题。

4. 其他　通过实训，使医学生完成基本理论向临床实践的转化、基本知识向临床思维的转化、基本技能向临床能力的转化。提高医学生的职业能力、专业能力、医患沟通能力、团队合作能力；培养医学生的职业素质、人文素质和综合素质。

正常孕早期超声检查自测题

【实训器材】

1. 仪器　多功能彩色多普勒超声仪（B/M、CDFI、PW、CW），凸阵探头（频率 2 ~ 5 MHz），超声体模。

2. 材料　耦合剂、检查用纸、检查床。

3. 其他　数字化教学资源。

【实训步骤】

1. 演示观摩

(1)带教老师结合超声诊断仪的使用,讲解超声探头的选择及仪器的调节,以及检查前准备、人文关怀、医患沟通等。

(2)带教老师实操演示不同检查途径各标准切面检查步骤、检查手法及声像图表现特点;演示超声测量正常孕早期孕囊的长径、前后径的正确方法;演示正常孕早期的超声探测技巧;通过示教让学生在头脑中对各标准切面所显示的解剖结构及操作流程、操作手法、正确测量及注意事项有一个初步认识。

2. 分组训练

(1)学生分组上机操作,重复老师演示的操作流程,掌握正确的调节仪器方法。

(2)体会合理应用操作手法技巧的重要性;感受不同检查体位与检查途径对标准切面的影响,识别正常孕早期超声图像;对比观察妊娠子宫和未妊娠子宫声像图,进一步理解其意义;选择清晰切面进行孕囊超声测量。

(3)带教老师巡回辅导、答疑解难,纠正学生不规范的操作方法。

3. 采集图像数据　应用超声图文工作站采集、保存图像,并可对所采集的静、动态图像进一步编辑处理,结合患者临床表现和超声图像,进行超声图文诊断。

4. 书写报告　在保证超声图像及数据采集准确的前提下,综合超声所见及临床表现认真分析后,正确地运用超声术语,内容简洁,层次分明,重点突出,写出检查报告,提出诊断意见,检查者亲笔签名。报告单时间精确到分。

【实训内容】

一、检查前准备

(一)操作者准备

1. 仪器选择　采用高分辨力彩色多普勒实时超声仪,校对电源电压以及接地装置是否正常,待仪表正常后,方可开主机开关。根据患者的检查、年龄、体型选择合适探头及频率。常用频率2.0~5.0 MHz,小儿可选择5.0~7.0 MHz。

2. 仪器调节　正确调节好各个控钮至最佳工作状态,经腹扫查超声检查的条件,聚焦在目标区域设置,使子宫肌壁清晰可见。

3. 环境条件　调节室内温度和光线,使患者处于比较安静、舒适的环境中。

4. 患者　对患传染性疾病的患者,按照消毒隔离程序处理。

(二)受检者准备

1. 检查前应告知　告知孕妇产科超声检查的适应证、最适检查时间、本次检查内容、检查的风险、检查所需时间及孕妇所需准备等。

2. 经腹部超声检查　孕早期(孕11周前),孕妇需充盈膀胱,要求与妇科经腹部超声检查前一致，孕 11 周及其后检查胎儿无须特殊准备，但此期要检查孕妇宫颈情况时需充盈膀胱。

3. 经会阴、阴道超声检查 排空膀胱后进行。

（三）医患沟通

热情接诊患者，注意和患者交流沟通，给予患者适宜的人文关怀，以取得患者信任，主动配合检查，取得满意的检查效果。

二、核对信息、录入资料

1. 核对信息 认真阅读申请单，核对患者信息，耐心询问患者病史，态度和蔼，详细了解患者病情，明确此次检查目的。

2. 录入资料 录入患者姓名、年龄、性别、婚否、门诊号、住院号、超声号和图像记录方式等。

三、选取检查体位

1. 经腹部超声检查 孕妇一般取仰卧位，孕妇充分暴露下腹部，孕中晚期为了更好显示胎儿解剖结构，可根据胎儿体位调整孕妇体位，如左侧卧位、右侧卧位。为了更好显示宫颈与宫颈内口，可垫高孕妇臀部。

2. 经会阴、阴道超声检查 孕妇取截石位。

四、检查过程

（一）扫查方法与标准切面

1. 子宫横切面，胎囊横切面 患者平卧位，充盈膀胱，暴露下腹部，将探头横（水平）置于腹中线耻骨联合上方。在此切面测量子宫的长径、前后径，妊娠囊的长径及前后径（图 2-10-1）。

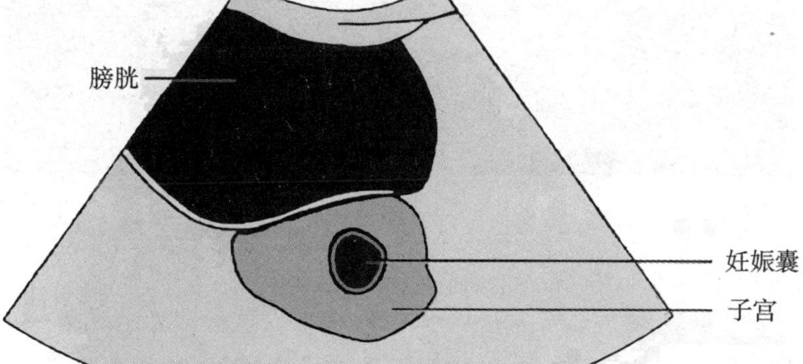

图 2-10-1 子宫、妊娠囊

2. 子宫纵切面,妊娠囊纵切面　患者平卧位,膀胱适度充盈,暴露下腹部,将探头纵向置于腹中线耻骨联合上方。显示妊娠囊(GS)(图 2-10-2)、卵黄囊(YS)(图 2-10-3)、胚芽(图 2-10-4)。

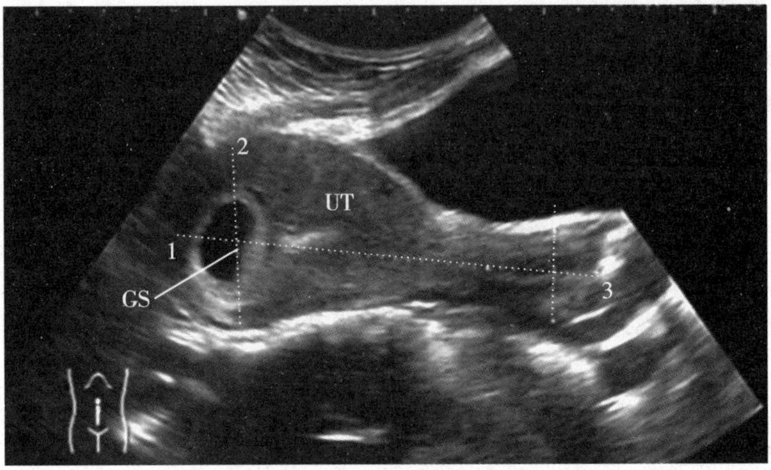

UT. 子宫;GS. 妊娠囊;1. 子宫体纵径;2. 子宫体前后径;3. 宫颈长径。

图 2-10-2　早期妊娠囊

(妊娠囊呈强回声环,其外缘与内膜相接触处回声偏低测量键所示子宫的大小)

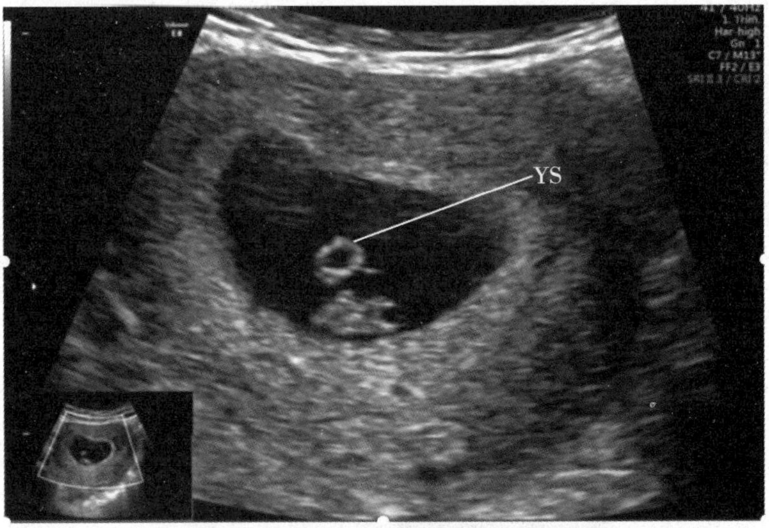

YS. 卵黄囊。

图 2-10-3　卵黄囊

(妊娠囊内可见卵黄囊及胚芽)

3. 胎儿长轴正中矢状切面　患者平卧位,膀胱适度充盈,暴露下腹部,将探头置于腹中线耻骨联合上方,移动探头显示胎儿长轴正中矢状切面如图 2-10-5A,在胎儿自然姿势时测量 NT,如图 2-10-5B。

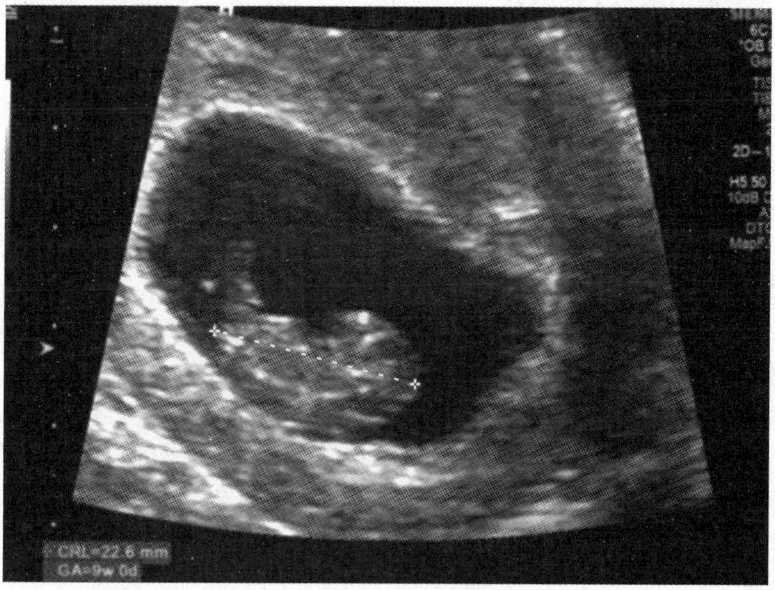

图 2-10-4 早期胚胎

（妊娠 9 周，初具人形）

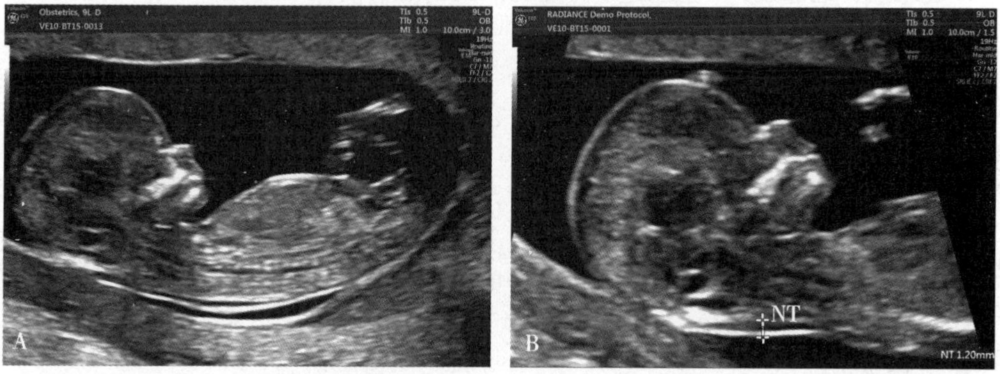

图 2-10-5 胎儿正中矢状切面（A）和 NT 的测量（B）

（测量键所标为胎儿颈项透明层厚度）

（二）超声测量与注意事项

1. 超声测量与正常值

（1）妊娠囊（GS）：周边为一完整、厚度均匀的强回声环，厚度至少不低于 2 mm。

（2）胚芽：径线在 2 mm 时常能见到原始心管的搏动。6 周左右时，胚芽头臀长（CRL）约与卵黄囊径线相等，以后胚芽头臀长超过卵黄囊。7 周的胚芽已与卵黄囊分开，多能分出头尾，矢状切面上胎体由原来的平直变为向腹侧弯曲。8 周时胚芽冒出。胚芽长≥5 mm 仍未见胎心搏动时，提示胚胎停止发育。

（3）NT 测量规范及正常值：最适检查时间在 11 ~ 13^{+6} 周。CRL 为 45 ~ 84 mm，取胎儿正中矢状切面，尽可能将图像放大，使图像只显示胎儿头部及上胸，令测量光标的轻微移动只会改变测量结果0.1 mm，并在胎儿自然姿势时测量NT，测量时游标的内缘应置于颈部无回声带的外缘测量。NT正常值<2.5 mm。

(4)卵黄囊(YS)：妊娠囊内超声能发现的第一个结构，经阴道超声检测时孕5～6周即可显示，最大不超过5～6 mm。

2. 注意事项

(1)妊娠囊须与假孕囊相鉴别。妊娠囊一般为偏心圆，种植于宫腔的一侧壁的内膜中，且囊壁一般呈中高回声。卵黄囊一般认为是妊娠预后良好的标志，如过大，直径大于10 mm提示胎儿预后不良。

(2)CRL及NT检测时应注意必须将胎儿置于正中矢状切面，并呈自然弯曲状态，不过度仰伸或俯屈。

(3)测量NT时，胎儿项部皮肤与羊膜之间应有羊水间隙，以免混淆胎儿皮肤和羊膜而造成测量错误。NT≥2.5 mm时为增厚，与染色体异常、早期心力衰竭、淋巴系统发育异常以及引起胎儿胸腔内压力升高的疾病等胎儿异常有关。

五、检查结果

(一)超声表现

1. 妊娠囊　妊娠囊(GS)是超声首先观察到的妊娠标志，早期妊娠囊的重要特征为“双环征”。

2. 卵黄囊　妊娠囊内超声能发现的第一个结构，球形、壁薄、中等回声，中央无回声，透声好。卵黄囊(YS)是宫内妊娠的标志，它的出现可以排除宫外妊娠时宫内的假妊娠囊。

3. 胚芽　妊娠囊内中等回声小片状或长条状结构。

4. 颈部透明层(NT)　是指胎儿颈部皮下的无回声带，位于颈后皮肤高回声带与深部软组织高回声带之间。胎儿NT增厚是产前筛查染色体异常(尤其是21三体综合征)、先天性心脏畸形及一些遗传综合征的超声软指标。

(二)检查报告

超声所见

子宫前倾/后倾/水平位，大小约____cm×____cm×____cm，未见明显畸形。宫腔内见____cm×____cm×____cm胎囊，位置正常，形态规整，其内可见胚胎，头臀长约____cm，可见胎心搏动，频率____次/min。左卵巢大小约____cm×____cm，右卵巢大小约____cm×____cm。双附件区未见占位性病变。

超声提示

早孕周，单胎。

【课堂互动】

案例　患者，女，35岁，以往月经规律，现停经48 d来就诊，妇科检查：子宫增大，变软，宫颈着色，尿HCG阳性，声像图显示如图2-10-6。

课堂互动案例解析

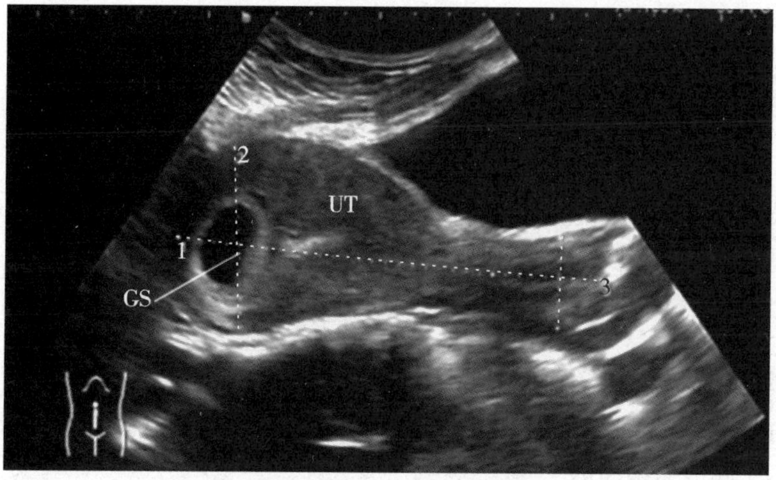

图 2-10-6　患者超声声像图

讨论

1）观察分析超声声像图，超声诊断考虑是什么？

2）超声检查至少在妊娠几周才能更好地看到胎儿？

【实训小结】

通过课前预习、课中强化训练，学生能主动把所学理论知识与实践操作有机结合起来，能独立完成正常孕早期超声标准切面图像的采集、声像图的观察与分析，掌握正确的操作方法和技巧，养成主动学习、积极探索的习惯，提高把基础理论、基本知识和基本技能融会贯通的能力，提高个性品质和岗位胜任力。

【课后思考】

课后思考案例解析

案例　患者，女，30 岁，健康体检，以往月经规律，现停经 46 d，子宫超声检查声像图如图 2-10-7。

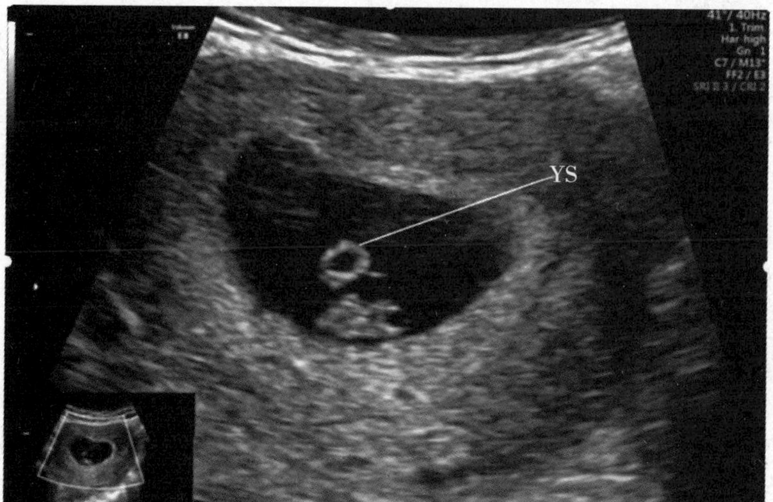

图 2-10-7　患者超声声像图

思考

1)观察超声声像图,描述其超声声像图表现,超声诊断考虑什么?

2)超声检查过程中需要注意哪些问题?

(梁丽萍　邬彩虹)

任务二　正常孕中晚期超声检查

正常孕中晚期超声检查PPT

正常孕中晚期超声检查自测题

【课前预习】

1.学生在线自主学习　使用数字化教学资源服务云平台,教师在平台分享包含大量的临床案例、生动形象动图的PPT,通过多种形式加强师生之间的对话与交流,加深学生对知识的理解,激发学生主动学习的积极性;并在真实临床案例讨论中融入医学人文素养教育,对学生的思政理念进行引导,实现线上线下授课相互呼应。

2.学生在线自我检测　结合理论授课内容给出单选题5道、多选题2道,学生扫码完成自测,考核学生理论知识掌握情况。

【实训目标】

1.掌握　孕中晚期妊娠超声检查前的准备、超声检查方法、正常超声声像图特点、超声探测要点。

2.熟悉　孕中晚期胎儿常规标准切面的扫查,具备观察与分析胎儿正常声像图的能力。

3.了解　超声检查过程中需要注意的问题。

4.其他　通过实训,使医学生完成基本理论向临床实践的转化、基本知识向临床思维的转化、基本技能向临床能力的转化。提高医学生的职业能力、专业能力、医患沟通能力和团队合作能力;培养医学生的职业素质、人文素质和综合素质。

【实训器材】

1.仪器　多功能彩色多普勒超声仪(B/M、CDFI、PW、CW),凸阵探头(频率2~5 MHz),超声体模。

2.材料　耦合剂、检查用纸、检查床。

3.其他　数字化教学资源。孕中晚期超声典型病例图片、临床相关资料等。

【实训步骤】

1.演示观摩

(1)带教老师结合超声诊断仪的使用,讲解超声探头的选择及仪器的调节,以及检查前准备、人文关怀、医患沟通等。

(2)带教老师实操演示不同检查途径各标准切面检查步骤、检查手法及声像图表现特点;演示孕中晚期超声检查内容,包括某些解剖结构的测量,如双顶径、头围腹围、股骨长等,预测孕周大小;其次是估计胎儿体重,判断胎位及胎儿数目、估测羊水量、观察胎盘、脐带,孕妇子宫、宫颈等,最后也是在这个时期最重要的检查是对胎儿解剖结构的全面检查。演示正常孕中晚期的超声探测技巧;通过示教让学生在头脑中对各标准切面所显示的解剖结构及操作流程、操作手法、正确测量及注意事项有一个初步认识。

2. 分组训练

(1)学生分组上机操作,重复老师演示的操作流程,掌握正确的调节仪器方法。

(2)体会合理应用操作手法技巧的重要性;感受不同检查体位与检查途径对标准切面的影响,识别正常孕中晚期超声图像。

(3)带教老师巡回辅导、答疑解难,纠正学生不规范的操作方法。

3. 采集图像数据　应用超声图文工作站采集、保存图像,并可对所采集的静、动态图像进一步编辑处理,结合患者临床表现和超声图像,进行超声图文诊断。

4. 书写报告　在保证超声图像及数据采集准确的前提下,综合超声所见及临床表现认真分析后,正确运用超声术语,内容简洁,层次分明,重点突出,写出检查报告,提出诊断意见,检查者亲笔签名。报告单时间精确到分。

【实训内容】

一、检查前准备

(一)操作者准备

1. 仪器选择　采用高分辨力彩色多普勒实时超声仪,校对电源电压以及接地装置是否正常,待仪表正常后,方可开主机开关。根据患者的检查部位、年龄、体型选择合适探头及频率。常用频率 2.0 ~5.0 MHz。

2. 仪器调节　正确调节好各个控钮至最佳工作状态,经腹扫查超声检查的条件,聚焦在目标区域设置,使子宫肌壁清晰可见。

3. 环境条件　调节室内温度和光线,使患者处于比较安静、舒适的环境中。

4. 患者　对患传染性疾病的患者,按照消毒隔离程序处理。

(二)受检者准备

(1)检查前应告知孕妇产科超声检查的适应证、最适检查时间、本次检查内容、检查的风险、检查所需时间及孕妇所需准备等。

(2)经腹部超声检查:孕 11 周及其后检查胎儿无须特殊准备,但此期要检查孕妇宫颈情况时需充盈膀胱。

(3)经会阴、阴道超声检查:在排空膀胱后进行。

(三)医患沟通

热情接诊患者,注意和患者交流沟通,给予患者适宜的人文关怀,以取得患者信任,主动配合检查,取得满意的检查效果。

二、核对信息、录入资料

1. 核对信息　认真阅读申请单,核对患者信息,耐心询问患者病史,态度和蔼,详细了解患者病情,明确此次检查目的。

2. 录入资料　录入患者姓名、年龄、性别、婚否、门诊号、住院号、超声号和图像记录方式等。

三、选取检查体位

1. 经腹部超声检查　孕妇一般取仰卧位，孕妇充分暴露下腹部，孕中晚期为了更好显示胎儿解剖结构，可根据胎儿体位调整孕妇体位，如左侧卧位、右侧卧位。为了更好显示宫颈与宫颈内口，可垫高孕妇臀部。

2. 经会阴、阴道超声检查　孕妇取截石位。

四、检查过程

进行胎儿超声探测时，首先要将探头在腹部作大范围的横向平移和纵向平移探测，以明确子宫内胎儿的个数、位置、胎体与母体的位置关系及是否有胎心搏动。然后从头部至躯干部以及四肢依次观察其内部主要结构并测量主要生长径线。目前常用胎儿生长径线包括双顶径、头围、腹围、股骨长，一般与胎龄呈正相关。

（一）扫查方法与标准切面

1. 胎儿头颅

（1）丘脑平面（双顶径与头围测量平面）：将探头在母体表面纵向及横向顺序扫查，得出胎儿长轴与母体长轴的关系。当胎儿纵轴与母体纵轴一致时，为纵产式；当胎儿纵轴与母体纵轴相互垂直时，为横产式。先根据胎方位确定胎头位置，再寻找通过胎儿丘脑的枕额方向的横切面。标准水平的横切面需要显示清楚透明隔腔、两侧丘脑对称及丘脑之间裂隙样的第三脑室，同时颅骨光环呈椭圆形，左右对称，见图 2-10-8。

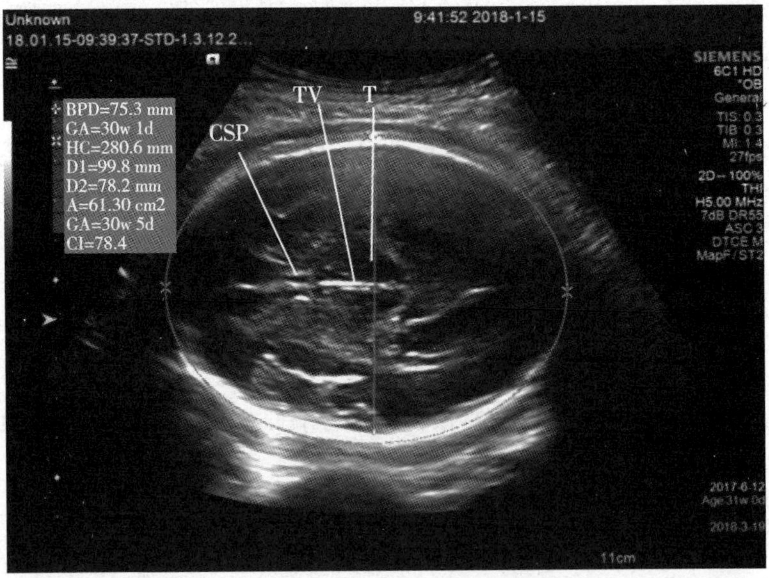

BPD. 双顶径；HC. 头围；TV. 第三脑室；CSP. 透明隔腔；T. 丘脑。

图 2-10-8　丘脑平面

（2）侧脑室水平横切面如图2-10-9。

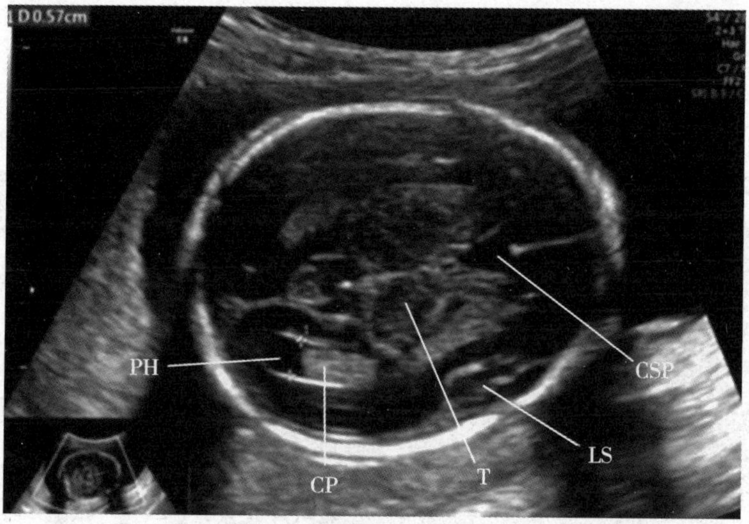

CSP. 透明隔腔；T. 丘脑；PH. 侧脑室后角；CP. 脉络丛；LS. 大脑外侧裂。

图2-10-9 侧脑室平面

（测量键所标为侧脑室后角的宽度）

（3）小脑横切面：横切胎头，于头围平面下移探头，并稍向颅底方向倾斜，寻找通过小脑横断面及透明隔的横切面。图2-10-10显示颅后窝内的小脑横切面、颅后窝池、颈项软组织以及前方的透明隔，同时显示完整的颅骨光环。

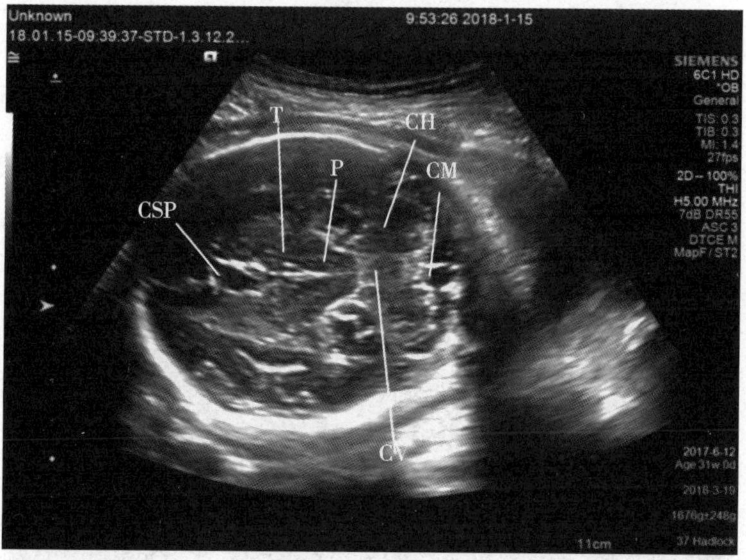

CSP. 透明隔腔；T. 丘脑；P. 大脑脚；CH. 小脑半球；CV. 小脑蚓部；CM. 小脑延髓池。

图2-10-10 小脑平面

2. 胎儿心脏

（1）四腔心平面（最常用最基本切面）：与胎儿长轴垂直做通过四腔心切面的胸部横

切面。可见心脏约占胸腔 1/3；心尖指向胸前左前方；心脏轴与胸腔前后轴之间夹角为 45°±20°；左、右心房及心室大小基本相等，28 周后右心室略大于左心室；左、右心室壁及室间隔厚度基本相等；右心室心尖部有粗大的调节束，心内膜面粗糙，而左心室光滑；三尖瓣附着点较二尖瓣更靠近心尖；房室瓣与房室间隔在心脏中央形成“十”字交叉；房间隔卵圆孔瓣启闭活动，向左房开放；左心房后壁可见肺静脉切迹。见图 2-10-11。

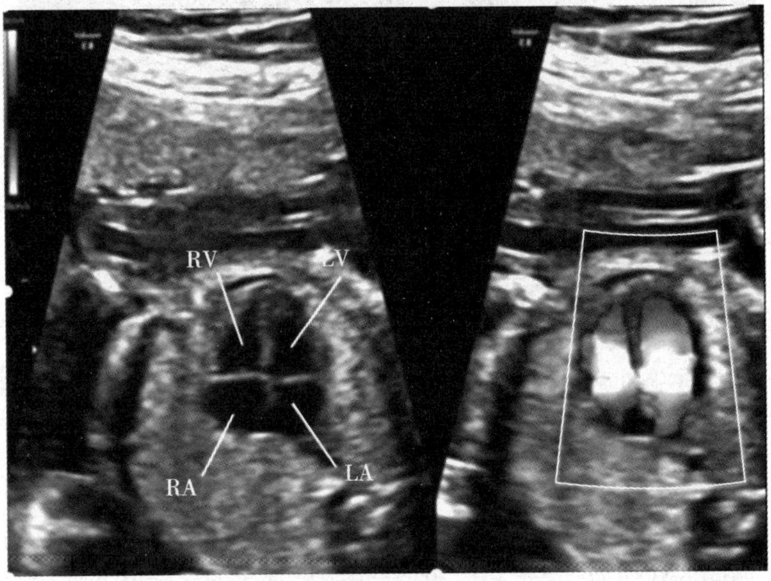

图 2-10-11　胎儿心脏(四腔心观)

(2)左室流出道：从四腔心切面移动并旋转探头，探头一侧对准胎儿右肩，能显示左室流出道。此平面可显示左心房、左心室、升主动脉、室间隔及右心室(图 2-10-12)。

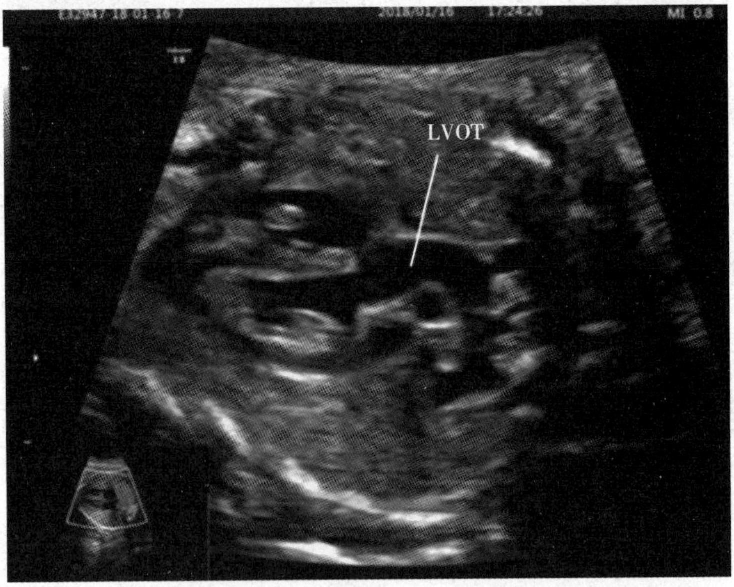

LVOT. 左室流出道。

图 2-10-12　胎儿心脏(左室流出道)

(3)右室流出道:在左室流出道的基础上,探头略作向上向前移动,即可显示右室流出道。右室流出道与左室流出道相互交叉,它的走向对准胎儿左肩(图 2-10-13)。

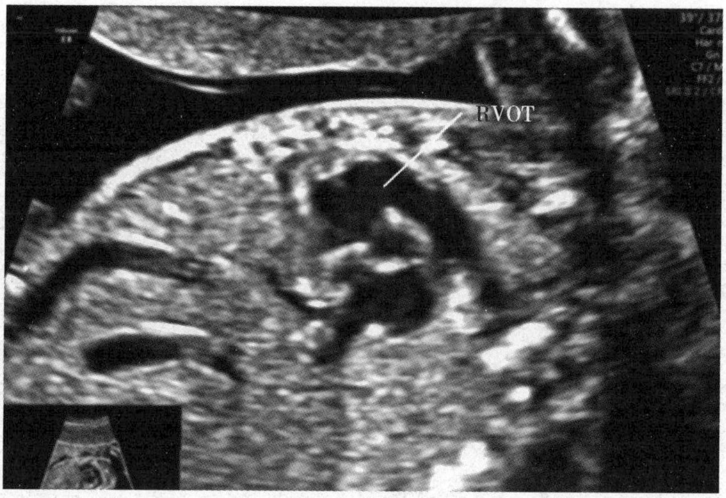

RVOT. 右室流出道。

图 2-10-13 胎儿心脏(右室流出道)

(4)三血管平面:在右室流出道的平面上略向胎儿头端移动探头,从左向右分别显示肺动脉、主动脉及上腔静脉,故称三血管平面。三者的管径肺动脉>主动脉>上腔静脉。该平面也显示了气管横切面,位于主动脉弓右侧、上腔静脉后方,故也称三血管气管平面(图 2-10-14)。

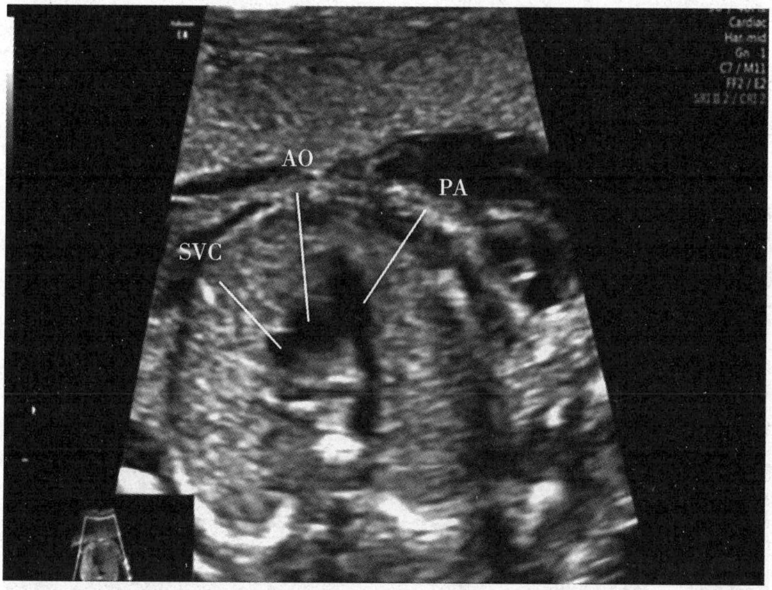

SVC. 上腔静脉;AO. 主动脉;PA. 肺动脉。

图 2-10-14 三血管切面

(5)主动脉弓长轴切面：当胎儿面向探头时，纵切胎儿胸腔略偏左，声束对向胎儿左后方；当胎儿背向探头时，纵切胎儿左背部声束对向胎儿前方，即可获得主动脉长轴平面。在此平面上显示的结构有升主动脉、主动脉弓、降主动脉以及主动脉弓上的颈部血管分支。在这一切面上显示的主动脉弓声像图呈“手杖”状(图 2-10-15)。

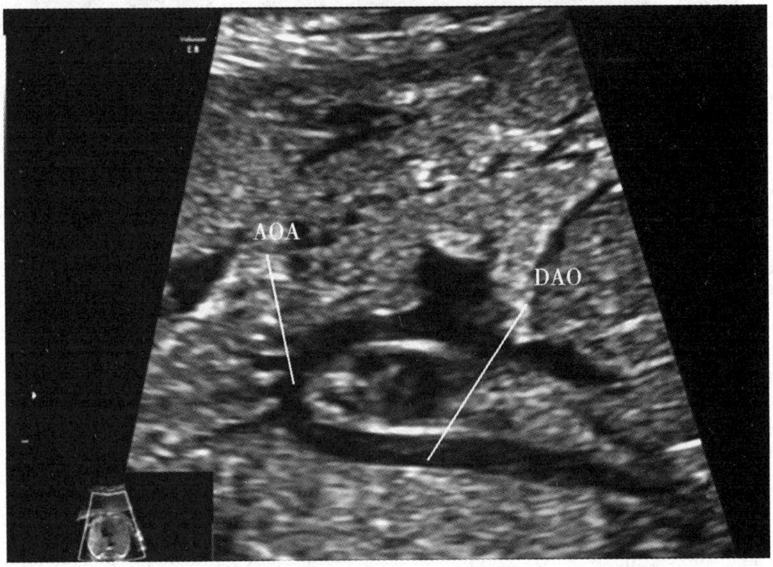

AOA. 主动脉弓；DAO. 降主动脉。

图 2-10-15　胎儿心脏(主动脉弓长轴切面)

(6)肺动脉长轴平面也称右心长轴平面。如果探头位置在显示主动脉长轴切面状态时，只要将探头向胎儿左侧胸壁作稍稍移动；如果探头显示心脏短轴切面时，就应继续旋转探头直至使肺动脉纵切面显示了右心室、肺动脉瓣、肺动脉主干、动脉导管及降主动脉。动脉导管的弯曲度不及主动脉弓，呈“曲棍球杆”状，且动脉导管上无颈动脉分支(图 2-10-16)。

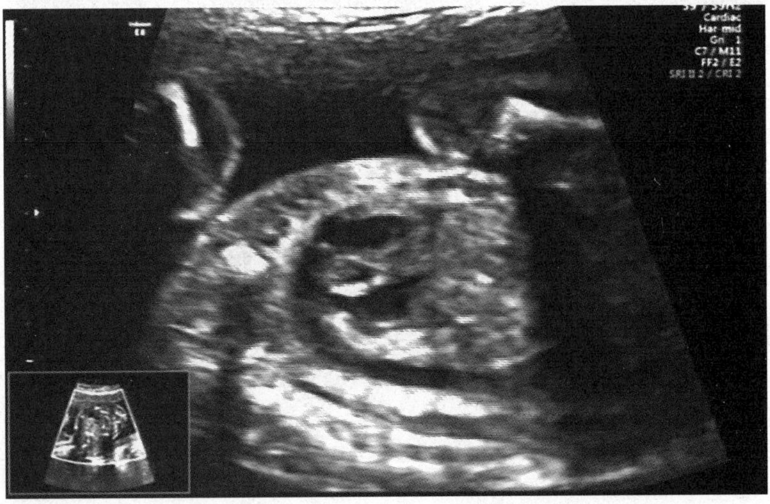

图 2-10-16　胎儿心脏(肺动脉长轴切面)

3. 胎儿腹部

（1）上腹部腹围平面：探头在孕妇腹部沿胎儿纵轴方向由头侧向足侧移动，显示胎儿腹部脏器，然后旋转探头90°。做垂直于脊柱的胎儿腹部横切面扫查，显示胃泡和脐静脉（图2-10-17）。

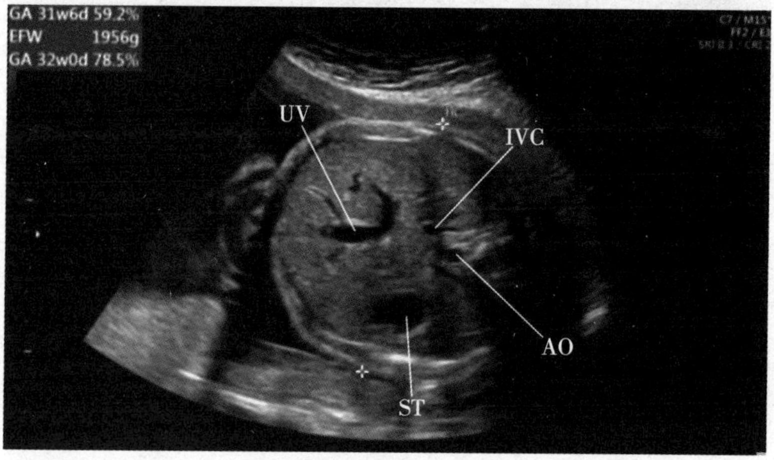

AO. 腹主动脉；IVC. 下腔静脉；ST. 胃泡；UV. 脐静脉。

图2-10-17 胎儿上腹部（测量键所标为腹围）

（2）下腹部肾横切面：在胎儿脊柱矢状切面基础上将探头分别向脊柱的两侧移动，获取肾纵切面。在纵切基础上旋转探头90°，获取肾横切面（图2-10-18）。

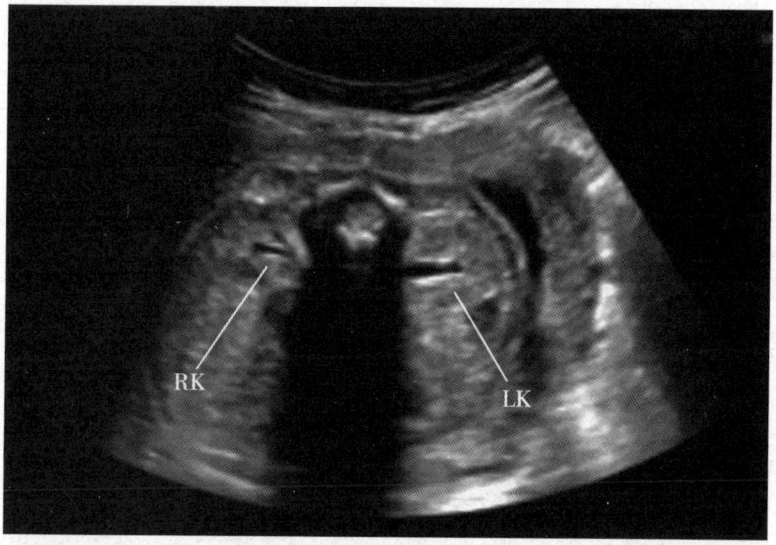

LK. 左肾；RK. 右肾。

图2-10-18 双肾横切面

（3）下腹部膀胱横切面：移动探头至下腹部，获取经过脐根部及膀胱的下腹部横切面。脐孔处仅有脐血管的出入而没有其他内脏突出。膀胱两侧各见一血管（脐动脉）由其背后绕至前方腹壁脐孔处（图2-10-19）。

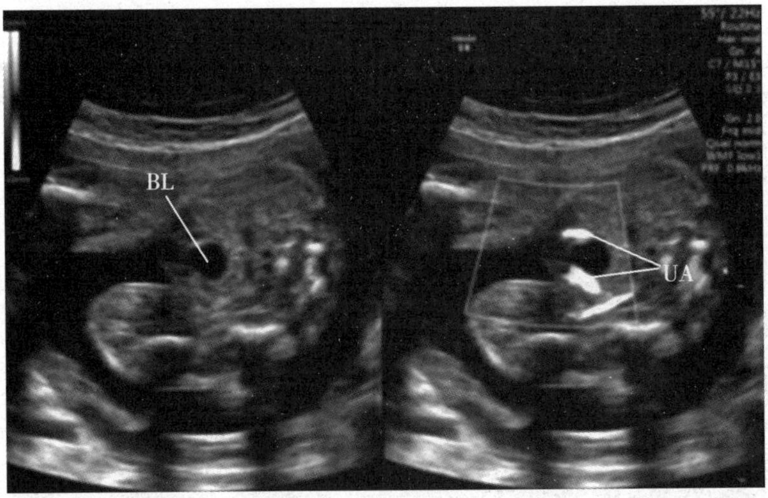

UA. 脐动脉；BL. 膀胱。

图 2-10-19　膀胱切面

4. 胎儿脊柱

(1)矢状切面：与胎儿纵轴一致移动探头，获取脊柱的旁正中矢状切面（纵切面），观察脊椎骨（包括椎体、椎弓）的排列情况，同时需注意背部表面覆盖的皮肤延续性是否完整。正中矢状切面只能显示椎体而不见椎弓（图 2-10-20），旁矢状切面可见一个椎体对应一个椎弓，从枕部延续至骶尾部并略向后翘，最后融合在一起。

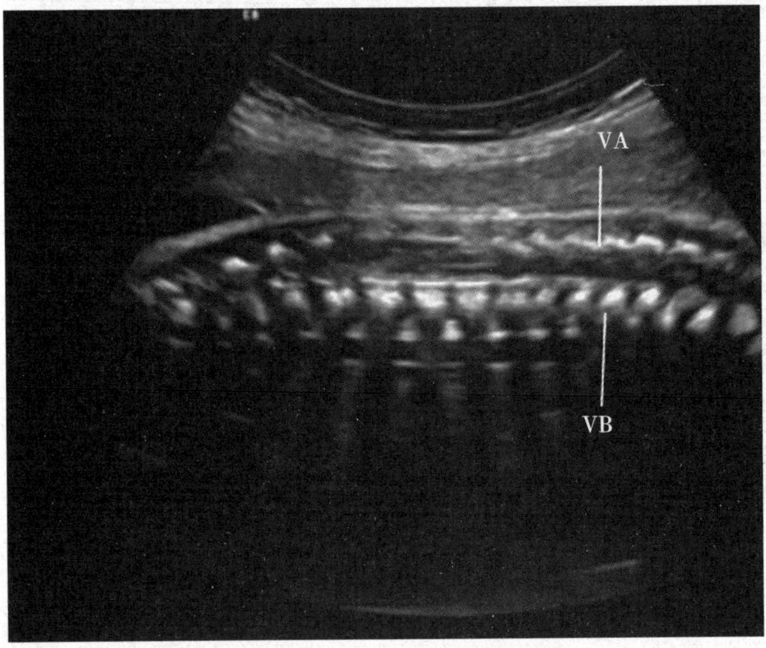

VA. 椎弓；VB. 椎体。

图 2-10-20　脊柱正中矢状切面

(2)横切面:与胎儿纵轴垂直,自胎儿颈部至臀部(或相反方向)移动探头,逐个显示脊柱各椎骨的横切面,同时注意其表面覆盖的背部皮肤是否完整。可见各椎骨的椎体和双侧椎弓共3个骨化中心呈“品”字形结构,中央为椎管,表面皮肤完整(图2-10-21)。

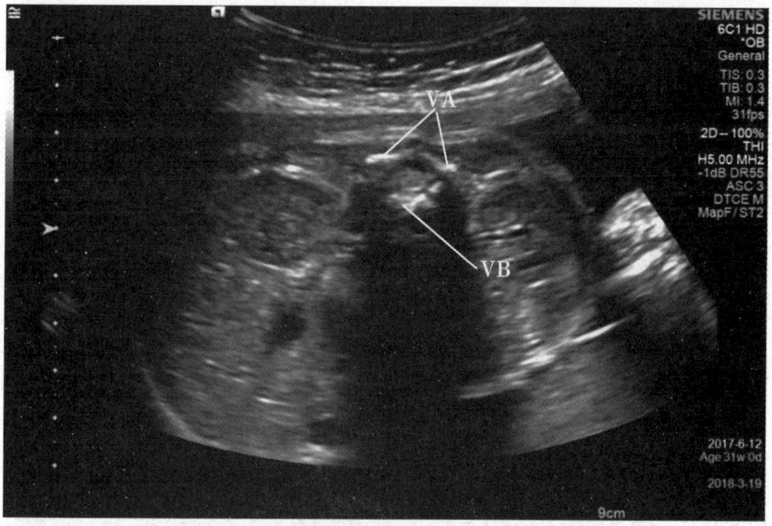

VA. 椎弓;VB. 椎体。

图2-10-21 脊柱横切面

(3)冠状切面:冠状切面与胎儿长轴切面及横切面均垂直,移动探头,获取脊柱的冠状切面,显示脊椎骨(包括椎体、椎弓)在冠状切面的排列情况,注意双侧椎弓的对称性(图2-10-22)。

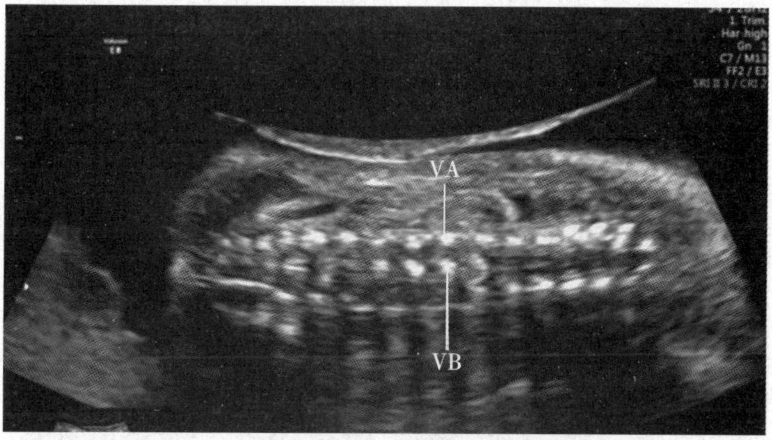

VA. 椎弓;VB. 椎体。

图2-10-22 脊柱冠状切面

4. 胎儿面部检查

(1)双眼眶切面：由胎儿额部向前向下作冠状切面，在不同的水平可显示双侧眼眶的切面，在横切面上，显示出胎儿的双眼眶及眼内结构，眶内距约等于1/3眶外距(图2-10-23)。

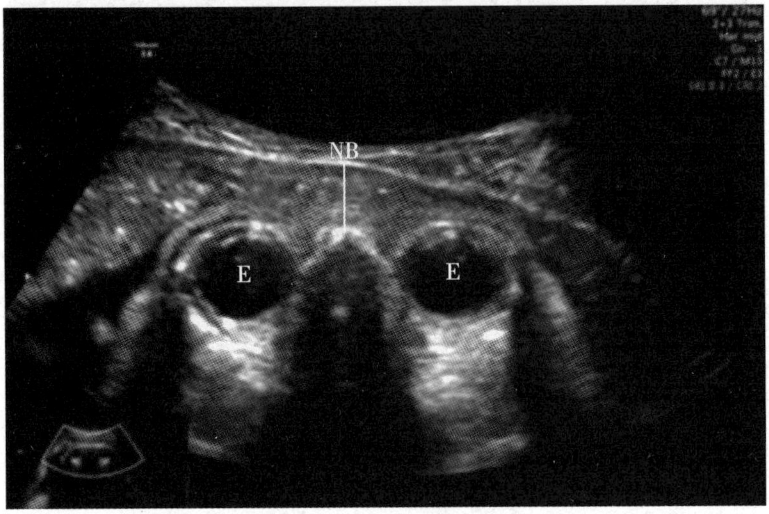

E. 眼睛；NB. 鼻骨。

图2-10-23　双眼眶切面

(2)颜面部正中矢状切面：由胎儿额部向前向下作面部的冠状切面，旋转探头后作脸部矢状切面。可显示胎儿侧面轮廓，声像图从上至下分别显示为前额、鼻梁及鼻、鼻梁内部的鼻骨、上唇、下唇、下颌(图2-10-24)。鼻骨呈短棒状、强回声结构。

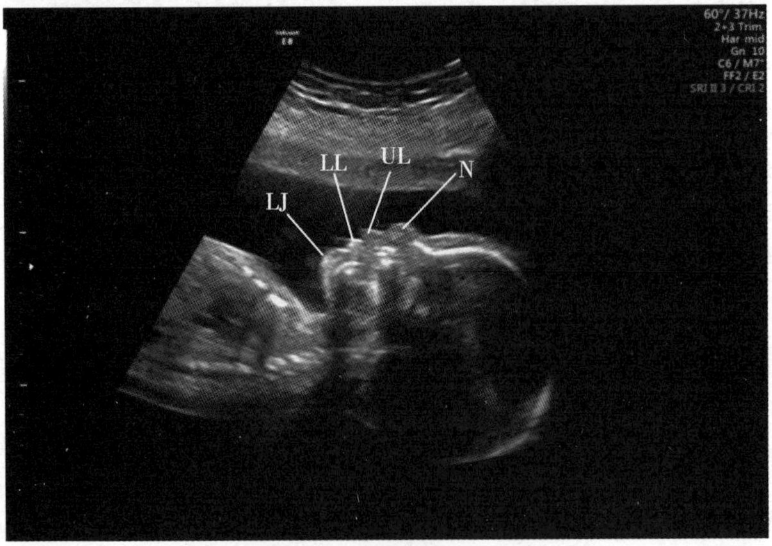

N. 鼻；UL. 上唇；LL. 下唇；LJ. 颏部。

图2-10-24　颜面部正中矢状切面

（3）鼻唇冠状切面：由胎儿额部向前向下作冠状切面，在不同的水平可显示口唇的冠状切面。可显示鼻尖、鼻孔、上下唇（图 2-10-25）。

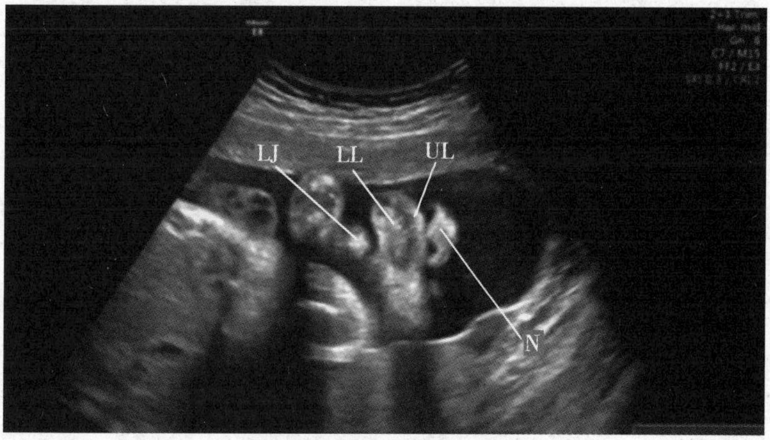

N. 鼻；UL. 上唇；LL. 下唇；LJ. 颏部。

图 2-10-25　鼻唇冠状切面

6. 胎儿肢体骨骼

（1）股骨：首先显示胎儿纵轴和脊柱，在骶尾部处以尾椎为支点旋转探头显示一侧髋骨，再以髋骨为支点旋转探头显示股骨。

（2）肱骨：首先显示胎儿纵轴和脊柱，在胸部脊椎处旋转探头显示一侧肩胛骨，再以肩胛骨为支点旋转探头显示肱骨。

（3）显示肱骨后，根据肘关节的方向旋转探头，寻找前臂并显示前臂的冠状切面。

（4）下肢胫腓骨的显示方法同上。

（5）关键是在移动或旋转探头时要逐步进行，根据肘、膝等关节的方向顺序查找。

（6）找到下肢胫腓骨长轴切面后，以踝关节为支点旋转和移动探头，可得到足底的冠状切面。

（7）四肢长骨包括上肢的肱骨、尺桡骨及手部的掌骨、指骨（图 2-10-26），下肢的股骨、胫腓骨及足部的跖骨、趾骨等小型长骨（图 2-10-27）。

7. 胎儿胸部　横切面同四腔心切面。心脏两侧为肺。在四腔心观，右肺面积略大于左肺，见图 2-10-28A。作右胸纵切面观时，肺呈锥形，与胸壁紧贴，之间无腔隙。肺下方为膈肌，膈肌为低回声带。作左胸纵切面观时，心脏位于膈肌之上，心脏后上方为肺组织，见图 2-10-28B。当切面略斜向右侧，经过右心房时，显示下腔静脉穿过膈肌进入右心房。

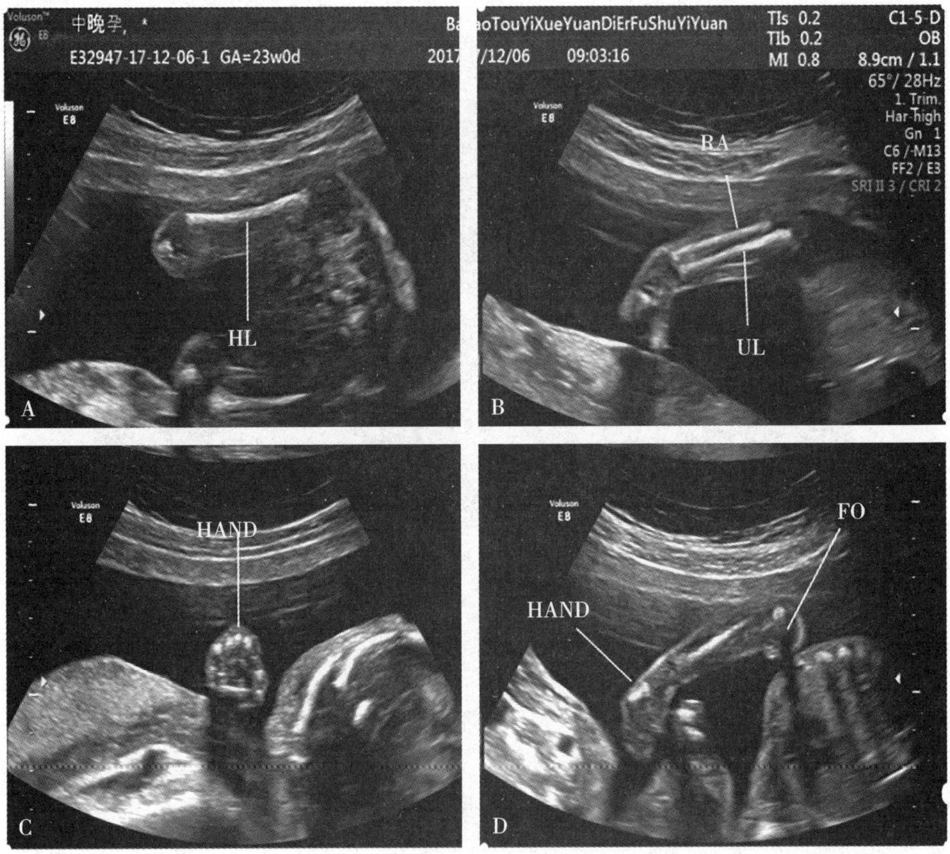

HL. 肱骨；UL. 尺骨；RA. 桡骨；HAND. 手；FO. 前臂；A. 肱骨；B. 尺桡骨；C. 手部指骨；D. 掌根部。

图 2-10-26　上肢长骨

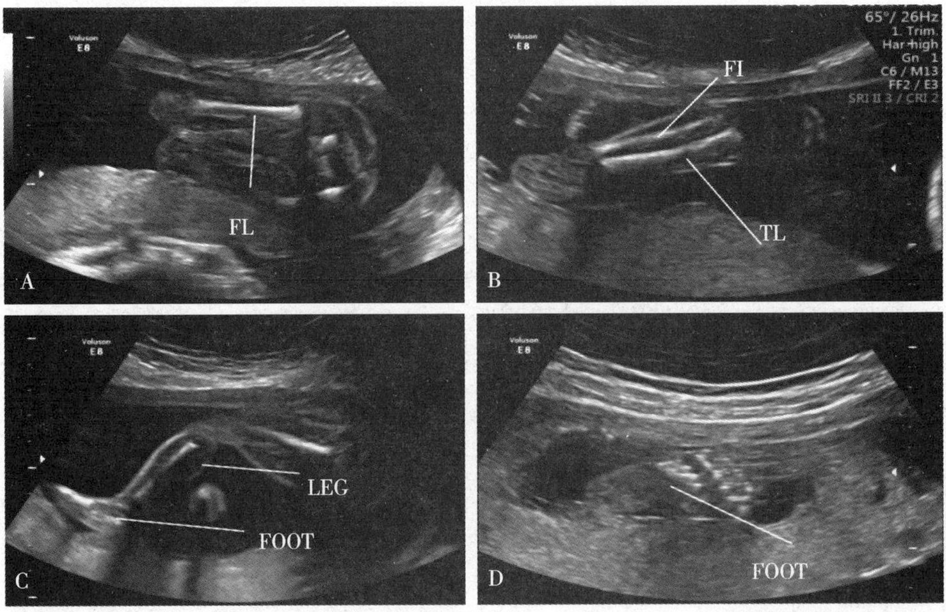

FL. 股骨；TL. 胫骨；FI. 腓骨；LEG. 腿；FOOT. 脚；A. 股骨；B. 胫腓骨；C. 小腿；D. 脚掌。

图 2-10-27　下肢长骨

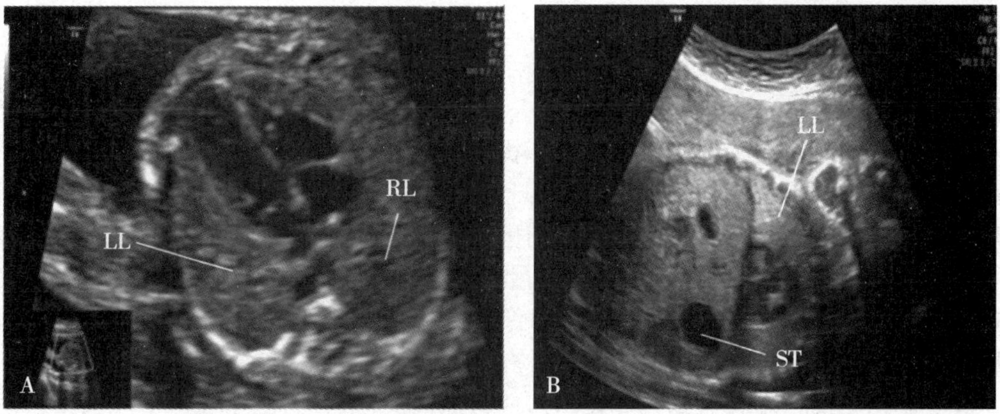

LL. 左肺；RL. 右肺；ST. 胃泡；A. 四腔心观心脏两旁为肺组织；B. 膈肌之上心脏旁为肺组织。

图 2-10-28 胎儿胸部

(二)超声测量及注意事项

1. 双顶径　从一侧顶骨的外缘到对侧顶骨的内缘、测量与中线垂直的最大径线即双顶径。正常值随孕周变化。

2. 头围　沿颅骨光环外缘测量其周径即头围，正常值随孕周变化。

3. 透明隔腔　透明隔腔（CSP）即临床第五脑室，位于脑中线前 1/3 处，为一长方形暗区。正常值<10 mm。

4. 第三脑室　两侧丘脑之间的缝隙，正常<2 mm。

5. 侧脑室后角宽度　从侧脑室一侧壁室管膜内缘到另一侧壁室管膜内缘，正常值为 10 mm 以下。

6. 侧脑室　整个妊娠期间，胎儿侧脑室枕角内径均应<10 mm。<10 mm 侧脑室内径<15 mm 为轻度脑室扩张。侧脑室内径>15 mm 应考虑有脑积水或明显脑室扩张。

7. 小脑横径　测量从一侧小脑半球外缘到对侧小脑半球外缘。正常值随孕周变化。孕 24 周前，小脑横径约等于孕周（如 20 mm 即为孕 20 周）。

8. 后颅窝池宽度　测量从小脑蚓部后缘到颅骨板内缘，正常值<10 mm。

9. 颈项软组织厚度　测量从颅骨环外缘至颈项部皮肤外缘的距离，正常值<6 mm。

10. 腹围测量　取胎体的横切面，腹围呈圆形或椭圆形，左侧显示胃泡，前方中央见左支门静脉和右支门静脉的汇合，背部为脊柱横切面，脊柱两侧见低回声的肾上腺。

11. 双肾横切面　为测量肾盂宽度的平面，测量肾盂的前后径为肾盂宽度。目前肾积水的诊断标准尚有争论，一般认为下述的诊断标准敏感性高，但特异性低。

（1）孕 33 周前，肾盂前后径>4 mm，孕 33 周后，肾盂前后径>7 mm。

（2）肾盂扩张前后径/肾脏前后径>0.28 mm。

（3）肾盏扩张。

12. 股骨长度　由于孕早期多测量头臀长，一般于妊娠 14 周后才测量股骨长度，测量方法是纵切股骨，显示整条股骨干包括两端，测量时不包括骨骺。

五、检查结果

(一)超声表现

1. 丘脑平面　外周头颅光环显示为环状强回声,中央为断续的脑中线。中线两侧的丘脑呈低回声,中线近额部的透明隔呈“等号样”,内部无回声,双侧侧脑室后角内部呈无回声,侧脑室外侧的大脑皮质的沟、回分别呈高回声带与低回声带。

2. 侧脑室水平横切面　颅骨光环呈椭圆形,侧脑室后角显示清楚,呈无回声区,内有强回声的脉络丛,但未完全充满后角。图像中央尚可显示两侧部分丘脑,脑中线可见。侧脑室额角内侧壁几乎与大脑镰相平行,枕角向两侧分开离脑中线较远。

3. 小脑横切面　外周头颅光环显示为环状强回声,中央为脑中线。后颅窝部位双侧小脑半球呈对称的近圆形低回声区,小脑半球中间回声略高的结构为小脑蚓部,后颅窝池呈近弯刀形不规则无回声区。

4. 上腹部腹围平面　外周腹部皮肤显示为环状高回声式或等回声;内部为上腹部脏器,其中肝位于右侧,呈片状中等回声,肝内部脉管呈条状无回声;胃泡位于左侧,呈无回声;右侧肾上腺位于脊柱右侧呈长条状低回声,伴中央线状高回声。

5. 下腹部肾横切面　肾横切面为椭圆形,周围肾包膜为线状等回声,双肾位于背部脊柱两侧。髓质为低回声,中央条状无回声为肾盂。

6. 下腹部膀胱横切面　此平面通过胎儿下腹部,外周腹部皮肤显示为环状高回声或等回声,内部主要显示膀胱横切面呈近长圆的无回声区,膀胱左右侧各见一条血管(脐动脉)走向腹壁、脐带在此水平面插入腹壁。

7. 胎儿脊柱旁矢状切面　可见两列平行的整齐的串珠状强回声带,中央长条状弱回声区为椎管,表面皮肤完整呈线状回声。脊柱背侧皮肤清晰可见,覆盖完整。在腰段膨大,两强回声带略增宽,两强回声带之间为椎管,其内有脊髓、马尾等。

8. 胎儿脊柱横切面　脊椎呈 3 个分离的圆形或短棒状强回声,两个后骨化中心较小且向后逐渐靠拢,呈“^”字形排列。前方中央较大者为椎体骨化中心。

9. 胎儿脊柱冠状切面　可见整齐排列的 2 条或 3 条平行串珠状的强回声光带,中间 1 条反射回声来自椎体,两侧的来自椎弓骨化中心。

10. 胎儿肢体骨骼　肱骨与股骨是最常用的胎儿生物学测量指标。肱骨与股骨超声均显示为长条状略带弧形的强回声结构,前臂的尺桡骨显示为强回声的长条状或棒状结构,2 条长骨的排列接近平行。前臂的横断面以及小腿胫腓骨的横断面均有 2 个类圆形强回声。周围软组织为皮肤,为低回声。

(二)检查报告

1. 中期妊娠

超声所见

胎儿胎头轮廓完整,双顶径____cm。脊柱显示连续。胎心搏动良好,频率____次/min。腹壁回声未见异常。股骨长度约____cm。胎盘位于子宫前壁(后壁、左侧壁、右侧壁、宫底),厚约____cm,回声均匀。羊水深度____cm。

超声提示

中期妊娠，单胎。

2. 晚期妊娠

超声所见

胎儿胎头轮廓完整，双顶径____cm，脑室未见扩张。未见脐带绕颈。脊柱显示连续。胎心搏动良好，频率____次/min，四腔心显示清楚，形态正常。腹壁回声未见异常，肾未见异常。股骨长度约____cm。胎盘位于子宫前壁（后壁、左侧壁、右侧壁、宫底），厚约____cm，成熟度：0级、Ⅰ级、Ⅱ级、Ⅲ级，未见前置及早剥影像。羊水深度____cm，羊水指数____cm。

超声提示

中晚期妊娠，单胎，头（臀、横）位。

【课堂互动】

案例 患者，女，30岁，孕35周，超声检查声像图如图2-10-29。

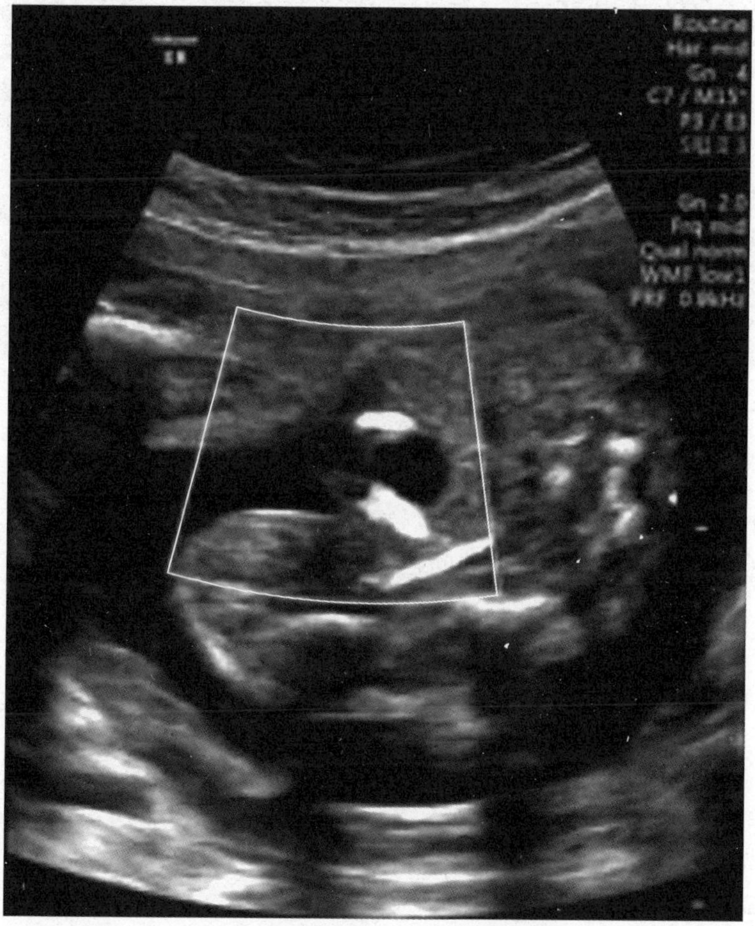

图2-10-29 膀胱切面超声声像图

课堂互动案例解析

思考

1)观察以上超声图像,有几条脐带血管?几条动脉?几条静脉?

2)常用的判断胎儿生长发育情况的生物学指标是什么?

【实训小结】

通过课前预习、课中强化训练,学生能主动把所学理论知识与实践操作有机结合起来,能独立完成正常中晚孕超声标准切面图像的采集、声像图的观察与分析,掌握正确的操作方法和技巧,养成主动学习、积极探索的习惯,提高把基础理论、基本知识和基本技能融会贯通的能力,提高个性品质和岗位胜任力。

课后思考案例解析

【课后思考】

案例　患者,女,30 岁,恶心呕吐,孕 35 周,超声检查声像图如图 2-10-30。

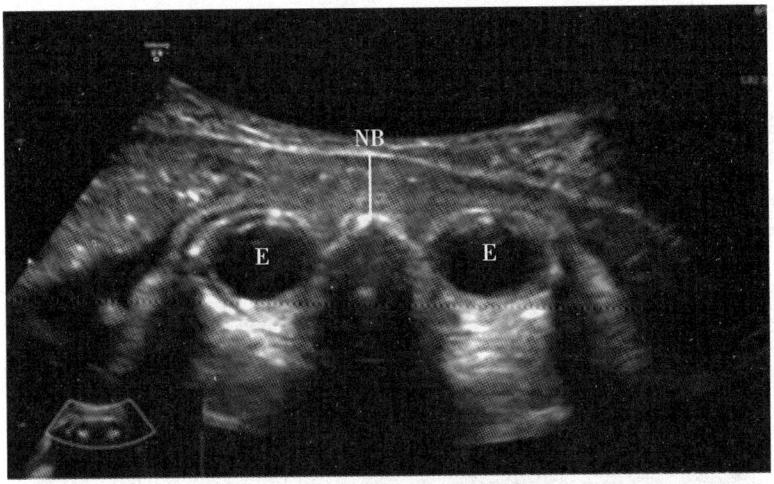

图 2-10-30　患者超声声像图

思考

1)观察上述超声图像,描述其超声声像图表现。

2)超声检查过程中需要注意哪些问题?

(梁丽萍　邬彩虹)

任务三　异常妊娠超声诊断

【课前预习】

1. 学生在线自主学习　使用数字化教学资源服务云平台,教师在平台分享包含大量的临床案例、生动形象动图的 PPT,通过多种形式加强师生之间的对话与交流,加深学生对知识的理解，激发学生主动学习的积极性；并在真实临床案例讨论中融入医学人文素养教育，对学生的思政理念进行引导，实现线上线下授课相互呼应。

2. 学生在线自我检测　结合理论授课内容给出单选题5道、多选题2道，学生扫码完成自测，考核学生理论知识掌握情况。

异常妊娠超声诊断PPT

异常妊娠超声诊断自测题

【实训目标】

1. 熟悉　异位妊娠的超声检查前的准备、超声检查方法、正常与异常超声声像图特点、超声探测要点。

2. 掌握　孕早期、孕中晚期胎儿常规标准切面的扫查，具备观察与分析正常及异常超声声像图的能力，如流产、异位妊娠声像图超声表现，双胎妊娠声像图超声表现。

3. 了解　超声检查过程中需要注意的问题。

4. 其他　通过实训，使医学生完成基本理论向临床实践的转化、基本知识向临床思维的转化、基本技能向临床能力的转化。提高医学生的职业能力、专业能力、医患沟通能力、团队合作能力；培养医学生的职业素质、人文素质、综合素质。

【实训器材】

1. 仪器　多功能彩色多普勒超声仪（B/M、CDFI、PW、CW），凸阵探头（频率2～5 MHz），带病变超声体模。

2. 材料　耦合剂、检查用纸、检查床。

3. 其他　数字化教学资源。异常妊娠超声典型病例图片、临床相关资料等。

【实训步骤】

1. 案例导入　带教老师播放影视资料，演示临床典型案例，讲解异常妊娠的超声表现、超声诊断及鉴别诊断要点，在案例解析中融入“以人为本”“人文关怀”理念，让医学生汲取人文精神的精髓，在内心深处积淀出对生命、健康以及死亡、疾病的正确观念，从更高层面理解行医之道。

2. 演示观摩

（1）讲解异常妊娠超声表现，演示不同检查途径、检查手法对胆囊病变声像图的影响。

（2）演示探头扫查时的动静结合，扫查动态病变时，将探头固定不动，实时显像下观察活动状况，对于不活动病变要缓慢侧动或转动探头，对病变或其周围组织进行观察。

（3）演示对子宫妊娠囊难以分辨时，采取局部放大技术，将图像放大观察。

（4）在传授专业知识的同时融入医学人文素养教育，强调在超声检查过程中，不仅要发现疾病、诊断疾病，而且要关注患者整体、关爱患者心理。

3. 分组训练　学生尝试应用老师所讲的检查操作手法，识别异常妊娠声像图表现，感受操作过程中图像变化与操作技能的关系；观察仪器调节对异常妊娠声像图表现的影响并思考其原因。教师巡回纠错、答疑解难。

4. 分组讨论　幻灯片展示异常妊娠图片，让学生识图辨病、踊跃抢答，并提出问题进行分组讨论，引导学生梳理知识要点，以点带面，构建知识网络，培养学生的临床思维、临床能力。

5. 书写报告(报告示例)

(1)流产

超声所见

宫腔内可见孕囊,孕囊平均直径小于孕周/未见孕囊,宫颈管部分/全部扩张。原始心管(或胎心)搏动存在/消失,未见胚芽/见胚芽。

超声提示

流产。

(2)异位妊娠

超声所见

子宫腔内未见孕囊,子宫一侧的附件区可见一环状高回声包块,包块内可见孕囊回声,可见胚芽及原始心管搏动。

超声提示

异位妊娠。

【实训内容】

梳理异常妊娠回声改变特点,帮助学生建构立体知识网络,在实践过程中,敏锐识别异常妊娠典型超声声像图,并做出诊断,以达到早期诊断、早期治疗,减轻患者痛苦的目的。

一、流产的超声鉴别诊断

导致流产的原因很多,包括遗传因素、环境因素、母体因素、胎盘内分泌功能不足及免疫因素等。早期流产的常见原因是胚胎或胎儿染色体异常、孕妇的内分泌异常、免疫功能紊乱等,晚期流产多由宫颈功能不全、严重的先天性畸形等因素引起(表2-10-1)。

表2-10-1 流产类型的超声鉴别诊断

项目	先兆流产	难免流产	不全流产	完全流产
流血	少	增多	多	少→无
腹痛	轻	加重	减轻	无
组织排出	无	无	常有(部分)	有(完全)
宫口	闭	可能扩张	扩张或组织堵塞	闭
子宫大小	与孕周相符	与孕周相符或略小	小于孕周	正常或略小于孕周

续表 2-10-1

项目	先兆流产	难免流产	不全流产	完全流产
临床表现	指妊娠28周以前出现阴道流血、腰痛等症状,但宫颈口未开,无妊娠物排出,胎儿仍然存活。先兆流产可能继续妊娠,上述症状消失;也可能发展为难免流产	指流产已不可避免,阴道流血增多、宫颈扩张。腹痛加剧、胚胎已死亡或仍存活,羊膜已破或未破	部分妊娠物已排出,但仍有部分残留在宫腔内。此时因宫缩不良,出血很多,严重时可致出血性休克	妊娠物已全部排出,宫缩良好,出血明显减少或停止,腹痛消失
超声表现	与正常宫内妊娠接近。宫腔内可见孕囊、胚芽及原始心管或胎心搏动,有阴道流血时宫腔内可见积液存在	妊娠囊无增长或增长率小于0.7 mm/d。宫腔内未见孕囊,可见孕囊下移至宫腔内口甚至宫颈管内,宫颈管部分或全部扩张。原始心管(或胎心)搏动可以存在,也可消失。或孕囊仍位于宫腔内,但孕囊平均直径小于孕周或随访中未见增大,未见胚芽或偶见胚芽但随访中无增长,多无原始心管搏动可见,或心律小于85次/min,则难免流产可能性极大	指难免流产继续发展,宫腔内或颈管内见不到妊娠囊回声,仅见宫腔内不规则不均质回声团块,为妊娠组织及血液、血块,少数可见不规则妊娠囊,往往下移至宫颈内口或颈管内	子宫大小接近正常,子宫超声图接近正常子宫,宫腔内膜薄而清晰光滑,宫腔内无不规则回声团块或见宫腔少量积液
B超处理	胚胎存活可保胎	胚胎死亡尽早刮宫	残留组织立即刮宫	正常宫腔不必处理

二、异位妊娠的超声鉴别诊断

异位妊娠包括输卵管妊娠、卵巢妊娠、宫角妊娠、宫颈妊娠、腹腔妊娠、残角子宫妊娠、剖宫产瘢痕妊娠等(图2-10-31)。

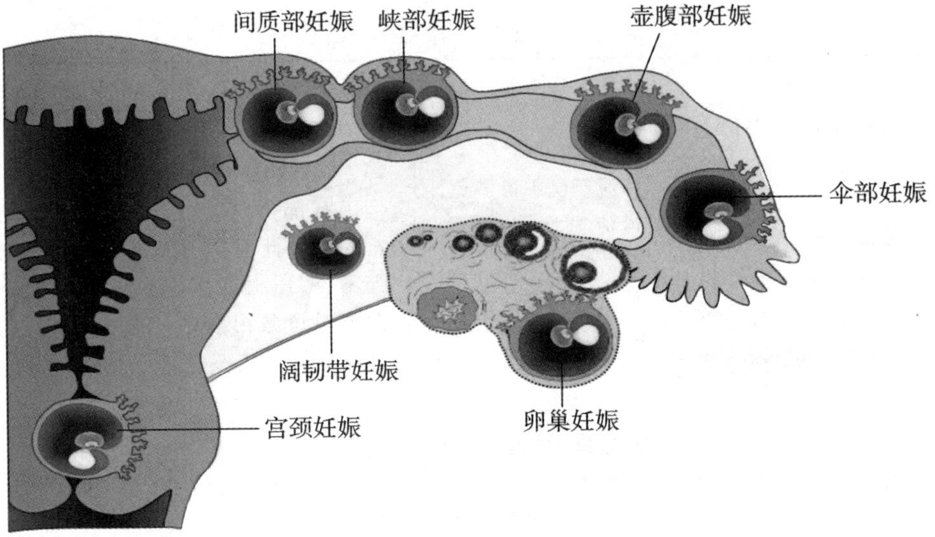

图 2-10-31 异位妊娠

(一)异位妊娠类型及超声表现

异位妊娠类型及超声表现见表 2-10-2。

表 2-10-2 异位妊娠类型及超声表现

项目	流产型或未破裂	破裂型	陈旧型
妊娠囊	子宫腔内未见孕囊等妊娠表现,子宫一侧的附件区除卵巢外可见一环状高回声包块,包块内可能见到孕囊,也可能见到胚芽及原始心管搏动	一侧附件区的包块位于积液中,无明显边界,难辨妊娠囊结构	附件区见实质性不均匀高回声包块,边界清楚,包块内不能辨认妊娠囊结构
盆腔积液	盆腔内因内出血而可有少量积液	盆腔内可见大量游离液体,内有大量细密状回声或点状回声	可有少量盆腹腔积液。CDFI:包块内血流信号不丰富

(二)注意事项

(1)注意观察子宫腔内部回声是否改变,子宫角、子宫颈以及双侧的附件区有无胚囊、胚芽、胎儿或异常肿块。

(2)异位妊娠的常见部位是输卵管,但也可能发生于卵巢等其他部位;异位妊娠一般为一侧性,也有双侧异位妊娠的报道。因此在临床表现怀疑宫外孕可能时,需要对所有可能发生异位妊娠的部位仔细检查,并排除双侧异位妊娠的可能。另有罕见宫内宫外同时妊娠的报道,若遗漏宫外孕,将造成严重后果。所以在已经看到有宫内妊娠存在的情况下，也需常规对双侧附件区进行探测，观察附件区有无异常回声团块存在。

（三）异位妊娠超声鉴别诊断

异位妊娠超声鉴别诊断见表 2-10-3。

表 2-10-3 与异位妊娠鉴别的疾病

项目	难免流产	黄体破裂
超声表现	与输卵管妊娠宫腔积血形成的假妊娠囊鉴别。前者可见变形的妊娠囊及胚芽，双侧附件区无包块声像	宫体未见增大，内膜未见增厚，患侧卵巢增厚，可见不规则混合回声包块，盆腹腔可见积液

三、双胎妊娠的超声鉴别诊断

多胎妊娠是指一次妊娠同时有两个或两个以上胎儿的妊娠。双胎妊娠约占所有妊娠的 1%，有双卵双胎和单卵双胎两种。根据两个全能细胞群分离时间的早晚不同，单卵双胎的绒毛膜羊膜数目也不同，从而形成双绒毛膜囊双羊膜囊双胎、单绒毛膜囊双羊膜囊双胎、单绒毛膜囊单羊膜囊双胎，超声表现见表 2-10-4。

表 2-10-4 双胎妊娠根据绒毛膜及羊膜数量不同分类

项目	双绒毛膜囊双羊膜囊双胎（DCDA）	单绒毛膜囊双羊膜囊双胎（MCDA）	单绒毛膜囊单羊膜囊双胎（MCMA）
妊娠囊	早孕期可见两个分开的妊娠囊	早孕期仅见一个妊娠囊	早孕期仅见一个妊娠囊
胎盘	2 个或 1 个胎盘。7～8 周后可见强回声的绒毛膜环在底蜕膜处越来越增厚，逐渐形成胎盘。两者种植较远，可见宫壁不同部位的 2 个分开胎盘；两者种植较近，可见 2 个胎盘融合为 1 个，融合处见尖端指向羊膜腔的三角形结构，即双胎峰	1 个胎盘。在 1 个妊娠囊中出现 2 个卵黄囊、2 个羊膜囊及 2 个胎体。以后可见相互靠近的双胎羊膜隔与胎盘相交处无双胎峰，呈“T”形	1 个胎盘。妊娠 6 周时出现 2 个胚芽，若距离较近可漏诊。MCMA 双胎之间无羊膜隔，双胎间脐带可互相缠绕，易发生宫内死亡
性别	可以相同，可以不同	双胎之间隔膜很薄，双胎性别一定相同	双胎性别相同

课堂互动案例解析

【课堂互动】

识图辨病

观察分析以下超声声像图,快速抢答:图 2-10-32 ~ 图 2-10-35 分别是什么病变?诊断要点是什么?

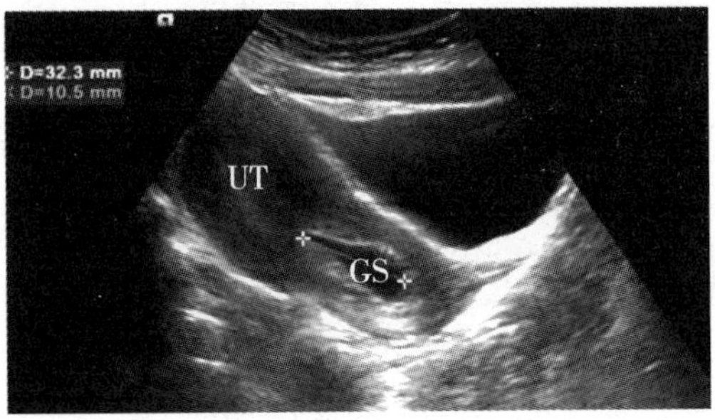

图 2-10-32 患者超声声像图(1)

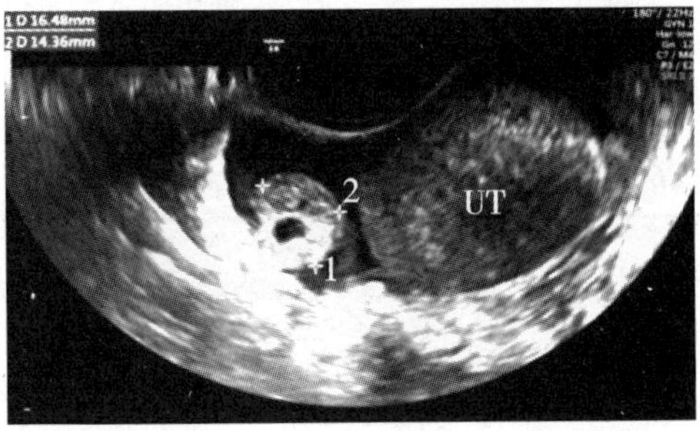

图 2-10-33 患者超声声像图(2)

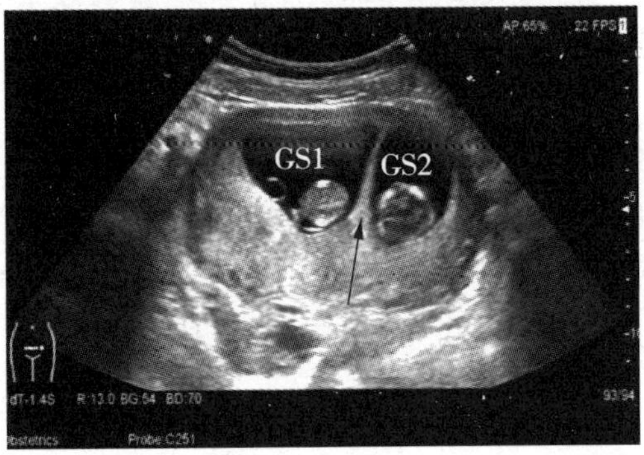

图 2-10-34 患者超声声像图(3)

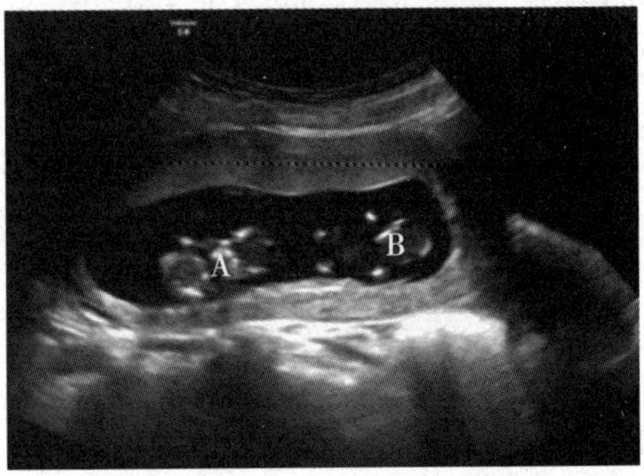

图 2-10-35 患者超声声像图(4)

【实训小结】

通过课前理论知识预习、课中模拟临床强化训练,学生养成主动学习、积极探索的习惯,能独立完成异常妊娠的超声扫查、图像采集、声像图观察与分析,掌握正确的操作方法和临床案例分析思路,培养临床思维能力。使学生从真实的临床案例讨论中感悟到“人文关怀”的内涵,提升职业素质、人文素质和综合素质。

课后思考案例解析

【课后思考】

案例 患者,女,34 岁,停经 40 d,下腹部隐痛 4 d,加剧 2 h,以右下腹为主,伴恶心、呕吐就诊。超声检查发现左侧附件区可见 23 mm×15 mm 低回声不均匀实质性占位,形态欠规则、无明显被膜、内有不规则小无回声区,子宫及膀胱周围可见少量透声尚可的无回声区,最大深度约 23 mm,子宫及右侧附件区未见明显异常。超声声像图见图 2-10-36。

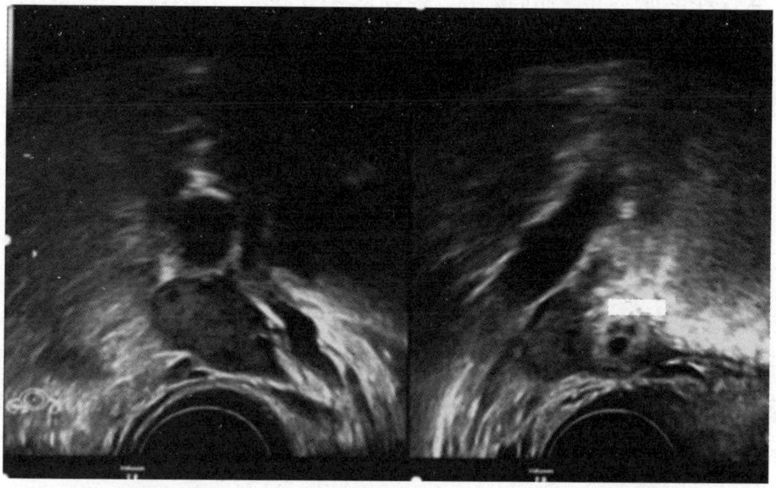

图2-10-36　左侧附件区不均质占位超声声像图

思考

1)结合病史综合分析,超声提示是什么?为什么?

2)与本疾病相关的鉴别诊断有哪些?

(梁丽萍　邬彩虹)

任务四　胎儿畸形超声诊断

【课前预习】

1. 学生在线自主学习　使用数字化教学资源服务云平台,教师在平台分享包含大量的临床案例、生动形象动图的PPT,通过多种形式加强师生之间的对话与交流,加深学生对知识的理解,激发学生主动学习的积极性;并在真实临床案例讨论中融入医学人文素养教育,对学生的思政理念进行引导,实现线上线下授课相互呼应。

2. 学生在线自我检测　结合理论授课内容给出单选题5道、多选题2道,学生扫码完成自测,考核学生理论知识掌握情况。

胎儿畸形超声诊断PPT

胎儿畸形超声诊断自测题

【实训目标】

1. 掌握　正常胎儿超声检查与胎儿畸形超声声像图特点、超声探测要点。

2. 学会　孕早期、孕中晚期胎儿常规标准切面的扫查,具备观察与分析正常及异常超声声像图的能力。

3. 了解　超声检查过程中需要注意的问题。

4. 其他　通过实训,使医学生完成基本理论向临床实践的转化、基本知识向临床思维的转化、基本技能向临床能力的转化。提高医学生的职业能力、专业能力、医患沟通能力和团队合作能力;培养医学生的职业素质、人文素质和综合素质。

【实训器材】

1. 仪器　多功能彩色多普勒超声仪(B/M、CDFI、PW、CW),凸阵探头(频率2～5 MHz),带病变超声体模。

2. 材料　耦合剂、检查用纸、检查床。

3. 其他　数字化教学资源。胎儿畸形超声典型病例图片、临床相关资料等。

【实训步骤】

1. 案例导入　带教老师播放影视资料,演示临床典型案例,讲解胎儿畸形的超声表现、超声诊断及鉴别诊断要点,在案例解析中融入“以人为本”“人文关怀”理念,让医学生汲取人文精神的精髓,在内心深处积淀出对生命、健康以及死亡、疾病的正确观念,从更高层面理解行医之道。

2. 演示观摩

(1)讲解胎儿畸形的超声表现,演示不同检查途径、检查手法对声像图的影响。

(2)演示探头扫查时的动静结合,扫查动态病变时,将探头固定不动,实时显像下观察活动状况,对于不活动病变要缓慢侧动或转动探头,对病变或其周围组织进行观察。

(3)演示对病变难以分辨时,采取局部放大技术,将图像放大观察。

(4)在传授专业知识的同时融入医学人文素养教育,强调在超声检查过程中,不仅要发现疾病、诊断疾病,而且要关注患者整体、关爱患者心理。

3. 分组训练　学生尝试应用老师所讲的检查操作手法,识别胎儿畸形的声像图表现,感受操作过程中图像变化与操作技能的关系;观察仪器调节对异常妊娠声像图表现的影响并思考其原因。教师巡回纠错、答疑解难。

4. 分组讨论　幻灯片展示胎儿畸形声像图的图片,让学生识图辨病、踊跃抢答,提出问题并进行分组讨论,引导学生梳理知识要点,以点带面,构建知识网络,培养学生的临床思维、临床能力。

5. 书写报告(报告示例)

超声所见

胎头位置:耻上;双顶径____cm;头围____cm;口唇显示清晰,未见异常。

脊柱:回声连续排列整齐。　　四肢:(-)。

腹围____cm;肱骨长____cm;股骨长____cm;心率____次/min。

胸腔:(-),　　心脏:四腔切面显示清,未见异常。

腹腔:(-),　　双肾:(-)

胎盘位于前壁,胎盘____级。

脐带:(-)　RI:　PI:　S/D　。

最大羊水池深为____cm,透声性良好。

超声提示

宫内妊娠,单活胎。

【实训内容】

根据我国国情，以下 6 种严重的胎儿致死性畸形必须在产前检出：无脑儿（露脑畸形）、颅骨缺损伴脑膜脑膨出、开放性脊柱裂伴脊膜脊髓膨出、腹壁缺损伴内脏外翻、单心室、致死性骨发育不良，见表 2-10-5。

表 2-10-5 胎儿致死性畸形表现

项目	无脑儿	颅骨缺损伴脑膜脑膨出		开放性脊柱裂伴脊膜脊髓膨出	腹壁缺损伴内脏外翻	单心室	致死性骨发育不良
		脑膨出	脑膜脑膨出				
概述	无脑儿为前神经孔闭合失败所致，是神经管缺陷的最严重类型	颅骨缺损伴有脑膜和脑组织从缺损处膨出	仅有脑膜膨出而没有脑组织从颅骨缺损处膨出	脊柱裂属于开放性神经管缺陷，是指脊椎中线缺损，导致椎管敞开，脊髓或神经暴露	指脐旁腹壁全层缺损，伴内脏外翻，亦称“腹裂”	又称“单室心”。单心室的形成可能是室间隔未发育或某个房室瓣闭锁导致所有的房室瓣都连接于唯一的一个心室	较常见的致死性骨发育不良包括致死性侏儒、软骨发育不全、成骨发育不全Ⅱ型
病理与临床	颅骨穹隆缺如，伴大脑、小脑及覆盖颅骨的皮肤缺如，但面部骨、脑干、部分枕骨和中脑常存在	缺损处一般发生在沿颅顶中线及后枕部，枕部最多见，占总数的 75%。通常都合并有中枢神经系统异常，最常见的为脑积水		绝大部分的脊柱裂位于背侧部，偶尔位于腹侧部，即椎体裂	一般认为腹裂与脐静脉或脐肠系膜动脉受损有关。腹裂的特点是脐旁腹壁的全层缺陷，而脐带与腹壁相连处正常	类型有：①左室型；②右室型；③中间型	表现为长骨尤其是股骨和肱骨极短、长骨弯曲、胸腔狭小、头颅相对较大
超声表现	头颅部位无颅骨光环，仅显示结节状头部结构，双眼呈“蛙眼样”表现	颅骨强回声连续性中断，头颅光环局部缺损处向外突起一囊肿样结构，囊内仅含脑脊液无回声区	颅骨强回声连续性中断，头颅光环局部缺损处向外突起一不均质低回声包块	①开放性椎骨缺损：背侧椎弓的骨化中心断裂、缺失，脊柱正常生理弧度消失。②局部软组织缺损或异常	①局部腹壁皮肤不连续。②局部腹腔脏器或组织膨出并暴露于羊水中。常见肠管突出并漂浮于羊水中	①双流入道单心室。②单流入道单心室	长骨极短、弯曲，呈“电话筒”状改变，并以股骨及肱骨更为明显

【课堂互动】

课堂互动案例解析

识图辨病

观察分析超声声像图，快速抢答：图 2–10–37 ~ 图 2–10–40 分别是什么病变？诊断要点是什么？

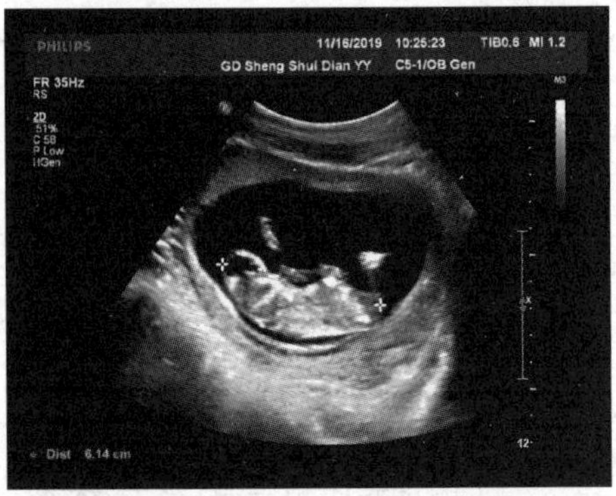

图 2–10–37　孕早期胎儿异常表现

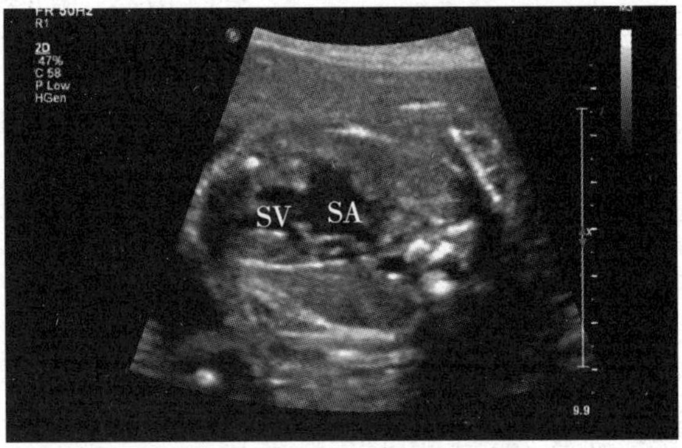

图 2–10–38　胎儿心脏异常

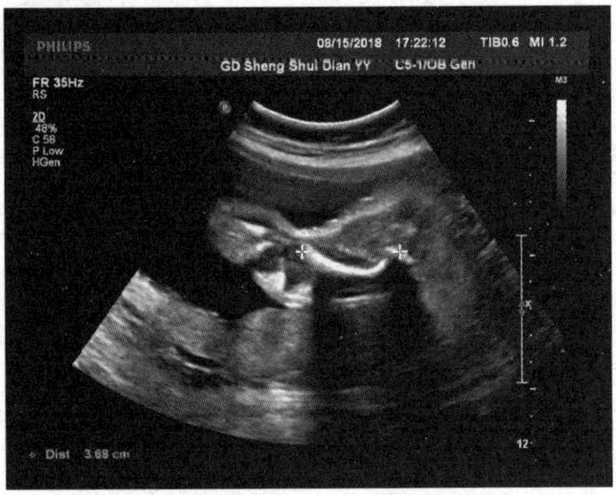

图 2–10–39　骨骼异常

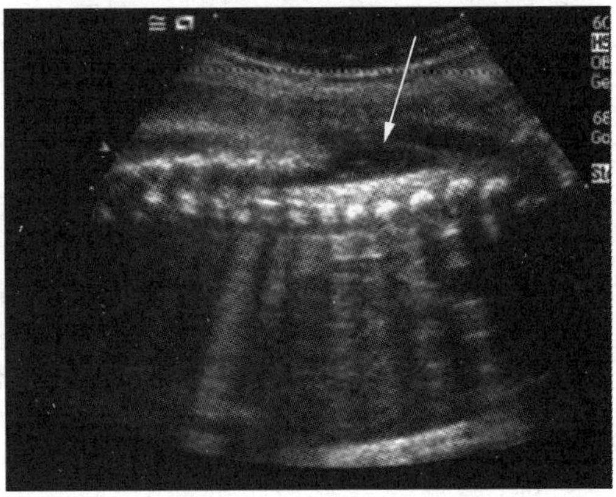

图 2–10–40　脊柱异常

【实训小结】

通过课前理论知识预习、课中模拟临床强化训练，学生养成主动学习、积极探索的习惯，能独立完成胎儿畸形的超声扫查、图像采集、声像图观察与分析，掌握正确的操作方法和临床案例分析思路，培养临床思维能力。使学生从真实的临床案例讨论中感悟到“人文关怀”的内涵，提升职业素质、人文素质、综合素质。

【课后思考】

课后思考案例解析

案例　女，患者，30 岁，孕 33 周，胎儿腹部横切提示腹壁皮肤层回声中断，肠管及部分肝向腹膜外突出并漂浮在羊水内，声像图如图 2–10–41。

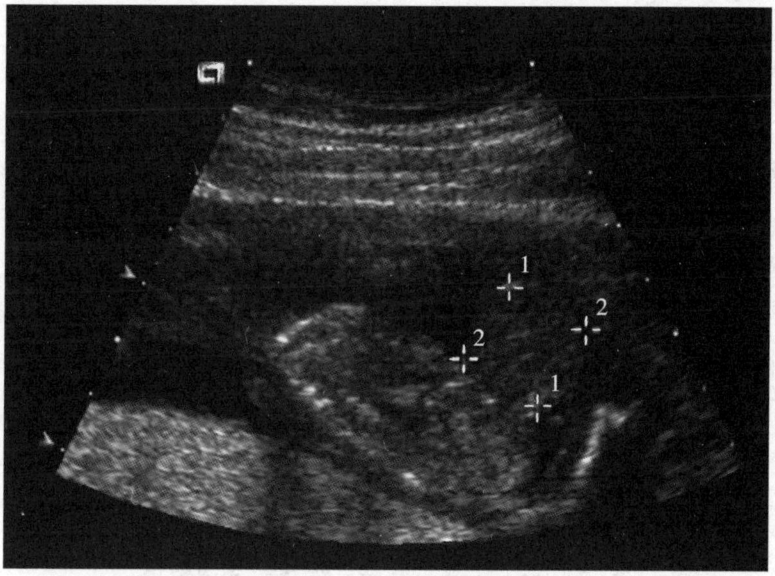

图 2-10-41 腹部异常

思考

1)结合声像图,超声提示是什么?为什么?

2)胎儿的六大畸形包括哪些?

(梁丽萍 邬彩虹)

项目十一

心脏超声检查

任务一　正常心脏超声检查

正常心脏超声检查 PPT

正常心脏超声检查视频

正常心脏超声检查自测题

【课前预习】

1. 学生在线自主学习　使用数字化教学资源服务云平台，教师将课程制作成 PPT、微课视频，并上传至平台，让学生在课前自主探究、讨论交流，激发学生主动学习的积极性。设立临床真实案例讨论论坛，师生互动、解析答疑，加强师生之间的对话与交流，实现线上线下授课相结合，为完成后续的实践技能操作任务打好坚实基础。

2. 学生在线自我检测　结合理论授课内容给出单选题 5 道、多选题 2 道，学生扫码完成自测，考核学生理论知识掌握情况。

【实训目标】

1. 掌握　心脏的解剖结构、超声检查前的准备、超声检查方法、正常超声声像图特点。

2. 熟悉　心脏常规标准切面的扫查技巧，具备观察与分析正常及异常超声声像图的能力。

3. 了解　超声检查过程中需要注意的问题。

4. 其他　具有理论联系实际的能力，具备良好的职业道德、医患沟通能力和团队协作精神。

【实训器材】

1. 仪器　多功能彩色多普勒超声仪（B/M、CDFI、PW、CW），凸阵探头（频率 2 ~ 5 MHz）；超声体模。

2. 材料　耦合剂、检查用纸、检查床。

3. 其他　数字化教学资源。

【实训步骤】

1. 演示观摩

(1)带教老师结合超声诊断仪的使用,讲解心脏超声检查常用体位、探头的选择及仪器的调节,以及检查前准备、人文关怀、医患沟通等。

(2)带教老师实操演示不同检查途径各标准切面检查步骤、检查手法及声像图表现特点;演示心脏超声检查测量规范;演示不同探查声窗时心脏各标准切面的超声探测技巧;通过示教让学生在头脑中对各标准切面所显示的解剖结构及操作流程、操作手法、正确测量及注意事项有一个初步认识。

2. 分组训练

(1)学生分组上机操作,重复老师演示的操作流程,掌握正确的调节仪器方法。

(2)体会合理应用操作手法技巧的重要性;感受不同检查体位与检查途径对标准切面的影响,识别房间隔卵圆窝部出现的"假性回声中断",并分析其原因;尝试变换声窗位置房间隔回声表现;对比观察心脏不同时相内部结构的声像图变化,进一步理解心脏收缩和舒张功能的意义,思考引起心脏切面显示不佳的原因;选择合适时相及清晰切面进行超声规范测量。

(3)带教老师巡回辅导、答疑解难,纠正学生不规范的操作方法。

3. 采集图像数据　应用超声图文工作站采集、保存图像,并可对所采集的静、动态图像进一步编辑处理,结合患者临床表现和超声图像,进行超声图文诊断。

4. 书写报告　在保证超声图像及数据采集准确的前提下,综合超声所见及临床表现认真分析后,正确运用超声术语,内容简洁,层次分明,重点突出,写出检查报告,提出诊断意见,检查者亲笔签名。报告单时间精确到分。

【实训内容】

一、检查前准备

(一)操作者准备

1. 仪器选择　采用高分辨力彩色多普勒实时超声仪,校对电源电压以及接地装置是否正常,待仪表正常后,方可开主机开关。根据患者的检查部位、年龄、体型选择合适探头及频率;成人常用频率为2.0～5.0 MHz,小儿可选择5.0～7.0 MHz。

2. 仪器调节　正确调节好各个控钮至最佳工作状态,在二维超声清楚显示心脏结构的基础上,适当调节二维增益后,打开CDFI,调节其彩色增益及速度标尺,增益一般在60%～70%,速度标尺通常应高于60 cm/s,以出现较纯的红、蓝色彩且彩色信号不溢出心腔外为原则。

3. 心电图连接　超声探测时应连接心电图同步记录心电活动,以分析心脏的机械活动和血流动力学与时相之间的关系。

4. 环境条件　调节室内温度和光线,使患者处于比较安静、舒适的环境中。

5. 患者　对患传染性疾病的患者,按照消毒隔离程序处理。

(二)受检者准备

(1)经胸超声心动图被检者一般无须特殊准备,静息候诊片刻即可。

(2)婴幼儿、儿童不合作者,可适当给予镇静药或熟睡后检查。

(3)经食管超声心动图检查者应禁食和禁水8 h以上。

(三)医患沟通

热情接诊患者,注意和患者交流沟通,给予患者适宜的人文关怀,以取得患者信任,主动配合检查,取得满意的检查效果。

二、核对信息、录入资料

1. 核对信息　认真阅读申请单,核对患者信息,耐心询问患者病史,态度和蔼,详细了解患者病情,明确此次检查目的。

2. 录入资料　录入患者姓名、年龄、性别、婚否、门诊号、住院号、超声号和图像记录方式等。

三、选取检查体位

超声心动图检查时,可依据探头放置部位的不同选择不同的检查体位,以增大透声窗获得清晰图像。

1. 探头置于胸骨旁、心尖区检查时　受检者通常取左侧卧位或仰卧位。

2. 探头置于胸骨上窝检查时　受检者需取肩部垫高的仰卧位。

3. 探头置于剑突下检查时　受检者膝关节蜷曲、并拢,使腹部放松。

四、检查过程

(一)扫查方法与标准切面

1. 二维超声心动图

胸骨旁左心室长轴切面扫查视频

(1)胸骨旁左心室长轴切面:探头置于胸骨左缘第3、4肋间,声束指向受检者的右肩,探测平面与右胸锁关节至左乳头连线平行,与锁骨中线呈45°角。声像图可显示右心室前壁、右心室腔、室间隔、左心室腔、主动脉根及主动脉瓣、左心房、二尖瓣、左心室后壁等结构,如图2-11-1。是临床上最常用、最重要的标准断面之一。可在此切面上观察各房室形态及大小,测量室间隔与左室后壁的厚度并观察其运动,清楚显示乳头肌、腱索及其与二尖瓣的连接;并能清楚观察到心壁结构异常如室间隔连续中断、主动脉骑跨以及主动脉瓣、二尖瓣有无增厚、狭窄,活动是否正常等。

胸骨旁主动脉短轴切面扫查视频

(2)胸骨旁主动脉短轴切面:探头置于胸骨左缘第2、3肋间,在左心室长轴切面的基础上,将探头顺钟向旋转90°,使声束与左肩和右肋弓的连线平行,声束通过主动脉根部及其瓣膜。此切面可显示主动脉根部及其瓣叶,左房、右房、三尖瓣,右室及其流出道,肺动脉瓣、肺动脉近端、肺房沟及左冠状动脉主干等,如图2-11-2。如探头稍向上倾斜,则可见肺动脉主干长轴切面及其左右分支,如图2-11-3。故可观察主动脉根部的宽度、主动脉瓣与肺动脉瓣的形态和活动、右室流出道与肺动脉主干有无增宽或狭窄及降主动脉与肺动脉间有无交通等。

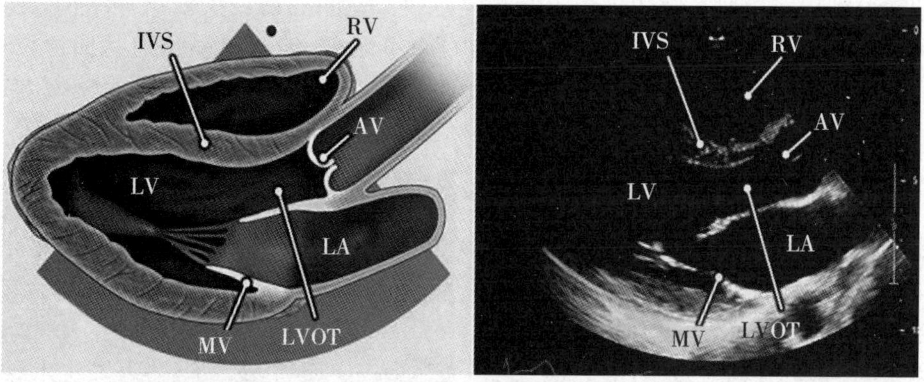

RV. 右心室；AV. 主动脉瓣；LA. 左心房；LVOT. 左室流出道；MV. 二尖瓣；LV. 左心室；IVS. 室间隔。

图 2-11-1　胸骨旁左心室长轴切面

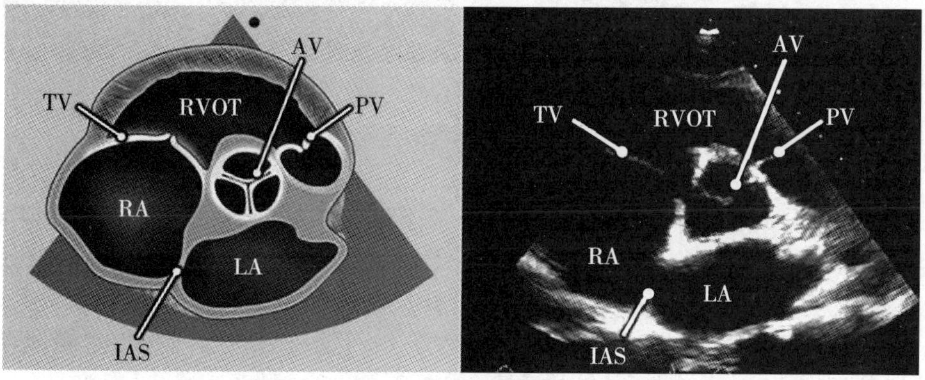

AV. 主动脉瓣；PV. 肺动脉瓣；LA. 左心房；IAS. 房间隔；RA. 右心房；TV. 三尖瓣；RVOT. 右室流出道。

图 2-11-2　胸骨旁主动脉短轴切面

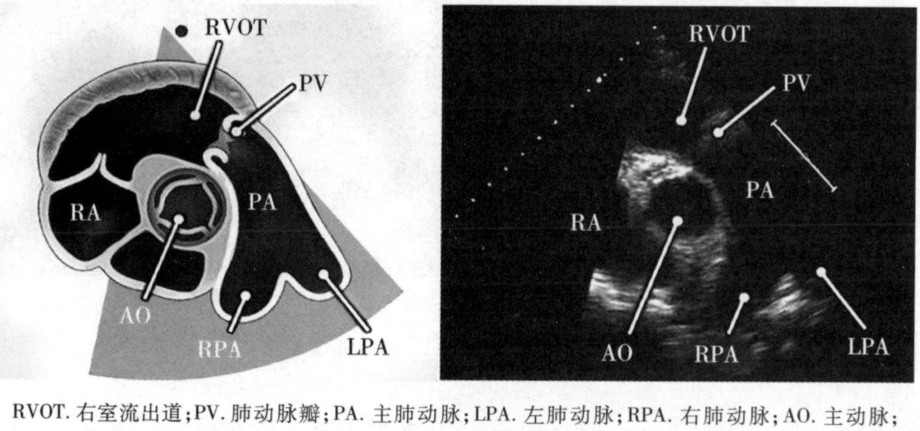

RVOT. 右室流出道；PV. 肺动脉瓣；PA. 主肺动脉；LPA. 左肺动脉；RPA. 右肺动脉；AO. 主动脉；RA. 右心房。

图 2-11-3　胸骨旁主动脉短轴和肺动脉长轴切面

胸骨旁二尖瓣水平左心室短轴切面扫查视频

（3）胸骨旁二尖瓣水平左心室短轴切面：探头置于胸骨左缘第 3、4 肋间，方向与胸骨旁主动脉短轴切面相似。此图可显示左、右心室腔，室间隔与二尖瓣口等结构，此切面右心室呈月牙形位于近场，室间隔呈弓状凸向右心室侧，二尖瓣口呈鱼口状回声位于左心室短轴圆环状结构内，示意图如图 2-11-4。收缩期二尖瓣前后叶合拢，呈一对合的齿样线，中间无间隙；舒张期前后叶分离，形成一椭圆形似鱼口状的环带。

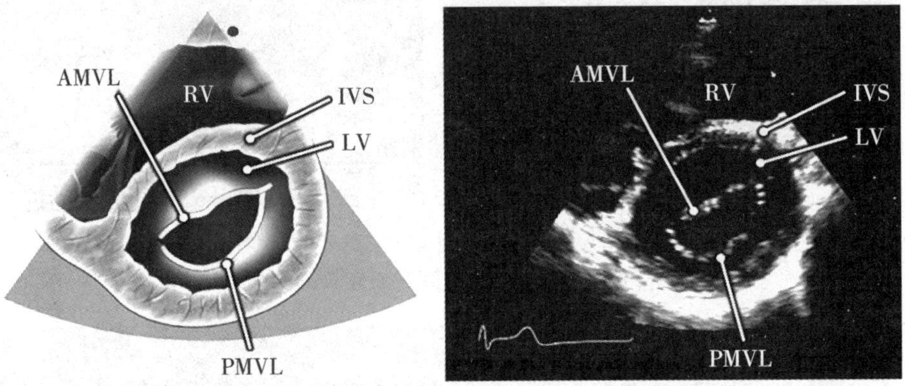

RV. 右心室；IVS. 室间隔；LV. 左心室；PMVL. 二尖瓣后叶；AMVL. 二尖瓣前叶。

图 2-11-4　胸骨旁二尖瓣水平左心室短轴切面

胸骨旁乳头肌水平左心室短轴切面扫查视频

（4）胸骨旁乳头肌水平左心室短轴切面：在胸骨旁二尖瓣水平左心室短轴切面将探头继续稍向下倾斜，可获得腱索、乳头肌水平图像。临床上多以此切面观察心脏形态，左、右室大小，室间隔走向与活动及二尖瓣口开放关闭情况。探头置于胸骨左缘第 3、4 肋间。此切面右心室腔更小，呈月牙形位于近场，室间隔呈弓状凸向右心室侧，两组强回声乳头肌位于左心室短轴圆环状结构之内，如图 2-11-5。

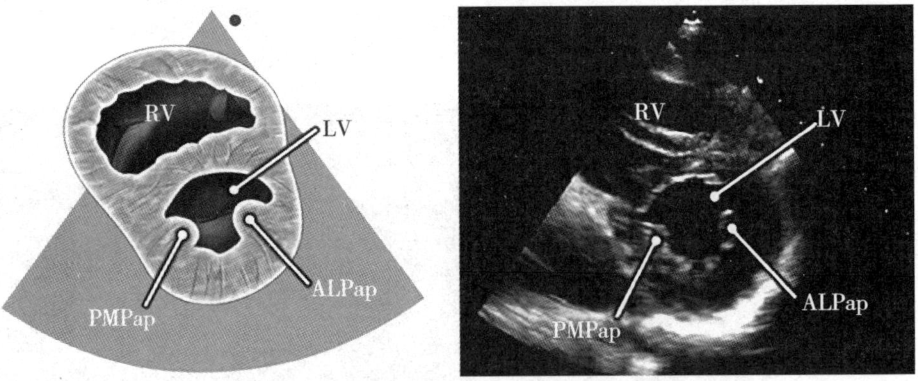

RV. 右心室；LV. 左心室；ALPap. 前外侧乳头肌；PMPap. 后内侧乳头肌。

图 2-11-5　胸骨旁乳头肌水平左心室短轴切面

（5）胸骨旁心尖水平左心室短轴切面：在乳头肌水平左室短轴切面基础上，探头稍向下倾斜，可做到心尖水平左室短轴切面。探头置于胸骨左缘第 4、5 肋间。此切面右心室腔消失，左心室为圆环状结构，如图 2-11-6。

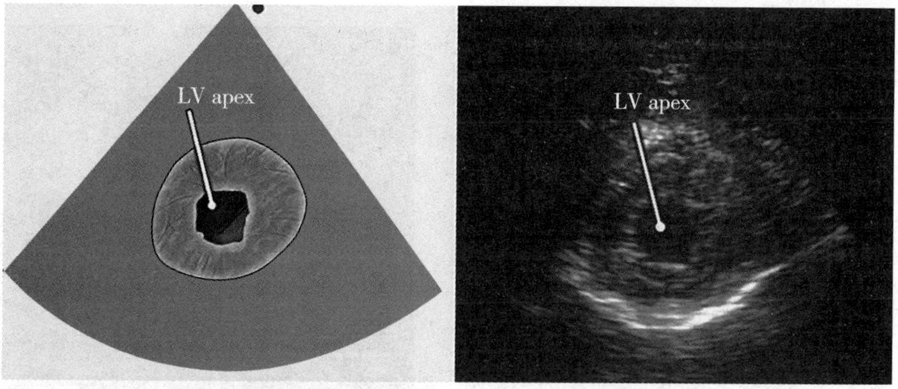

LV apex. 左室心尖段。

图 2-11-6　胸骨旁心尖水平左心室短轴切面

（6）心尖四腔心切面：探头置于心尖搏动处，探头方向指向右侧胸锁关节，使图像的扇尖位于心尖部，扇面向心底部延伸。室间隔由心尖向心底延伸，与三尖瓣隔瓣及二尖瓣前叶及房间隔交汇，房间隔向心底延伸至房顶的心房穹窿。正常心尖的体表投影位于胸骨左缘第 5 肋间锁骨中线外侧 1 cm。声像图可观察左心房、左心室、右心房、右心室、房间隔、室间隔、二尖瓣前叶和后叶、三尖瓣隔瓣和前瓣、肺静脉、左室侧壁及后间隔、右室游离壁、调节束等，如图 2-11-7。心尖四腔心切面是心尖透声窗的基准切面，可通过识别房室瓣和调节束，判断解剖学左、右心室的位置及房室连接关系；观察二尖瓣前叶与三尖瓣隔瓣附着点之间的距离，判断有无三尖瓣下移畸形；诊断与心内膜垫相关的心脏疾病；观察肺静脉入口，判断有无肺静脉异位引流。

心尖四腔心切面扫查视频

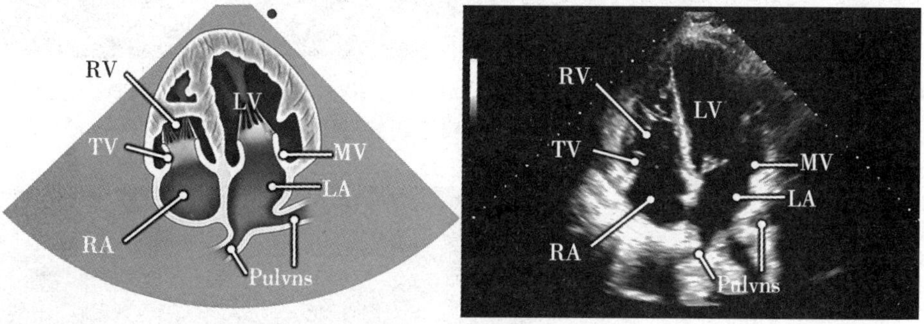

RA. 右心房；RV. 右心室；LA. 左心房；LV. 左心室；MV. 二尖瓣；TV. 三尖瓣；Pulvns. 肺静脉。

图 2-11-7　心尖四腔心切面

（7）心尖五腔心切面：在心尖四腔心切面的基础上，探头位置及其指向基本与心尖四腔断面相同，轻度将探头顺钟向旋转 15°～20°后向胸壁方向前翘，在四腔心断面的图像中央十字交叉处出现左室流出道和近端主动脉根部图像，即出现第 5 个心血管腔。主动脉根部位于两侧心房之间，左室流出道位于左心室底部靠近室间隔的部位，其内侧为室间隔，连接主动脉根的内侧壁，外侧为二尖瓣前叶，与主动脉根部外侧壁相连续，在主动脉根内可观察到主动脉瓣，如图 2-11-8。

（8）剑突下四腔心切面：探头置于剑突下，声束指向左肩，与胸骨旁左心长轴断面基本垂直。扇形图像的尖端和左侧为肝脏，其后为靠近心尖部的右心室壁，扇面指向心底部。相当于将心尖部四腔心切面顺时针旋转45°。同样可观察左心室、左心房、右心室和右心房，以及二尖瓣、三尖瓣、房间隔、室间隔，如图2-11-9。

（9）胸骨上窝主动脉弓长轴切面：探头置于胸骨上窝，声束方向指向下方的心脏，探头上的方向标志对向受检者的左耳垂。可见一弓状大血管结构，起始段为升主动脉，弓部的上端从右至左依次可见无名动脉、左颈总动脉及左锁骨下动脉，主动脉弓向左下后走行为降主动脉，如图2-11-10。

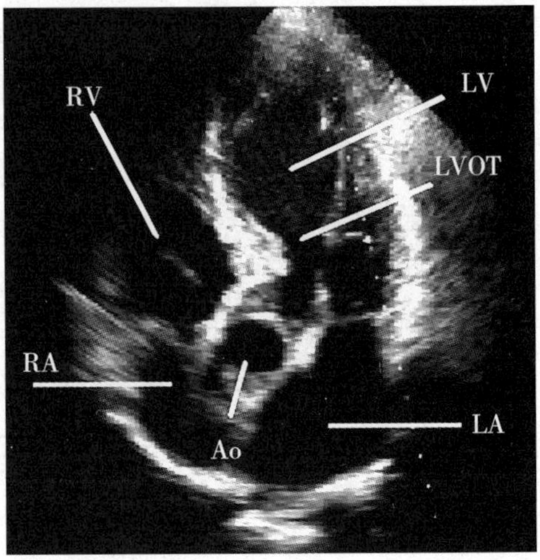

RA. 右心房；RV. 右心室；LV. 左心室；LVOR. 左室流出道；LA. 左心房；AO. 主动脉。

图2-11-8 心尖五腔心切面

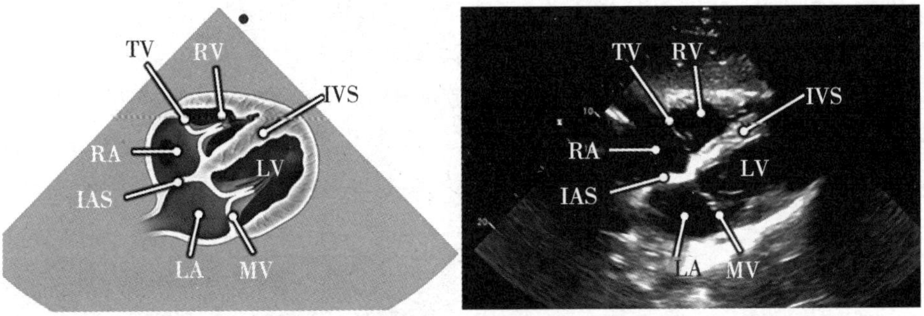

RV. 右心室；IAS. 房间隔；LV. 左心室；MV. 二尖瓣；LA. 左心房；IVS. 室间隔；RA. 右心房；TV. 三尖瓣。

图2-11-9 剑突下四腔心切面

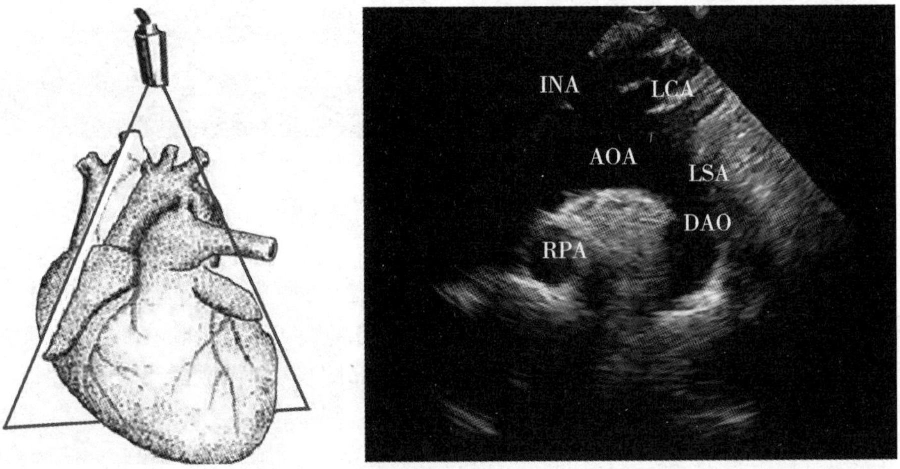

INA. 无名动脉；LCA. 左颈总动脉；LSA. 左锁骨下动脉；AOA. 主动脉弓；DAO. 降主动脉；RPA. 右肺动脉。

图2-11-10 胸骨上窝主动脉弓长轴切面

2. M 型超声心动图　在二维超声心动图引导下，M 型超声心动图可获得不同部位的标准曲线，如图 2-11-11。在胸骨旁左心室长轴切面图上，超声束由心尖向心底作弧形扫描，依次出现心尖波群（1 区）、心室波群（2a 区）、二尖瓣前后叶波群（2b 区）、二尖瓣前叶波群（3 区）和心底波群（4 区）。

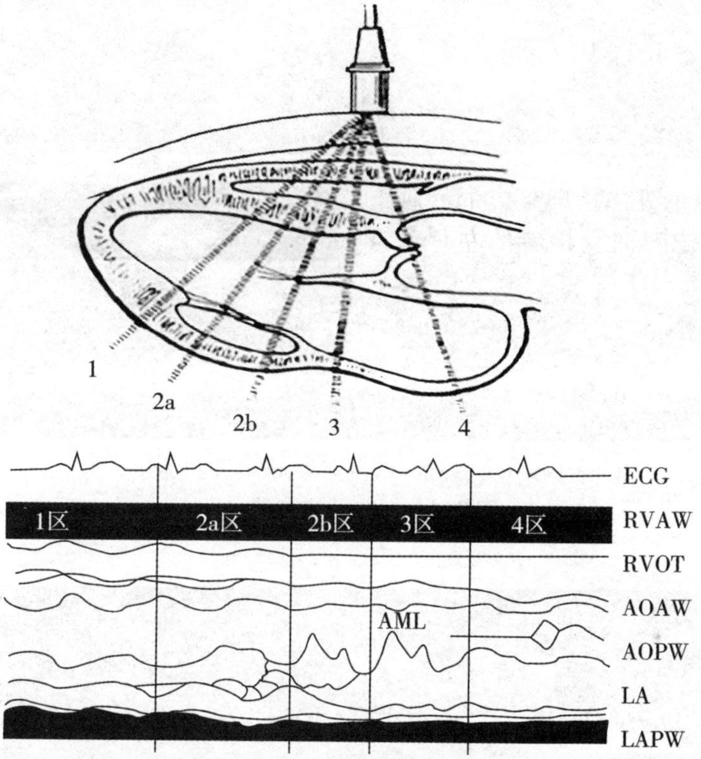

图 2-11-11　左心室 M 型超声心动图

（1）1 区：心尖波群取样线通过左室腔。从前到后解剖结构依次为胸壁、右室前壁、右室腔、室间隔、左室腔、左室后壁。

（2）2a 区：心室波群。取样线通过二尖瓣前后瓣的瓣尖。从前到后解剖结构依次为胸壁、右室前壁、右室腔、室间隔、左室腔，左室腔内的二尖瓣前后叶、左室后壁。心室波群中可见两条主要活动曲线，即室间隔曲线和左室后壁曲线，两者呈逆向运动，如图 2-11-12。用此波群可以测量心室腔大小及室壁厚度，还可测定左室收缩功能、心内膜运动幅度、室壁增厚率、判断右心容量负荷等。

（3）2b 区：二尖瓣前后叶波群取样线通过显二尖瓣腱索的左室腔。从前到后解剖结构依次为胸壁、右室前壁、右室腔、室间隔、左室腔，左室腔内有二尖瓣腱索、左室后壁，如图 2-11-13。

（4）3 区：二尖瓣前叶波群取样线通过二尖瓣前瓣瓣尖，探及呈“M”形快速运动二尖瓣前叶回声。从前到后的解剖结构依次为胸壁、右室前壁、右室腔、室间隔、左室流出道、二尖瓣前叶、左房后壁。二尖瓣 A 峰由心房收缩形成，E 峰由心室舒张形成，即二尖瓣开放至最大之时；CD 段代表心室收缩期，二尖瓣关闭。曲线的变化规律对许多疾病的诊断具有特征性的意义。观察二尖瓣开放幅度及闭合情况、二尖瓣前后叶有无同向运动、判断左室舒张功能等，如图 2-11-14。

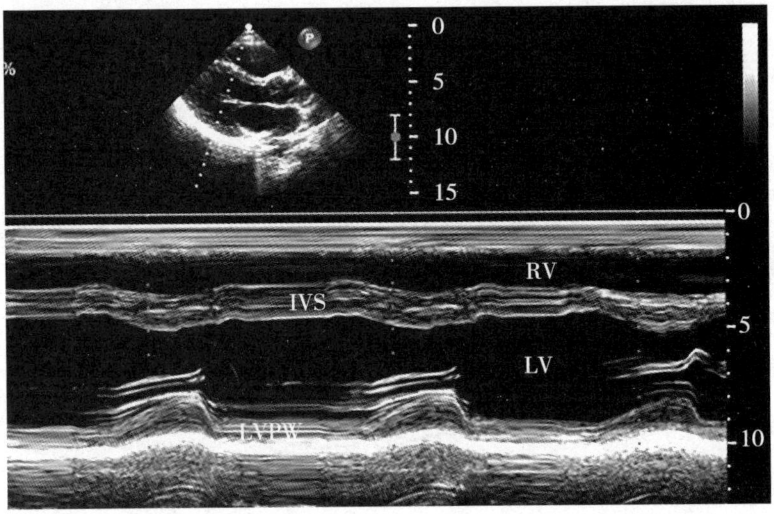

RV. 右心室；IVS. 室间隔；LV. 左心室；LVPW. 左室后壁。

图 2-11-12　心室波群

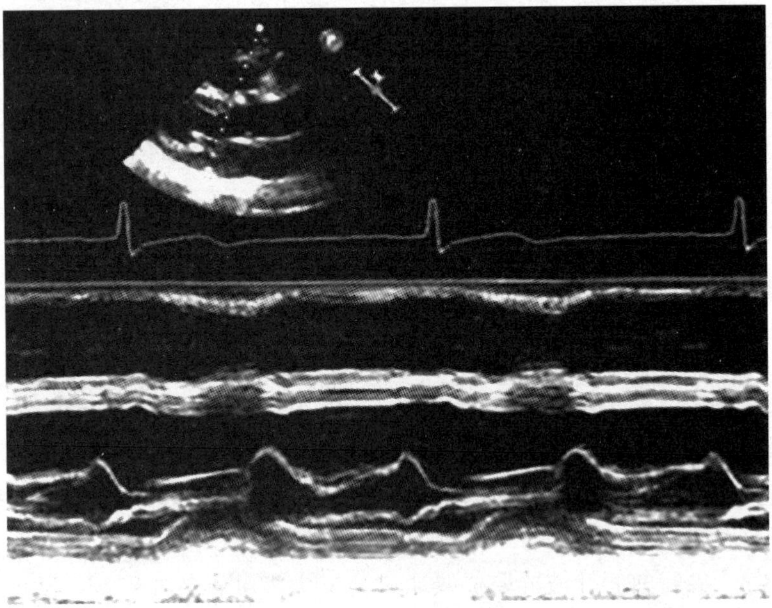

图 2-11-13　二尖瓣前后叶波群

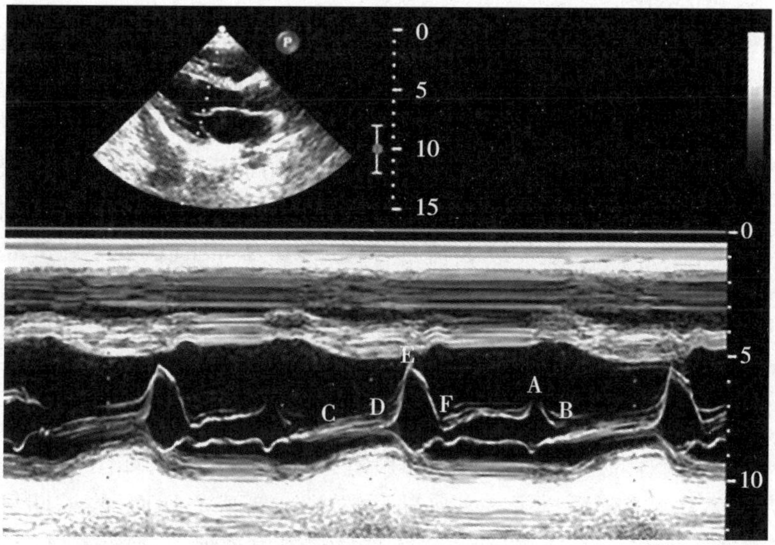

图 2-11-14 心室波群

(5)4 区:心底波群胸骨旁左室长轴切面 M 型取样线置于主动脉瓣水平,与主动脉及左心房后壁垂直。从前到后解剖结构依次为胸壁、右室前壁,右室流出道、主动脉前壁、主动脉瓣、主动脉后壁、左房等结构。主动脉根部 M 型曲线为前壁、后壁两条平行运动的强回声,收缩期向前,舒张期向后,主动脉腔内有主动脉瓣回声,收缩期瓣叶开放呈六边盒形曲线,前方代表右冠瓣,后方代表无冠瓣;舒张期瓣叶关闭呈一条线,如图 2-11-15。主动脉根部内径为在舒张末期测量主动脉前壁回声前缘至后壁回声前缘的距离。

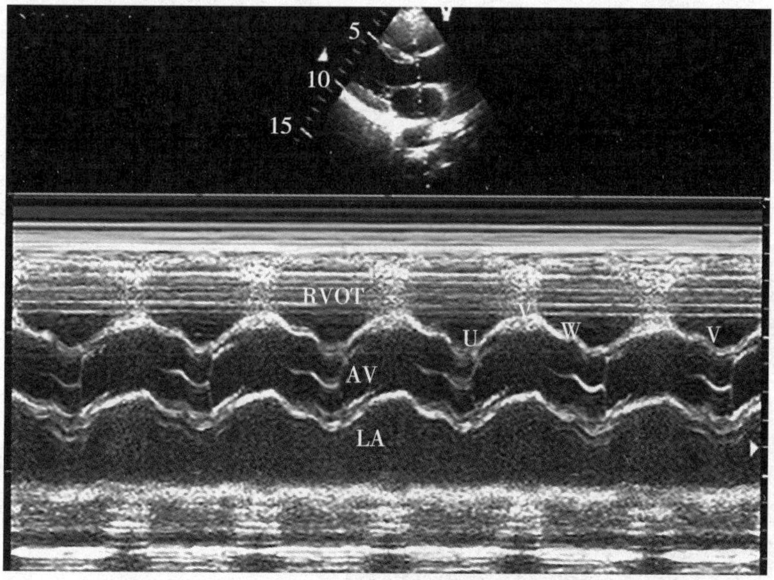

RVOT. 右室流出道;AV. 主动脉瓣;LA. 左心房。

图 2-11-15 心底波群

3. 多普勒超声心动图

（1）二尖瓣彩色多普勒与频谱多普勒显像：舒张期二尖瓣开放，左心房血液经二尖瓣口进入左心室，于心尖四腔心切面，彩色多普勒显示一宽阔明亮的红色血流束，自二尖瓣口进入左心室，如图 2-11-16。收缩期二尖瓣关闭，无血流信号通过，二尖瓣瓣口不显色。PW 取样门置于二尖瓣瓣口左室侧可录及二尖瓣舒张期血流频谱为窄带空心的双峰波形。频谱位于基线上方，分 A 峰和 E 峰，呈三角尖峰，与 M 型超声心动图相对应，E 峰高于 A 峰，如图 2-11-17。成人最大流速平均为 0.9 m/s（0.6～1.3 m/s），儿童为 1.0 m/s（0.8～1.3 m/s）。

（2）三尖瓣彩色多普勒与频谱多普勒显像：心尖四腔心切面上，三尖瓣口呈现与二尖瓣相似的有规律的色彩变化。舒张期三尖瓣口开放，可见红色血流由右心房经三尖瓣口进入右心室，如图 2-11-18。PW 取样门置于三尖瓣瓣口右室侧可录及类似二尖瓣口的多普勒血流频谱，为舒张期正向窄带的双峰频谱，E 峰高于 A 峰，如图 2-11-19。

（3）主动脉瓣彩色多普勒与频谱多普勒显像：心尖五腔心切面，收缩期早期随主动脉瓣开放，可见一宽阔明亮的带状蓝色血流束由左室流出道经主动脉瓣口射入主动脉，中央可夹有鲜亮的轻度五彩血流，瓣口远端血流颜色逐渐变暗，如图 2-11-20。在此切面上，PW 取样门置于主动脉瓣口升主动脉侧，可探及收缩期负向、单峰、窄带频谱，形态呈空心不对称三角形或抛物线形，正常流速常在 1.3 m/s 左右，如图 2-11-21。

（4）肺动脉瓣彩色多普勒与频谱多普勒显像：胸骨旁心底短轴切面，收缩期见右心室流出道血流呈蓝色，经肺动脉瓣口流向肺动脉（图 2-11-22）。由于血流的敏感性，多数正常人在舒张期可看到经肺动脉瓣口到右心室流出道的微量红色生理性反流信号。将取样门置于肺动脉瓣口肺动脉主干内，收缩期可见一空心负向、单峰、窄带频谱，形态与主动脉瓣口血流频谱相似，其血流速度一般在 0.7 m/s（图 2-11-23）。

（二）超声测量及注意事项

1. 左心室测量

（1）二维测量

1）前后径：胸骨旁左心室长轴切面，舒张末期测量室间隔左心室心内膜面至左心室后壁心内膜面的垂直距离，如图 2-11-24。此即左心室前后径，亦为左心室短轴径。

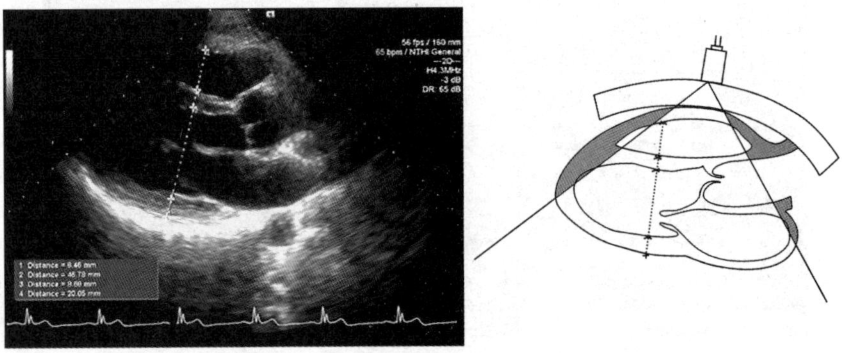

图 2-11-24　左右心室壁厚度、室间隔厚度和左右心室内径测量

图 2-11-16 二尖瓣彩色多普勒

图 2-11-17 二尖瓣频谱多普勒

图 2-11-18 三尖瓣彩色多普勒

图 2-11-19 三尖瓣频谱多普勒

图 2-11-20 主动脉瓣彩色多普勒

图 2-11-21 主动脉瓣频谱多普勒

图 2-11-22 肺动脉瓣彩色多普勒

图 2-11-23 肺动脉瓣频谱多普勒

2)左右径:心尖四腔心切面,测量室间隔左心室心内膜面至左心室侧壁心内膜面之间的距离,即为左心室左右径,测量点应置于心室基底部最宽处。

3)长径:在心尖四腔心切面上,测量从二尖瓣环连线的中点至左心室心尖心内膜面的距离即为左心室的长径。

(2)M 型测量。在胸骨旁左心室长轴切面上,M 型取样线通过左心室腔腱索水平的左心室腔(2a 区)可获得心室波群,用以测量右心室前壁厚度、右心室腔内径、室间隔厚度、左心室腔内径(前后径)、左心室后壁厚度、心包厚度等。舒张末期及收缩末期左心室腔内径,室间隔与左心室后壁厚度等参数用于计算左心室收缩功能与左心室质量。左心室短轴切面上,M 型取样线置于左心室短轴乳头肌水平可获得左心室短轴波群,用以观察测量左心室前壁及左心室后壁的运动情况,亦可评估左心室收缩功能,如图 2-11-25。

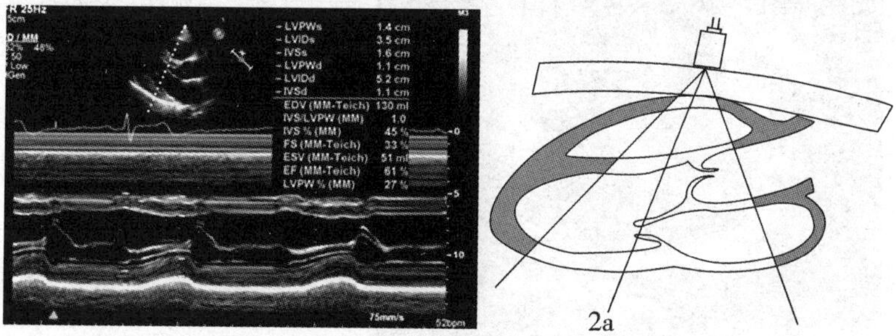

图 2-11-25　左心室 2a 区 M 型测量

2. 右心室测量

(1)二维测量

1)前后径:在胸骨旁左心室长轴切面上,测量右心室前壁心内膜面至室间隔右心室面基底段最宽处的距离。

2)左右径:在心尖四腔心切面上,测量室间隔右心室面心内膜至右心室侧壁心内膜的距离,测量点选在右心室的基底部最宽处。

3)长径:在心尖四腔心切面上,测量三尖瓣环连线中点至右心室心尖部心内膜缘的距离,如图 2-11-26。

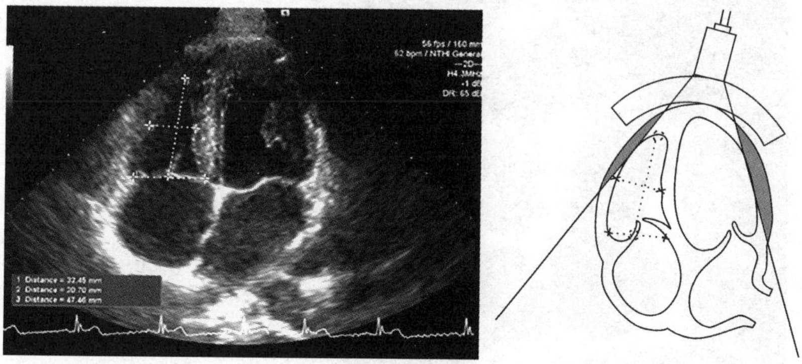

图 2-11-26　右心室左右径、长径测量

3. 左心房测量

(1)二维测量

1)前后径:在胸骨旁左心室长轴切面上,测量主动脉后壁处的左心房前壁心内膜面至左心房后壁中部心内膜面的距离。

2)左右径:在心尖四腔心切面上,测量房间隔的左心房心内膜面至左心房侧壁(左缘)的左心房最宽处的距离。

3)长径:在心尖四腔心切面上,测量从二尖瓣环连接的中点至左心房顶部心内膜面的距离,如图 2-11-27。

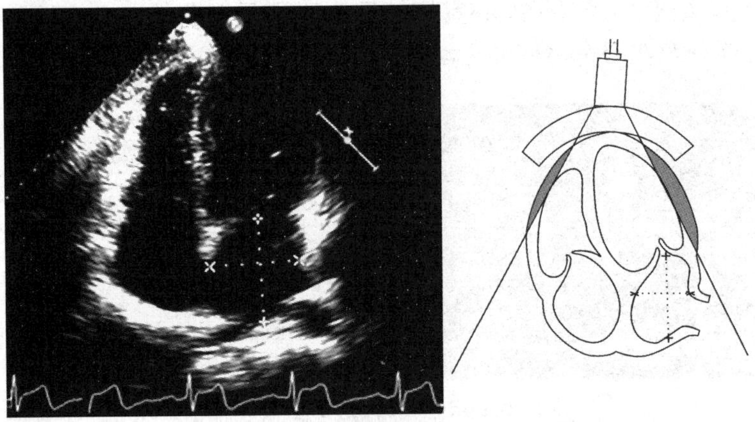

图 2-11-27　左心房左右径、长径测量

(2)M 型测量。在胸骨旁左心室长轴切面上,M 型取样线通过显示主动脉瓣处的主动脉根部及左心房,于舒张末期测量主动脉根部内径,于收缩末期测量左心房前后径。

4. 右心房测量

(1)左右径:在心尖四腔心切面上,在收缩末期测量从房间隔的右心房心内膜面至右心房右侧缘(右侧壁)之间的距离,测量点置于右心房最宽处。

(2)长径:在心尖四腔心切面上,测量从三尖瓣环连线的中点至右心房顶心内膜之间的距离,如图 2-11-28。

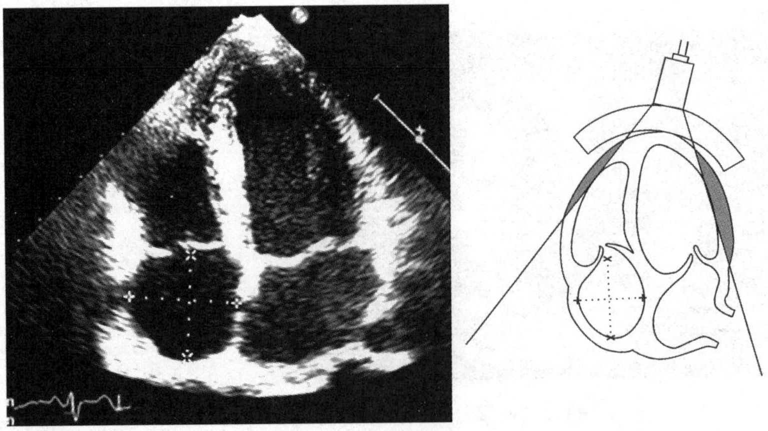

图 2-11-28　右心房左右径、长径测量

5. 主动脉测量

(1) 主动脉瓣环测量。在胸骨旁左心室长轴切面上，舒张末期在主动脉瓣叶附着点处测量主动脉瓣环内径，即主动脉根部内径。

(2) 主动脉窦内径测量。胸骨旁左心室长轴切面上，在主动脉窦膨出的最顶点处，测量主动脉窦部最宽处内径(图 2-11-29)。

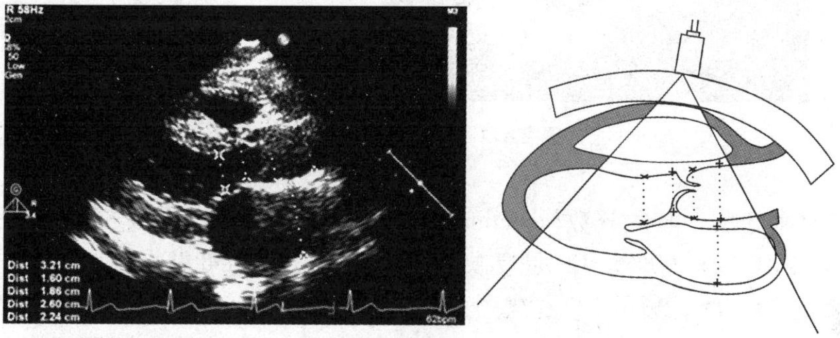

图 2-11-29　主动脉瓣环及主动脉窦部内径测量

(3) 升主动脉与主动脉弓测量。在胸骨旁左心室长轴切面，在主动脉窦管交界处上方 2 cm 处的近端测量升主动脉内径。胸骨上窝主动脉弓长轴切面，显示收缩末期主动脉弓和降主动脉内径测量方法，主动脉弓内径测量位置为无名动脉与左颈总动脉开口位置之间，降主动脉内径测量位置为左锁骨下动脉远心端 1 cm 处，如图 2-11-30。

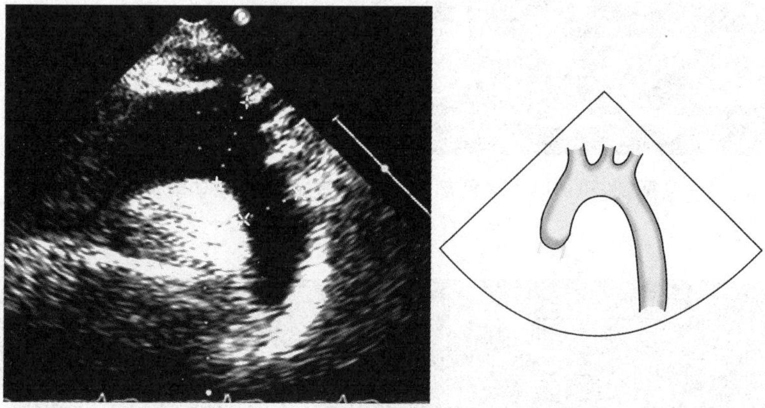

图 2-11-30　主动脉弓与降主动脉测量

6. 肺动脉测量　胸骨旁主动脉瓣短轴切面和肺动脉长轴切面，显示舒张末期右心室流出道前后径、肺动脉瓣环内径、肺动脉主干内径和左右肺动脉主干内径测量方法，在肺动脉瓣瓣下 2 cm 处测量右心室流出道内径，在肺动脉瓣瓣上 1 cm 处测量肺动脉主干内径，在左右肺动脉主干起始处远心端 1 cm 处测量左右肺动脉主干内径，如图 2-11-31。

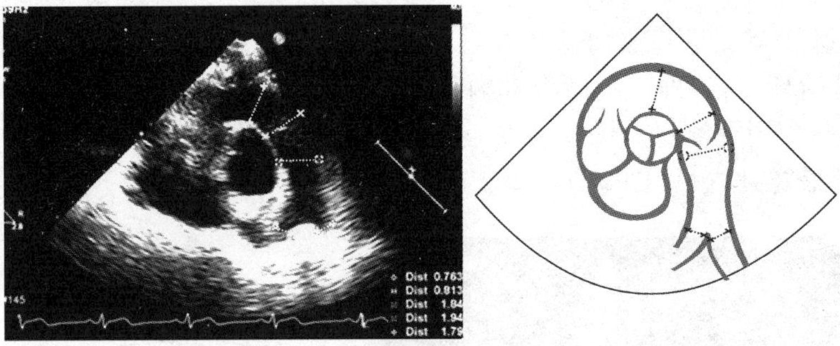

图 2-11-31　肺动脉测量

7. 左室射血分数　射血分数(ejection fraction,EF)为每搏量与左心室舒张末期容量的比值,EF=SV/EDV×100%。EF 是反映左心室收缩功能的可靠指标,准确性较高、重复性较好、应用最为广泛。测量 EF 方法的选择,无节段性室壁运动异常时采用 M 型超声,在胸骨旁左心室长轴切面引导 2a 区 M 型超声心动图,显示收缩末期和舒张末期室间隔厚度、左心室内径和左心室后壁厚度测量,如图 2-11-32。节段性室壁运动异常时采用二维超声,心室发生明显变形时采用 Simpson 法或三维超声,如图 2-11-33。

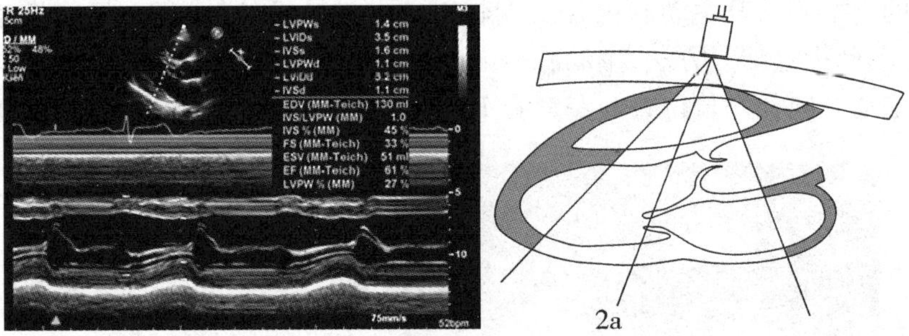

图 2-11-32　M 型超声心动图左心室收缩功能测量

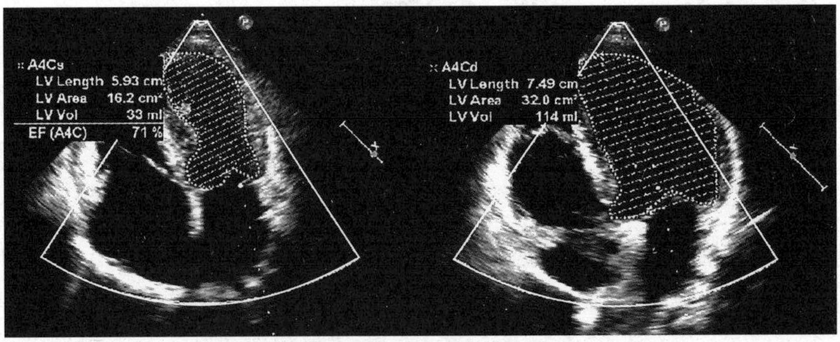

图 2-11-33　Simpson 法测量左心室收缩功能

8. 正常值 心脏常用测值参数见表 2-11-1。

表 2-11-1 心脏常用测值

项目	指标	参考值	项目	指标	参考值
二维超声	主动脉内径 AO	20～35 mm	二维超声	肺动脉内径 PA	12～26 mm
	室间隔厚度 IVS	6～12 mm		左室后壁厚度 LVPW	6～12 mm
	左室内径 LV	35～50 mm		左房内径 LA	20～38 mm
	右室内径 RV	7～23 mm		右房内径 RA	33～41 mm
多普勒超声	二尖瓣口流速 MV	0.3～0.9 m/s	多普勒超声	主动脉瓣口流速 AV	1.0～1.7 m/s
	三尖瓣口流速 TV	0.3～0.7 m/s		肺动脉瓣口流速 PV	0.6～0.9 m/s
左心功能测值	舒张末期容量 EDV	(108±24)mL	左心功能测值	收缩末期容量 ESV	(45±16)mL
	舒张末期内径 LVD	35～55 mm		收缩末期内径 LVS	20～40 mm
	射血分数 EF	50%～70%		缩短分数 FS	30%～45%
	E 峰与 A 峰比值 E/A	>1		每搏输出量 SV	70～90 mL

9. 注意事项

(1) 规范地操作仪器各个功能键，测量时需选择好心脏的各标准切面，以保证测量结果的准确性和可重复性。

(2) 探测某点或测量心脏大小时，尽量使声束方向与被探测的结构相垂直。

(3) 在获取标准切面的同时，注意观察非标准切面，有时可提供重要的诊断信息。

(4) 参照彩色多普勒取样容积(SV)尽可能与血流平行；量程(scale)的设定要够大；用耳朵判断检测的血流的声音质量；依靠声音来精细调节取样容积的位置和方向；多个切面记录以取得最高流速(Vp)。

五、检查结果

(一) 超声表现

二维超声心动图、M 型超声心动图、彩色多普勒超声血流图及频谱多普勒超声表现见上述超声检查方法与标准切面中的相关描述。

(二) 书写报告

超声所见

各房室腔内径正常范围；室间隔与左室后壁不厚，呈逆向运动，运动幅度正常；升主动脉内径正常，主肺动脉内径不宽。心脏各结构连续完整；各瓣膜形态回声正常。CDFI：心尖四腔心切面流入道呈红色血流束，流出道呈蓝色血流束。频谱多普勒显示各瓣口均呈层流频谱；心包腔内未见明显游离液性暗区。

超声提示

目前心内结构与功能未见明显异常。

【课堂互动】

课堂互动案例解析

案例　患者，男，37 岁，单位健康体检，超声检查心脏部位。超声检查声像图如图 2-11-34。

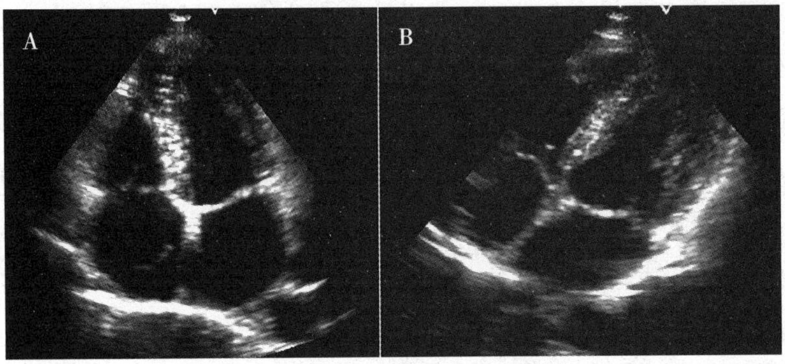

图 2-11-34　患者心脏超声声像图

讨论

1）此声像图为心脏哪个切面？主要观察内容有哪些？

2）不同部位心脏超声探查有何临床意义？

【实训小结】

通过课前预习、课中强化训练，学生能主动把所学理论知识与实践操作有机结合起来，能独立完成心脏标准切面图像的采集、声像图的观察与分析，掌握正确的操作方法和技巧，养成主动学习、积极探索的习惯，提高把基础理论、基本知识和基本技能融会贯通的能力，提高个性品质和岗位胜任力。

【课后思考】

课后思考案例解析

案例　患者，男，28 岁，无自觉症状，健康体检，心脏超声检查声像图如图 2-11-35。

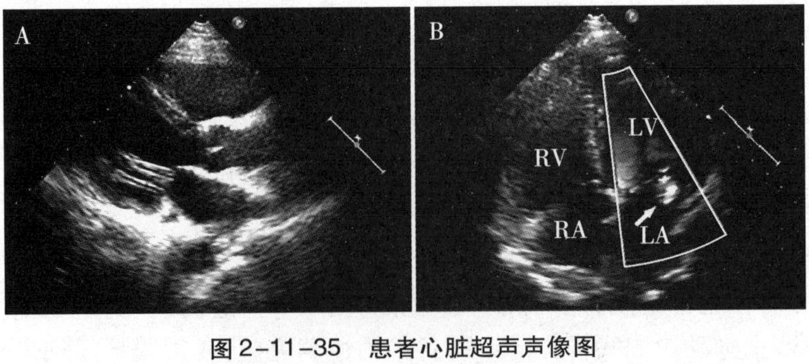

图 2-11-35　患者心脏超声声像图

思考

1)观察以上超声图像,描述其超声声像图表现。

2)结合临床综合分析,超声提示是什么?如何进行鉴别诊断?

(李　拓)

任务二　心脏疾病超声诊断

【课前预习】

1. 学生在线自主学习　使用数字化教学资源服务云平台,教师在平台分享包含大量的临床案例、生动形象动图的PPT,通过多种形式加强师生之间的对话与交流,加深学生对知识的理解,激发学生主动学习的积极性;并在真实临床案例讨论中融入医学人文素养教育,对学生的思政理念进行引导,实现线上线下授课相互呼应。

心脏疾病超声诊断PPT

2. 学生在线自我检测　结合理论授课内容给出单选题5道、多选题2道,学生扫码完成自测,考核学生理论知识掌握情况。

心脏疾病超声诊断自测题

【实训目标】

1. 掌握　房间隔缺损、室间隔缺损、二尖瓣狭窄、主动脉瓣关闭不全声像图特征、临床表现、诊断及鉴别诊断要点。具有观察与分析正常及异常超声声像图的能力。

2. 熟悉　动脉导管未闭、法洛四联症、二尖瓣关闭不全的声像图特征及诊断要点,了解其病理、表现及临床价值。

3. 了解　高血压心脏病、心脏黏液瘤的超声表现及鉴别诊断要点。

4. 其他　通过实训,使医学生完成基本理论向临床实践的转化、基本知识向临床思维的转化、基本技能向临床能力的转化。提高医学生的职业能力、专业能力、医患沟通能力、团队合作能力;培养医学生的职业素质、人文素质、综合素质。

【实训器材】

1. 仪器　多功能彩色多普勒超声仪(B/M、CDFI、PW、CW),凸阵探头(频率2~5 MHz),带病变超声体模。

2. 材料　耦合剂、检查用纸、检查床。

3. 其他　数字化教学资源。心脏疾病超声典型病例图片、临床相关资料等。

【实训步骤】

1. 案例导入　带教老师播放影视资料,演示临床典型案例,讲解心脏常见疾病的超声表现、超声诊断及鉴别诊断要点,在案例解析中融入"以人为本""人文关怀"理念,让医学生汲取人文精神的精髓,在内心深处积淀出对生命、健康以及死亡、疾病的正确观念,从更高层面理解行医之道。

2. 演示观摩

(1)讲解室间隔缺损、房间隔缺损、动脉导管未闭、二尖瓣狭窄与关闭不全、主动脉瓣狭窄与关闭不全等常见疾病的超声表现,演示不同检查途径、检查手法对心脏病变超声声像图的影响。

(2)演示改变声窗部位扫查,对心脏方位与结构的变化关系。

(3)演示探头扫查时的动静结合,扫查动态病变时,保持探头的稳定性,实时显像下观察活动状况;动态扫查时要缓慢滑动或转动探头,对病变或其周围组织进行观察。

(4)在传授专业知识的同时融入医学人文素养教育,强调在超声检查过程中,不仅要发现疾病、诊断疾病,而且要关注患者整体、关爱患者心理。

3. 分组训练　学生尝试应用老师所讲的检查操作手法识别房间隔缺损、室间隔缺损、二尖瓣狭窄、主动脉瓣关闭不全、心脏黏液瘤等典型声像图表现,感受操作过程中图像变化与操作技能的关系;观察仪器调节对心脏疾病声像图表现的影响,并思考其原因。教师巡回纠错、答疑解难。

4. 分组讨论　幻灯片展示多种心脏疾病图片,让学生识图辨病、踊跃抢答,并提出问题进行分组讨论,如引起心室分流的疾病有哪些?引起心腔增大的疾病有哪些?引起瓣膜反流的疾病有哪些?等等。引导学生梳理知识要点,以点带面,构建知识网络,培养学生的临床思维、临床能力。

5. 书写报告(报告示例)

主要测值(单位/mm)

主动脉根部内径:22.7 mm	右室内径:24 mm	室间隔厚度:14.1 mm
主肺动脉内径:25 mm	右室流出道:25 mm	左室后壁厚度:12.5 mm
左房内径:43.5 mm	左室舒末内径:47.8 mm	射血分数:61%
右房横径:33 mm	左室缩末内径:33.6 mm	短轴缩短率:33%

超声所见

(1)主动脉根部不宽,搏幅减弱。升主动脉远端内径 25 mm。主动脉瓣增厚,回声增强,以右冠瓣为重,右冠瓣上可见多个高回声光斑,最大 4 mm×4 mm,开放受限,关闭有裂隙;肺动脉不宽,瓣膜活动良好。

(2)二尖瓣环增厚,回声增强。二、三尖瓣频谱双峰镜像。组织多普勒示 a 峰高于 e 峰。

(3)左房增大。

(4)室间隔及左室壁增厚,运动良好。

(5)CDFI:AI 为 3.7 m/s,主动脉瓣血流速度为 2.3 m/s。

超声诊断

(1)符合高血压心脏病改变(向心性肥厚型)。

(2)主动脉瓣钙化并轻度狭窄。

(3)主动脉瓣轻-中度关闭不全。

(4)二尖瓣环钙化。

(5)左室收缩功能良好。

(6)左室舒张功能减低。

【实训内容】

一、先天性心脏病的超声鉴别诊断

先天性心脏病是由于胚胎期原始心脏的发生、发育、弯曲、旋转、分隔、吸收及融合异常，导致心脏及大血管畸形，通常分为发绀型和非发绀型两大类。超声检测是诊断的必要手段，主要观察心脏方位、各房室有无增大、心内结构有无中断、房室连接及大动脉与心室连接是否异常、腔室有无异常结构、心脏内部血流是否异常等。常见的先天性心脏病超声检查见表 2-11-2。

表 2-11-2　常见先天性心脏病超声检查

项目	常用切面	分型	典型声像图表现
房间隔缺损	胸骨旁大血管短轴切面，胸骨旁四腔心切面，心尖四腔心切面，剑突下四腔心切面，剑突下双心房切面	原发孔型，继发孔型，静脉窦型，冠状静脉窦型	右房、右室增大，房间隔连续性中断，房水平左向右过隔血流，正向双期分流频谱
室间隔缺损	左心室长轴切面，胸骨旁主动脉瓣短轴切面，右心室流出道长轴切面，心尖四腔心切面，剑下四腔心切面	膜周部室间隔缺损，漏斗部室间隔缺损，肌部室间隔缺损	左室、左房增大，室间隔连续性中断，室水平收缩期左向右红色分流，收缩期正向高速分流频谱
动脉导管未闭	左心室长轴切面、胸骨旁大动脉短轴切面，胸骨上窝主动脉弓长轴切面	管型，漏斗型，窗型，动脉瘤型	左室、左房增大，肺动脉分叉与降主动脉之间异常通道，主肺动脉内红色为主，左向右分流，连续正向湍流频谱
法洛四联症	左心室长轴切面、胸骨旁大动脉短轴切面，胸骨上窝主动脉弓长轴切面	肺动脉狭窄，室间隔缺损，主动脉骑跨，右心室肥厚	主动脉增宽、骑跨室间隔之上，室间隔与主动脉前壁连续中断，肺动脉瓣口狭窄，右室肥厚，双期双向分流

二、心脏瓣膜病的超声鉴别诊断

心脏瓣膜病是由于炎症、缺血性坏死、创伤、黏液样变性、退行性改变等原因造成的单个或者多个瓣膜结构、功能异常。后天获得性心脏瓣膜病以风湿性心脏病为主，最常受累的是二尖瓣，其次是主动脉瓣，三尖瓣较少受累，肺动脉瓣几乎不受累。超声心动图检查是心脏瓣膜病最重要的临床诊断和评价方法，可以对心脏瓣膜的结构和功能进行实时准确的评估，但需与心脏瓣膜生理性反流鉴别。

心脏瓣膜生理性反流的诊断标准：①反流多出现在收缩早期；②反流束长度<3 cm，宽度<1 cm；③反流束面积<3 cm^2，反流束面积小于心房面积的 20%；④反流速度多<3 m/s；⑤反流束为中心性或半中心性，多呈橘红色、火焰样。

三、高血压性心脏病的超声鉴别诊断

高血压性心脏病是由于长期血压升高，使左心室负荷加重，左心室因代偿逐渐出现心肌向心性肥厚或离心性肥大。患者的左室心肌肥厚大多呈对称性，心肌回声无明显改变；向心性肥厚时，左室腔变小，心肌收缩活动较正常增强；离心性肥大时，左室心肌可以对称性增厚或不增厚，左室腔扩大，室壁运动可以减低，导致整体收缩功能下降。其鉴别诊断要点见表2-11-3。

表2-11-3　高血压性心脏病左心室肥厚与肥厚型心肌病的超声鉴别诊断

项目	高血压性心脏病左心室肥厚	肥厚型心肌病
年龄	中年以上多见	中青年多见
病史	有高血压史	家族性肥厚型心肌病史及猝死史
心肌回声	回声多正常	回声紊乱，多呈颗粒状或毛玻璃样
肥厚类型	多为对称性	多为不对称性
左室流出道狭窄	多存在	无
SAM	有	无
左心室	正常或轻度缩小	缩小，呈新月形
左心室收缩功能	早期正常或偏高，晚期减低	高动力性
左心室舒张功能	减退	明显减退

四、心脏肿瘤的超声鉴别诊断

心脏肿瘤发病率低，种类繁多，按起源可分为原发性肿瘤与继发性肿瘤；按病理性质可分为良性肿瘤与恶性肿瘤；按生长部位可分为向心腔内生长的肿瘤、向心肌壁浸润的肿瘤及侵犯心包腔的肿瘤。不同类型的心脏肿瘤超声表现亦有区别，见表2-11-4。原发性心脏肿瘤少见，约80%为良性，其中黏液瘤最常见；恶性肿瘤占20%，均为肉瘤，如横纹肌肉瘤。良性的黏液瘤声像图表现与心房血栓相似，见表2-11-5。

表2-11-4　心脏良性肿瘤与恶性肿瘤的超声鉴别诊断

项目	心脏良性肿瘤	心脏恶性肿瘤
部位	多见于左心	多见于右心
形态	形态较规则，边界清晰	形态不规则，边界欠清晰
活动度	活动度大，有变形运动	活动度小，多数较固定
蒂	多数有蒂	少数有蒂

续表 2-11-4

项目	心脏良性肿瘤	心脏恶性肿瘤
心包	心包回声正常	可侵犯心包，常伴有心包积液
浸润性	无	有
长径/基底径之比	多>2	多<2

表 2-11-5　心房血栓与黏液瘤的超声鉴别诊断

项目	黏液瘤	心房血栓
病史	家族性	风湿性心脏病合并房颤
部位	心房多见	左房后侧壁及左心耳
形态	圆形或椭圆形	椭圆形、不规则形
蒂	有蒂（粗细、长短不一）	无蒂
基地	附着面小，游离面大	附着面大，游离面小
活动度	随心脏的舒缩摆动	心脏收缩时不活动

【课堂互动】

课堂互动案例解析

识图辨病

观察分析图 2-11-36、图 2-11-37，快速抢答：图中分别是什么病变？诊断要点是什么？

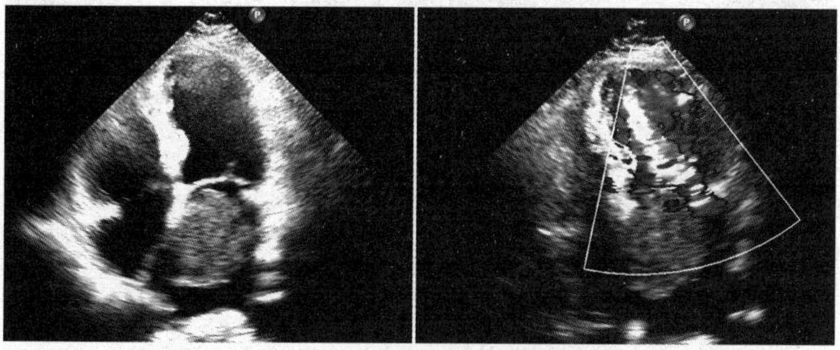

图 2-11-36　心脏病变超声声像图（1）

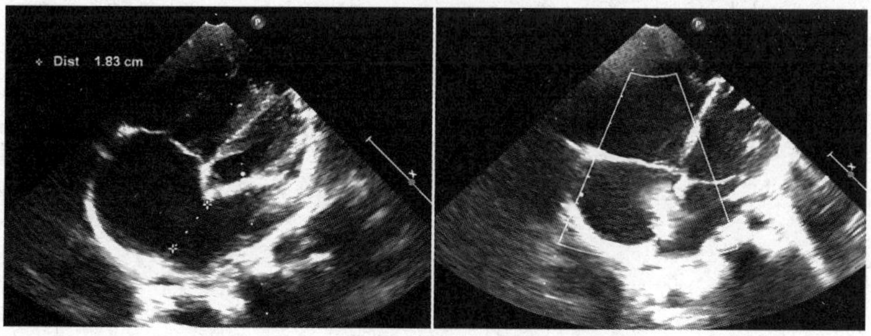

图 2-11-37　心脏病变超声声像图（2）

【实训小结】

通过课前理论知识预习、课中模拟临床强化训练，学生养成主动学习、积极探索的习惯，能独立完成心脏常见典型疾病的超声扫查、图像采集、声像图观察与分析，掌握正确的操作方法和临床案例分析思路，培养临床思维能力。使学生从真实的临床案例讨论中感悟到“人文关怀”的内涵，提升职业素质、人文素质、综合素质。

【课后思考】

课后思考案例解析

案例　患者，女，49 岁，有风湿关节疼痛病史，近期出现气短、呼吸困难、乏力、心悸，听诊心尖区可闻及舒张期杂音，超声声像图如图 2-2-38 所示。

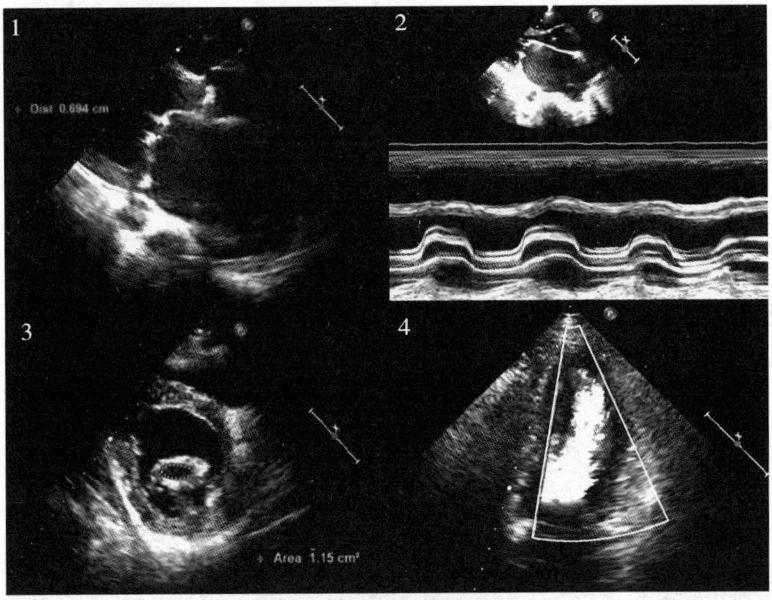

图 2-11-38　患者心脏超声声像图

思考

1) 观察以上超声图像，结合病史综合分析，最可能的诊断是什么？

2) 诊断依据是什么？

（李　拓）

项目十二

颈部血管超声检查

任务一　正常颈部血管超声检查

【课前预习】

1. 学生在线自主学习　使用数字化教学资源服务云平台，教师将课程制作成 PPT、微课视频，并上传至平台，让学生在课前自主探究、讨论交流，激发学生主动学习的积极性。设立临床真实案例讨论论坛，师生互动、解析答疑，加强师生之间的对话与交流，实现线上线下授课相结合，为完成后续的实践技能操作任务打好坚实基础。

2. 学生在线自我检测　结合理论授课内容给出单选题 5 道、多选题 2 道，学生扫码完成自测，考核学生理论知识掌握情况。

正常颈部血管超声检查 PPT

正常颈部血管超声检查视频

正常颈部血管自测题

【实训目标】

1. 掌握　颈部的解剖结构、超声检查前的准备、超声检查方法、正常超声声像图特点。

2. 熟悉　颈部血管常规标准切面的扫查技巧，具备观察与分析正常及异常超声声像图的能力。

3. 了解　超声检查过程中需要注意的问题。

4. 其他　通过实训，使医学生完成基本理论向临床实践的转化、基本知识向临床思维的转化、基本技能向临床能力的转化。提高医学生的职业能力、专业能力、医患沟通能力、团队合作能力；培养医学生的职业素质、人文素质、综合素质。

【实训器材】

1. 仪器　多功能彩色多普勒超声仪（B/M、CDFI、PW、CW），线阵探头，必要时联合使用凸阵探头或小凸阵探头或扇形探头。正常超声体模。

2. 材料　耦合剂、检查用纸、检查床。

3. 其他　数字化教学资源。

【实训步骤】

1. 演示观摩

(1)带教老师结合超声诊断仪的使用,讲解超声探头的选择及仪器的调节,以及检查前准备、人文关怀、医患沟通等。

(2)带教老师实操演示不同检查途径各标准切面检查步骤、检查手法及声像图表现特点;演示超声测量血管管径及内-中膜厚度的正确方法;演示利用叩击颞浅动脉来鉴别颈内、颈外动脉的超声探测技巧;通过示教让学生在头脑中对各标准切面所显示的解剖结构及操作流程、操作手法、正确测量及注意事项有一个初步认识。

2. 分组训练

(1)学生分组上机操作,重复老师演示的操作流程,掌握正确的调节仪器方法。

(2)体会合理应用操作手法技巧的重要性;感受不同检查体位与检查途径对标准切面的影响,认识正常颈部血管声像图表现,尝试颈总动脉、颈内动脉、颈外动脉、椎动脉内径及内-中膜的测量;学生尝试使用彩色多普勒超声仪观察血流情况及脉冲多普勒测量流速。

(3)带教老师巡回辅导、答疑解难,纠正学生不规范的操作方法。

3. 采集图像数据　应用超声图文工作站采集、保存图像,并可对所采集的静、动态图像进一步编辑处理,结合患者临床表现和超声图像,进行超声图文诊断。

4. 书写报告　在保证超声图像及数据采集准确的前提下,综合超声所见及临床表现认真分析后,正确地运用超声术语,内容简洁,层次分明,重点突出,写出检查报告,提出诊断意见,检查者亲笔签名。报告单时间精确到分。

【实训内容】

一、检查前准备

(一)操作者准备

1. 仪器选择　采用高分辨力彩色多普勒实时超声仪,校对电源电压以及接地装置是否正常,待仪表正常后,方可开主机开关。根据患者的检查部位、年龄、体型选择合适探头及频率。频率常用7～10 MHz,分叉位置高、血管位置较深、体型肥胖或颈部短粗者必要时可用2～5 MHz凸阵探头或5～8 MHz小凸阵探头或2.0～3.5 MHz扇形探头。

2. 仪器调节　正确调节好各个控钮至最佳工作状态,增益调节适中,聚焦在目标区域设置,使血管内呈无回声,血管管壁清晰可见。

3. 环境条件　调节室内温度和光线,使患者处于比较安静、舒适的环境中。

(二)受检者准备

(1)检查前无须特殊准备。

(2)急诊患者随时检查,但需备注是急诊情况下的检查,并建议择期复查。

(三)医患沟通

热情接诊患者,注意和患者交流沟通,给予患者适宜的人文关怀,以取得患者信任,主动配合检查，取得满意的检查效果。

二、核对信息、录入资料

1. 核对信息　认真阅读申请单，核对患者信息，耐心询问患者病史，态度和蔼，详细了解患者病情，明确此次检查目的。

2. 录入资料　录入患者姓名、年龄、性别、婚否、门诊号、住院号、超声号和图像记录方式等。

三、选取检查体位

患者仰卧，颈部伸展放松头稍转向检查对侧（以患者感觉无不适状态下为宜）进行颈动脉超声检测。

四、检查过程

（一）扫查方法与标准切面

1. 扫查方法

（1）右侧自无名动脉分叉处、左侧自主动脉弓起始处从颈总动脉近心端（颈根部）向远心端（头侧）移动作横向扫查，显示颈总动脉近心端、中部、远端、颈动脉分叉处、颈内、颈外动脉。颈外动脉位于前内侧，颈内动脉位于后外侧。

（2）探头从颈根部以颈总动脉血管长轴作纵向扫查，观察颈总动脉至颈内动脉、颈外动脉分支水平 1 ~ 2 cm 范围内的血管腔，越过颈内动脉与颈外动脉分叉水平可以观察到颈内及颈外动脉长轴。探头侧向前内侧方显示颈外动脉，探头侧向后外侧方显示颈内动脉。

（3）在常规颈动脉二维显像的基础上，通过彩色血流或能量多普勒超声显像，可以进一步观察颈动脉各段的解剖结构及血流充盈状态。高频探头对颈内动脉、颈外动脉结构检查显像不满意，可转换低频凸阵探头（2 ~ 5 MHz），尽可能探测到颈内动脉颅外段全程血管腔结构。

颈动脉横切及纵切扫查视频

（4）采用脉冲多普勒超声测量颈总动脉中段、颈动脉球部、颈内动脉近段、颈外动脉近段的峰值流速、舒张末期血流速度，检测均在血管长轴进行，选择血流平稳不受生理因素影响的部位定量测量。

（5）先显示颈总动脉纵切面图像，然后探头稍向外侧动，即可显示穿行于横突孔的椎动脉。在一排颈椎横突及其后方的声影间寻找相关结构后，向近心端扫查至颈根部，显示椎前发自锁骨下动脉的起始部，转而再向头端追踪至颅底第二横突孔，观察椎动脉灰阶图像。

（6）以彩色多普勒或能量多普勒显像观察椎动脉从 V1 ~ V3 段全程血流充盈状态及走行；以脉冲多普勒超声检测 V1 ~ V3 段血流频谱及测量 V1、V2 段的收缩期峰值流速及舒张末期流速。

（7）以灰阶显像从无名动脉上行或从颈总动脉下行观察左、右侧锁骨下动脉血管结构。

2. 常用标准切面

(1)颈总动脉横切面(图 2-12-1)。

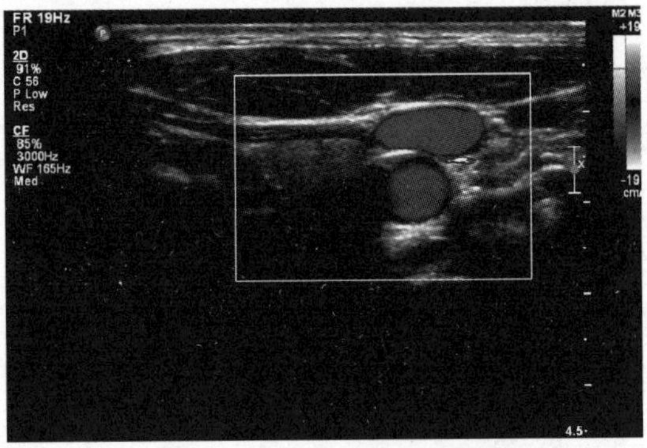

图 2-12-1 颈总动脉横切面声像图

(2)颈总动脉纵切面、椎动脉纵切面(图 2-12-2、图 2-12-3)。

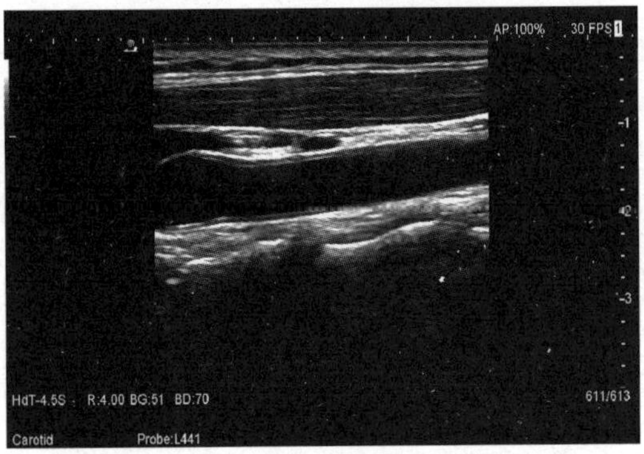

图 2-12-2 颈总动脉纵切声像图

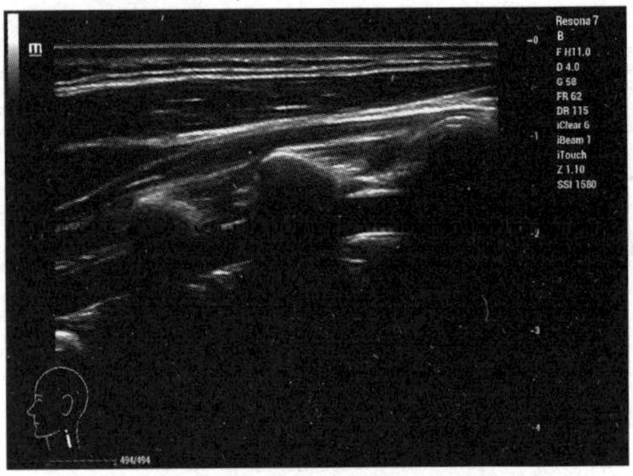

图 2-12-3 椎动脉纵切声像图

(二)超声测量及注意事项

1. 超声测量

(1)正常颈总动脉、颈内动脉、颈外动脉内径及内-中膜测量。纵切面分别在颈内、外动脉水平上下方 1.0～1.5 cm 范围内测量颈总动脉远段(分叉下方)、颈总动脉球部(分叉部)、颈内动脉近段(分叉上方)内径(从内侧内膜内表面至外侧内膜内表面的距离)、动脉内-中膜厚度(IMT,从内膜表面至中膜外表面的垂直距离)(图 2-12-4)。

正常值:正常颈总动脉内径为 6.5～8.0 mm,颈动脉窦(球部)管腔较宽,正常内径约 6.0～11.0 mm,颈内动脉内径 4.5～6.5 mm,颈外动脉内径 4.0～5.0 mm,血管内-中膜的厚度:正常小于 1.0 mm。

(2)椎动脉内径测量:椎动脉的检测包括椎前段(V1 段)、横突段(V2 段)、寰椎段(V3 段),测量 V1 段(特别是开口处)、V2 段(C_2～C_6)血管直径,正常椎动脉内径>2.5 mm,内径(3.70±0.45)mm。椎动脉正常为低阻血流频谱,类似颈内动脉,多数为一侧椎动脉优势型,且大多为左侧。

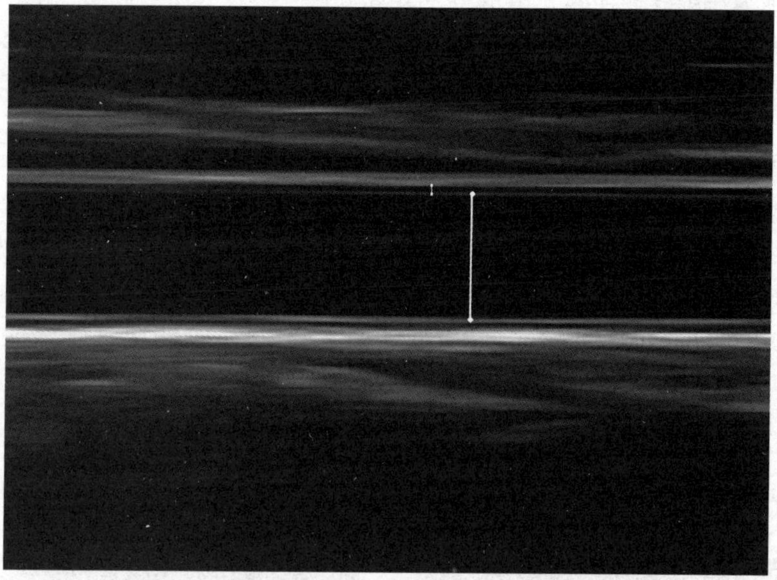

图 2-12-4 颈总动脉内径及内-中膜厚度测量

(3)血管内血流速度测量:颈动脉血管内径与血流速度随年龄变化较大,正常颈总动脉 PSV 70.6~112.0 cm/s,EDV 20.7~33.5 cm/s,RI 0.65~0.75,颈内动脉 PSV 53.4~82.0 cm/s,EDV 20.9~33.7 cm/s,RI 0.53~0.65,颈外动脉 PSV 54.8~87.0 cm/s,EDV 13.0~23.2 cm/s,RI 0.65~0.83;椎动脉 PSV (52.1±14.0)cm/s,EDV (19.2±5.8)cm/s,RI 0.62±0.05。阻力指数 ECA>CCA>ICA。

2. 注意事项 颈部血管检查机器调节注意事项。

(1)取样门要置于血管腔中心色彩较亮处,原则上取样容积的长度为动脉内径的 1/3~1/2 宽度,但在诊断颈动脉狭窄时,通常将取样容积调至 1~2 mm,采集最高血流速度。

颈部血管检查机器调节注意事项

(2)取样线应与血管长轴方向保持一致,声速与血流方向间夹角应≤60°。

(3)调节血流增益,过高(流速增大,高估动脉狭窄程度;频带增宽,频窗变小,层流误诊为湍流),过低(频谱显示不清)。

(4)调节血流速度标尺,根据被检查血管的流速而定,不宜过高(彩色暗淡,充盈不良)、过低(彩色混叠)。

(5)取样框大小和位置:根据观察部位的范围而定,最好将其范围设置在刚好覆盖待观察区域的范围时为宜。

(6)取样框的方向:使声速与血管的夹角尽量小一些,以增加检测血流的敏感度。

五、检查结果

(一)超声表现

1. 二维超声声像图 正常颈、椎动脉血管壁超声成像包括内膜、中膜、外膜层,内膜层声像图显示为一细线样连续光滑的等回声带，中膜层为低回声暗带，由平滑肌及弹性结缔组织构成，外膜层为疏松结缔组织层，超声图像表现为较内膜清晰而光滑的强回声带。椎动脉段因穿越颈椎横突孔而呈节段显示，椎动脉内壁光滑，内为无回声，有轻微搏动。

2. 多普勒超声声像图

（1）正常颈动脉血流：呈层流，血流显示为单一的红色或蓝色，充盈整个管腔，流向颅脑。管腔中央为色彩明亮的高速血流信号，靠近管壁为色彩暗淡的低速血流信号，颈动脉球部因管径膨大，呈现轻度紊乱、颜色不一的彩色血流。颈内动脉血流供应大脑组织，循环阻力小，收缩期频谱上升较陡直，而舒张期下降较慢；颈外动脉血流供应头面部组织，循环阻力大，收缩期频谱上升较陡直，而舒张期下降也快，仅有少量低速血流信号；颈总动脉具有上述两者的特点，循环阻力介于两者之间，频谱形态呈三峰，收缩期有两个峰，第一峰大于第二峰，双峰间有切迹。舒张早期增速形成第三峰，舒张期全程有持续低速血流信号（图 2-12-5 ~ 图 2-12-8）。

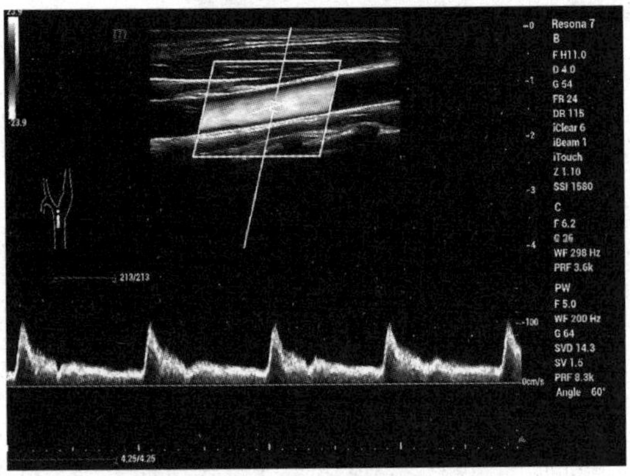

图 2-12-5　颈总动脉频谱

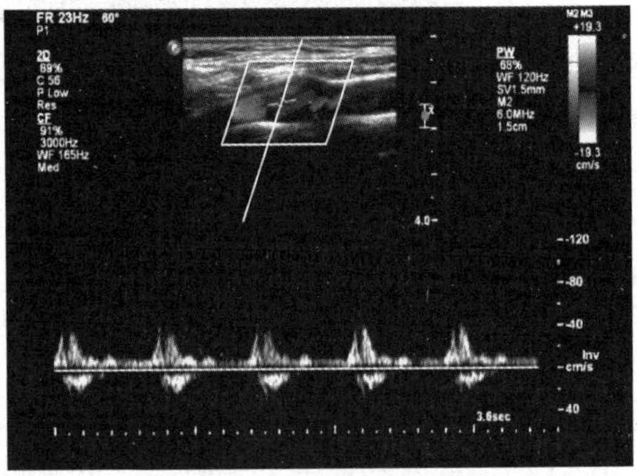

图 2-12-6　颈动脉球部频谱

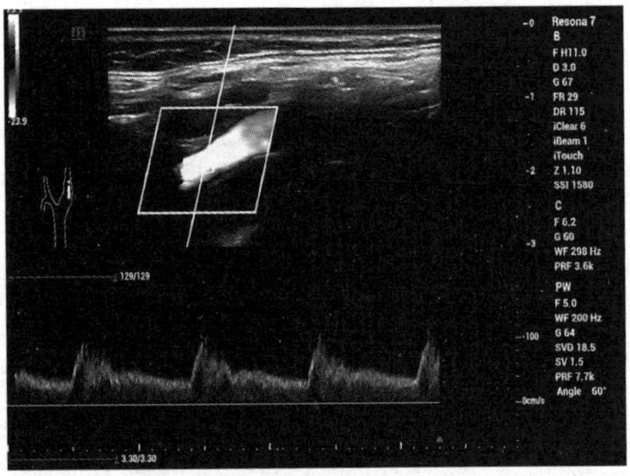

图 2-12-7　颈内动脉频谱

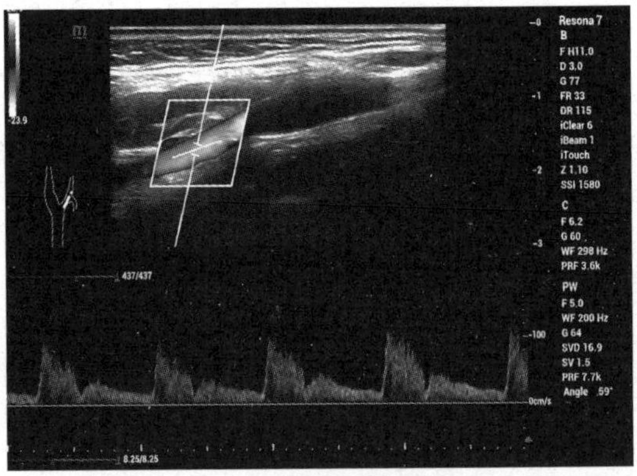

图 2-12-8　颈外动脉频谱

（2）椎动脉彩色血流：信号充盈于管腔内，其血流方向色彩与同侧颈动脉相同。频谱形态与颈动脉相似，均为低阻型，不同点在于峰值流速及平均流速比颈内动脉低（图 2–12–9）。

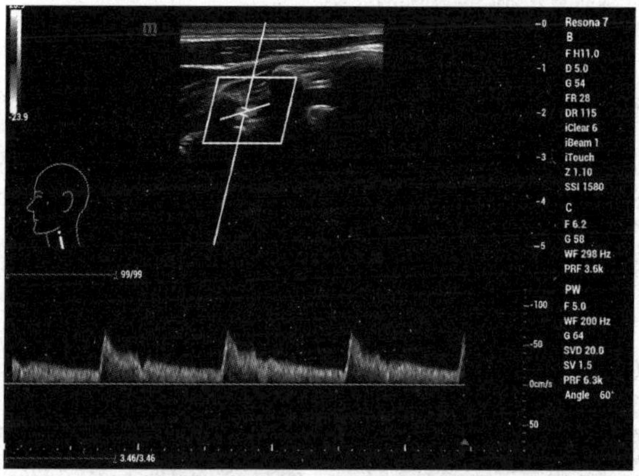

图 2–12–9　椎动脉频谱

（二）检查报告

超声所见

双侧颈总动脉、颈动脉球部、颈内动脉、颈外动脉管径对称，内膜光滑无增厚，管腔内未见明显异常回声，各段流速及频谱形态正常。双侧椎动脉管径正常，对称，管腔内未见明显异常回声，双侧流速及频谱形态正常。双侧锁骨下动脉管径对称，管腔内未见明显异常回声，双侧流速及频谱形态正常。

超声提示

颈部血管未见明显异常。

【课堂互动】

案例　患者，女，30 岁，以头晕 2 个月为主诉就诊，临床拟诊为“脑供血不足”“颈椎病”。患者行颈部血管超声检查。超声检查声像图如图 2–12–10、图 2–12–11。

课堂互动案例解析

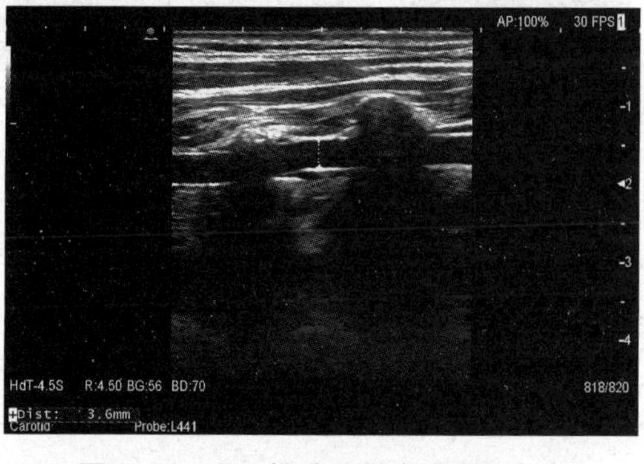

图 2–12–10　椎动脉超声声像图（1）

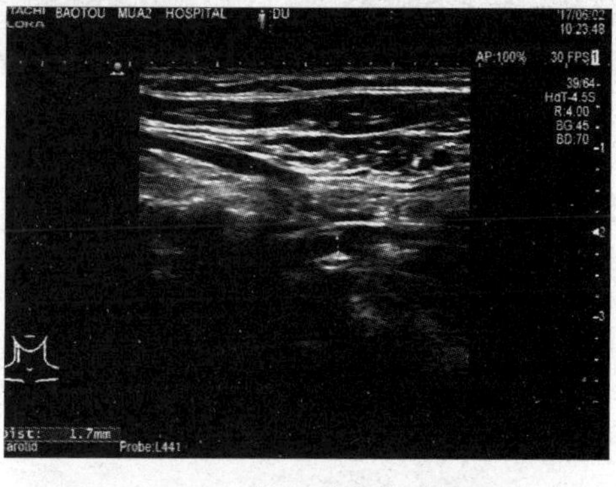

图 2–12–11　椎动脉超声声像图（2）

讨论

1）观察分析两幅超声声像图，哪个是正常椎动脉？哪个是纤细椎动脉？

2）试述进行颈部血管超声检查的临床意义。

【实训小结】

通过课前预习、课中强化训练，学生能主动把所学理论知识与实践操作有机结合起来，能独立完成颈动脉和椎动脉标准切面图像的采集、声像图的观察与分析，掌握正确的操作方法和技巧，养成主动学习、积极探索的习惯，提高把基础理论、基本知识和基本技能融会贯通的能力，提高个性品质和岗位胜任力。

【课后思考】

课后思考案例解析

案例　患者，男，40岁，无自觉症状，健康体检，颈动脉超声检查声像图如图2-12-12。

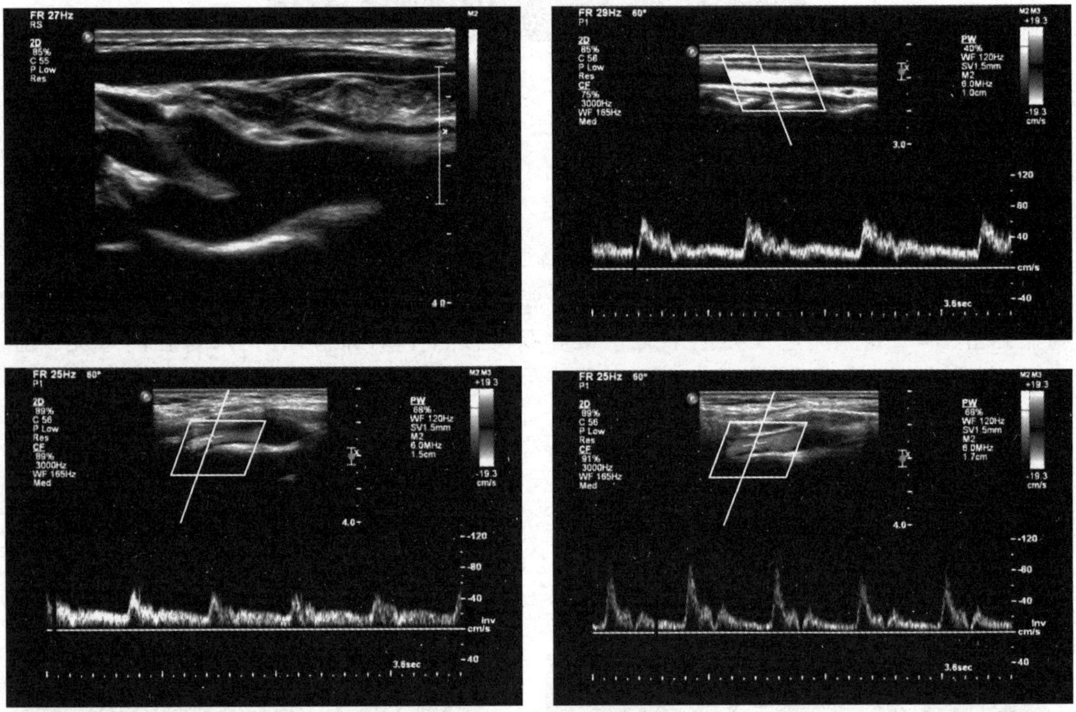

图2-12-12　颈动脉超声声像图

思考

1）观察上述超声图像，描述其超声声像图表现。

2）结合病史资料综合分析，超声提示是什么？

3）超声检查过程中需要注意哪些问题？

（梁丽萍　郑艳芬）

任务二 颈部血管疾病超声诊断

【课前预习】

颈部血管疾病超声诊断PPT

颈部血管疾病超声诊断自测题

1. 学生在线自主学习 使用数字化教学资源服务云平台，教师在平台分享包含大量的临床案例、生动形象动图的PPT，通过多种形式加强师生之间的对话与交流，加深学生对知识的理解，激发学生主动学习的积极性；并在真实临床案例讨论中融入医学人文素养教育，对学生的思政理念进行引导，实现线上线下授课相互呼应。

2. 学生在线自我检测 结合理论授课内容给出单选题5道、多选题2道，学生扫码完成自测，考核学生理论知识掌握情况。

【实训目标】

1. 掌握 颈部血管常见病二维及彩色多普勒超声表现及鉴别诊断；颈部血管疾病超声探测要点及注意事项；具有观察与分析正常及异常超声声像图的能力。

2. 熟悉 颈部血管常见疾病频谱多普勒特征，其病理、临床表现及临床价值。

3. 了解 探测时超声诊断仪的正确调节。

4. 其他 通过实训，使医学生完成基本理论向临床实践的转化、基本知识向临床思维的转化、基本技能向临床能力的转化。提高医学生的职业能力、专业能力、医患沟通能力、团队合作能力；培养医学生的职业素质、人文素质、综合素质。

【实训器材】

1. 仪器 多功能彩色多普勒超声仪（B/M、CDFI、PW、CW），线阵探头（频率7～10 MHz）。带病变超声体模。

2. 材料 耦合剂、检查用纸、检查床。

3. 其他 数字化教学资源。颈部血管疾病超声典型病例图片、临床相关资料等。

【实训步骤】

1. 案例导入 带教老师播放影视资料，演示临床典型案例，讲解颈部血管常见疾病的超声表现、超声诊断及鉴别诊断要点，在案例解析中融入“以人为本”“人文关怀”理念，让医学生汲取人文精神的精髓，在内心深处积淀出对生命、健康以及死亡、疾病的正确观念，从更高层面理解行医之道。

2. 演示观摩

（1）讲解颈动脉硬化病变-内膜增厚（或伴斑块形成）、椎动脉狭窄闭塞性病变等常见疾病超声表现，演示不同检查途径、检查手法对病变声像图的影响。

（2）演示探头扫查时的动静结合，扫查动态病变时，将探头固定不动，实时显像下观察活动状况，对于不活动病变要缓慢侧动或转动探头，对病变或其周围组织进行观察。

（3）演示对小病灶难以分辨时，采取局部放大技术，将图像放大观察。

(4)在传授专业知识的同时融入医学人文素养教育，强调在超声检查过程中，不仅要发现疾病、诊断疾病，而且要关注患者整体、关爱患者心理。

3. 分组训练　学生尝试应用老师所讲的检查操作手法，识别常见颈部血管疾病声像图表现，感受操作过程中图像变化与操作技能的关系；观察仪器调节对颈部血管常见疾病声像图表现的影响并思考其原因。教师巡回纠错、答疑解难。

4. 分组讨论　幻灯片展示多种颈部血管疾病图片，让学生识图辨病、踊跃抢答，并提出问题进行分组讨论，如引起颈动脉内膜增厚伴斑块形成的危险因素有哪些？引起颈动脉狭窄的疾病有哪些？颈椎动脉内膜增厚伴斑块形成的好发部位有哪些？等等。引导学生梳理知识要点，以点带面，构建知识网络，培养学生的临床思维、临床能力。

5. 书写报告(报告示例)

超声所见

双侧颈总动脉、颈动脉球部、颈内动脉、颈外动脉管径(不)对称，内膜不均匀增厚，内-中膜厚约____mm，管腔内可见数个大小不等、回声不均斑块(重点书写斑块与溃疡性斑块位置、大小、形态，若斑块导致狭窄，需描述残余管径____mm，原始管径____mm，流速：____cm/s，狭窄远段流速：____cm/s)。双侧椎动脉管径正常(不)对称，管腔内未见明显异常回声，双侧流速及频谱形态正常(重点看椎动脉开口处有无斑块，有斑块时需描述斑块位置、大小、形态，有无狭窄，若斑块导致狭窄，需描述残余管径____mm，原始管径____mm，流速：____cm/s，椎间隙段流速：____cm/s)。双侧锁骨下动脉管径(不)对称，管腔内未见明显异常回声[有斑块时需描述斑块位置、大小、形态，有无狭窄，若斑块导致狭窄，需描述残余管径____mm，原始管径____mm，流速：____cm/s，有无锁骨下动脉窃血(隐匿型、部分型、完全型)]。

超声提示

(1)颈动脉内中膜增厚伴斑块形成(多发)。

(2)(左/右)侧颈总动脉/颈内动脉/椎动脉/锁骨下动脉(近段/中段/远段)狭窄[小于50%/(50%～69%)/(70%～99%)]。

【实训内容】

颈部血管发生病变时，颈、椎动脉在管径大小、内中膜厚度、管腔内透声情况、斑块形成等将发生一系列异常回声改变，梳理这些回声改变特点，有助于学生建构立体知识网络，在实践过程中，敏锐识别颈部血管疾病典型超声声像图，并做出诊断与鉴别诊断，以达到早期诊断、早期治疗，减轻患者痛苦的目的。

一、颈动脉硬化病变-内膜增厚(或伴斑块形成)的超声鉴别诊断

颈动脉硬化性病变所致狭窄或闭塞需与大动脉炎、颈内动脉肌纤维发育不良、颈动脉栓塞等来鉴别。其鉴别诊断要点见表2-12-1。

表 2-12-1　颈动脉硬化病变-内膜增厚(或伴斑块形成)的超声鉴别诊断

项目	颈动脉内膜增厚伴斑块	大动脉炎	颈内动脉肌纤维发育不良	颈动脉栓塞
病因	主要为脂质代谢紊乱,动脉壁功能障碍。可由高血压、糖尿病、高血脂、吸烟以及持续的情绪紧张及缺乏运动等引起	病理基础为非特异性炎性病变造成	病因不明	见于某些心源性病变(如心房纤颤等)血脱落造成颈动脉闭塞
临床表现	轻者可无临床症状,重者可出现短暂性脑缺血发作(TIA)或脑卒中	颈总动脉结构损害,颈内、外动脉很少受累		
超声表现	内膜层粗糙,伴阶段性增厚,回声不均匀,不连续改变 IMT≥1.0 mm。随后在内膜不均匀增厚的基础上,病变累及中膜平滑肌层,超声可见内膜回声不均匀,IMT 进一步增厚,并向管腔内突出,弥漫性血管内-中膜增厚	颈总动脉血管壁均匀性向心性增厚,管腔狭窄、血栓形成、血管闭塞等	为一侧或双侧颈内动脉管径不均性缩窄,血流充盈不良,呈"串珠样"改变,多普勒频谱为低速高阻型	管腔内充填低或不均回声,局部血管内膜清晰,无动脉硬化斑块形成

二、椎动脉狭窄闭塞性疾病的超声鉴别诊断

椎动脉病理性狭窄需与椎动脉先天性发育不良来鉴别,其鉴别诊断要点见表 2-12-2。

表 2-12-2　椎动脉病理性狭窄与椎动脉先天性发育不良的超声鉴别诊断

项目	椎动脉病理性狭窄	椎动脉先天性发育不良
病因	主要病因为动脉粥样硬化或多发性大动脉炎,好发于椎动脉起始部	先天性发育不良
临床表现	可导致椎-基底动脉供血不足症状,如头晕、耳鸣、复视、偏盲、面部麻木、吞咽障碍、共济失调、感觉异常等	可无临床症状
超声表现	椎动脉内-中膜增厚,内膜粗糙,斑块形成,多见于起始段(开口处多见);管腔狭窄时,可见血流束变细,血流速度可增快,频谱增宽,充填。完全闭塞时管腔内血流信号消失,不能检测到血流频谱	管径不对称,一侧椎动脉管径较细(<2.5 mm)或双侧管径相差(0.5±0.04)mm,但血流充盈尚可,频谱形态正常

课堂互动案例解析

【课堂互动】

识图辨病

观察分析以下超声声像图，快速抢答：图 2-12-13 ~ 图 2-12-16 分别是什么病变？诊断要点是什么？

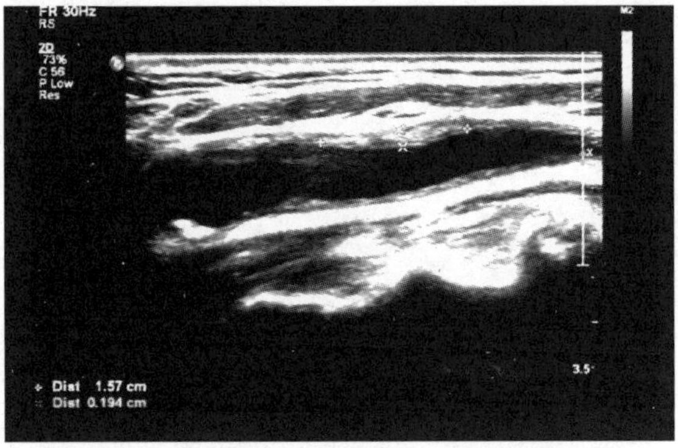

图 2-12-13　颈动脉超声声像图(1)

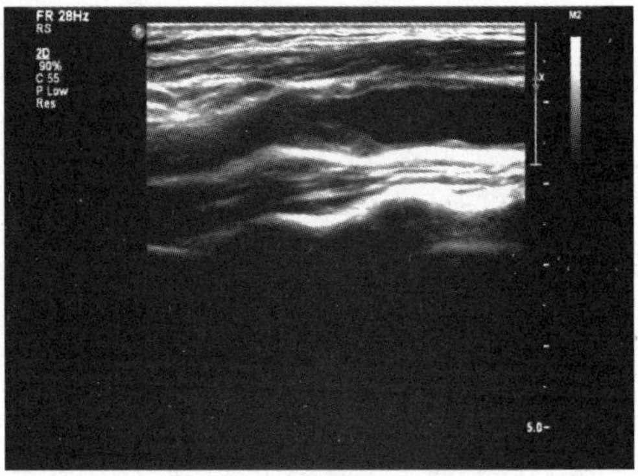

图 2-12-14　颈动脉超声声像图(2)

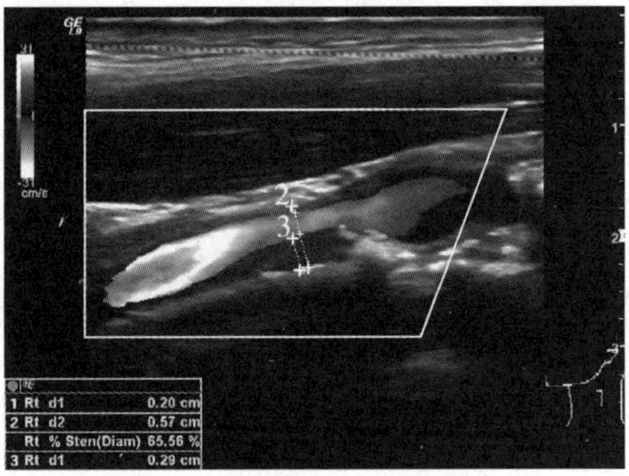

图 2-12-15　颈动脉超声声像图(3)

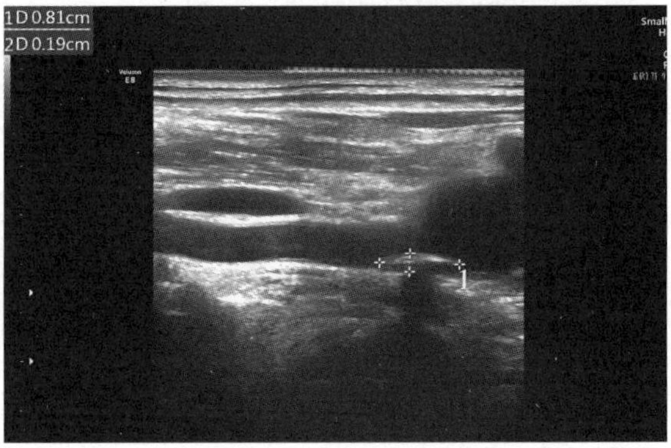

图 2-12-16　椎动脉超声声像图

【实训小结】

通过课前理论知识预习、课中模拟临床强化训练，学生养成主动学习、积极探索的习惯，能独立完成颈部血管常见疾病的超声扫查、图像采集、声像图观察与分析，掌握正确的操作方法和临床案例分析思路，培养临床思维能力。使学生从真实的临床案例讨论中感悟到“人文关怀”的内涵，提升职业素质、人文素质、综合素质。

课后思考案例解析

【课后思考】

案例　患者，男，68 岁，高血压 20 年，高血脂 20 年，糖尿病 12 年，吸烟 42 年，主诉右侧肢体麻木，活动不利 1 年，饮水有呛咳，行颈部血管超声检查，患者超声声像图如图 2-12-17所示。

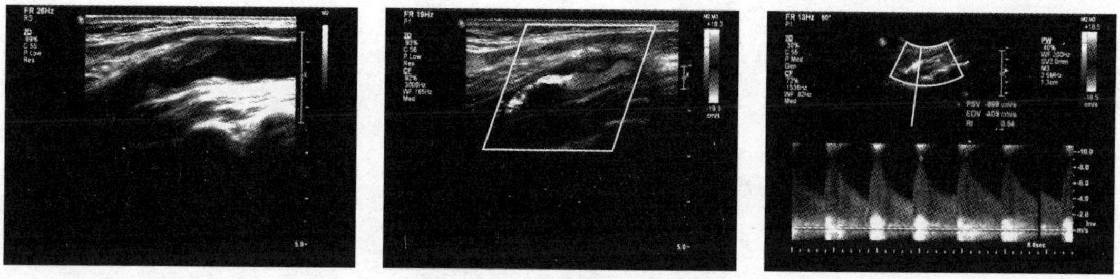

图2-12-17　患者超声声像图

思考

1）观察上述超声图像，描述其超声声像图特征。

2）结合病史综合分析，超声提示是什么？诊断依据是什么？

3）与本疾病相关的鉴别诊断有哪些？

4）书写其超声检查报告。

（梁丽萍　郑艳芬）

项目十三

腹部血管超声检查

任务一　正常腹部血管超声检查

正常腹部血管超声检查PPT

正常腹部血管超声检查视频

正常腹部血管超声检查自测题

【课前预习】

1. 学生在线自主学习　使用数字化教学资源服务云平台，教师将课程制作成PPT、微课视频，并上传至平台，让学生在课前自主探究、讨论交流，激发学生主动学习的积极性。设立临床真实案例讨论论坛，师生互动、解析答疑，加强师生之间的对话与交流，实现线上线下授课相结合，为完成后续的实践技能操作任务打好坚实基础。

2. 学生在线自我检测　结合理论授课内容给出单选题5道、多选题2道，学生扫码完成自测，考核学生理论知识掌握情况。

【实训目标】

1. 掌握　腹部的解剖结构、超声检查前的准备、超声检查方法、正常超声声像图特点。

2. 熟悉　腹部血管常规标准切面的扫查技巧，具备观察与分析正常及异常超声声像图的能力。

3. 了解　超声检查过程中需要注意的问题。

4. 其他　通过实训，使医学生完成基本理论向临床实践的转化、基本知识向临床思维的转化、基本技能向临床能力的转化。提高医学生的职业能力、专业能力、医患沟通能力、团队合作能力；培养医学生的职业素质、人文素质、综合素质。

【实训器材】

1. 仪器　多功能彩色多普勒超声仪（B/M、CDFI、PW、CW），凸阵探头，超声体模。

2. 材料　耦合剂、检查用纸、检查床。

3. 其他　数字化教学资源。

【实训步骤】

1. 演示观摩

(1)带教老师结合超声诊断仪的使用,讲解超声探头的选择及仪器的调节,以及检查前准备、人文关怀、医患沟通等。

(2)带教老师实操演示不同检查途径各标准切面检查步骤、检查手法及声像图表现特点;演示超声测量血管管径及内-中膜厚度的正确方法;演示通过利用患者的呼吸运动来显示由于肠气影响检查部位显示不清的超声探测技巧;通过示教让学生在头脑中对各标准切面所显示的解剖结构及操作流程、操作手法、正确测量及注意事项有一个初步认识。

2. 分组训练

(1)学生分组上机操作,重复老师演示的操作流程,掌握正确的调节仪器方法。

(2)体会合理应用操作手法技巧的重要性;感受不同检查体位与检查途径对标准切面的影响,认识正常腹部血管声像图表现,尝试腹主动脉、腹腔动脉、肠系膜上动脉、双肾动脉内径的测量;学生尝试使用彩色多普勒观察血流情况及脉冲多普勒测量流速。

(3)带教老师巡回辅导、答疑解难,纠正学生不规范的操作方法。

3. 采集图像数据　应用超声图文工作站采集、保存图像,并可对所采集的静、动态图像进一步编辑处理,结合患者临床表现和超声图像,进行超声图文诊断。

4. 书写报告　在保证超声图像及数据采集准确的前提下,综合超声所见及临床表现认真分析后,正确运用超声术语,内容简洁,层次分明,重点突出,写出检查报告,提出诊断意见,检查者亲笔签名。报告单时间精确到分。

【实训内容】

一、检查前准备

(一)操作者准备

1. 仪器选择　采用高分辨力彩色多普勒实时超声仪,校对电源电压以及接地装置是否正常,待仪表正常后,方可开主机开关。根据患者的检查部位,根据患者年龄、体型选择合适探头及频率。采用2.0~5.0 MHz凸阵探头为佳,体瘦可用5.0 MHz,肥胖者及深部血管可以用2.0 MHz。

2. 仪器调节　正确调节好各个控钮至最佳工作状态,增益调节适中,聚焦在目标区域设置,使血管内呈无回声,血管管壁清晰可见。

3. 环境条件　调节室内温度和光线,使患者处于比较安静、舒适的环境中。

(二)受检者准备

(1)检查前空腹8~12 h。

(2)急诊患者随时检查,但需备注是急诊情况下的检查,并建议结合其他相关检查及复查。

(三)医患沟通

热情接诊患者,注意和患者交流沟通,给予患者适宜的人文关怀,以取得患者信任,主动配合检查,取得满意的检查效果。

二、核对信息、录入资料

1. 核对信息　认真阅读申请单,核对患者信息,耐心询问患者病史,态度和蔼,详细了解患者病情,明确此次检查目的。

2. 录入资料　录入患者姓名、年龄、性别、婚否、门诊号、住院号、超声号和图像记录方式等。

三、选取检查体位

常规取仰卧位,必要时取侧卧位或俯卧位。

四、检查过程

(一)扫查方法与标准切面

1. 扫查方法

腹主动脉扫查体位与方法视频(1)

腹主动脉扫查体位与方法视频(2)

(1)腹主动脉:探头置于剑突下腹部正中线偏左 1 ~2 cm 连续性纵切和横切扫查腹主动脉及其分支。先扫查腹主动脉各段的横断面,而后纵断面扫查,深吸气后屏气,利用下移的肝作透声窗,有助于腹主动脉上段的检查,探头加压可消除部分肠道气体的干扰,也有助于检查,但肥胖、腹胀及大量腹水患者可导致该切面检查不满意,甚至失败,此时可采用右侧卧位或左侧卧位侧腰部腹主动脉长轴冠状面扫查,利用脾、左肾或肝、右肾作透声窗来显示腹主动脉。

(2)下腔静脉:探头置于剑突下正中线偏右约 2 cm 处,自上往下纵切追踪观察下腔静脉的管壁和管腔内情况,横切下腔静脉位于腹主动脉右侧,或将探头置于右前腹肋间或右侧腰部,呈冠状面扫查,利用肝和右肾作透声窗,能够显示呈平行排列的下腔静脉和腹主动脉的长轴图像,站立位或乏氏动作时,由于下腔静脉扩张,有助于帮助观察。

(3)门静脉:探头置于脊柱右前方,中线略偏向右处沿门静脉解剖走向斜断扫查门静脉。

2. 常用标准切面

(1)腹正中腹主动脉长轴矢状面:腹主动脉呈一长条状无回声,上起自第 12 胸椎之前,至第 4 腰椎水平分为左、右髂总动脉,从上到下管径逐渐变细,可见管壁的搏动(图 2-13-1)。

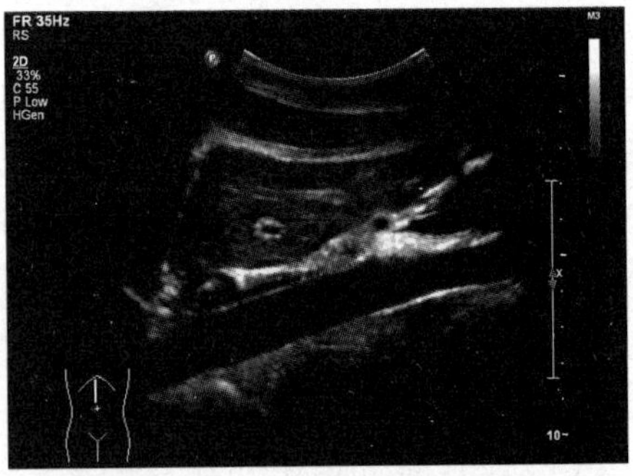

图 2-13-1　腹主动脉长轴矢状面

(2)腹正中腹主动脉横切面:腹主动脉在脊柱前方,略偏左侧一圆形无回声区,与心跳的搏动节律一致,管壁光滑(图 2-13-2)。

(3)剑突下下腔静脉纵切面:下腔静脉呈长管状无回声,管壁随心脏舒缩有明显波动,吸气时管径缩小,呼气相反(图 2-13-3)。

(4)剑突下下腔静脉横切面:在脊柱右前方,腹主动脉右侧,呈现略带椭圆形或较扁平、似三角形无回声。

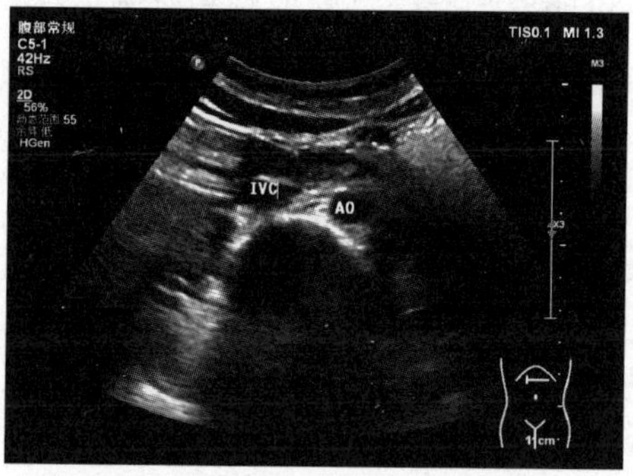

IVC. 下腔静脉；AO. 腹主动脉。

图 2-13-2　腹正中腹主动脉横切面

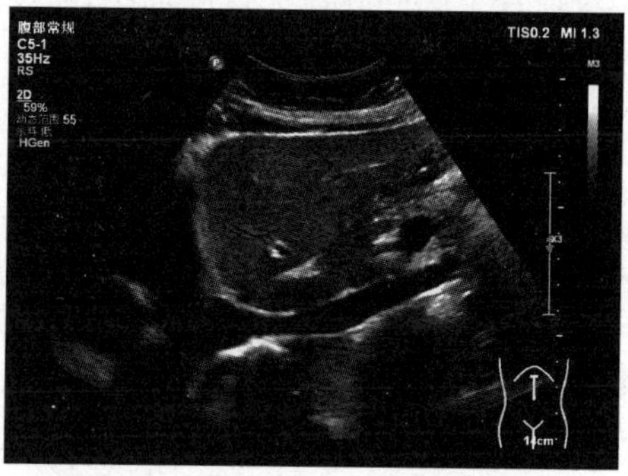

图 2-13-3　剑突下下腔静脉纵切面

（二）超声测量及注意事项

1. 超声测量

（1）在最大腹主动脉长轴矢状面上测量腹主动脉前后径或在腹主动脉横切面上测量腹主动脉前后径及左右径（测量方法均为从一侧管壁外缘至对侧管壁外缘）。自上而下均匀性变小，管径正常值：近段 2.0 ~ 3.0 cm，中段 1.5 ~ 2.5 cm，远段 1.0 ~ 2.0 cm（图 2-13-4），流速尚无一定公认标准，文献报道流速 50 ~ 110 cm/s，从近端至远端逐渐减低。

（2）剑突下下腔静脉纵切面可测量下腔静脉右心房入口处及肝后段前后径，近右心房处有一生理性狭窄，管径随呼吸周期而变化，吸气时变窄，呼气时增宽，管径正常值：上段 1.0 ~ 1.3 cm，中段 0.9 ~ 1.2 cm，下段 0.9 ~ 1.1 cm（图 2-13-5）。

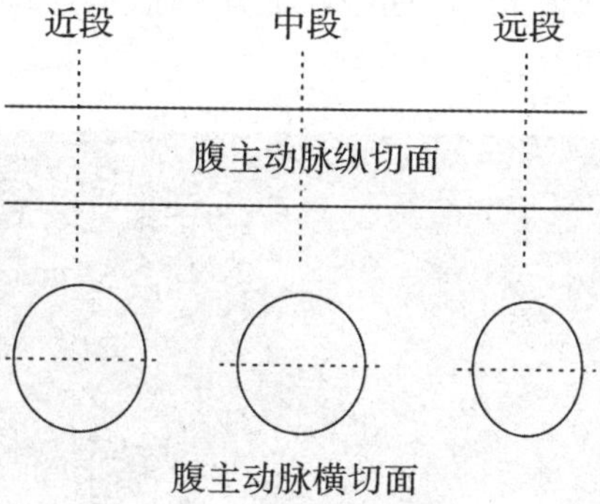

图 2-13-4　腹主动脉的测量方法

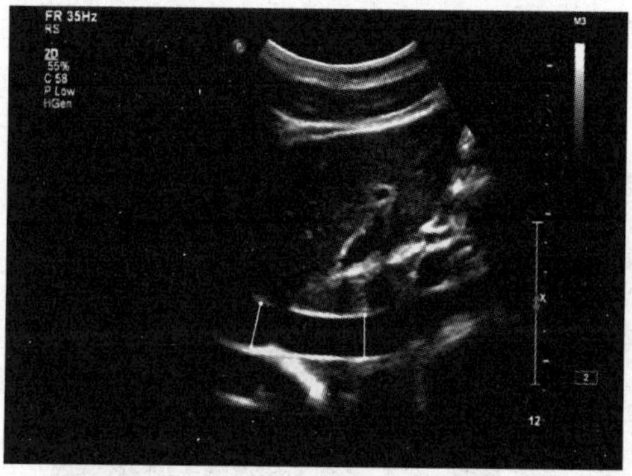

图 2-13-5　剑突下下腔静脉测量方法

2. 注意事项

（1）腹主动脉测量时在纵切和横切时测量腹主动脉前后径及左右径，测量方法均为从一侧管壁外缘至对侧管壁外缘，由于动脉扩张后常扭曲，测量时应以所测动脉的解剖位置为标准，而不是以患者本身为标准。

（2）必须熟悉腹主动脉解剖。腹主动脉分 3 段，分别以肠系膜上动脉和肾动脉为界，分为上段、中段、下段，从近段至远段逐渐变细，至分叉处最细。

(3)检查下腔静脉避免过度加压,过度加压可能影响静脉管腔形态和血流状态。

五、检查结果

(一)超声表现

1. 超声表现　正常腹主动脉管壁超声成像包括内膜、中膜、外膜层,内膜层声像图显示为一细线样连续光滑的等回声带,中膜层为低回声暗带,由平滑肌及弹性结缔组织构成,外膜层为疏松结缔组织层,超声图像表现为较内膜清晰而光滑的强回声带。腹主动脉血管纵切面呈长管状无回声结构,随心脏节律一致,膨胀性扩张,下腔静脉受右心房压力影响呈波浪式波动。

2. 多普勒超声声像图

(1)在常规腹主动脉二维显像的基础上,通过彩色血流或能量多普勒超声显像,可以进一步观察腹主动脉各段的解剖结构及血流充盈状态。纵切时以红色血流为主,显示离心方向血流信号。观察有无血流充盈缺损,彩色血流边缘是否整齐,彩色血流是否呈现单一色,彩色血流有无五彩镶嵌色、色彩倒错及色彩逆转现象,观察彩色血流的明暗程度大致估测血流速度快慢,并以此来确定脉冲多普勒取样点所置的区域。

(2)采用脉冲多普勒超声测量腹主动脉流速,检测均在血管长轴进行,选择血流平稳不受生理因素影响的部位定量测量。腹主动脉频谱收缩期上升陡直,频带较窄,有清晰频窗,形态随部位不同而有差别,近段频谱显示舒张期有一定程度的正向血流,远段频谱显示舒张早期有一小幅负向波,舒张中晚期正向低速血流(图2-13-6)。

(3)下腔静脉彩色多普勒显示收缩早期至舒张早期呈蓝色血流,舒张晚期呈红色血流。频谱多普勒呈三峰型,收缩期和舒张早期负向"S"波和"D"波,多数在心房收缩期有正向"a"波。下腔静脉近心段血流频谱呈三相型或四相型,远心段血流频谱呈连续性前向血流(图2-13-7)。

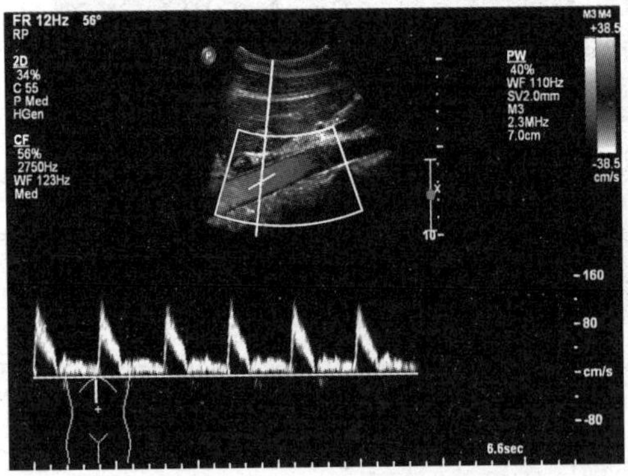

图2-13-6　腹主动脉血流频谱

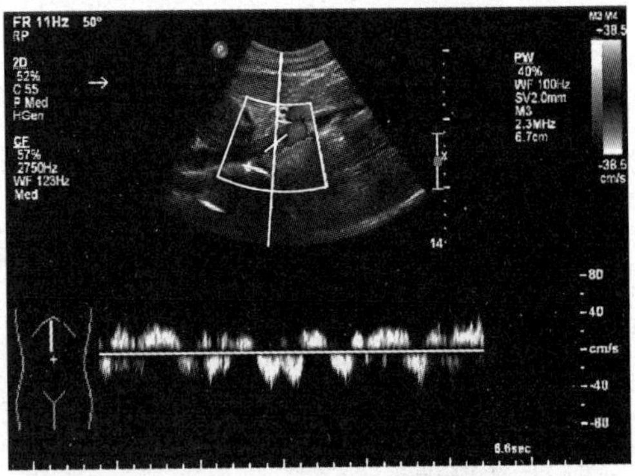

图2-13-7　下腔静脉血流频谱

(二)检查报告

超声所见

腹主动脉管径对称,内膜光滑无增厚,管腔内未见明显异常回声,各段流速及频谱形态正常,CDFI:管腔内血流充盈尚可。

超声提示

腹部血管未见明显异常。

【课堂互动】

案例　患者，女，48 岁，无明显不适，正常体检。患者行腹部血管超声检查。超声检查声像图如图 2-13-8。

课堂互动案例解析

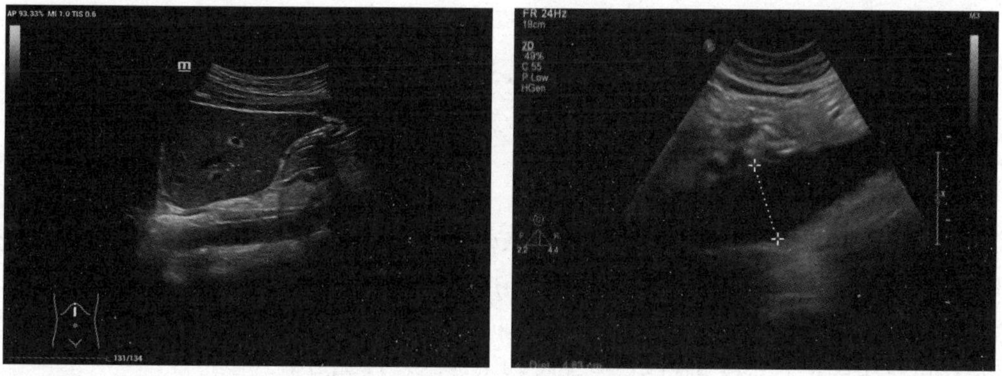

图 2-13-8　患者腹主动脉超声声像图

讨论

1）观察分析两幅超声声像图，哪个是正常腹主动脉？哪个是增宽或扩张腹主动脉？

2）进行腹部血管超声检查有何临床意义？

【实训小结】

通过课前预习、课中强化训练，学生能主动把所学理论知识与实践操作有机结合起来，能独立完成腹主动脉和下腔静脉标准切面图像的采集、声像图的观察与分析，掌握正确的操作方法和技巧，养成主动学习、积极探索的习惯，提高把基础理论、基本知识和基本技能融会贯通的能力，提高个性品质和岗位胜任力。

【课后思考】

案例　患者，男，40 岁，无自觉症状，健康体检，超声检查声像图如图 2-13-9。

课后思考案例解析

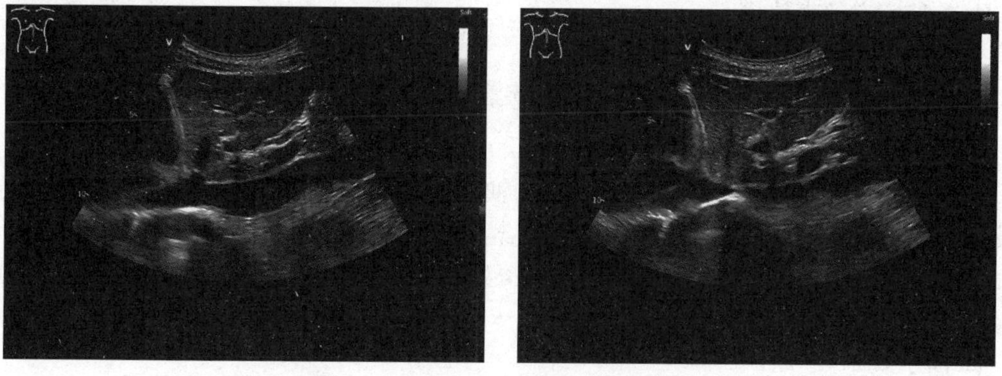

图 2-13-9　患者下腔静脉超声声像图

思考

1）观察上述超声图像，描述其超声声像图表现。

2）结合病史资料综合分析，超声提示是什么？

3）超声检查过程中需要注意哪些问题？

（梁丽萍　郑艳芬）

任务二　腹部血管疾病超声诊断

腹部血管疾病超声诊断PPT

腹部血管疾病超声诊断自测题

【课前预习】

1. 学生在线自主学习　使用数字化教学资源服务云平台，教师在平台分享包含大量的临床案例、生动形象动图的PPT，通过多种形式加强师生之间的对话与交流，加深学生对知识的理解，激发学生主动学习的积极性；并在真实临床案例讨论中融入医学人文素养教育，对学生的思政理念进行引导，实现线上线下授课相互呼应。

2. 学生在线自我检测　结合理论授课内容给出单选题5道、多选题2道，学生扫码完成自测，考核学生理论知识掌握情况。

【实训目标】

1. 掌握　腹部血管常见病二维及彩色多普勒超声表现、鉴别诊断及腹部血管疾病超声探测要点及注意事项，具有观察与分析正常及异常超声声像图的能力。

2. 熟悉　腹部血管常见疾病频谱多普勒特征，其病理、临床表现及临床价值。

3. 了解　探测时超声诊断仪的正确调节。

4. 其他　通过实训，使医学生完成基本理论向临床实践的转化、基本知识向临床思维的转化、基本技能向临床能力的转化。提高医学生的职业能力、专业能力、医患沟通能力、团队合作能力；培养医学生的职业素质、人文素质、综合素质。

【实训器材】

1. 仪器　多功能彩色多普勒超声仪（B/M、CDFI、PW、CW），凸阵探头（频率2～5 MHz），带病变超声体模。

2. 材料　耦合剂、检查用纸、检查床。

3. 其他　数字化教学资源。腹部血管疾病超声典型病例图片、临床相关资料等。

【实训步骤】

1. 案例导入　带教老师播放影视资料，演示临床典型案例，讲解腹部血管常见疾病的超声表现、超声诊断及鉴别诊断要点，在案例解析中融入“以人为本”“人文关怀”理念，让医学生汲取人文精神的精髓，在内心深处积淀出对生命、健康以及死亡、疾病的正确观念，从更高层面理解行医之道。

2. 演示观摩

（1）讲解腹主动脉瘤、夹层动脉瘤等常见疾病超声表现，演示不同检查途径、检查手法对病变声像图的影响。

(2)演示探头扫查时的动静结合，扫查动态病变时，将探头固定不动，实时显像下观察活动状况，对于不活动病变要缓慢侧动或转动探头，对病变或其周围组织进行观察。

(3)演示对小病灶难以分辨时，采取局部放大技术，将图像放大观察。

(4)在传授专业知识的同时融入医学人文素养教育，强调在超声检查过程中，不仅要发现疾病、诊断疾病，而且要关注患者整体、关爱患者心理。

3. 分组训练　学生尝试应用老师所讲的检查操作手法，识别常见腹部血管疾病声像图表现，感受操作过程中图像变化与操作技能的关系；观察仪器调节对腹部血管常见疾病声像图表现的影响并思考其原因。教师巡回纠错、答疑解难。

4. 分组讨论　幻灯片展示多种腹部血管疾病图片，让学生识图辨病、踊跃抢答，提出问题并进行分组讨论，如引起腹主动脉内中膜增厚伴斑块形成的因素有哪些？引起腹主动脉瘤的原因有哪些？腹主动脉瘤的诊断依据有哪些？等等。引导学生梳理知识要点，以点带面，构建知识网络，培养学生的临床思维、临床能力。

5. 书写报告(报告示例)

超声所见

腹主动脉失去正常形态，呈瘤样扩张，管腔外径>3 cm，直径增大超过50%，管壁可见不均匀回声；瘤体内流速减慢，可见涡流，红蓝参半，管壁病变处可见血流充盈缺损。

超声提示

腹主动脉瘤伴血栓形成。

【实训内容】

腹部血管发生病变时，腹主动脉、下腔静脉在管径大小、内中膜厚度、管腔内透声情况、声像图等将发生一系列异常回声改变，梳理这些回声改变特点，有助于学生建构立体知识网络，在实践过程中，敏锐识别腹部血管疾病典型超声声像图，并做出诊断与鉴别诊断，以达到早期诊断、早期治疗，减轻患者痛苦的目的。

腹主动脉瘤分为真性、假性和夹层3种，真性腹主动脉瘤常由管壁粥样硬化引起，也可因感染所致。真性腹主动脉瘤应与假性腹主动脉瘤和腹主动脉夹层鉴别。其鉴别诊断要点见表2-13-1。

表2-13-1　腹主动脉瘤与假性动脉瘤、夹层动脉瘤的鉴别

项目	腹主动脉瘤	假性动脉瘤	夹层动脉瘤
病因	由于管壁局部粥样硬化或受外伤破坏，特别是中膜的破坏使管壁薄弱，受到管内动脉血压的影响和血流的冲击，使得已变薄弱的动脉壁局部逐渐扩大而形成，以动脉粥样硬化最为常见	常见病因是动脉局部损伤，如外伤或医源性检查诊治过程中导致血管壁损伤。病理改变是局部动脉壁全层破损，引起出血及动脉周边形成血肿	系动脉壁中层退行性病变，中膜发生坏死，血液通过内膜进入管壁夹层，内、中层分离，将动脉壁分离成真、假两个管腔，引起相应脏器缺血性改变。夹层动脉瘤发生于腹主动脉少见，大多因胸主动脉夹层所延续

续表 2-13-1

项目	腹主动脉瘤	假性动脉瘤	夹层动脉瘤
临床表现	大多数腹主动脉瘤没有任何症状，多于体检或进行其他放射学检查时发现，腹主动脉瘤症状可有腹部、胁肋部或背部疼痛、动脉远端栓塞、血栓形成或动脉瘤破裂等	动脉壁有破口，形成与动脉管腔相通的局限性血肿	突发腹部剧痛
超声表现	腹主动脉失去正常形态，管腔内径大小不一，向一侧突出，(最大径)外径>3 cm，可见有与心律同步的搏动。病变处管径为相邻正常段管径 1.5 倍以上，边界清，后方可有增强效应，与腹主动脉前后壁相连且相通，连续性良好。向一侧突起时横径增宽显著，前后径增大不明显，有时管壁可见血栓形成	二维超声可见动脉旁无回声或混合回声，不规则包块为瘤腔结构，一侧可见破裂口与动脉交通形成瘤颈	动脉腔被纤细的膜样回声分成真腔和假腔两部分，横切可见两个内径不同的椭圆形无回声区，假腔一般大于真腔，假腔内可见血栓回声。断裂处动脉内膜分离形成一线状回声在腔内随心动周期摆动

【课堂互动】

课堂互动案例解析

识图辨病

观察分析以下超声声像图，快速抢答：图 2-13-10 ~ 图 2-13-12 分别是什么病变？诊断要点是什么？

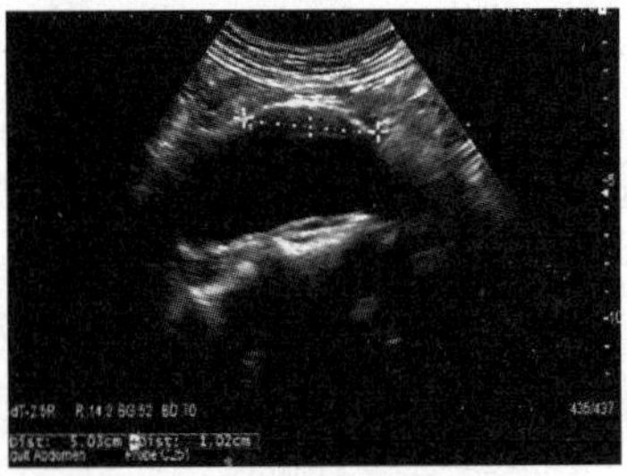

图 2-13-10　腹主动脉超声声像图(1)

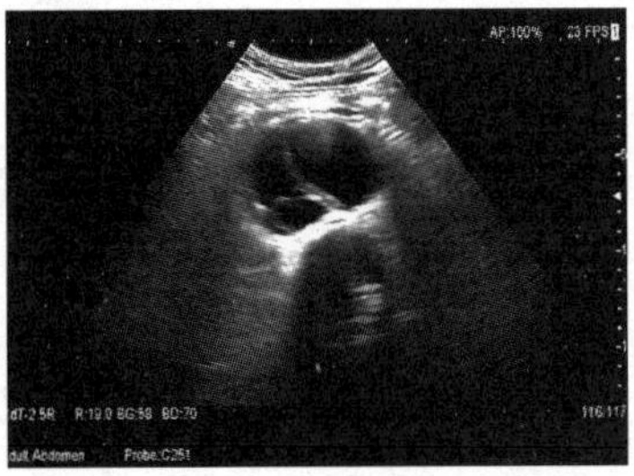

图 2-13-11　腹主动脉超声声像图(2)

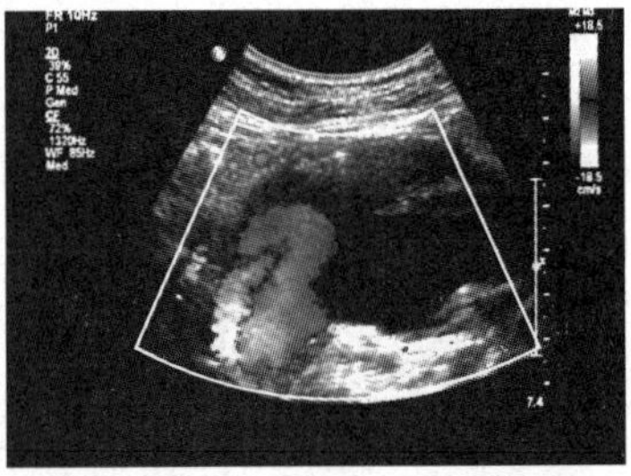

图 2-13-12　腹主动脉超声声像图(3)

【实训小结】

通过课前理论知识预习、课中模拟临床强化训练，学生养成主动学习、积极探索的习惯，能独立完成腹部血管常见疾病的超声扫查、图像采集、声像图观察与分析，掌握正确的操作方法和临床案例分析思路，培养临床思维能力。使学生从真实的临床案例讨论中感悟到“人文关怀”的内涵，提升职业素质、人文素质、综合素质。

【课后思考】

课后思考案例解析

案例　患者，男，62岁，高血压15年，高血脂10年，糖尿病5年，吸烟28年，突感腹部剧烈疼痛，腹部血管超声示腹主动脉中段呈囊状扩张，管腔最大截面约9.3 cm×5.0 cm，内膜增厚，后壁见不均低回声附着，最大截面5.2 cm×1.5 cm，管腔内血流呈涡流。患者超声声像图如图2-13-13～图2-13-15所示。

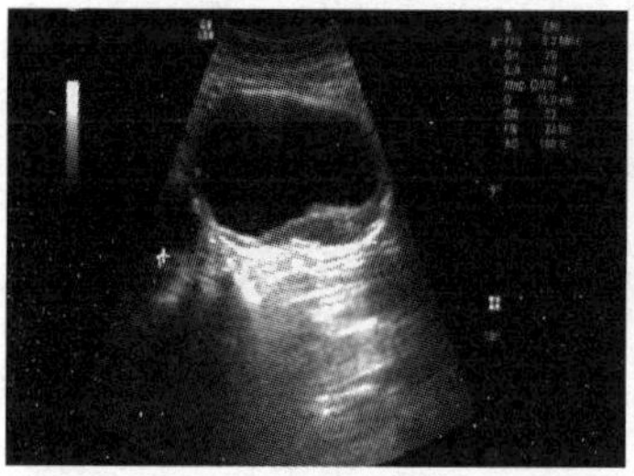

图2-13-13　患者超声声像图(1)

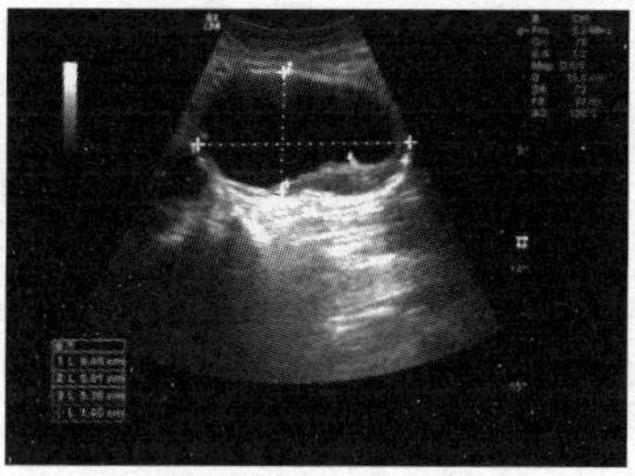

图2-13-14　患者超声声像图(2)

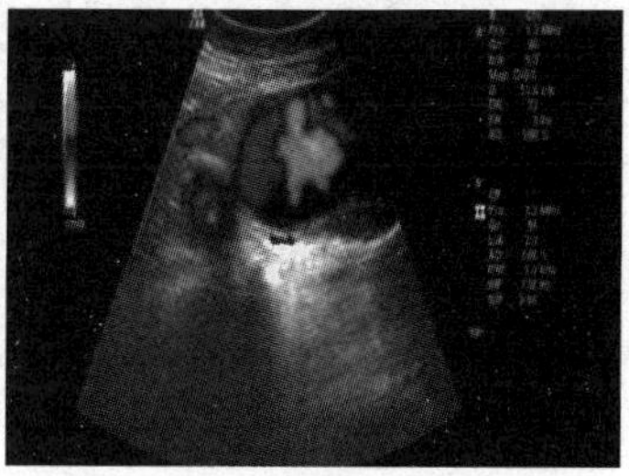

图2-13-15　患者超声声像图(3)

思考

1)观察上述超声图像，描述其超声声像图特征。

2)结合病史综合分析，超声提示是什么？诊断依据是什么？

3)与本疾病相关的鉴别诊断有哪些？

4)书写其超声检查报告。

（梁丽萍　郑艳芬）

项目十四

四肢血管超声检查

任务一　正常四肢血管超声检查

正常四肢血管超声检查 PPT

正常四肢血管超声检查视频

正常四肢血管超声检查自测题

【课前预习】

1. 学生在线自主学习　使用数字化教学资源服务云平台，教师将课程制作成 PPT、微课视频，并上传至平台，让学生在课前自主探究、讨论交流，激发学生主动学习的积极性。设立临床真实案例讨论论坛，师生互动、解析答疑，加强师生之间的对话与交流，实现线上线下授课相结合，为完成后续的实践技能操作任务打好坚实基础。

2. 学生在线自我检测　结合理论授课内容给出单选题 5 道、多选题 2 道，学生扫码完成自测，考核学生理论知识掌握情况。

【实训目标】

1. 掌握　四肢血管的解剖结构、超声检查前的准备、超声检查方法、正常超声声像图特点。

2. 熟悉　四肢血管常规标准切面的扫查技巧，具备观察与分析正常及异常超声声像图的能力。

3. 了解　超声检查过程中需要注意的问题。

4. 其他　通过实训，使医学生完成基本理论向临床实践的转化、基本知识向临床思维的转化、基本技能向临床能力的转化。提高医学生的职业能力、专业能力、医患沟通能力、团队合作能力；培养医学生的职业素质、人文素质、综合素质。

【实训器材】

1. 仪器　多功能彩色多普勒超声仪（B/M、CDFI、PW、CW），线阵探头，必要时联合使用凸阵探头或相控阵探头。超声体模。

2. 材料 耦合剂、检查用纸、检查床。

3. 其他 数字化教学资源。

【实训步骤】

1. 演示观摩

(1)带教老师结合超声诊断仪的使用，讲解超声探头的选择及仪器的调节，以及检查前准备、人文关怀、医患沟通等。

(2)带教老师实操演示不同检查途径各标准切面检查步骤、检查手法及声像图表现特点；演示超声测量血管管径及内-中膜厚度的正确方法；演示利用横切法结合间断按压法检查四肢血管的超声探测技巧；通过示教让学生在头脑中对各标准切面所显示的解剖结构及操作流程、操作手法、正确测量及注意事项有一个初步认识。

2. 分组训练

(1)学生分组上机操作，重复老师演示的操作流程，掌握正确的调节仪器方法。

(2)体会合理应用操作手法技巧的重要性；感受不同检查体位对标准切面的影响，认识正常四肢血管声像图表现，尝试股总动脉、股浅动脉、股深动脉、腘动脉等内径及内-中膜的测量；学生尝试使用彩色多普勒观察血流情况及脉冲多普勒测量流速。

(3)带教老师巡回辅导、答疑解难，纠正学生不规范的操作方法。

3. 采集图像数据 应用超声图文工作站采集、保存图像，并可对所采集的静、动态图像进一步编辑处理，结合患者临床表现和超声图像，进行超声图文诊断。

4. 书写报告 在保证超声图像及数据采集准确的前提下，综合超声所见及临床表现认真分析后，正确地运用超声术语，内容简洁，层次分明，重点突出，写出检查报告，提出诊断意见，检查者亲笔签名。报告单时间精确到分。

【实训内容】

一、检查前准备

(一)操作者准备

1. 仪器选择 采用高分辨力彩色多普勒实时超声仪，校对电源电压以及接地装置是否正常，待仪表正常后，方可开主机开关。根据患者的检查部位、体型选择合适探头及频率。上肢血管通常用5～10 MHz线阵探头，检查左侧锁骨下动脉起始段时可用相控阵探头或2～5 MHz凸阵探头；下肢血管通常用5～7 MHz线阵探头，股浅动脉远段和胫腓干可用3～5 MHz凸阵探头，胫前动脉远段和足背动脉可用7～10 MHz线阵探头。

2. 仪器调节 正确调节好各个控钮至最佳工作状态，增益调节适中，聚焦在目标区域设置，使血管内呈无回声，血管管壁清晰可见。

3. 环境条件 调节室内温度和光线，使患者处于比较安静、舒适的环境中。

(二)受检者准备

检查前无须特殊准备。

(三)医患沟通

热情接诊患者，注意和患者交流沟通，给予患者适宜的人文关怀，以取得患者信任，主动配合检查，取得满意的检查效果。

二、核对信息、录入资料

1. 核对信息　认真阅读申请单，核对患者信息，耐心询问患者病史，态度和蔼，详细了解患者病情，明确此次检查目的。

2. 录入资料　录入患者姓名、年龄、性别、婚否、门诊号、住院号、超声号和图像记录方式等。

三、选取检查体位

上肢血管一般采用仰卧位，被检肢体外展、外旋，掌心向上，当被检者怀疑患有胸廓出口综合征时，可采用坐位检查锁骨下动脉和腋动脉，以便了解上肢体位变化对上述血管产生的影响。下肢血管一般采用仰卧位，受检的肢体略外展、外旋，膝关节稍弯曲，呈现“蛙腿位”，俯卧、侧卧多用于腘动脉等；检查股静脉时，可用坐位或床头抬高 30°（头高脚低位），大腿轻度外旋，使下肢静脉充盈；检查腘静脉及其远端静脉时，最好用站立位。

四、检查过程

（一）扫查方法与常用标准切面

1. 扫查方法

上肢血管扫查体位与方法

（1）上肢血管扫查方法：探头置于胸锁关节附近的锁骨上窝，探头朝向后下方显示锁骨下动脉内侧段，探头置于颈根部，在锁骨上、下方横切观察锁骨下动脉中远段。右锁骨下动脉起始段显示不清时，可选择低频凸阵探头。左侧锁骨下动脉起始段位置较深，将腔内探头置于锁骨上窝及胸骨上窝，沿锁骨下动脉走行探查，可提高左锁骨下动脉起始段显示率。腋动脉可从肩部前方或经腋窝扫描，其为锁骨下动脉的直接延续。腋动脉下行至上臂为肱动脉，肱动脉上段可从上臂内侧显示，其远心段可从肘窝及前臂上段的前方显示。肱动脉在前臂上段分叉后成为桡动脉、尺动脉，桡动脉和尺动脉在腕部很表浅易显示，必要时可从腕部逆向扫描至其起始段。

下肢血管扫查体位与方法

（2）下肢血管扫查方法：在腹股沟韧带下方先横切，找到股总动脉，再在此基础上纵切显示长轴。探头沿着股总动脉长轴向下扫查，在下方的股浅和股深动脉分叉处，显示股浅动脉和股深动脉的起始端，再向下沿股浅动脉走行扫查到股内侧内收肌群处进入收肌管至腘窝移行为腘动脉，自腘窝处纵切显示腘动脉长轴。探头在膝下胫骨的前方，小腿前外侧扫查胫前动脉，探头在胫骨中段，小腿前内侧扫查胫后动脉及腓动脉，足背动脉是胫前动脉的直接延续，胫后动脉至足底分为足底内侧动脉和足底外侧动脉。小腿动脉显示困难时，可以用彩色和能量多普勒观察。

2. 常用标准切面

（1）上肢血管：腋动脉纵切面、肱动脉纵切面、桡动脉纵切面、尺动脉纵切面声像图如图 2-14-1 ~ 图 2-14-4 所示，静脉与同名动脉伴行。

（2）下肢血管：髂外动静脉纵切面、腘动脉纵切面、胫后动静脉及腓动静脉纵切面、足背动脉纵切面声像图如图 2-14-5 ~ 图 2-14-8 所示，动脉与同名静脉伴行。

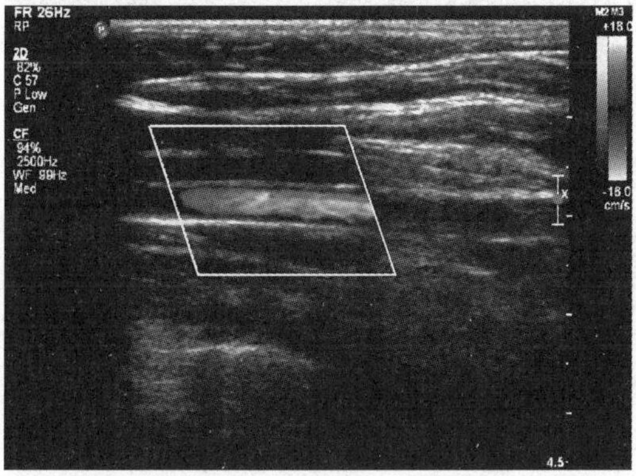

图 2-14-1　腋动脉纵切面

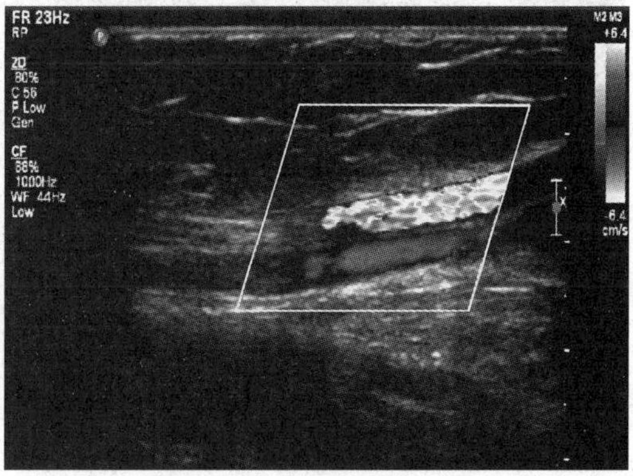

图 2-14-2　肱动脉纵切面

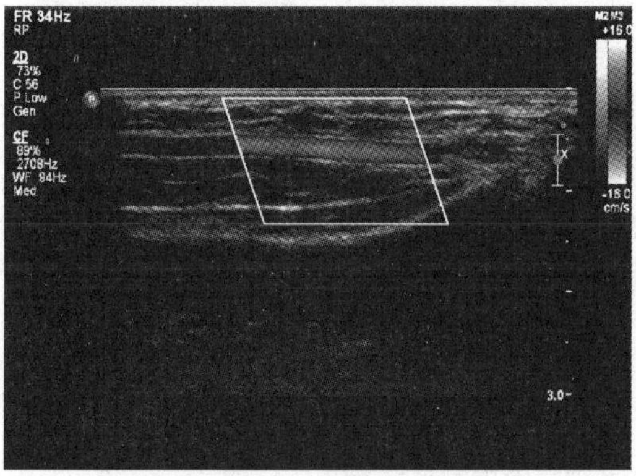

图 2-14-3　桡动脉纵切面

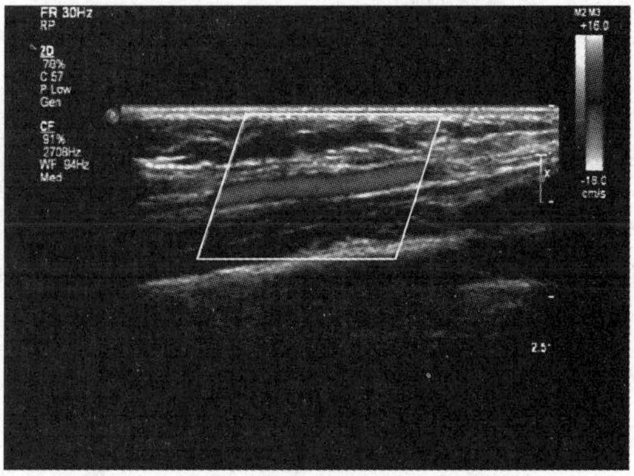

图 2-14-4　尺动脉纵切面

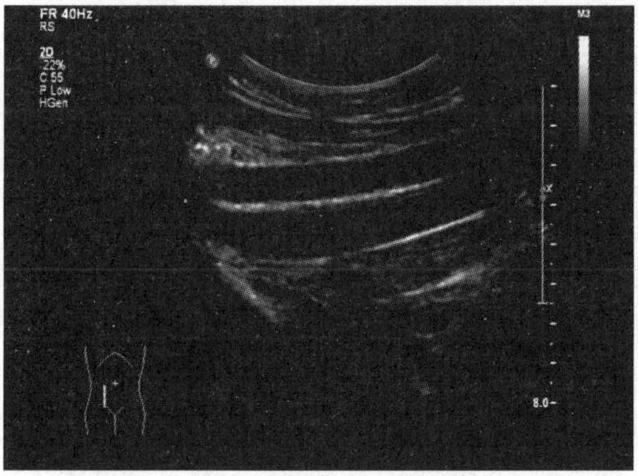

图 2-14-5　髂外动、静脉纵切面

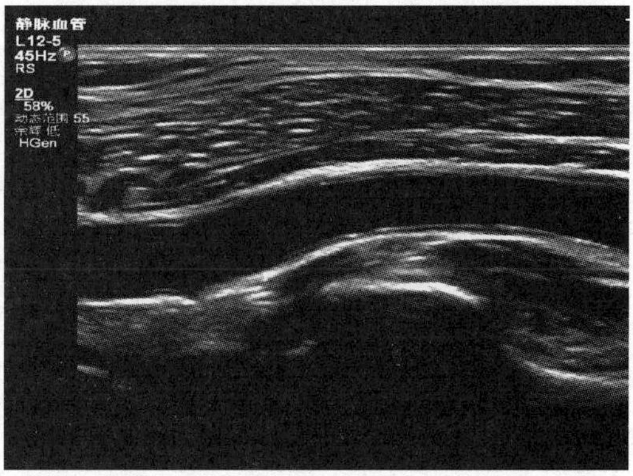

图 2-14-6　腘动脉纵切面

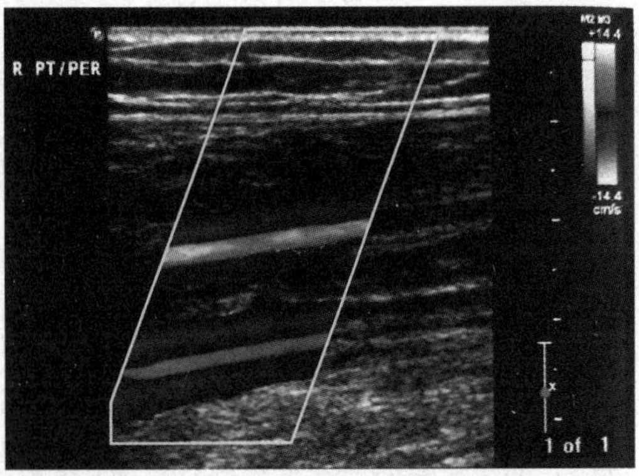

图2-14-7 胫后动静脉、腓动静脉纵切面

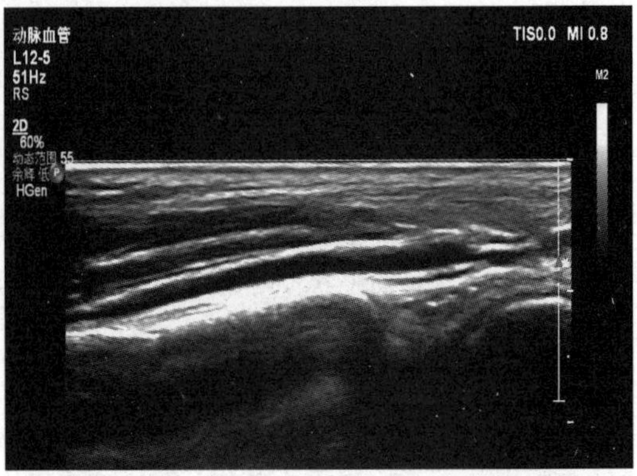

图2-14-8 足背动脉纵切面

(二)超声测量及注意事项

1. 超声测量

(1)四肢血管内径及内-中膜测量

1)测量方法:纵切面在股总动脉分叉处显示股浅动脉和股深动脉的起始端,沿其下方约1.0 cm处,测量股浅动脉近段内径和股深动脉内径,再向下扫查到股内侧内收肌群处,测量股浅动脉远段内径(从内侧内膜内表面至外侧内膜内表面的距离)及动脉内-中膜厚度(IMT,从内膜表面至中膜外表面的垂直距离)。

2)正常值:血管内-中膜的厚度正常小于1.0 mm。

(2)上肢血管正常内径见表2-14-1。

表2-14-1 上肢动脉内径及血流速度测量参考值

项目	内径/mm	收缩期峰值流速/(cm/s)	舒张期反向流速峰值/(cm/s)
锁骨下动脉	4.8~7.5	66~131	30~50
腋动脉	3.9~6.1	54~125	25~45
肱动脉	2.9~4.0	53~109	20~40
桡动脉		38~67	

(3)下肢血管正常内径见表2-14-2。

2. 注意事项

1)间断加压检查时不应在长轴切面下进行,以免静脉滑出探测切面而产生静脉被压瘪假象。

2)可通过锁骨下静脉血流频谱间接评价左、右无名静脉及上腔静脉的通畅性。

表 2-14-2　下肢动脉内径及血流速度测量参考值

项目	内径/mm	收缩期峰值流速/(cm/s)	舒张期反向流速峰值/(cm/s)
股总动脉	6.8～9.6	90～140	30～50
股浅动脉近心段	4.8～7.2	70～110	25～45
股浅动脉远心段	4.3～6.5		
腘动脉	4.1～6.3	50～80	20～40

五、检查结果

(一)超声表现

1. 正常四肢动脉血管壁超声成像　包括内膜、中膜、外膜层,内膜层声像图显示为一细线样连续光滑的等回声带,中膜层为低回声暗带,由平滑肌及弹性结缔组织构成,外膜层为疏松结缔组织层,超声图像表现为较内膜清晰而光滑的强回声带。

2. 多普勒超声声像图

(1)在常规四肢动脉二维显像的基础上,通过彩色血流或能量多普勒超声显像,可以进一步观察各段的解剖结构及血流充盈状态。正常四肢动脉血流呈层流,血流速度是顺血流方向递减的,管腔内充满血流信号。多普勒频谱为典型的三相波型,频谱开始为心脏收缩引起的高速前向血流,接着为舒张早期的反向血流,最后为舒张中晚期的前向低速血流。观察有无血流充盈缺损,彩色血流边缘是否整齐,彩色血流是否呈现单一色,彩色血流有无五彩镶嵌色、色彩倒错及色彩逆转现象,观察彩色血流的明暗程度大致估测血流速度快慢,并以此来确定脉冲多普勒取样点所放置的区域。

(2)正常四肢静脉:血管壁薄,内膜平整,管腔内的血流呈无回声,一般内径大于伴行动脉内径,在深吸气或乏氏动作时,静脉内径增宽。瓣膜绝大多数呈双瓣型,基底附着于静脉壁。静脉为单一反向回心血流,呈持续性且充盈于整个管腔。频谱多普勒有5个特征:自发性、周期性、乏氏动作血流中断、挤压远端肢体时血流信号增强及单向回心血流(图2-14-9、图2-14-10)。

(3)采用脉冲多普勒超声测量四肢动脉的峰值流速、舒张末期血流速度,检测均在血管长轴进行,选择血流平稳不受生理因素影响的部位定量测量。

(二)检查报告

超声所见

双侧上肢腋动脉、肱动脉、桡动脉、尺动脉管径正常对称,内-中膜光滑无增厚,管腔内未见明显异常回声,双侧流速及频谱形态正常。双侧上肢腋静脉、肱静脉、桡静脉、尺静脉管径对称,管腔内未见明显异常回声,探头加压管腔消失。双侧上肢头静脉、贵要静脉未见明显曲张,管腔内未见明显异常,探头加压管腔消失。

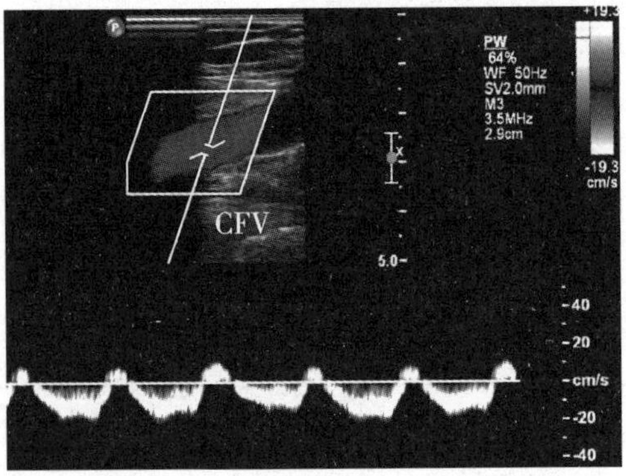

CFV. 股总静脉。

图 2-14-9　正常股总静脉血流频谱

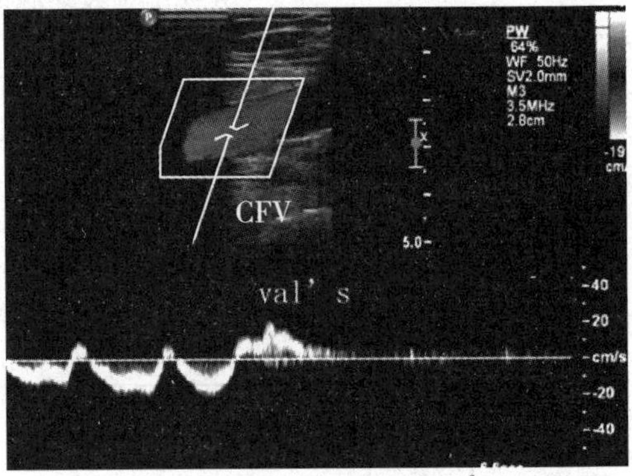

CFV. 股总静脉。

图 2-14-10　Valsalva 动作时股总静脉血流频谱

双侧下肢股总动脉、股浅动脉、股深动脉、腘动脉、胫前动脉、胫后动脉、腓动脉管径对称，内-中膜光滑无增厚，管腔内未见明显异常回声，各段流速及频谱形态正常。双侧下肢股总静脉、股浅静脉、股深静脉、腘静脉、胫前静脉、胫后静脉、腓静脉管径对称，管腔内未见明显异常回声，探头加压管腔消失。双侧下肢大隐静脉、小隐静脉未见明显曲张，管腔内未见明显异常回声，探头加压管腔消失。

超声提示

双侧四肢血管未见明显异常。

【课堂互动】

课堂互动案例解析

案例　患者，女，30 岁，以小腿酸痛半年为主诉就诊，患者行下肢血管超声检查。超声检查声像图如图 2-14-11、图 2-14-12。

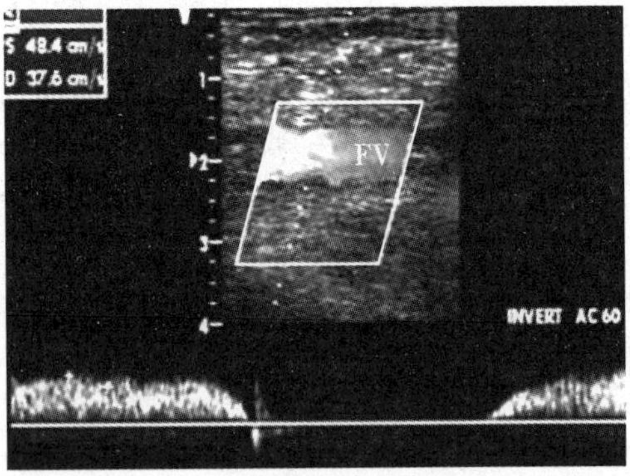

图 2-14-11　患者大隐静脉超声声像图(1)

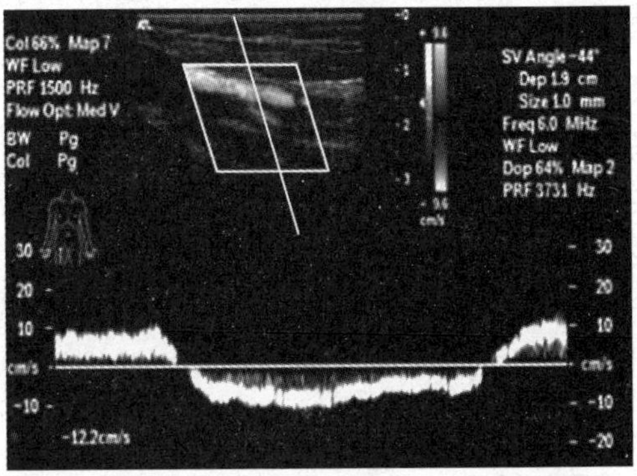

图 2-14-12　患者大隐静脉超声声像图(2)

讨论

1)观察分析两幅超声声像图，哪个是正常大隐静脉频谱？哪个是异常大隐静脉频谱？

2)进行下肢血管静脉超声检查有何临床意义？

【实训小结】

通过课前预习、课中强化训练，学生能主动把所学理论知识与实践操作有机结合起来，能独立完成上肢血管和下肢血管标准切面图像的采集、声像图的观察与分析，掌握正确的操作方法和技巧，养成主动学习、积极探索的习惯，提高把基础理论、基本知识和基本技能融会贯通的能力，提高个性品质和岗位胜任力。

【课后思考】

课后思考案例解析

案例　患者，男，50 岁，自觉偶尔上臂肌肉酸痛，行上肢动脉超声检查声像图如图 2-12-13 ~ 图 2-14-16。

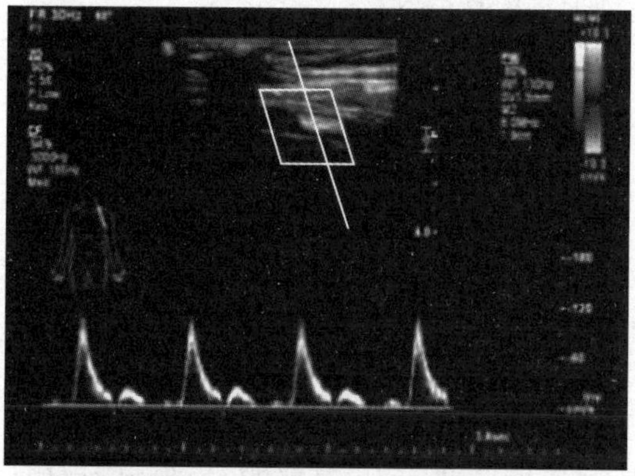

图 2-14-13　上肢动脉超声声像图(1)

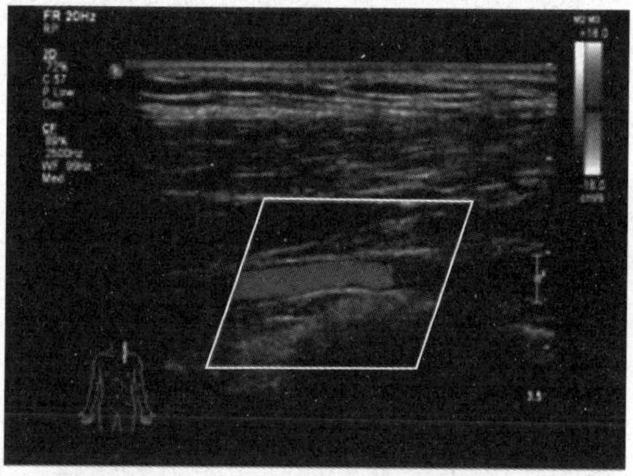

图 2-14-14　上肢动脉超声声像图(2)

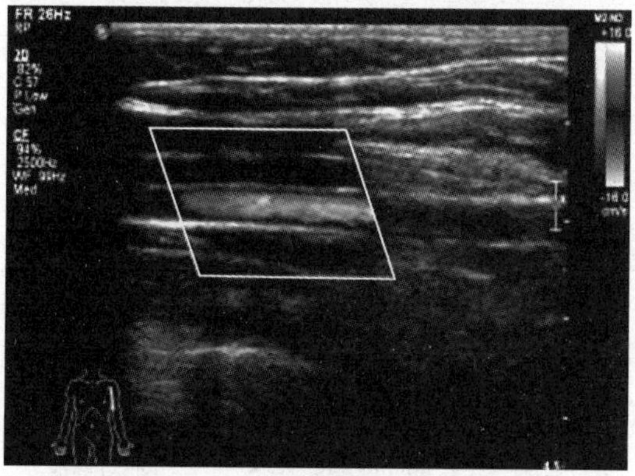

图 2-14-15　上肢动脉超声声像图(3)

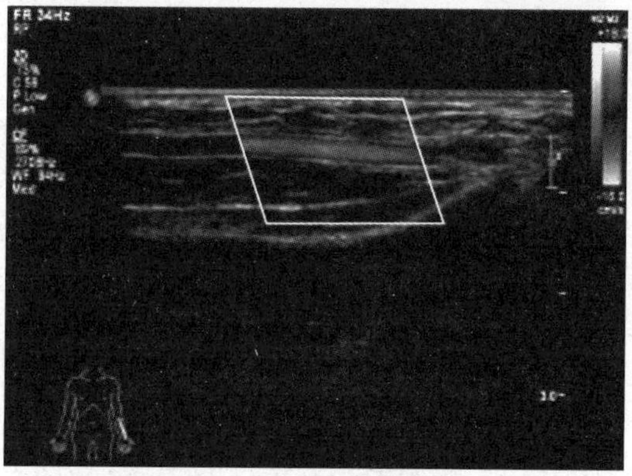

图 2-14-16　上肢动脉超声声像图(4)

思考

1）观察上述超声图像，描述其超声声像图表现。

2）结合病史资料综合分析，超声提示是什么？

3）超声检查过程中需要注意哪些问题？

（梁丽萍　郑艳芬）

任务二　四肢血管疾病超声诊断

四肢血管疾病超声诊断PPT

四肢血管疾病超声诊断自测题

【课前预习】

1. 学生在线自主学习　使用数字化教学资源服务云平台，教师在平台分享包含大量的临床案例、生动形象动图的PPT，通过多种形式加强师生之间的对话与交流，加深学生对知识的理解，激发学生主动学习的积极性；并在真实临床案例讨论中融入医学人文素养教育，对学生的思政理念进行引导，实现线上线下授课相互呼应。

2. 学生在线自我检测　结合理论授课内容给出单选题5道、多选题2道，学生扫码完成自测，考核学生理论知识掌握情况。

【实训目标】

1. 掌握　四肢血管常见病二维及彩色多普勒超声表现及鉴别诊断；四肢血管疾病超声探测要点及注意事项；具有观察与分析正常及异常超声声像图的能力。

2. 熟悉　四肢血管常见疾病频谱多普勒特征，其病理、临床表现及临床价值。

3. 了解　探测时超声诊断仪的正确调节。

4. 其他　通过实训，使医学生完成基本理论向临床实践的转化、基本知识向临床思维的转化、基本技能向临床能力的转化。提高医学生的职业能力、专业能力、医患沟通能力、团队合作能力；培养医学生的职业素质、人文素质、综合素质。

【实训器材】

1. 仪器　多功能彩色多普勒超声仪（B/M、CDFI、PW、CW），线阵探头（频率7～10 MHz），必要时联合使用凸阵或相控阵探头。带病变超声体模。

2. 材料　耦合剂、检查用纸、检查床。

3. 其他　数字化教学资源。四肢血管疾病超声典型病例图片、临床相关资料等。

【实训步骤】

1. 案例导入　带教老师播放影视资料，演示临床典型案例，讲解四肢血管常见疾病的超声表现、超声诊断及鉴别诊断要点，在案例解析中融入"以人为本""人文关怀"理念，让医学生汲取人文精神的精髓，在内心深处积淀出对生命、健康以及死亡、疾病的正确观念，从更高层面理解行医之道。

2. 演示观摩

（1）讲解四肢动脉硬化病变、假性动脉瘤、深静脉血栓形成、下肢静脉瓣膜功能不全等常见疾病超声表现，演示不同检查途径、检查手法对病变声像图的影响。

（2）演示探头扫查时的动静结合，扫查动态病变时，将探头固定不动，实时显像下观察活动状况，对于不活动病变要缓慢侧动或转动探头，对病变或其周围组织进行观察。

（3）演示对小病灶难以分辨时，采取局部放大技术，将图像放大观察。

（4）在传授专业知识的同时融入医学人文素养教育，强调在超声检查过程中，不仅要发现疾病、诊断疾病，而且要关注患者整体、关爱患者心理。

3. 分组训练　学生尝试应用老师所讲的检查操作手法，识别常见四肢血管疾病声像图表现，感受操作过程中图像变化与操作技能的关系；观察仪器调节对四肢血管常见疾病声像图表现的影响并思考其原因。教师巡回纠错、答疑解难。

4. 分组讨论　幻灯片展示多种四肢血管疾病图片，让学生识图辨病、踊跃抢答，并提出问题进行分组讨论，如引起下肢静脉血栓形成的因素有哪些？引起下肢动脉狭窄的病因及病理是什么？假性动脉瘤与真性动脉瘤怎么来鉴别？等等。引导学生梳理知识要点，以点带面，构建知识网络，培养学生的临床思维、临床能力。

5. 书写报告（报告示例）

超声所见

双侧下肢股总动脉、股浅动脉、股深动脉、腘动脉、胫前动脉、胫后动脉、腓动脉管径对称，内-中膜不均匀增厚，厚约____mm，管腔内探及数个大小不等，回声不均斑块，较大者位于____，为不均回声扁平斑块，狭窄处管径不对称，残余管径____mm，原始管径____mm，可见花彩血流信号，流速升高达____cm/s，频谱形态异常（中度、重度狭窄时可见频带增宽，频窗充填），未见狭窄各段流速及频谱形态尚正常（中度、重度狭窄时，狭窄近段呈低速高阻，狭窄远段呈低速低阻改变）。

超声提示

下肢动脉内中膜增厚伴斑块形成（多发）（左/右侧）____动脉狭窄（小于50%；50%～69%；70%～99%）。

【实训内容】

四肢血管发生病变时，动脉在管径大小、内-中膜厚度、管腔内斑块情况、血流及频谱等，静脉在管径、管壁及管腔内透声情况等都将发生一系列异常改变，梳理这些回声改变特点，有助于学生建构立体知识网络，在实践过程中，敏锐识别四肢血管疾病典型超声声像图，并做出诊断与鉴别诊断，以达到早期诊断、早期治疗，减轻患者痛苦的目的。

一、四肢动脉硬化性病变的超声鉴别诊断

四肢动脉硬化性病变需与急性下肢动脉栓塞、血栓闭塞性脉管炎来鉴别。其鉴别诊断要点见表2-14-3。四肢动脉硬化性病变还需与多发性大动脉炎来鉴别。其鉴别诊断要点见表2-14-4。

表2-14-3　四肢动脉硬化性病变与急性下肢动脉栓塞、血栓闭塞性脉管炎的鉴别诊断

项目	四肢动脉硬化性病变	急性下肢动脉栓塞	血栓闭塞性脉管炎
病因	病因主要为脂质代谢紊乱、高血压、糖尿病、吸烟等，多发生在下肢动脉	常因心脏或主动脉内栓子脱落所致	病因尚无定论，吸烟可能是最主要的诱因。此外，遗传、化学、内分泌、自身免疫反应等都可能会引起发病

续表 2-14-3

项目	四肢动脉硬化性病变	急性下肢动脉栓塞	血栓闭塞性脉管炎
临床表现	患侧肢体远端搏动减弱或消失、肢体疼痛、间歇性跛行等	造成远端动脉管腔堵塞，产生肢体急性缺血性疼痛或坏死	多见于青壮年男性，病变主要累及肢体中、小动脉
超声表现	二维超声可见动脉内-中膜增厚，内膜面粗糙，可见单发或多发大小不等及回声不均斑块，导致管腔局限性或弥漫性狭窄或闭塞，部分动脉管腔内可伴发低回声血栓。动脉轻度狭窄时，彩色血流形态不规则，狭窄处血流束变细，出现杂色血流信号；中重度狭窄时，彩色血流充盈明显缺损，狭窄处血流束明显变细；完全闭塞时管腔内无血流信号。狭窄和闭塞的周围可见侧支循环血流。轻度狭窄时频谱形态可正常，中重度狭窄时，血流速度增快，三相波消失，反向血流消失，呈双期单相波，频带增宽充填；完全闭塞时管腔内测不到血流信号	超声显示动脉管壁可正常，管腔内栓塞部位可见中低回声栓子，侧支循环未建立时，栓塞远端可无明显血流信号	动脉内膜呈节段性、不规则增厚，管腔不同程度狭窄，病变之间动脉段可相对正常。不完全闭塞时，彩色血流纤细、迂曲，血流速度减低，呈单相低速血流频谱；完全闭塞时病变部位及远端血流信号消失

表 2-14-4　四肢动脉硬化性病变与多发性大动脉炎的鉴别诊断

项目	四肢动脉硬化性病变	多发性大动脉炎
病因	病因主要为脂质代谢紊乱、高血压、糖尿病、吸烟等，多发生在下肢动脉	发病原因至今不明确，可能与免疫因素、雌激素因素、遗传因素等有关。是一种慢性、多发性、非特异性的炎性疾病
临床表现	临床表现为患侧肢体远端搏动减弱或消失、肢体疼痛、间歇性跛行等	多见于年轻女性，动脉病变主要累及主动脉及其分支的起始部，如果病变累及主-髂动脉，临床上可出现下肢缺血的症状，疾病活动期有发热和红细胞沉降率升高等现象

续表 2-14-4

项目	四肢动脉硬化性病变	多发性大动脉炎
超声表现	二维超声可见动脉内-中膜增厚,内膜面粗糙,可见单发或多发大小不等及回声不均斑块,导致管腔局限性或弥漫性狭窄或闭塞,部分动脉管腔内可伴发低回声血栓。动脉轻度狭窄时,彩色血流形态不规则,狭窄处血流束变细,出现杂色血流信号;中重度狭窄时,彩色血流充盈明显缺损,狭窄处血流束明显变细;完全闭塞时管腔内无血流信号。狭窄和闭塞的周围可见侧支循环血流。轻度狭窄时频谱形态可正常,中重度狭窄时,血流速度增快,三相波消失,反向血流消失,呈双期单相波,频带增宽充填;完全闭塞时管腔内测不到血流信号	二维超声显示受累节段的动脉管壁正常结构消失,病变段和正常段有着清楚的分界线。彩色多普勒超声显示病变部位有虫蚀样充盈缺损,局限病变彩色血流亮度高,弥漫性病变多普勒频谱呈低速单相,狭窄后段会出现湍流样改变

二、假性动脉瘤的超声鉴别诊断

假性动脉瘤需与真性动脉瘤进行鉴别,其鉴别诊断要点见表 2-14-5。

表 2-14-5　假性动脉瘤与真性动脉瘤的超声鉴别诊断

项目	假性动脉瘤	真性动脉瘤
病因	常见病因是动脉局部损伤,如外伤或医源性检查诊治过程中导致血管壁损伤。病理改变是局部动脉壁全层破损,引起出血及动脉周边形成血肿	由于管壁局部粥样硬化或受外伤破坏,特别是中膜的破坏使管壁薄弱,受到管内动脉血压的影响和血流的冲击,使得已变薄弱的动脉壁局部逐渐扩大而形成,以动脉粥样硬化最为常见
临床表现	不同原因所致、不同部位的假性动脉瘤,症状有所不同。一般多有疼痛,如果瘤体压迫周围脏器组织可能产生局部压迫症状,也可能伴发感染,位于表浅部位动脉的假性动脉瘤可能有搏动性包块	大多数腹主动脉瘤没有任何症状,多于体检或进行其他放射学检查时发现,腹主动脉瘤症状可有腹部、胁肋部或背部疼痛、动脉远端栓塞、血栓形成或动脉瘤破裂等
超声表现	可见动脉旁无回声或混合回声,不规则包块为瘤腔结构,一侧可见破裂口与动脉交通形成瘤颈。瘤腔内血流紊乱或呈涡流状,瘤颈处可见双向窄束血流,收缩期自动脉喷射入瘤体内,舒张期反流回动脉腔内	腹主动脉失去正常形态,管腔内径大小不一,与腹主动脉前后壁相连且相通,连续性良好。向一侧突起时横径增宽显著,前后径增大不明显,有时管壁可见血栓形成。瘤壁仍为动脉壁的 3 层结构,不存在瘤颈结构

三、深静脉血栓形成的超声鉴别诊断

深静脉血栓形成需与四肢淋巴水肿相鉴别，鉴别诊断要点见表 2-14-6。

表 2-14-6　深静脉血栓形成与四肢淋巴水肿的超声鉴别诊断

项目	深静脉血栓形成	四肢淋巴水肿
病因	血液在深静脉系统不正常地凝结，多见于产后、术后长期卧床、肢体挤压伤等情况	为淋巴液回流受阻或反流所引起的浅层组织内体液积聚及继而产生的纤维增生、脂肪硬化、筋膜增厚及整个患肢变粗的病理状态
临床表现	好发于下肢，临床多表现为患肢肿胀，疼痛。血栓脱落可致肺栓塞	好发于下肢，临床多表现为患肢肿胀、疼痛
超声表现	急性血栓静脉管腔呈低-无回声，静脉管径扩张，探头加压管腔不能压瘪；亚急性血栓回声逐渐增强，静脉管径恢复正常大小；慢性血栓为中强-强回声，静脉壁增厚，静脉内径变小，血栓机化时可与静脉壁混为一体	静脉管腔内无血栓回声，血流通畅

【课堂互动】

课堂互动案例解析

识图辨病

观察分析以下超声声像图，快速抢答：图 2-14-13 ~ 图 2-14-16 分别是什么病变？诊断要点是什么？

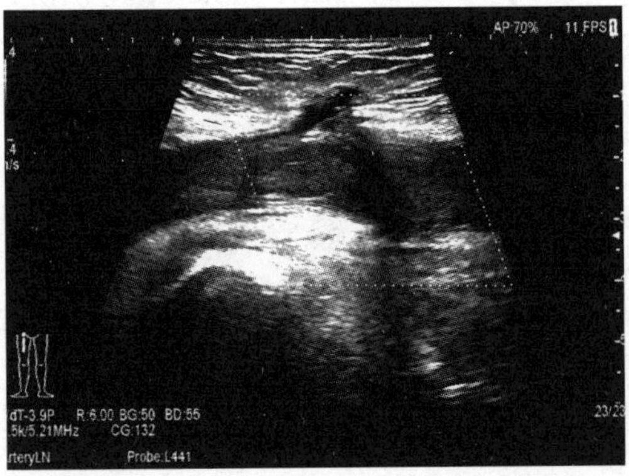

图 2-14-13　股静脉超声声像图

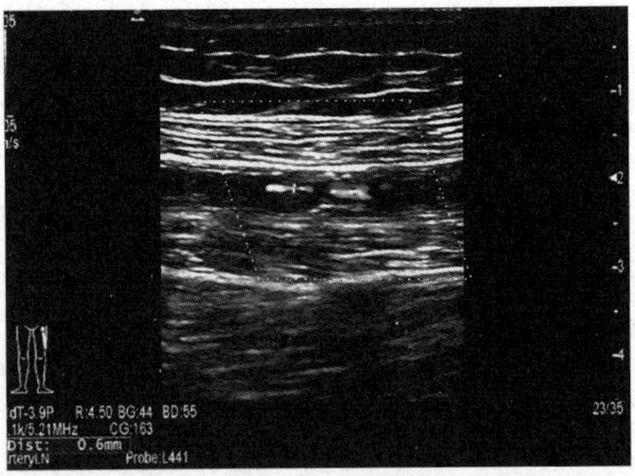

图 2-14-14　股浅动脉超声声像图

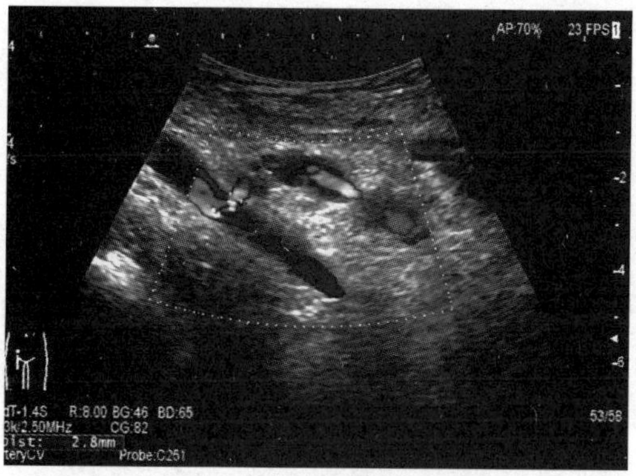

图 2-14-15　股动脉超声声像图(1)

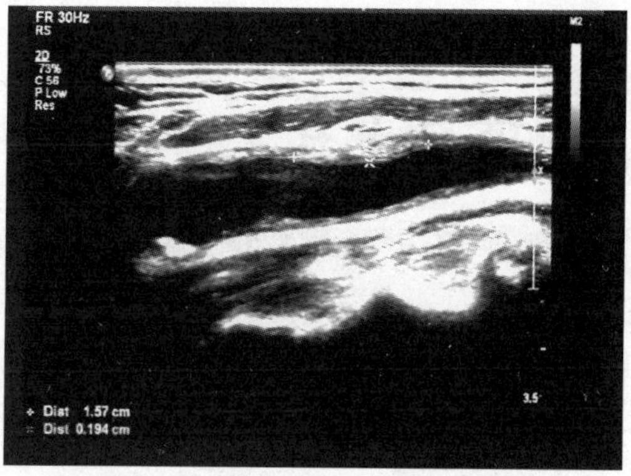

图 2-14-16　股动脉超声声像图(2)

【实训小结】

通过课前理论知识预习、课中模拟临床强化训练,学生养成主动学习、积极探索的习惯,能独立完成四肢血管常见疾病的超声扫查、图像采集、声像图观察与分析,掌握正确的操作方法和临床案例分析思路,培养临床思维能力。使学生从真实的临床案例讨论中感悟到"人文关怀"的内涵,提升职业素质、人文素质、综合素质。

【课后思考】

课后思考案例解析

案例　患者,男,58 岁,腰椎手术后 10 h,突发有下肢肿胀、疼痛,行下肢静脉超声检查,患者超声声像图如图 2-14-17 所示。

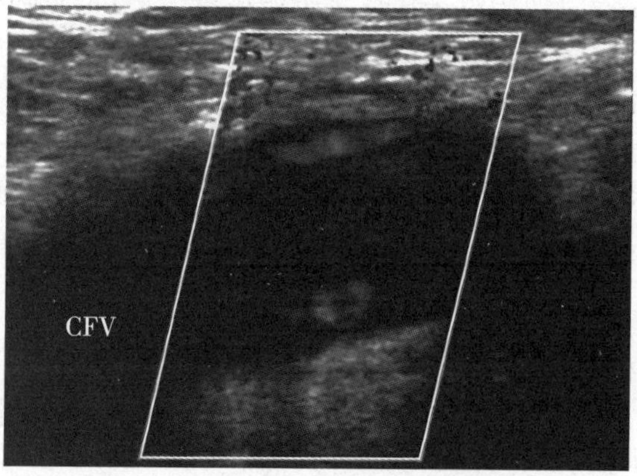

图 2-14-17　患者超声声像图

思考

1)观察上述超声图像,描述其超声声像图特征。

2)结合病史综合分析,超声提示是什么?诊断依据是什么?

3)与本疾病相关的鉴别诊断有哪些?

4)书写其超声检查报告。

(梁丽萍　郑艳芬)

项目十五

甲状腺超声检查

任务一　正常甲状腺超声检查

正常甲状腺超声检查PPT

正常甲状腺超声检查视频

正常甲状腺超声检查自测题

【课前预习】

1. 学生在线自主学习　使用数字化教学资源服务云平台，教师将课程制作成PPT、微课视频，并上传至平台，让学生在课前自主探究、讨论交流，激发学生主动学习的积极性。设立临床真实案例讨论论坛，师生互动、解析答疑，加强师生之间的对话与交流，实现线上线下授课相结合，为完成后续的实践技能操作任务打好坚实基础。

2. 学生在线自我检测　结合理论授课内容，学生扫码完成自测，考核学生理论知识掌握情况。

【实训目标】

1. 掌握　正常甲状腺声像图特征，会测量甲状腺的大小。

2. 熟悉　甲状腺功能亢进症、桥本甲状腺炎、结节性甲状腺肿、甲状腺癌的超声表现，了解其相互之间的鉴别诊断要点。

3. 了解　超声检查过程中需要注意的问题。

4. 其他　通过实训，使医学生完成基本理论向临床实践的转化、基本知识向临床思维的转化、基本技能向临床能力的转化。提高医学生的职业能力、专业能力、医患沟通能力、团队合作能力；培养医学生的职业素质、人文素质、综合素质。

【实训器材】

1. 仪器　多功能彩色多普勒超声仪（B/M、CDFI、PW、CW），高频线阵探头（频率7～12 MHz）。

2. 材料　耦合剂、检查用纸、检查床。

3. 其他 数字化教学资源。

【实训步骤】

1. 演示观摩

(1)带教老师结合超声诊断仪的使用,讲解超声探头的选择及仪器的调节,以及检查前准备、人文关怀和沟通等。

(2)带教老师实操演示常用标准切面检查步骤、检查手法及声像图表现特点;演示检查甲状腺常用的横切面和纵切面,测量侧叶长径、前后径和左右径及峡部的厚度。通过示教让学生在头脑中对各标准切面所显示的解剖结构及操作流程、操作手法、正确测量方法及注意事项有一个初步认识。

2. 分组训练

(1)学生分组上机操作,重复老师演示的操作流程,掌握正确的调节仪器方法。

(2)体会合理应用操作手法技巧的重要性;横切扫查时通常两侧叶不能完全显示,要分别对两侧叶进行横切扫查;探头加压时有助于明确肿块与周围组织的关系;当外生型甲状腺肿块与颈部非甲状腺来源肿块不易区分时,可借助吞咽试验。掌握甲状腺超声探测的方法及操作要点。选择清晰切面进行超声测量。

(3)带教老师巡回辅导、答疑解难,纠正学生不规范的操作方法。

3. 采集图像数据 应用超声图文工作站采集、保存图像,并可对所采集的静、动态图像进一步编辑处理,结合患者临床表现和超声图像,进行超声图文诊断。

4. 书写报告 在保证超声图像及数据采集准确的前提下,综合超声所见及临床表现认真分析后,正确运用超声术语,内容简洁,层次分明,重点突出,写出检查报告,提出诊断意见,检查者亲笔签名。报告单时间精确到分。

【实训内容】

一、检查前准备

(一)操作者准备

1. 仪器选择 采用高分辨力彩色多普勒实时超声仪,校对电源电压以及接地装置是否正常,待仪表正常后,方可开主机开关。根据患者的检查部位、年龄、体型选择合适探头及频率。常用高频线阵探头。

2. 仪器调节 正确调节好各个控钮至最佳工作状态,甲状腺明显肿大时可适当降低探头频率。聚焦范围调制观察区域水平,如果病变位置表浅,可以使用水囊或涂布足够厚度的导声胶使肿块位于探头的聚焦区域内。彩色多普勒增益调节,在空载状态下,调高色彩增益至彩色溢出伪像出现,再下调彩色增益,至伪像刚消失为止。脉冲多普勒超声,选择合适的流速范围,注意多普勒取样容积及角度矫正(<60°)。

3. 环境条件 调节室内温度和光线,使患者处于比较安静、舒适的环境中。

4. 患者 对患传染性疾病的患者,按照消毒隔离程序处理。

(二)受检者准备

一般无须特殊准备,检查前脱去颈部高领外衣,取下颈部饰物(项链、围巾等)。行

^{131}I颈部放射治疗的患者需在治疗 1 个月后再做甲状腺超声检查。行发射型计算机断层成像(ECT)的患者需在 1 周后进行甲状腺超声检查。

(三)医患沟通

热情接诊患者,注意和患者交流沟通,给予患者适宜的人文关怀,以取得患者信任,主动配合检查,取得满意的检查效果。

二、核对信息、录入资料

1. 核对信息　认真阅读申请单,核对患者信息,耐心询问患者病史,态度和蔼,详细了解患者病情,明确此次检查目的。

2. 录入资料　录入患者姓名、年龄、性别、婚否、门诊号、住院号、超声号和图像记录方式等。

三、选取检查体位

仰卧位为主,头部后仰充分暴露颈前区。

四、检查过程

(一)扫查方法与标准切面

1. 甲状腺横切扫查　受检者平静呼吸,探头置于颈前正中、甲状软骨下方,从上向下滑行扫查,至甲状腺下极消失,可以同时显示甲状腺峡部、左右侧叶,如果两侧叶不能完全显示,可分别对两侧叶进行横切扫查(图 2-15-1)。

2. 甲状腺纵切扫查　沿甲状腺左右两侧叶的长径扫查,也可由内及外或由外及内连续滑行纵切扫查(图 2-15-2、图 2-15-3)。

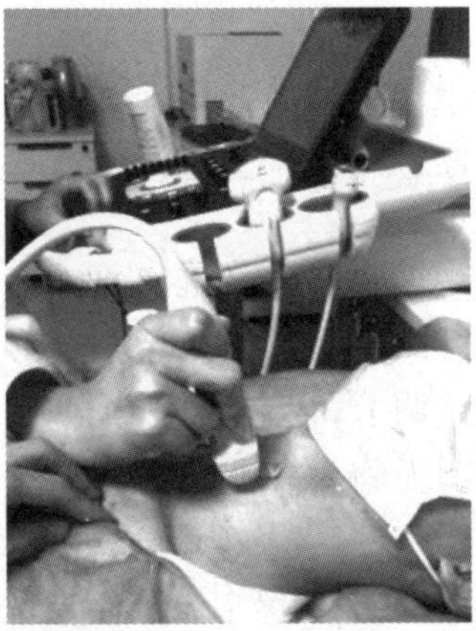

图 2-15-1　甲状腺横切扫查

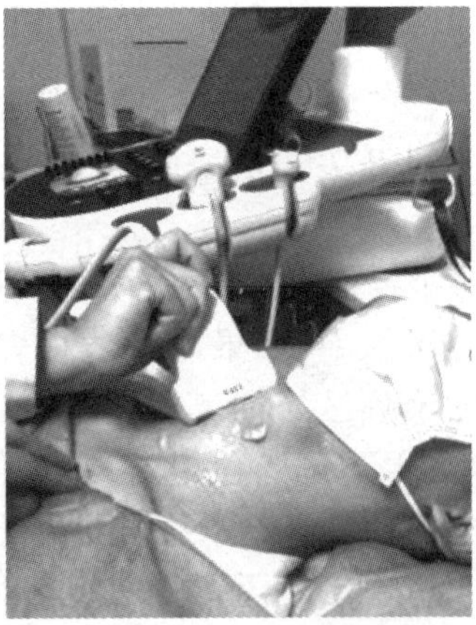

图 2-15-2　甲状腺右侧叶纵切扫查

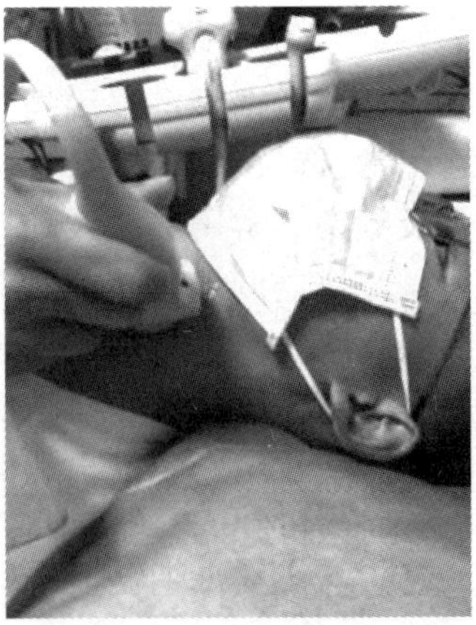

图 2-15-3　甲状腺左侧叶纵切扫查

(二)超声测量及注意事项

1. 甲状腺超声测量及正常值

(1)测量方法:甲状腺测量一般是在二维灰阶条件下进行。在最大横切面测量侧叶前后径和左右径,最大纵切面测量上下径;颈前正中横切,确定峡部最大厚度的切面后,测量峡部厚度(图2-15-4、图2-15-5)。

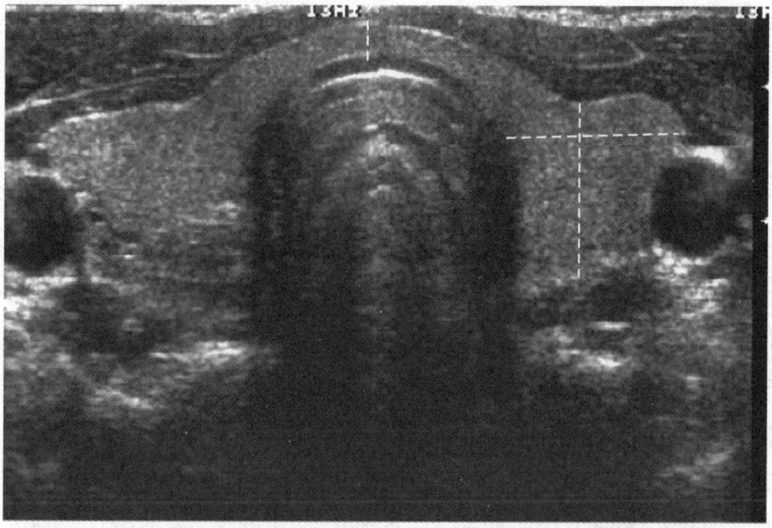

图2-15-4　甲状腺侧叶前后径、左右径、峡部厚度

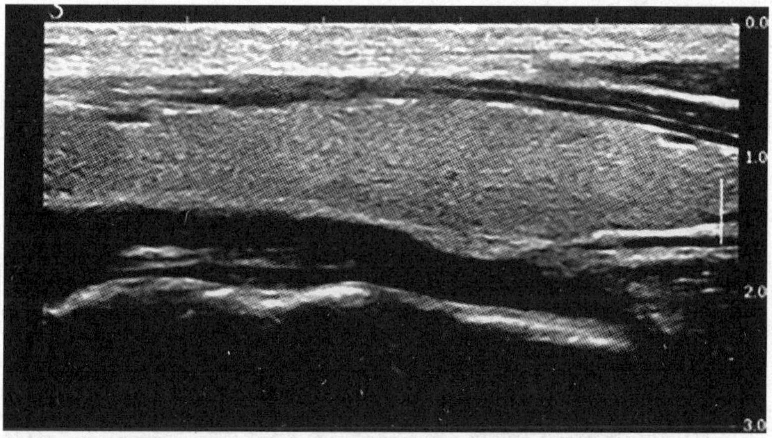

图2-15-5　甲状腺纵切面侧叶上下径

(2)参考值:侧叶前后径和左右径为10~20 mm,上下径为40~60 mm,峡部厚度不超过5 mm。甲状腺上动脉正常收缩期峰值流速(PSV)22~33 cm/s,舒张期最低流速(EDV)为12~22 cm/s,阻力指数(RI)为0.55~0.66。

2. 注意事项

(1)扫查过程中,保持探头与皮肤垂直,使声束与甲状腺包膜等界面垂直,增加声能的反射使图像更清晰。探头要轻放于皮肤上，否则会导致左右径的高估，而前后径的低估。横切时，探头应尽可能处于水平状态，否则会高估甲状腺的左右径。

(2)当颈部脂肪较多时，组织谐波成像可以减少脂肪组织的噪声对图像质量的影响，利于显示甲状腺。注意甲状腺锥状叶的辨认，若有锥状叶存在，要仔细观察其长轴矢状切面及最大横断面，注意不要将其误认为甲状腺结节或颈部淋巴结。

(3)观察甲状腺内部血流信号时，彩色速度标尺一般以 3 ~7 cm/s 为宜，不宜过大，同时探头不要过于挤压颈部组织，这两种情况都会造成甲状腺血流减少假象。注意彩色增益的调节，彩色增益从较高的水平向较低水平调节，以不出现彩色闪烁影像为准。

五、检查结果

(一)超声表现

甲状腺轮廓清晰，包膜呈完整的高回声带，表面光滑、整齐，境界清晰，外周明显，近气管侧不明显。实质回声呈细而密集的点状回声分布均匀，与颈前肌群作为参照，高于颈前肌群的回声而低于轮廓线回声，呈中等回声。彩色多普勒超声可探及实质内血流信号。

(二)检查报告

超声所见

甲状腺右侧叶____cm×____cm×____cm，左侧叶____cm×____cm×____cm，形态正常，峡部厚约____cm。腺体组织回声均匀，未见占位性病变，颈部淋巴结无肿大。彩色多普勒检测血流分布及频谱未见异常。

超声提示

甲状腺未见明显异常。

【课堂互动】

课堂互动解析

案例　请根据所学知识，识别图 2-15-6 中的标识结构。

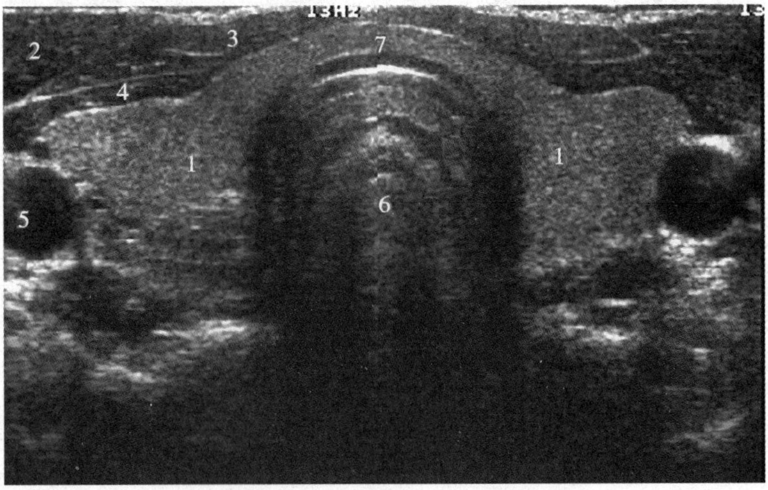

图 2-15-6　课堂互动识别声像图

讨论

上图中 1 ~7 所代表的解剖结构分别为：1. ________；2. ________；3. __________；4. __________；5. ____________；6. ____________；7. ___________。

【实训小结】

通过课前预习、课中强化训练，学生能主动把所学理论知识与实践操作有机结合起来，能独立完成甲状腺标准切面图像的采集、声像图的观察与分析，掌握正确的操作方法和技巧，养成主动学习、积极探索的习惯，提高把基础理论、基本知识和基本技能融会贯通的能力，提高个性品质和岗位胜任力。

【课后思考】

课后思考案例解析

案例　患者，女，35 岁，体检超声所见右叶下极见 1.3 cm×1.2 cm×1.5 cm 低回声区，边缘不规整，内部回声不均匀。CDFI：内见较丰富的动静脉血流，分布杂乱（图 2-15-7、图 2-15-8）。

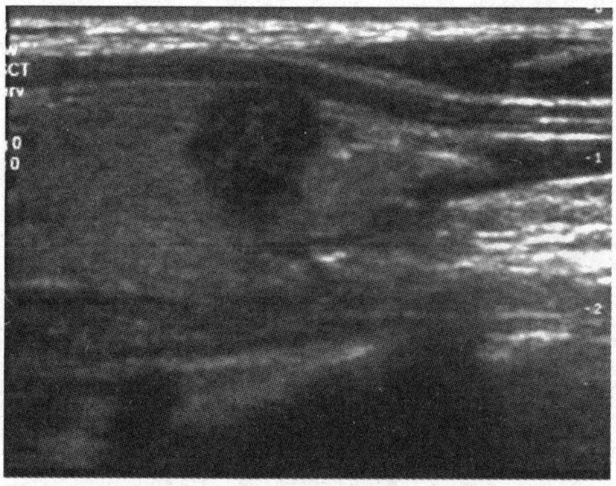

图 2-15-7　患者超声声像图(1)

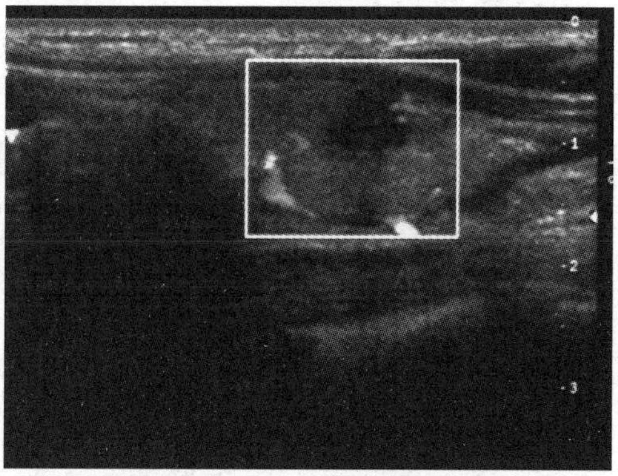

图 2-15-8　患者超声声像图(2)

思考

1）通过上述声像图描述，患者最可能的诊断是什么？

2）请说出其鉴别诊断。

3）超声检查过程中需要注意哪些问题？

（陈雨娜）

甲状腺疾病超声诊断 PPT

任务二　甲状腺疾病超声诊断

甲状腺疾病超声诊断自测题

【课前预习】

1. 学生在线自主学习　使用数字化教学资源服务云平台，教师在平台分享包含大量的临床案例、生动形象动图的PPT，通过多种形式加强师生之间的对话与交流，加深学生对知识的理解，激发学生主动学习的积极性；并在真实临床案例讨论中融入医学人文素养教育，对学生的思政理念进行引导，实现线上线下授课相互呼应。

2. 学生在线自我检测　结合理论授课内容给出单选题5道、多选题2道，学生扫码完成自测，考核学生理论知识掌握情况。

【实训目标】

1. 熟悉　甲状腺常见疾病的声像图特征、临床表现、诊断及鉴别诊断要点。具有观察与分析正常及异常超声声像图的能力。

2. 了解　甲状腺常见疾病的超声表现及鉴别诊断要点。

3. 其他　通过实训，使医学生完成基本理论向临床实践的转化、基本知识向临床思维的转化、基本技能向临床能力的转化。提高医学生的职业能力、专业能力、医患沟通能力、团队合作能力；培养医学生的职业素质、人文素质、综合素质。

【实训器材】

1. 仪器　多功能彩色多普勒超声仪（B/M、CDFI、PW、CW），高频线阵探头（频率7～12 MHz）。

2. 材料　耦合剂、检查用纸、检查床、带病变超声体模。

3. 其他　数字化教学资源。甲状腺疾病超声典型病例图片、临床相关资料等。

【实训步骤】

1. 案例导入　带教老师播放影视资料，演示临床典型案例，讲解甲状腺常见疾病的超声表现、超声诊断及鉴别诊断要点，在案例解析中融入“以人为本”“人文关怀”理念，让医学生汲取人文精神的精髓，在内心深处积淀出对生命、健康以及死亡、疾病的正确观念，从更高层面理解行医之道。

2. 演示观摩

（1）讲解甲状腺功能亢进症、结节性甲状腺肿等常见疾病超声表现，演示不同检查途径、检查手法对甲状腺病变声像图的影响。

（2）演示探头加压后甲状腺形态变化情况。

（3）演示对小病灶难以分辨时，采取局部放大技术，将图像放大观察。

（4）演示多发病变或肿块体积较大时，使用宽景成像或双幅图像拼接。

（5）演示探头在非垂直状态下测量时导致的甲状腺测值的误差。

（6）在传授专业知识的同时融入医学人文素养教育，强调在超声检查过程中，不仅要发现疾病、诊断疾病，而且要关注患者整体、关爱患者心理。

3. 分组训练　学生尝试应用老师所讲的检查操作手法，识别常见甲状腺疾病声像图表现，感受操作过程中图像变化与操作技能的关系。教师巡回纠错、答疑解难。

4. 分组讨论　幻灯片展示几种甲状腺疾病图片，让学生识图辨病、踊跃抢答，并提出问题进行分组讨论，引导学生梳理知识要点，以点带面，构建知识网络，培养学生的临床思维、临床能力。

5. 书写报告（报告示例）

超声所见

甲状腺右侧叶____cm×____cm×____cm，左侧叶____cm×____cm×____cm，峡部____cm，甲状腺实质弥漫性回声减低，不均匀，其内可见多数条索状中高回声。CDFI：实质内见丰富血流信号。

超声提示

甲状腺肿大，甲状腺弥漫性病变（考虑慢性炎性病变）。

【实训内容】

甲状腺存在良性和恶性病变，在声像图的表现上虽有不同，但常常都有重叠。超声能有效地区别实性和囊性结节，但却无法确定结节的来源，超声检查需要结合临床症状、实验室检查、核医学检查及细胞病理学，以共同诊断甲状腺疾病。结节性甲状腺肿、甲状腺癌需与甲状腺腺瘤相鉴别，鉴别诊断要点分别见表2-15-1、表2-15-2。

表2-15-1 结节性甲状腺肿与甲状腺腺瘤的超声鉴别诊断

项目	结节性甲状腺肿	甲状腺腺瘤
大小、数目	大小不一、双侧多发	较大、多单侧单发
边界情况	不清晰、不整齐，无包膜或包膜不完整	清晰，有完整包膜
内部回声	不均匀	均匀
周围甲状腺组织	正常或不正常	正常
甲状腺整体轮廓	轮廓不清，两叶不对称	整齐光滑
甲状腺各径线	可明显增大或不对称增大	不大或腺瘤侧局限性增大

表2-15-2 甲状腺癌与甲状腺腺瘤的超声鉴别诊断

项目	甲状腺癌	甲状腺腺瘤
边界	不清晰、不整齐，无包膜或包膜不完整	清晰，有完整包膜
形态	不规则	规则
内部回声	不均匀	均匀
囊性改变	少见、可有乳头状结节及间质钙化	多见
后方回声衰减	有	无
钙化	不规则、微钙化	圆形、粗大
是否浸润周围组织	有	无
颈部淋巴结是否增大	有	无

课堂互动案例解析

【课堂互动】

识图辨病

观察分析以下超声声像图，快速抢答：图 2-15-9、图 2-15-10 分别是什么病变？诊断要点是什么？

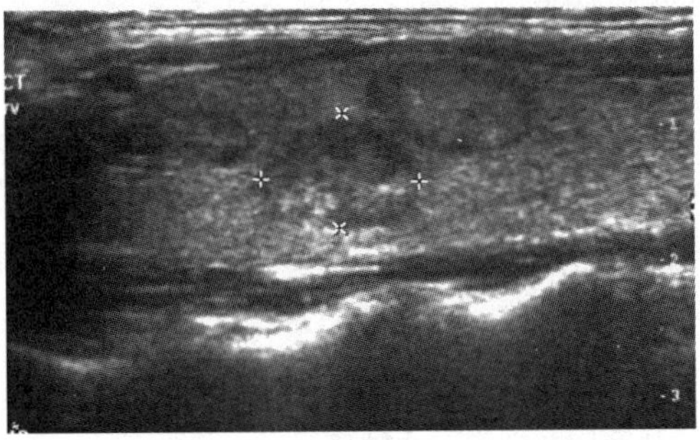

图 2-15-9　甲状腺疾病超声声像图(1)

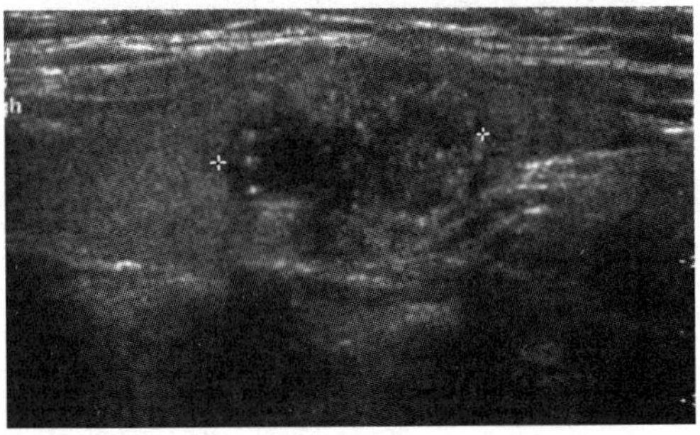

图 2-15-10　甲状腺疾病超声声像图(2)

【实训小结】

通过课前理论知识预习、课中模拟临床强化训练，学生养成主动学习、积极探索的习惯，能独立完成甲状腺常见疾病的超声扫查、图像采集、声像图观察与分析，掌握正确的操作方法和临床案例分析思路，培养临床思维能力。使学生从真实的临床案例讨论中感悟到“人文关怀”的内涵，提升职业素质、人文素质、综合素质。

课后思考案例解析

【课后思考】

案例　患者，女，38 岁，颈部自觉不适，超声所见如图 2-15-11、图 2-15-12。

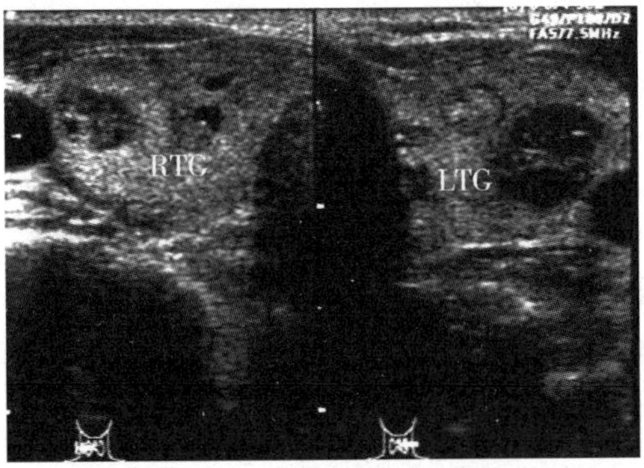

图 2-15-11　患者超声声像图(1)

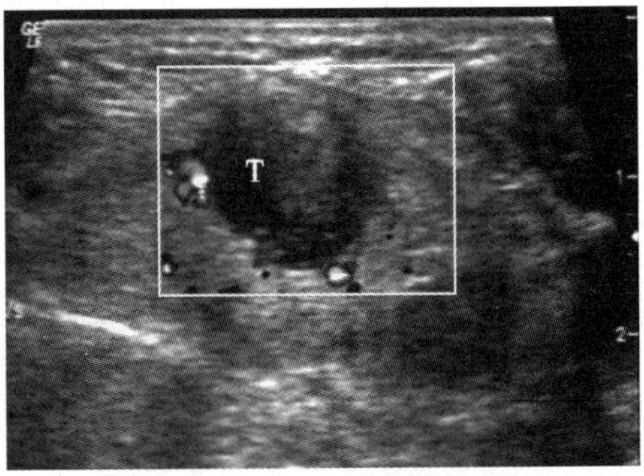

图 2-15-12　患者超声声像图(2)

思考

1）观察上述超声图像，描述其超声声像图特征。

2）结合病史综合分析，超声提示是什么？

3）书写其超声检查报告。

（陈雨娜）

项目十六

乳腺超声检查

任务一　正常乳腺超声检查

【课前预习】

1. 学生在线自主学习　用数字化教学资源服务云平台，教师将课程制作成 PPT、微课视频，并上传至平台，让学生在课前自主探究、讨论交流，激发学生主动学习的积极性。设立临床真实案例讨论论坛，师生互动、解析答疑，加强师生之间的对话与交流，实现线上线下授课相结合，为完成后续的实践技能操作任务打好坚实基础。

正常乳腺超声检查 PPT

2. 学生在线自我检测　结合理论授课内容给出单选题 5 道、多选题 2 道，学生扫码完成自测，考核学生理论知识掌握情况。

正常乳腺超声检查视频

【实训目标】

1. 掌握　乳腺、腋窝的解剖结构、超声检查前的准备、超声检查方法、正常超声声像图特点。

2. 熟悉　乳腺常规标准切面的扫查技巧，具备观察与分析正常及异常超声声像图的能力。

正常乳腺超声检查自测题

3. 了解　超声检查过程中需要注意的问题。

4. 其他　通过实训，使医学生完成基本理论向临床实践的转化、基本知识向临床思维的转化、基本技能向临床能力的转化。提高医学生的职业能力、专业能力、医患沟通能力、团队合作能力；培养医学生的职业素质、人文素质、综合素质。

【实训器材】

1. 仪器　多功能彩色多普勒超声仪（B/M、CDFI、PW、CW），线阵探头（频率 7.5 ~ 10.0 MHz）。超声体模。

2. 材料　耦合剂、检查用纸、检查床。

3. 其他　数字化教学资源。

【实训步骤】

1. 演示观摩

(1)带教老师结合超声诊断仪的使用，讲解超声探头的选择及仪器的调节，以及检查前准备、人文关怀、医患沟通等。

(2)带教老师实操演示不同检查途径各标准切面检查步骤、检查手法及声像图表现特点；演示超声测量乳腺腺体厚度的正确方法；通过示教让学生在头脑中对各标准切面所显示的解剖结构及操作流程、操作手法、正确测量及注意事项有一个初步认识。

2. 分组训练

(1)学生分组上机操作，重复老师演示的操作流程，掌握正确的调节仪器方法。

(2)体会合理应用操作手法技巧的重要性；感受乳腺不同象限病变检查时受检者变动不同体位、探头滑行、探头加压皮肤对图像显示和鉴别诊断的影响；选择清晰切面进行超声测量。

(3)带教老师巡回辅导、答疑解难，纠正学生不规范的操作方法。

3. 采集图像数据　应用超声图文工作站采集、保存图像，并可对所采集的静、动态图像进一步编辑处理，结合患者临床表现和超声图像，进行超声图文诊断。

4. 书写报告　在保证超声图像及数据采集准确的前提下，综合超声所见及临床表现认真分析后，正确地运用超声术语，内容简洁，层次分明，重点突出，写出检查报告，提出诊断意见，检查者亲笔签名。报告单时间精确到分。

【实训内容】

一、检查前准备

(一)操作者准备

1. 仪器选择　采用高分辨力彩色多普勒实时超声仪，校对电源电压以及接地装置是否正常，待仪表正常后，方可开主机开关。根据患者乳腺厚薄选择合适探头及频率。对腺体较厚的乳腺，可选用 7.5～10.0 MHz 的探头，对薄的乳腺可选用 13～20 MHz 的探头。

2. 仪器调节　正确调节好各个按钮至最佳工作状态，总增益和 TGC 调节以图像清晰、解剖层次分明为标准，远场深度以显示胸膜为佳，聚焦常规置于腺体深度。

3. 环境条件　调节室内温度和光线，使患者处于比较安静、舒适的环境中。

4. 患者　对患传染性疾病的患者，按照消毒隔离程序处理。

(二)受检者准备

(1)一般无须特殊准备。

(2)检查前了解近期有无乳腺导管造影、穿刺活检等，以免影响诊断。

(三)医患沟通

热情接诊患者，注意和患者交流沟通，给予患者适宜的人文关怀，以取得患者信任，主动配合检查，取得满意的检查效果。

二、核对信息、录入资料

1. 核对信息　认真阅读申请单，核对患者信息，耐心询问患者病史，态度和蔼，详细了解患者病情，明确此次检查目的。

2. 录入资料　录入患者姓名、年龄、性别、婚否、门诊号、住院号、超声号和图像记录方式等。

三、选取检查体位

1. 仰卧位　患者常规取仰卧位，双侧手臂上举，自然置于头部上方或枕后。

2. 半侧卧位　检查乳房外侧时，可调整为面向对侧的半侧卧位。

四、检查过程

（一）扫查方法与标准切面

1. 乳腺扫查方法　常用的扫查方法包括旋转放射状/反放射状扫查法（两者方向垂直）、纵向扫查法、横向扫查法、乳头根部斜切扫查法。遵循先健侧后病侧，双侧对照扫查。乳腺旋转放射状扫查法如图2-16-1。

乳腺放射状扫查方法视频

2. 腋窝扫查法　沿腋动脉和腋静脉的长轴和短轴多断面扫查。判断腋窝淋巴结有无肿大，有无副乳腺等。

3. 扫查范围　双侧全乳腺扫查，包括乳腺的4个象限（外上、内上、外下、内下）、乳头-乳晕复合区、腋下延伸区以及附属淋巴结。

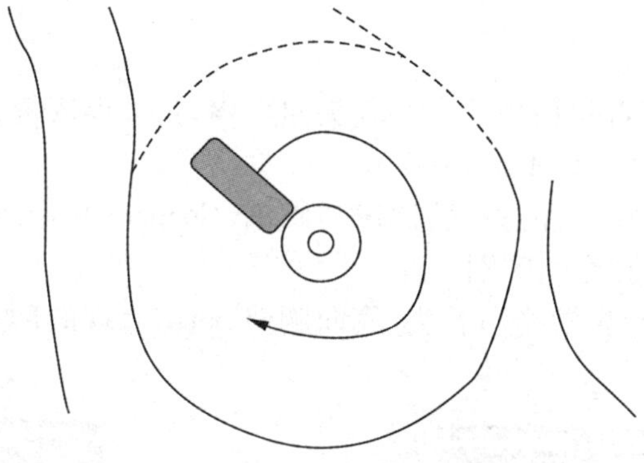

图2-16-1　乳腺旋转放射状扫查示意

（二）超声测量及注意事项

成年妇女的乳房大小差异较大，个体之间无可比性。但对于同一个体的乳房，生理情况下因受内分泌的影响，厚度有所不同。乳腺测量一般以外上象限乳腺组织厚度为标准（图2-16-2）。乳腺皮肤除了乳房下皱襞和乳晕区皮肤稍厚外，正常乳腺皮肤厚度为0.2～0.3 cm。正常乳腺下主导管内径一般小于0.2 cm，主导管增宽大于0.3 cm时可考虑导管扩张。哺乳期导管可轻度增宽至0.3～0.4 cm，如无症状，一般无临床意义（图2-16-3）。

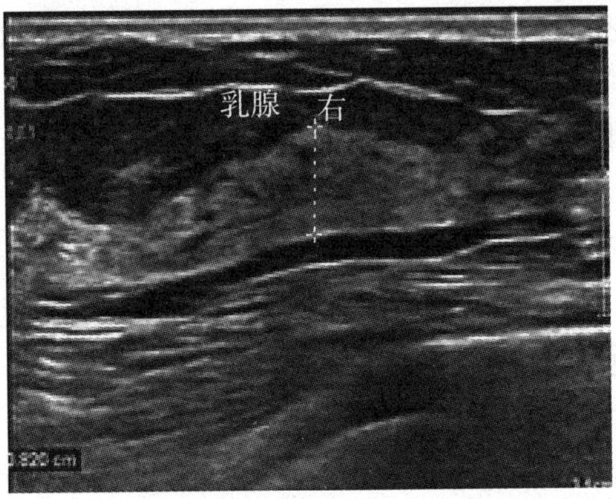

图2-16-2 乳腺腺体厚度、皮肤厚度测量示意

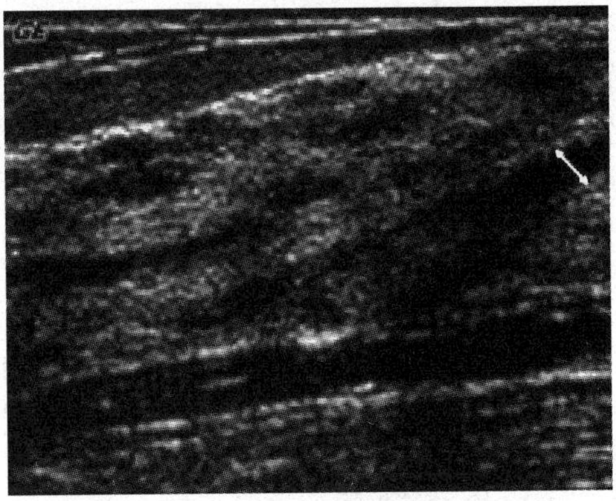

图2-16-3 乳腺导管测量示意

（三）注意事项

（1）探测乳腺一定要全面、仔细，按一定顺序扫查，各扫查断面互相覆盖不要有遗漏区域，尤其是乳腺较大者。

（2）探头一定要轻放，动作一定要轻柔。

（3）注意乳腺淋巴引流区是否有增大淋巴结，腋窝是否有副乳。

五、检查结果

（一）超声表现

1. 二维超声表现

（1）皮肤：一条平直带状稍高回声。乳头回声均匀、边界清楚、形态规则，后方有条状无回声区，即“乳头下声影”（图2-16-4）。

（2）皮下组织：低回声。注意脂肪回声与库珀（Cooper）韧带回声、注意脂肪深入腺体形成的局限性脂肪团与肿瘤的鉴别。

（3）腺体层：三角形，尖端指向乳头、底向胸壁，超声表现的形式与年龄与是否哺乳关系密切（图2-16-5）。

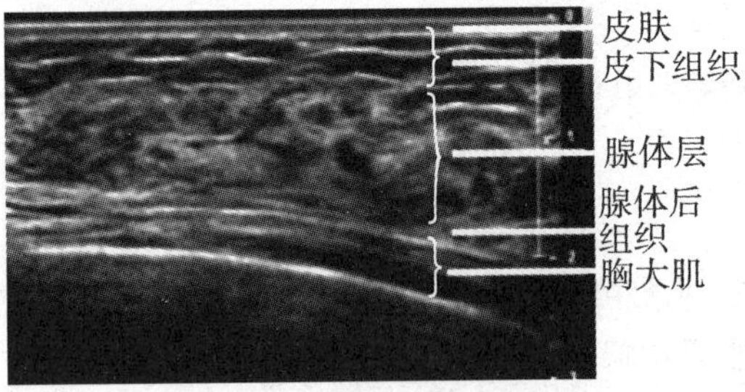

图2-16-4 正常乳腺超声声像图

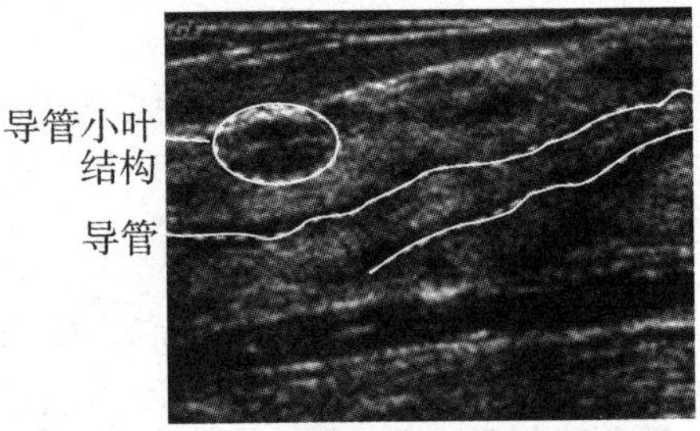

图2-16-5 正常乳腺导管超声声像图

(4)乳腺后间隙:呈线状或带状低回声。

(5)胸壁肌层为低回声,肌筋膜为线状高回声,肋骨为薄片状强回声,肋软骨为低回声。

2. 彩色多普勒超声表现 乳腺内血管偶尔被看到,呈管状结构,位于浅表的静脉常平行于皮肤,如稍施加压力,即可消失,深部的静脉有时可表现为网状结构。

3. 乳腺生理性变化超声表现

(1)青春期乳腺:主要导管系统的发育,中央区回声较低,周围腺体呈高低相间的斑纹征(图 2-16-6)。

(2)正常成年女性乳腺:与年龄、体型、是否生育等相关,大多表现为高低相间的斑纹征(图 2-16-7)。

(3)哺乳期乳腺:腺腔扩大,充满乳汁,乳腺导管扩张,管壁薄而光滑,管腔内为无回声(图 2-16-8)。

(4)老年期乳腺:腺体层逐渐变薄,回声增强,脂肪回声逐渐增多(图 2-16-9)。

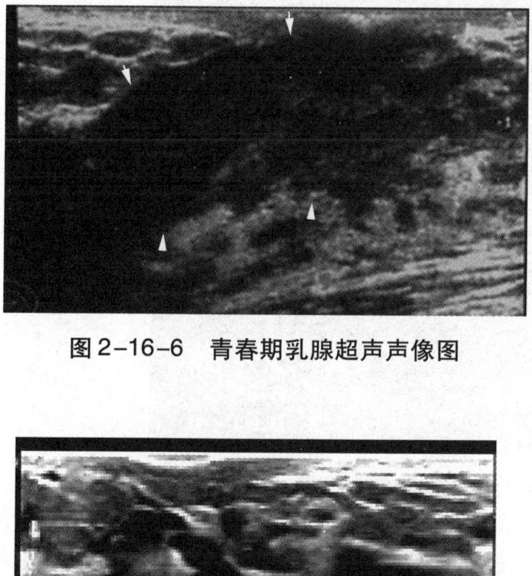

图 2-16-6 青春期乳腺超声声像图

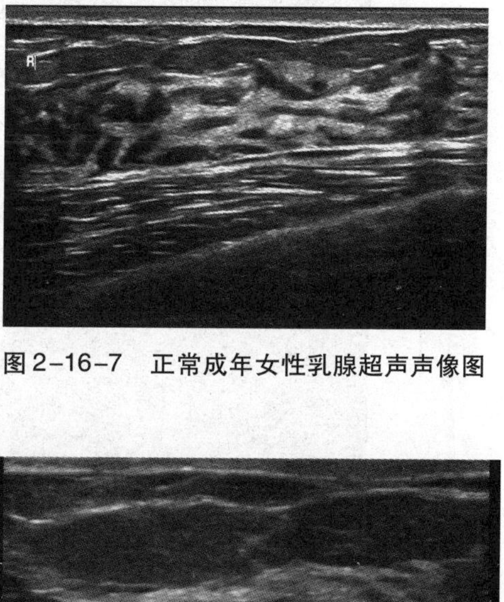

图 2-16-7 正常成年女性乳腺超声声像图

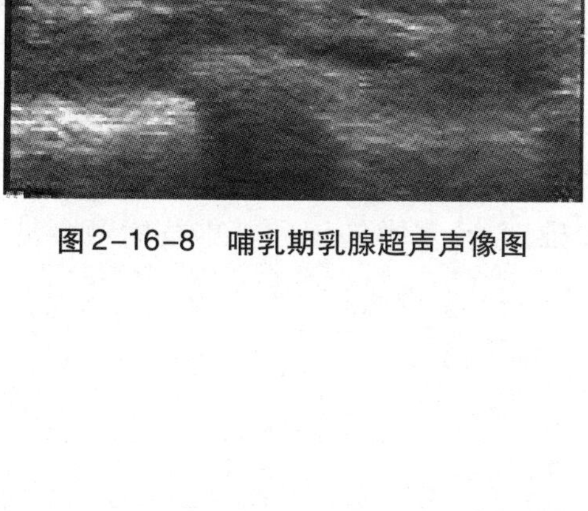

图 2-16-8 哺乳期乳腺超声声像图

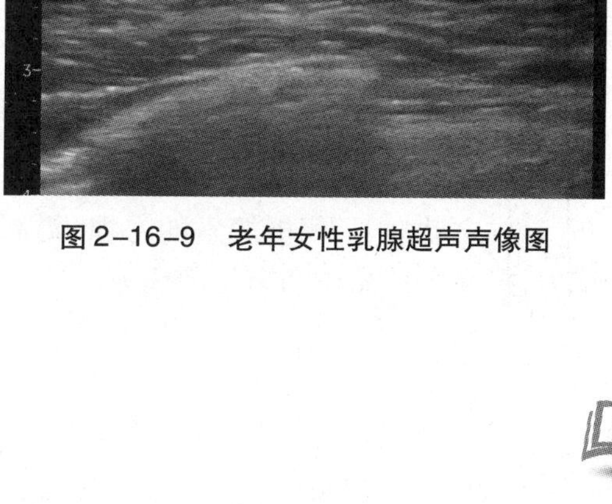

图 2-16-9 老年女性乳腺超声声像图

(二)检查报告

超声所见

双侧乳腺为多量腺体型,左侧乳腺腺体厚0.8 cm,右侧乳腺腺体厚0.9 cm,腺体形态、回声未见异常,导管未见扩张,腺体内未见明显囊实性肿块回声,双侧腋下未见明显肿块。CDFI:双侧乳腺内未见异常血流信号。

超声提示

双侧乳腺未见异常。

【课堂互动】

课堂互动案例解析

案例　患者,女,36岁,无明显临床症状,体检时发现乳腺内低回声团块,质地柔软。超声检查见图2-16-10。

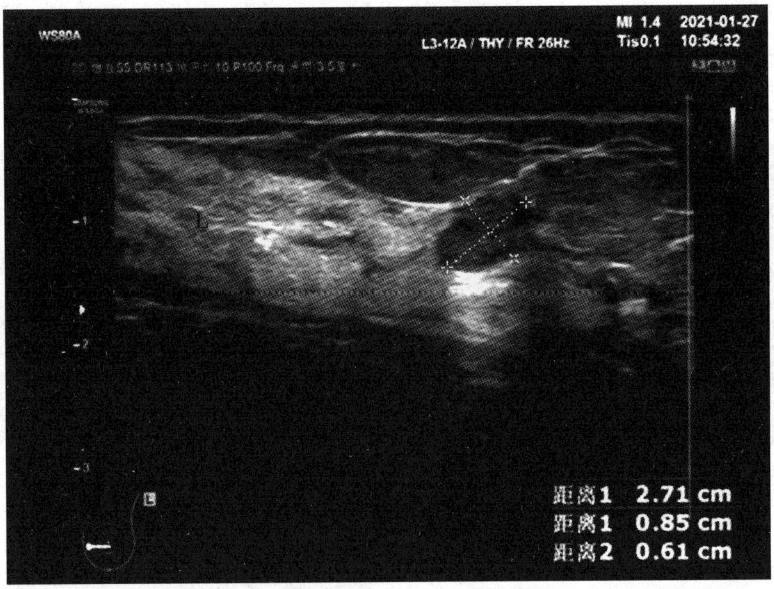

图2-16-10　患者乳腺超声声像图

讨论

1)观察分析被检者乳腺腺体内低回声团块,结合病史资料综合分析,超声提示是什么?诊断要点是什么?

2)超声检查过程中应注意哪些问题?

【实训小结】

通过课前预习、课中强化训练,学生能主动把所学理论知识与实践操作有机结合起来,能独立完成乳腺标准切面图像的采集、声像图的观察与分析,掌握正确的操作方法和技巧,养成主动学习、积极探索的习惯,提高把基础理论、基本知识和基本技能融会贯通的能力,提高个性品质和岗位胜任力。

【课后思考】

课后思考案例解析

案例　患者,女,65岁,因“发现右侧乳腺肿物2周”就诊。查体:右乳外上象限,可触及一肿物,直径约1.5 cm,质硬,活动度差。右侧腋下可触及一肿大淋巴结,大小约1 cm。超声检查如图2-16-11。

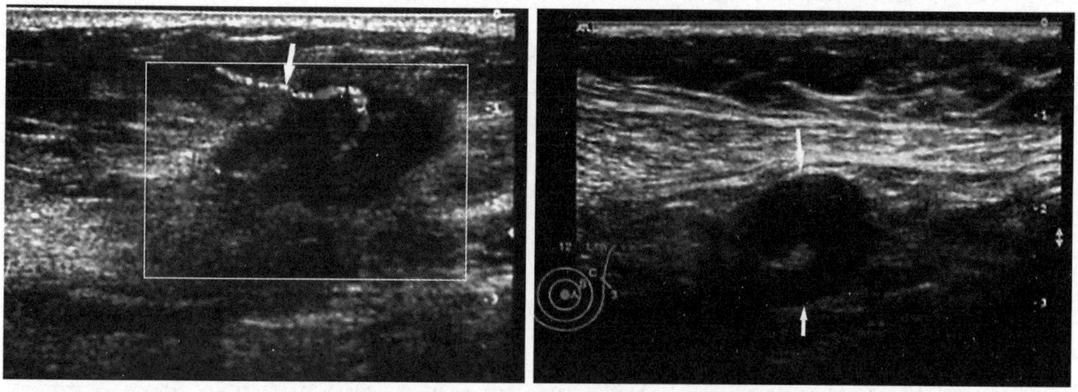

图2-16-11　患者乳腺超声声像图

思考

1)临床上首先可选用的影像检查方法有哪些?

2)若超声压迫肿物时可有少量液体经乳头流出,呈淡红色。超声检查中应注意哪些问题?应建议患者选用什么样的进一步检查方法?

(赵轶敏)

任务二　乳腺疾病超声诊断

【课前预习】

乳腺疾病超声诊断PPT

乳腺疾病超声诊断自测题

1.学生在线自主学习　使用数字化教学资源服务云平台,教师在平台分享包含大量的临床案例、生动形象动图的PPT,通过多种形式加强师生之间的对话与交流,加深学生对知识的理解,激发学生主动学习的积极性;并在真实临床案例讨论中融入医学人文素养教育,对学生的思政理念进行引导,实现线上线下授课相互呼应。

2.学生在线自我检测　结合理论授课内容给出单选题5道、多选题2道,学生扫码完成自测,考核学生理论知识掌握情况。

【实训目标】

1.掌握　乳腺增生症、乳腺纤维瘤、乳腺癌的声像图特征及诊断要点,其病理、临床表现及临床价值。

2. 熟悉　乳腺囊肿的声像图特征及诊断要点，其病理、临床表现及临床价值。

3. 了解　乳腺炎的声像图特征及诊断要点，其病理、临床表现及临床价值。

4. 其他　通过实训，使医学生完成基本理论向临床实践的转化、基本知识向临床思维的转化、基本技能向临床能力的转化。提高医学生的职业能力、专业能力、医患沟通能力、团队合作能力；培养医学生的职业素质、人文素质、综合素质。

【实训器材】

1. 仪器　多功能彩色多普勒超声仪（B/M、CDFI、PW、CW），高频探头（频率 7 ~ 10 MHz）。带病变超声体模。

2. 材料　耦合剂、检查用纸、检查床。

3. 其他　数字化教学资源、乳腺疾病超声典型病例图片、临床相关资料等。

【实训步骤】

1. 案例导入　带教老师播放影视资料，演示临床典型案例，讲述乳腺常见疾病的超声表现、超声诊断及鉴别诊断要点，在案例解析中融入“以人为本”“人文关怀”理念，让医学生汲取人文精神的精髓，在内心深处积淀出对生命、健康以及死亡、疾病的正确观念，从更高层面理解行医之道。

2. 演示观摩

（1）讲解乳腺增生、乳腺纤维瘤、乳腺癌等常见疾病超声表现，演示不同检查途径、检查手法对乳腺病变声像图的影响。

（2）演示探头加压后病灶内血流变化情况。

（3）演示对小病灶难以分辨时，采取局部放大技术，将图像放大观察。

（4）演示多发病变或肿块体积较大时，使用宽景成像或双幅图像拼接。

（5）在传授专业知识的同时融入医学人文素养教育，强调在超声检查过程中，不仅要发现疾病、诊断疾病，而且要关注患者整体、关爱患者心理。

3. 分组训练　学生尝试应用老师所讲的检查操作手法，识别常见乳腺疾病声像图表现，感受操作过程中图像变化与操作技能的关系；观察仪器调节对乳腺常见疾病声像图表现的影响并思考其原因。教师巡回纠错、答疑解难。

4. 分组讨论　幻灯片展示多种乳腺疾病图片，让学生识图辨病、踊跃抢答，并提出问题进行分组讨论，如：腺体内局灶性脂肪和肿块应怎么区别？肿块的哪些特征恶性程度更高？引导学生梳理知识要点，以点带面，构建知识网络，培养学生的临床思维、临床能力。

5. 检查报告（报告示例）

超声所见

乳腺：双侧形态正常，皮肤及皮下脂肪层分布好。内呈中等回声及弱回声相间，分布紊乱，可见片状、条索状低回声，边界欠清，左侧乳腺未见占位结节，双侧乳腺导管未见扩张。右侧乳腺 10 ~ 11 点方向可见范围约 47 mm×13 mm×17 mm 不均质低回声结节，形态不规则，内可见不规则无回声区，内另可见细点状强回声，CDFI：内未见血流信号。

腋窝：左侧腋窝内未见肿大淋巴结，右侧腋窝可见数个肿大淋巴结样回声，实质回声减低，皮髓质分界欠清，部分相互融合，其一大小约 20 mm×11 mm×11 mm，CDFI：内均可见血流信号。

超声提示

1. 右侧乳腺低回声结节（BI-RADS 4b 级）。

2. 右侧腋窝多发肿大淋巴结。

【实训内容】

超声检查目的在于判断乳腺有无病变；判断病变的物理性质，即囊性、实性、囊实混合性；评估乳腺引流区淋巴结；根据病变的超声图像特征和检查者的经验，推测病变的恶性风险，进行 BI-RADS 评估分类，并建议进一步检查。

一、乳腺超声评估

（一）乳腺超声评估描述内容

2013 版 BI-RADS 影像词典基本内容见表 2-16-1。

表 2-16-1　2013 版 BI-RADS 影像词典基本内容

病变	描述内容	规范用语
组织构成		均匀背景回声—脂肪 均匀背景回声—纤维腺体 不均匀背景回声
肿块	形态	椭圆形、圆形、不规则形
	方位	平行，不平行
	边缘	光整，不光整
	内部回声	无回声、高回声、低回声、等回声、囊实性复合回声、不均匀回声
	后方特征	无变化、增强、衰减、混合型
钙化		肿块内钙化、肿块外钙化、导管内钙化
相关特征	结构扭曲	肿块周围导管扭曲、库珀韧带受累
	导管改变	导管扩张，导管内实性回声，导管与肿块关系密切等
	皮肤改变	皮肤增厚
	水肿	皮肤和皮下组织水肿
	血流供应	无血供，内部血供，边缘血流
	弹性评估	质软，中等硬度，质硬
	超声造影	均匀增强，不均匀增强，环状增强，不增强

(二)乳腺超声 BI-RADS 分级

超声 BI-RADS 分类以及处理建议见表 2-16-2。

表 2-16-2　超声 BI-RADS 分类以及处理建议

<table>
<tr><th colspan="2">评估分类</th><th>处理方法</th><th colspan="2">恶性可能</th></tr>
<tr><td colspan="2">0 类:评估未完成-需要进一步影像学检查</td><td>召回,进一步影像学检查</td><td colspan="2">N/A</td></tr>
<tr><td colspan="2">1 类:阴性</td><td>常规筛查</td><td colspan="2">恶性可能基本上为 0</td></tr>
<tr><td colspan="2">2 类:良性</td><td>常规筛查</td><td colspan="2">恶性可能基本上为 0</td></tr>
<tr><td colspan="2">3 类:可能良性</td><td>短期随访(6 个月)或继续监控</td><td colspan="2">恶性可能>0 但≤2%</td></tr>
<tr><td rowspan="3">4 类:可疑恶性</td><td>4a:低度可疑恶性</td><td rowspan="3">组织病理学诊断</td><td rowspan="3">恶性可能>2%但<95%</td><td>恶性可能>2%但≤10%</td></tr>
<tr><td>4b:中度可疑恶性</td><td>恶性可能>10%但≤50%</td></tr>
<tr><td>4c:高度可疑恶性</td><td>恶性可能>50%但<95%</td></tr>
<tr><td colspan="2">5 类:高度提示恶性</td><td>组织病理学诊断</td><td colspan="2">≥95%</td></tr>
<tr><td colspan="2">6 类:活检证实的恶性</td><td>当临床上合适时,手术切除</td><td colspan="2">100%</td></tr>
</table>

二、乳腺疾病的超声鉴别诊断

(一)乳腺弥漫性病变超声鉴别诊断

引起乳腺弥漫性改变的常见原因有乳腺增生、乳腺炎。其鉴别诊断要点见表 2-16-3。

表 2-16-3　乳腺增生与乳腺炎的超声鉴别诊断

项目	单纯性增生	囊性增生	腺性小叶增生	乳腺炎
发病年龄	育龄期妇女	育龄期妇女	育龄期妇女	产后哺乳期妇女
临床表现	月经前乳房胀痛,月经后减轻	月经前乳房胀痛,月经后减轻	月经前乳房胀痛,月经后减轻	发热,乳房红肿疼痛
乳腺腺体	增厚,增粗,紊乱,“斑马纹”	回声可增强	单个或多个低回声团块,回声强弱不一	增厚,边界模糊,可有脓腔形成
乳腺导管	小囊状扩张	多个不规则囊状无回声,“豹斑征”“叠瓦状”	无改变	扩张
血流	一般无血流显示	一般无血流显示	一般无血流显示	初期内有散在分布的点或斑片状血流
腋窝淋巴结	无	无	无	常有

（二）乳腺内囊性病变超声鉴别诊断

引起乳腺囊性改变的常见原因有乳腺囊性增生、乳腺炎合并脓肿、乳腺囊肿。单纯囊肿容易诊断，囊肿合并出血或感染时与乳腺脓肿鉴别较难。其鉴别诊断要点见表2-16-4。

表2-16-4 乳腺囊肿与乳腺囊性增生、乳腺脓肿的超声鉴别诊断

项目	乳腺囊肿	乳腺囊性增生	乳腺脓肿
病因	乳腺管堵塞，囊性扩张	导管上皮增生	乳汁淤积化脓性感染
临床表现	无明显临床症状	月经前乳房胀痛，月经后减轻	发热，乳房红肿疼痛
数量	多为单发	多发	常多发
边界	清，有包膜	清	壁厚，不光整，模糊
形状	圆形或椭圆形	不规则	不规则
内部回声	无回声	无回声	无回声，内有细小光点或光斑
压放试验	阴性	阴性	阳性
彩色多普勒	无	无	周边有血流

【课堂互动】

课堂互动案例解析

识图辨病

观察分析以下超声声像图快速抢答，图2-16-12～图2-16-14分别是什么病变？诊断要点是什么？

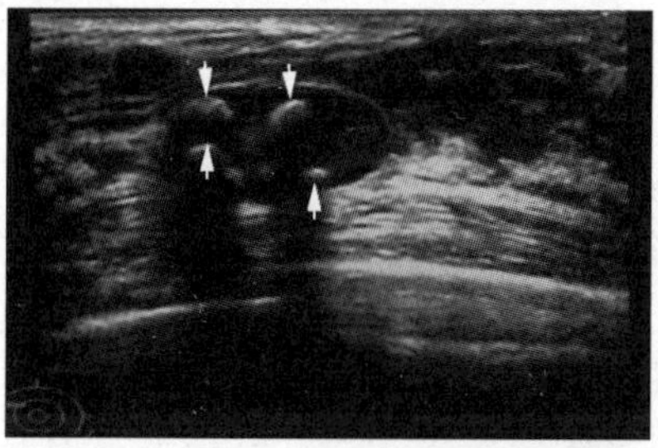

图2-16-12 乳腺超声声像图(1)

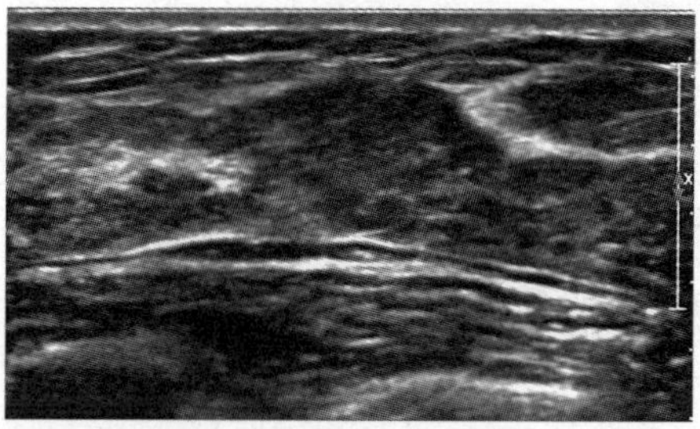

图2-16-13 乳腺超声声像图(2)

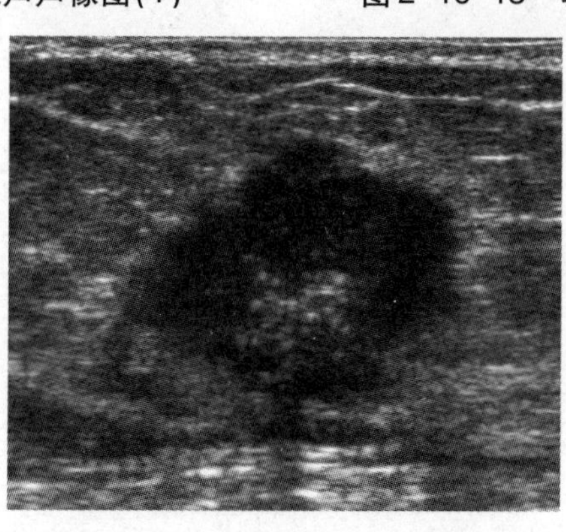

图2-16-14 乳腺超声声像图(3)

【实训小结】

通过课前理论知识预习、课中模拟临床强化训练，学生养成主动学习、积极探索的习惯，能独立完成乳腺常见疾病的超声扫查、图像采集、声像图观察与分析，掌握正确的操作方法和临床案例分析思路，培养临床思维能力。使学生从真实的临床案例讨论中感悟到“人文关怀”的内涵，提升职业素质、人文素质、综合素质。

【课后思考】

课后思考案例解析

案例　患者，女，48 岁。无症状，洗澡时无意中发现右侧乳房有肿块，无疼痛。查体：左侧皮肤外上方有一肿物，肿块质地硬，表面欠光滑，无触痛，活动不佳；右侧腋窝可触及一黄豆大小肿物，质硬，可推移，无压痛；左侧乳腺及腋下未触及明显肿物；双侧乳腺皮肤平整，无红肿，无橘皮样改变，无浅表静脉曲张；双侧乳头等高平齐，无内陷无溢液。超声检查结果见图 2-16-15、图 2-16-16。

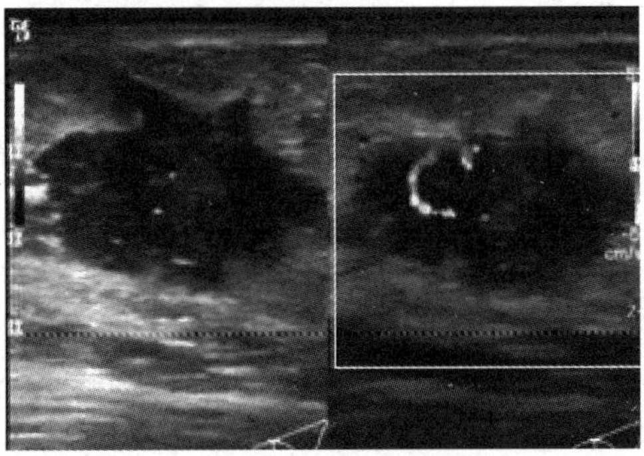

图 2-16-15　患者超声声像图(1)

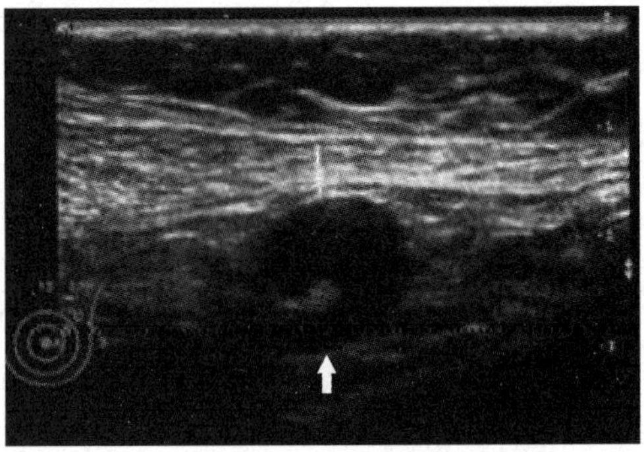

图 2-16-16　患者超声声像图(2)

思考

1）观察上述超声图像，描述其疾病超声声像图表现。

2）结合病史综合分析，超声提示是什么？诊断依据是什么？

3）与本疾病相关的鉴别诊断有哪些？

（赵轶敏）

项目十七

浅表淋巴结超声检查

任务一　正常浅表淋巴结超声检查

【课前预习】

1. 学生在线自主学习　使用数字化教学资源服务云平台，教师将课程制作成 PPT、微课视频，并上传至平台，让学生在课前自主探究、讨论交流，激发学生主动学习的积极性。设立临床真实案例讨论论坛，师生互动、解析答疑，加强师生之间的对话与交流，实现线上线下授课相结合，为完成后续的实践技能操作任务打好坚实基础。

2. 学生在线自我检测　结合理论授课内容给出单选题 5 道、多选题 2 道，学生扫码完成自测，考核学生理论知识掌握情况。

正常浅表淋巴结超声检查 PPT

正常浅表淋巴结超声检查视频

正常浅表淋巴结超声检查自测题

【学习目标】

1. 掌握　正常浅表淋巴结的生理形态、正常浅表淋巴结声像图、正常浅表淋巴结彩色多普勒血流图、淋巴结超声测量等正常淋巴结相关知识。

2. 熟悉　彩色多普勒仪正确操作、颈部淋巴结重要分区，淋巴结探查测量方法。

3. 了解　正常浅表淋巴结对人体的重要意义。

4. 其他　通过实训使医学生完成基本理论向临床实践的转化、基本知识向临床思维的转化、基本技能向临床能力的转化。提高医学生的职业能力、专业能力、医患沟通能力、团队合作能力；培养医学生的职业素质、人文素质、综合素质。

【实训器材】

1. 仪器　彩色多普勒超声仪，线阵探头（7.5 ~ 12.0 MHz），高频率探头（15 ~ 20 MHz）。

2. 材料　耦合剂、检查用纸、检查床。

【实训步骤】

1. 演示观摩

(1)带教老师结合超声诊断仪的使用,讲解超声探头的选择及仪器的调节,以及检查前准备、人文关怀、医患沟通等。

(2)带教老师实操演示不同检查途径各标准切面检查步骤、检查手法及声像图表现特点;演示超声测量浅表淋巴结长径、前后径及浅表淋巴结壁厚度的正确方法;通过示教让学生在头脑中对各标准切面所显示的解剖结构及操作流程、操作手法、正确测量及注意事项有一个初步认识。

2. 分组训练

(1)学生分组上机操作,重复老师演示的操作流程,掌握正确的调节仪器方法。

(2)体会合理应用操作手法技巧的重要性;感受不同检查体位与检查途径对标准切面的影响,并分析其原因;思考引起浅表淋巴结显示不佳的原因;选择清晰切面进行超声测量。

(3)带教老师巡回辅导、答疑解难,纠正学生不规范的操作方法。

3. 采集图像数据　应用超声图文工作站采集、保存图像,并可对所采集的静、动态图像进一步编辑处理,结合患者临床表现和超声图像,进行超声图文诊断。

4. 书写报告　在保证超声图像及数据采集准确的前提下,综合超声所见及临床表现认真分析后,正确运用超声术语,内容简洁,层次分明,重点突出,写出检查报告,提出诊断意见,检查者亲笔签名。报告单时间精确到分。

【实训内容】

一、检查前准备

(一)操作者准备

1. 仪器选择　采用高分辨力彩色多普勒实时超声仪,校对电源电压以及接地装置是否正常,待仪表正常后,方可开主机开关。根据患者的检查部位、年龄、体型选择合适探头及频率。

2. 仪器调节　正确调节好各个控钮至最佳工作状态,聚焦在目标区域设置。

3. 环境条件　调节室内温度和光线,使患者处于比较安静、舒适的环境中。

4. 自身防护　对患传染性疾病的患者,按照消毒隔离程序处理。

(二)受检者准备

(1)检查前无须特别准备。

(2)检查时需要充分暴露检查部位等。

(三)医患沟通

热情接诊患者,注意和患者交流沟通,给予患者适宜的人文关怀,以取得患者信任,主动配合检查,取得满意的检查效果。

二、核对信息、录入资料

1. 核对信息　认真阅读申请单，核对患者信息，耐心询问患者病史，态度和蔼，详细了解患者病情，明确此次检查目的。

2. 录入资料　录入患者姓名、年龄、性别、婚否、门诊号、住院号、超声号和图像记录方式等。

三、选取检查体位

(1)头颈部及腋下检查仰卧或侧卧位检查。

(2)腹股沟检查取仰卧位下肢略分开，更好露出需检测体位。

(3)对称部位做自身对照。

四、检查过程

(一)扫查方法与标准切面

1. 颈部淋巴结　颈部淋巴结沿颈内静脉走向纵、横断面扫查，患者取仰卧位或俯卧位，充分暴露检查位置，进行纵、横、斜切多方位探查(图 2-17-1)。

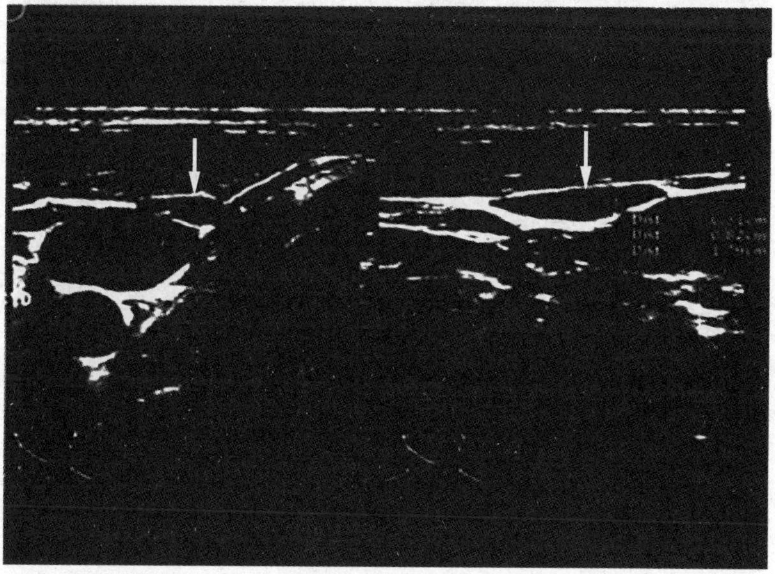

箭头示淋巴结。

图 2-17-1　沿颈内静脉走向纵断面扫查超声声像图

2. 腋窝淋巴结　一般采取仰卧位，检测时上肢外展、外旋各 45°～90°(图 2-17-2)。

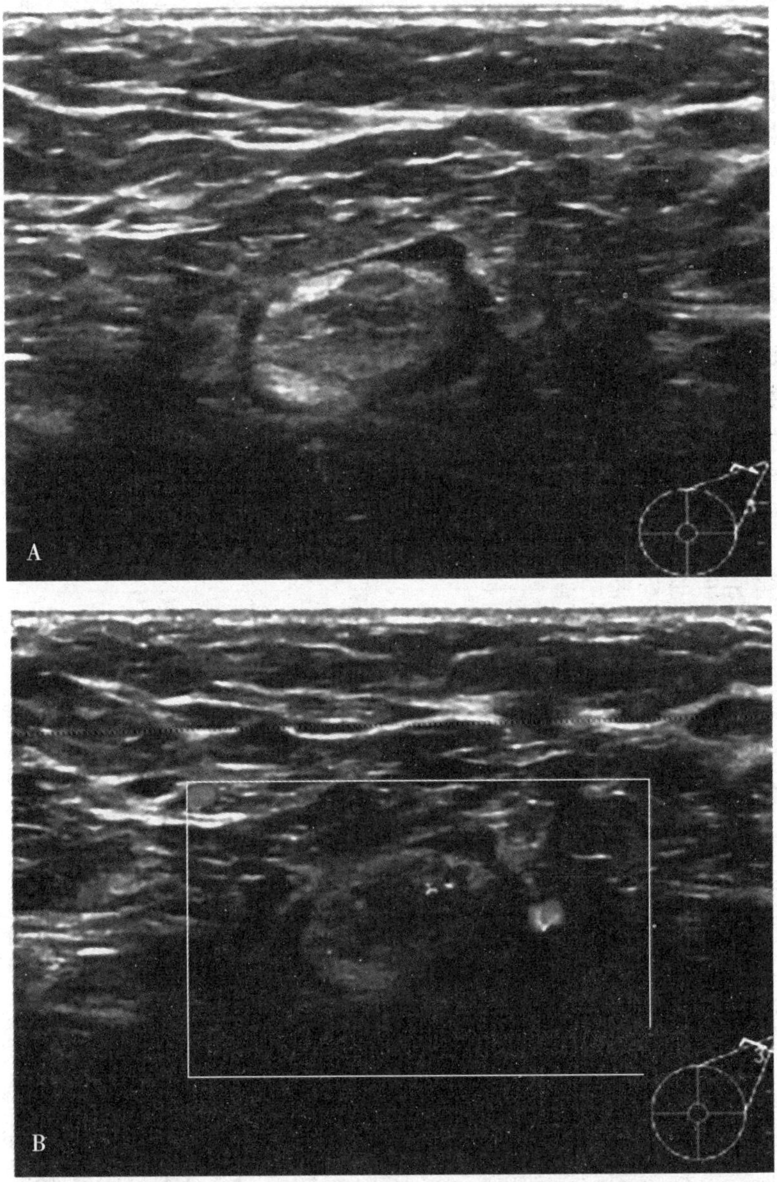

A. 淋巴结呈椭圆形，皮质薄呈低回声，髓质呈高回声；B. 血流信号 1 级。

图 2-17-2 腋窝淋巴结纵切扫查超声声像图

3. 腹股沟淋巴结　一般取俯卧位，检测时双腿微微分开（图 2-17-3）。

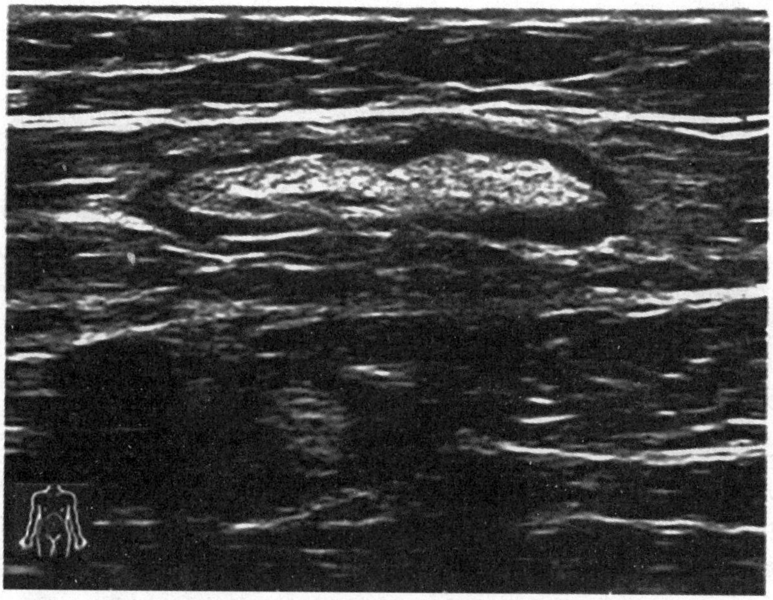

图 2-17-3　腹股沟淋巴结超声声像图

（二）超声测量及注意事项

1. 超声测量及正常值　淋巴结超声测量一般在长轴上测量其长径，最大短轴水平测量其短径。因为正常淋巴结的大小变化很大，其短径在 2 ~ 5 mm，长径可达 30 mm 以上。

淋巴结血流的搏动指数（PI）、阻力指数（RI）在淋巴结疾病鉴别诊断中有一定价值。正常淋巴结的 PI<1.6，RI<0.8。在颈部，颏下淋巴结的 RI 和 PI 稍高（图 2-17-4）。

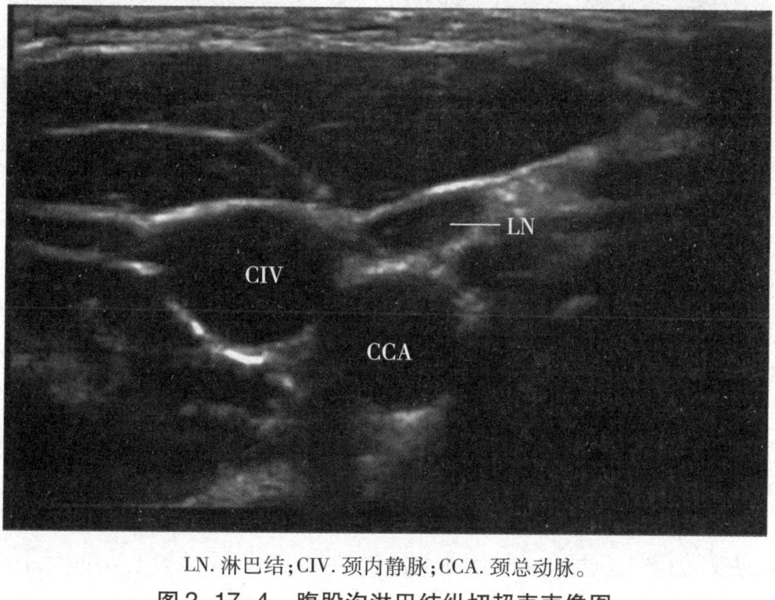

LN. 淋巴结；CIV. 颈内静脉；CCA. 颈总动脉。

图 2-17-4　腹股沟淋巴结纵切超声声像图

2. 注意事项

(1)探头一定要轻拿轻放,动作一定要轻柔。

(2)注意乳腺淋巴引流区是否有增大淋巴结,腋窝是否有副乳。

(3)观察淋巴结分布的部位、数目、大小、纵横比、边界、内部回声、有无坏死、钙化等。

(4)观察淋巴结内部血流分布,测量其血流速度、阻力指数、搏动指数等。

(5)在颈部、锁骨上、腋下如果发现符合转移特征的淋巴结,需要检查其相应的原发器官,以确定是否有原发灶。

五、检查结果

(一)超声表现

正常淋巴结超声表现为圆形或者是扁圆形,包膜整齐光滑,淋巴结的大小差异比较大,一般认为短径≤0.5 cm 是正常范围,>0.5 cm 考虑淋巴结肿大,长径的意义比较小,长短径的比值更大一些,通常正常的淋巴结回音约为0.5~1.2。其次观察内部的回声,一般正常在淋巴结外周为皮质,内部为髓质,皮质呈均匀的低回声,髓质在中央与淋巴结门部连成一片,呈稍强回声,由于髓质和门部存在着较多的脂肪组织,回声比较强,淋巴结的门部一般位于淋巴结的一侧,也有位于淋巴结一端的(图2-17-5)。

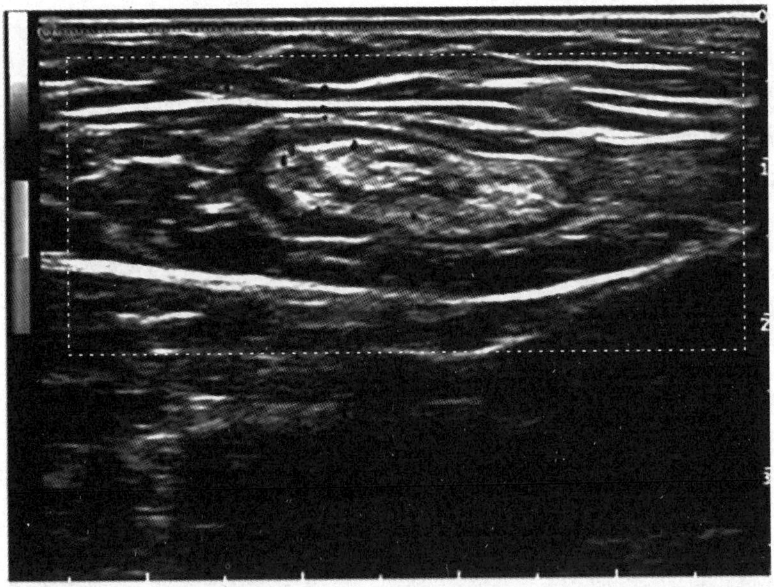

图2-17-5　正常淋巴结超声声像图

(二)检查报告

超声所见

在超声下表现为圆形或者是扁圆形的,包膜整齐光滑,淋巴结的大小差异比较大。在淋巴结外周为皮质,内部为髓质,皮质呈均匀的低回声,髓质在中央与淋巴结门部连成一片，呈稍强回声，由于皮质和门部存在着较多的脂肪组织，回声比较强，淋巴结的门部一般位于淋巴结的一侧，也有位于淋巴结一端的。CDFI 可以显示门部的血管。

超声提示

正常淋巴结超声声像图。

【课堂互动】

案例　患者，男，28 岁，脖颈部肿大，不疼痛，无既往病史。超声表现：颈部多发肿大淋巴结，近圆形 L/T<2，边界稍模糊，淋巴结门狭窄，皮质呈向心性增宽和偏心性增宽，淋巴结内部回声为较均匀极低回声，部分淋巴结相互融合（图 2-17-6）。

课堂互动案例解析

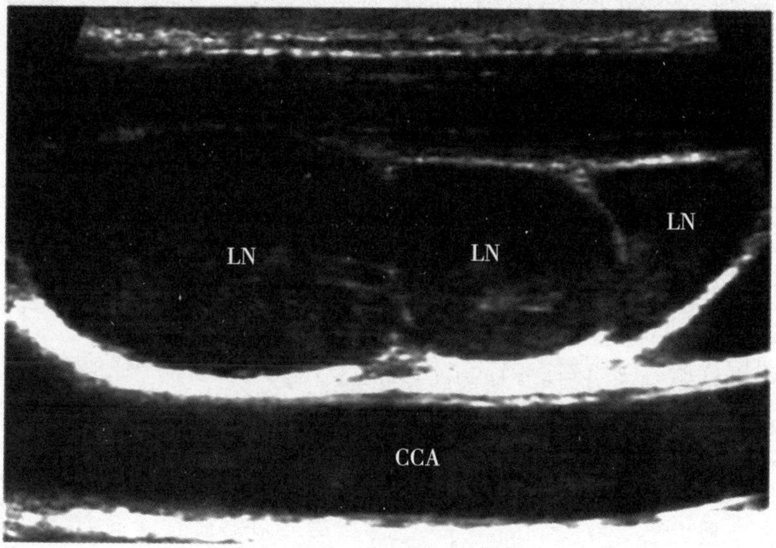

LN. 淋巴结；CCA. 颈总动脉。

图 2-17-6　颈部淋巴结超声声像图

讨论

1）根据超声表现，考虑该男性患者超声诊断是什么？

2）诊断依据是什么？

【实训小结】

通过课前理论知识预习、课中模拟临床强化训练，学生养成主动学习、积极探索的习惯，能独立完成浅表淋巴结常见疾病的超声扫查、图像采集、声像图观察与分析，掌握正确的操作方法和临床案例分析思路，培养临床思维能力。使学生从真实的临床案例讨论中感悟到"人文关怀"的内涵，提升职业素质、人文素质和综合素质。

【课后思考】

案例　患者，女，28 岁，颈部呈椭圆形肿大，伴轻微疼痛（图 2-17-7）。

课后思考案例解析

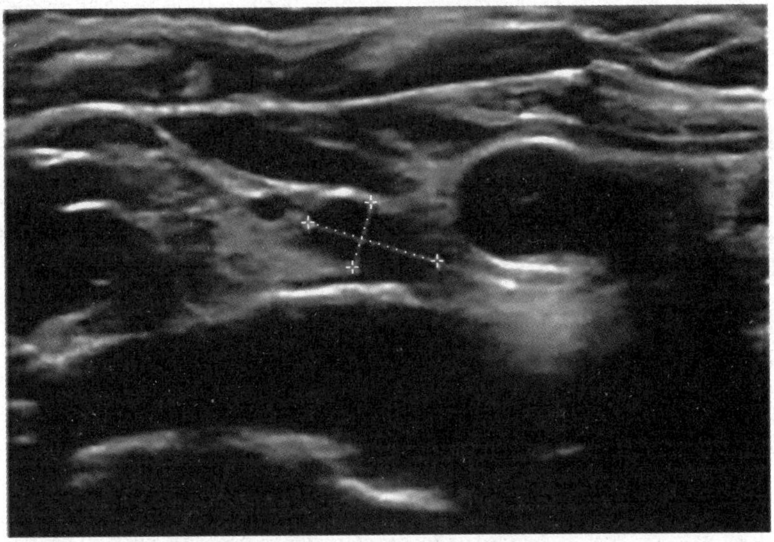

图 2-17-7 浅表淋巴结超声声像图

思考

1）观察以上超声图像，描述其超声声像图表现。

2）超声检查过程中需要注意哪些问题？

（宋 冰）

任务二 浅表淋巴结疾病超声诊断

浅表淋巴结疾病超声诊断 PPT

浅表淋巴结疾病超声诊断自测题

【课前预习】

1. 学生在线自主学习 使用数字化教学资源服务云平台，教师将课程制作成 PPT 并上传至平台，让学生在课前自主探究、讨论交流，激发学生主动学习的积极性。设立临床真实案例讨论论坛，师生互动、解析答疑，加强师生之间的对话与交流，实现线上线下授课相结合，为完成后续的实践技能操作任务打好坚实基础。

2. 学生在线自我检测 结合理论授课内容给出单选题 5 道、多选题 2 道，学生扫码完成自测，考核学生理论知识掌握情况。

【学习目标】

1. 掌握 淋巴结反应性增生、结核性淋巴结炎、淋巴瘤、转移性淋巴结肿大超声表现及其相互之间鉴别要点。

2. 熟悉 通过实训能够独立对淋巴结反应性增生、结核性淋巴结炎、淋巴瘤、转移性淋巴结肿大声像图进行正确观察与分析，并能规范书写超声诊断报告。

3. 了解 淋巴结反应性增生、结核性淋巴结炎、淋巴瘤、转移性淋巴结肿大超声表现及其相互之间鉴别要点。异常淋巴结的超声表现及其鉴别要点。

4. 其他 通过实训学习，学生把课堂上所学理论知识与实践操作有机结合起来，培养学生良好的团队协作精神，培养学生自主学习的习惯，培养学生把基础理论、基本知识和基本技能融会贯通的能力，培养学生严肃认真、实事求是的工作态度和以患者为中心的良好职业道德。从而具备独立从事本专业工作的实际能力。

【实训器材】

1. 仪器 彩色多普勒超声仪，线阵探头（7.5～12.0 MHz），高频率探头（15～20 MHz），超声体模。

2. 材料 耦合剂、检查用纸、检查床。

【实训步骤】

1. 案例导入 带教老师播放影视资料，演示临床典型案例，讲解浅表淋巴结常见疾病的超声表现、超声诊断及鉴别诊断要点，在案例解析中融入“以人为本”“人文关怀”理念，让医学生汲取人文精神的精髓，在内心深处积淀出对生命、健康以及死亡、疾病的正确观念，从更高层面理解行医之道。

2. 演示观摩

（1）讲解淋巴结反应增生、淋巴瘤、结核性淋巴结炎等常见疾病超声表现，演示不同检查途径、检查手法对淋巴结病变声像图的影响。

（2）演示改变体位扫查，对浅表淋巴结的点状或团块状回声依据改变体位后活动情况鉴别。

（3）演示探头扫查时的动静结合，扫查动态病变时，将探头固定不动，实时显像下观察活动状况，对于不活动病变要缓慢侧动或转动探头，对病变或其周围组织进行观察。

（4）在传授专业知识的同时融入医学人文素养教育，强调在超声检查过程中，不仅要发现疾病、诊断疾病，而且要关注患者整体、关爱患者心理。

3. 分组训练 学生尝试应用老师所讲的检查操作手法，识别常见浅表淋巴结疾病声像图表现，感受操作过程中图像变化与操作技能的关系；观察仪器调节对浅表淋巴结常见疾病声像图表现的影响并思考其原因。教师巡回纠错、答疑解难。

4. 分组讨论 幻灯片展示浅表淋巴结疾病图片，让学生识图辨病、踊跃抢答，并提出问题进行分组讨论，如引起淋巴结反应性增生的疾病有哪些？引起淋巴瘤的疾病有哪些？引起转移性淋巴肿大的疾病有哪些？等等。引导学生梳理知识要点，以点带面，构建知识网络，培养学生的临床思维、临床能力。

5. 书写报告（报告示例）

超声所见

淋巴结肿大形态趋于圆形，纵横比<2，边界锐利。淋巴结门回声早期呈不规则偏心狭窄型，晚期淋巴结门消失。皮质不规则增厚，回声不均匀，内可见微小高回声结节，少

数可见囊性坏死和钙化。CDFI:血流信号丰富,分布形式多样。PW:阻力指数和搏动指数较低。

超声提示

淋巴瘤。

【实训内容】

多种疾病可以引起淋巴结异常,最常见的淋巴结异常有淋巴结反应性增生、结核性淋巴结炎、淋巴瘤和转移性淋巴结肿大等。其鉴别诊断要点见表2-17-1。

表2-17-1　反应性淋巴增生、结核性淋巴结、淋巴瘤及转移性淋巴结超声鉴别诊断

项目	反应性淋巴增生	结核性淋巴结	淋巴瘤	转移性淋巴结
解剖区域	一般在同一解剖区域	多累及整个解剖区域及相邻解剖区域	多累及整个解剖区域及相邻解剖区域	分布区域有特异性,有时可根据淋巴结的分布寻找原发瘤
纵横比(L/T)	≤2	不定	≤2	≤2
边界	边界不锐利	边界不锐利	通常边界比较锐利	通常边界比较锐利
淋巴结门	淋巴结门可见	多数淋巴结门消失	多数淋巴结门消失	多数淋巴结门消失
淋巴结皮质	多数为狭窄型皮质	向心性宽阔型多见,少数偏心性宽阔型	向心性宽阔型或偏心性宽阔型	向心性宽阔型或偏心性宽阔型
内部回音	低回声	低回声,混合性回声,斑块状高回声区,强回声斑等	低回声,微小结节灶	通常为低回声,甲状腺乳头状癌转移可为高回声,且可见微小钙化点
毗邻软组织水肿和淋巴结相互融合	通常不可见	常见	相对少见,放疗时候多见	相对少见,放疗时候多见
淋巴结血流形式	淋巴门型多见	边缘型血供多见	淋巴结门型、中央型血供、边缘型血供、混合型血供均可见	中央型血供、边缘型血供、混合型血供均可见
血管阻力	低	中等	低	高

【课堂互动】

课堂互动案例解析

识图辨病

观察分析以下超声声像图，快速抢答：图 2-17-8、图 2-17-9 分别是什么病变？诊断要点是什么？

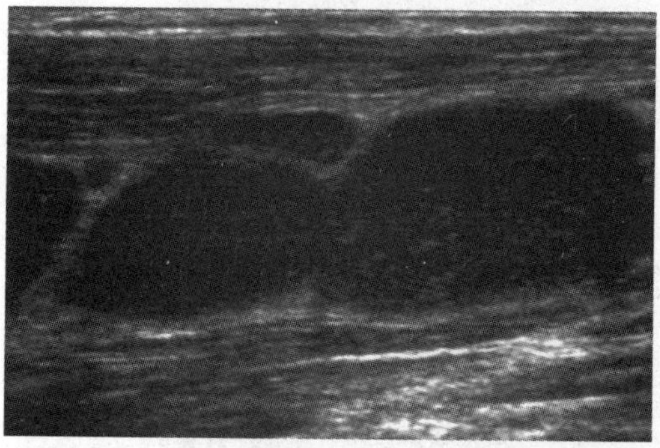

图 2-17-8 患者颈部淋巴结超声声像图

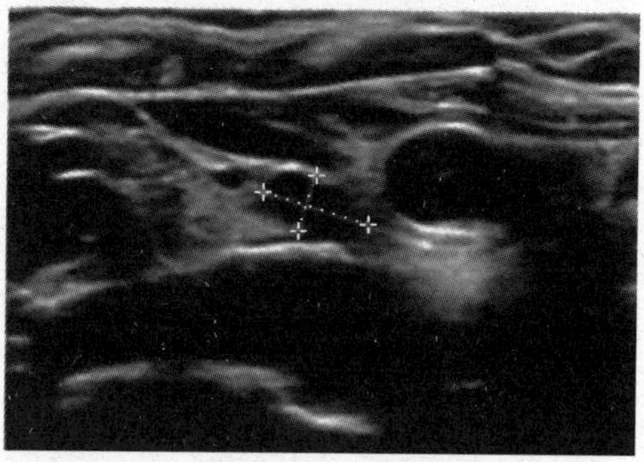

图 2-17-9 患者腹股沟淋巴结超声声像图

【实训小结】

通过课前理论知识预习、课中模拟临床强化训练，学生养成主动学习、积极探索的习惯，能独立完成浅表淋巴结常见疾病的超声扫查、图像采集、声像图观察与分析，掌握正确的操作方法和临床案例分析思路，培养临床思维能力。使学生从真实的临床案例讨论中感悟到“人文关怀”的内涵，提升职业素质、人文素质和综合素质。

【课后思考】

课后思考案例解析

案例 患者，女，33 岁，2 个月前无意中发现右侧颈部肿块，质韧，无触痛，活动度较差，2 个月来肿块进行性增大。既往无特殊病史。超声检查结果如图 2-17-10、图 2-17-11。

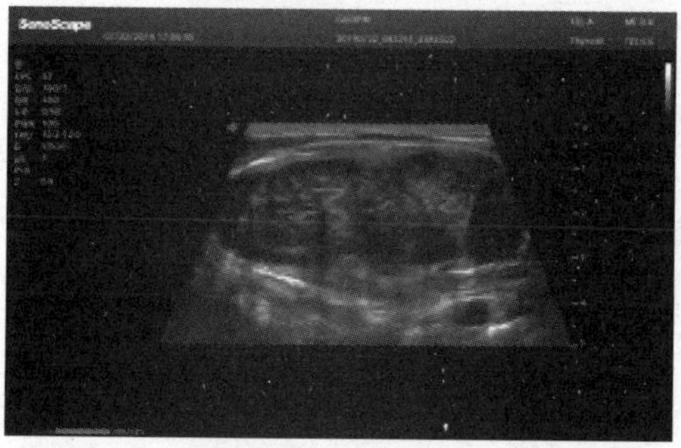

图 2-17-10 患者颈部肿块超声声像图

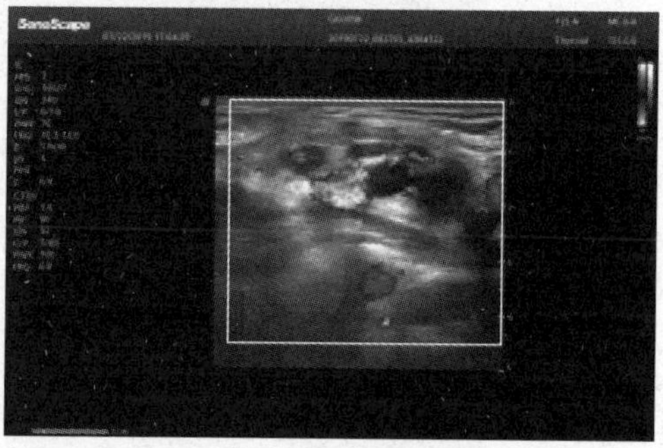

图 2-17-11 患者颈部淋巴结超声血流

思考

1)综合超声表现分析患者所患疾病。

2)与本疾病相关的鉴别诊断有哪些?

3)书写其超声检查报告。

(宋　冰)

项目十八

阴囊超声检查

任务一　正常阴囊超声检查

【课前预习】

1. 学生在线自主学习　使用数字化教学资源服务云平台，教师将课程制作成 PPT、微课视频并上传至平台，让学生在课前自主探究、讨论交流，激发学生主动学习的积极性。设立临床真实案例讨论论坛，师生互动、解析答疑，加强师生之间的对话与交流，实现线上线下授课相结合，为完成后续的实践技能操作任务打好坚实基础。

正常阴囊超声检查 PPT

2. 学生在线自我检测　结合理论授课内容给出单选题 5 道、多选题 2 道，学生扫码完成自测，考核学生理论知识掌握情况。

正常阴囊超声检查视频

【实训目标】

1. 掌握　超声检查阴囊及精囊腺的检查前准备、检查体位、检查途径及检查方法；阴囊解剖部分。

2. 熟悉　睾丸、附睾、阴囊壁及精索静脉超声检查途径及方法。

3. 了解　正常阴囊及其内容物的解剖结构及相关超声正常测值。

正常阴囊超声检查自测题

4. 其他　通过实训使医学生完成基本理论向临床实践的转化、基本知识向临床思维的转化、基本技能向临床能力的转化。提高医学生的职业能力、专业能力、医患沟通能力、团队合作能力；培养医学生的职业素质、人文素质、综合素质。

【实训器材】

1. 仪器　多功能彩色多普勒超声仪(B/M、CDFI、PDI、PW、CW)，线阵探头：探头(2 ~ 5 MHz，经腹)、组阵平扫探头 5 ~ 10 MHz。

2. 材料　耦合剂、检查用纸、检查床、无菌探头套(避孕套)。

【实训步骤】

1. 演示观摩

(1)带教老师结合超声诊断仪的使用,讲解超声探头的选择及仪器的调节,以及检查前准备、人文关怀、医患沟通等。

(2)带教老师实操演示不同检查途径各标准切面检查步骤、检查手法及声像图表现特点;由带教老师演示讲解正常阴囊及其内容物解剖构造及形态特征。

2. 分组训练

(1)学生分组上机操作,重复老师演示的操作流程,掌握正确的调节仪器方法。

(2)体会合理应用操作手法技巧的重要性;感受不同检查体位与检查途径对标准切面的影响。

(3)带教老师巡回辅导、答疑解难,纠正学生不规范的操作方法。

3. 采集图像数据　应用超声图文工作站采集、保存图像,并可对所采集的静、动态图像进一步编辑处理,结合患者临床表现和超声图像,进行超声图文诊断。

4. 书写报告　在保证超声图像及数据采集准确的前提下,综合超声所见及临床表现认真分析后,正确运用超声术语,内容简洁,层次分明,重点突出,写出检查报告,提出诊断意见,检查者亲笔签名。报告单时间精确到分。

【实训内容】

一、检查前准备

(一)检查者准备

1. 仪器选择　采用高分辨力彩色多普勒实时超声仪,校对电源电压以及接地装置是否正常,待仪表正常后,方可开主机开关。根据患者的检查部位、年龄、体型选择合适探头及频率。

2. 仪器调节　正确调节好各个控钮至最佳工作状态。

3. 环境条件　调节室内温度和光线,使患者处于比较安静、舒适的环境中。

4. 患者　对患传染性疾病的患者,按照消毒隔离程序处理。

(二)受检查者准备

(1)检查前准备无须特殊准备。

(2)检查时将阴茎上提至前腹壁,用纸巾或衣物遮盖,用手固定。

(3)急诊患者随时检查,但需备注是急诊情况下的检查,并建议择期复查。

(三)医患沟通

热情接诊患者,注意和患者交流沟通,给予患者适宜的人文关怀,以取得患者信任,主动配合检查,取得满意的检查效果。

二、核对信息、录入资料

1. 核对信息　认真阅读申请单，核对患者信息，耐心询问患者病史，态度和蔼，详细了解患者病情，明确此次检查目的。

2. 录入资料　录入患者姓名、年龄、性别、婚否、门诊号、住院号、超声号和图像记录方式等。

三、选取检查体位

1. 仰卧位　充分暴露阴部，使用探头套或一次性薄膜包裹探头，涂抹耦合剂，一手固定探测阴囊内容物，防止移动；顺序探查，先健侧、后患侧。

2. 站立位　主要用于隐睾、交通性鞘膜积液、腹股沟疝的检查。

四、检查过程

（一）扫查方法与标准切面

1. 双侧睾丸扫查　一般取仰卧位进行纵横切扫查（图 2-18-1）。探头均匀涂抹耦合剂，对比双侧睾丸、阴囊壁，附睾大小、回声，内部结构及彩色多普勒血流信息，对于有症状患者，需仔细查对血流结构的异常，发现异常结构需手持固定，描述好形态结构、解剖层次。

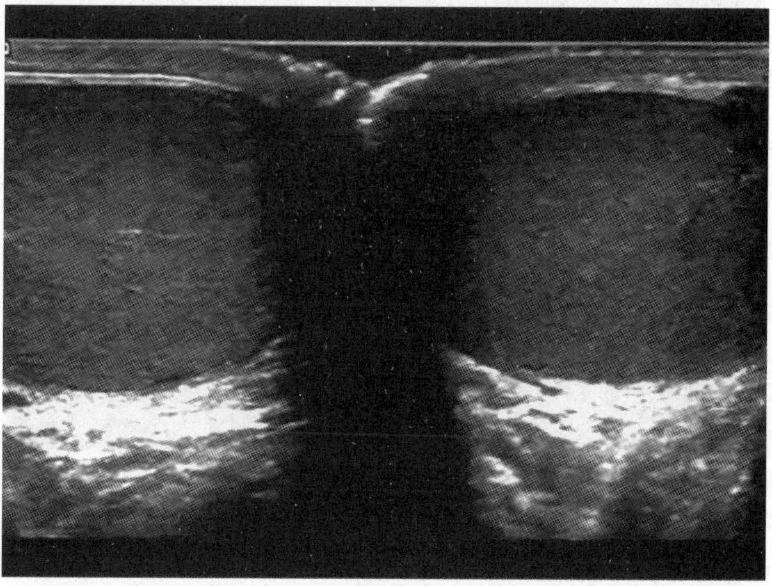

图 2-18-1　双侧睾丸横切面扫查超声声像图

2. 儿童睾丸扫查　回声偏低，青春期及以后呈中等回声，高分辨率超声可见明暗相间睾丸纤维分隔及睾丸小叶（图 2-18-2、图 2-18-3）。

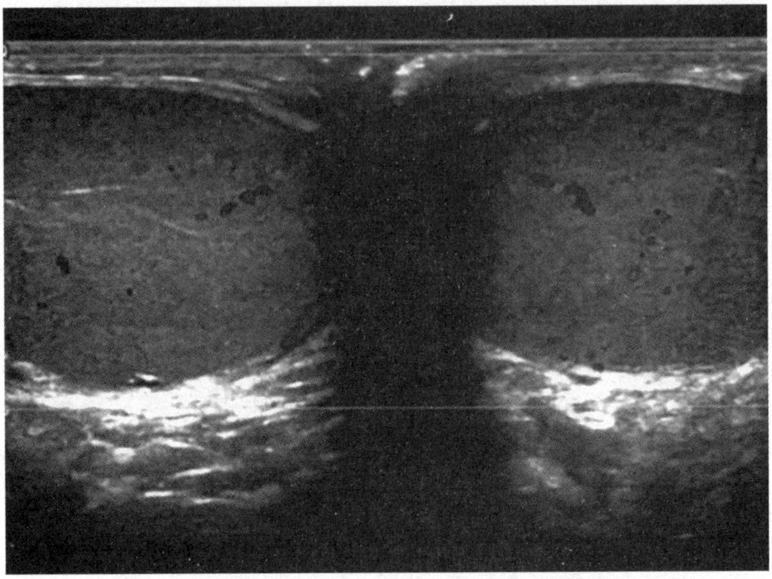

图 2-18-2　正常睾丸横切面扫查超声声像图

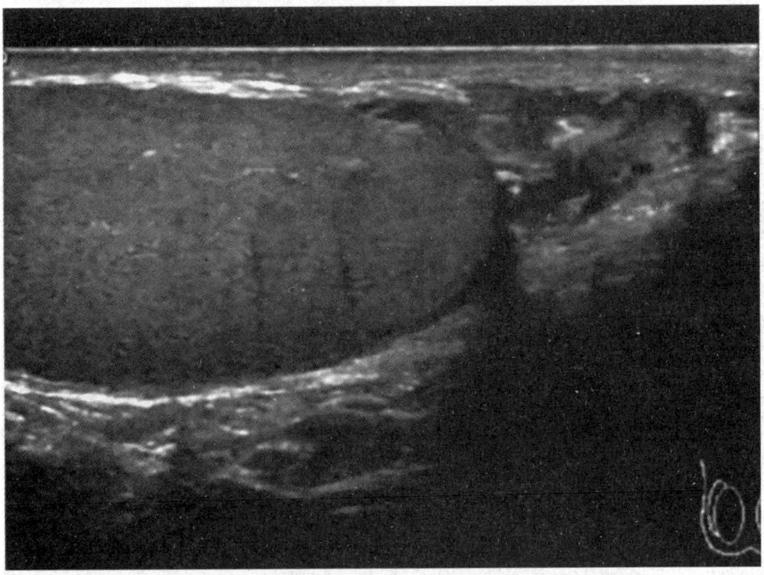

图 2-18-3　正常附睾纵切面扫查超声声像图

(二)超声测值及注意事项

1. 超声测量及正常值　正常睾丸、附睾的超声测值睾丸:4 cm×3 cm×2 cm;精索静脉:内径<1.8 mm;附睾:附睾头直径<1 cm,附睾体 0.2～0.5 cm,附睾尾 0.5 cm。正常睾丸鞘膜腔内少量积液。婴儿及儿童睾丸各径线偏小,睾丸回声低,内部结构不明显,白膜可见,附睾一般显示不清晰。

2. 注意事项

(1)做检查的时候动作要轻柔,要将超声探头轻轻地接触阴囊的表面,避免用力按压引起睾丸变形,影响诊断。

(2)做检查时要观察双侧睾丸大小是否正常,睾丸内部回声是否均匀一致。

(三)检查结果

超声所见

双侧睾丸等大,左侧约40 mm×30 mm×30 mm,右侧约40 mm×30 mm×30 mm,形态正常,包膜光滑,实质回声均匀,CDFI:血供良好,未见明显异常血流信号。

双侧附睾大小形态正常 CDFI:未见明显异常血流信号。

双侧精索静脉不扩张,内径于乏氏动作前后均<2 mm,CDFI:未见明显反流信号。

超声提示

正常睾丸声像图。

【课堂互动】

案例 男性附件对男性正常的生殖生活都有重大的作用,根据图示回答下面问题(图2-18-4)。

课堂互动案例解析

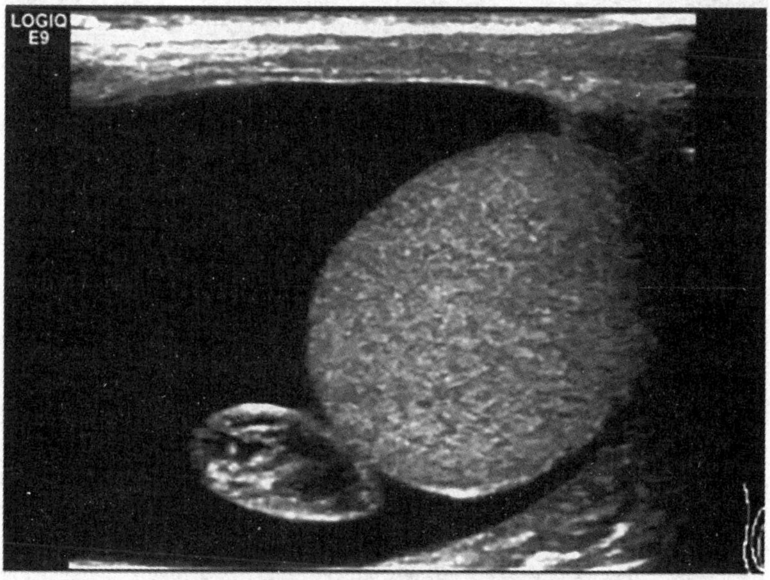

图2-18-4 患者阴囊超声声像图

讨论

(1)图中结构属于哪种男性附件?

(2)此男性附件有什么作用?

【实训小结】

通过课前理论知识预习、课中模拟临床强化训练,学生养成主动学习、积极探索的习惯,能独立完成正常阴囊的超声扫查、图像采集、声像图观察与分析,掌握正确的操作方法和临床案例分析思路,培养临床思维能力。使学生从真实的临床案例讨论中感悟到"人文关怀"的内涵,提升职业素质、人文素质、综合素质。

课后思考案例解析

【课后思考】

案例　患者,男,无自觉症状,正常体检,阴囊扫查超声声像图如图 2-18-5。

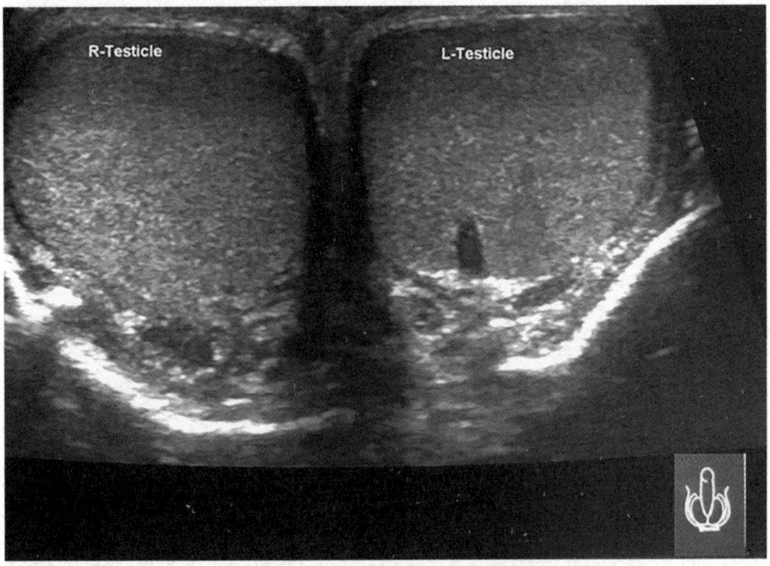

图 2-18-5　患者阴囊超声声像图

思考

1)观察以上超声图像,描述其超声声像图表现。

2)描述阴囊内结构的正常声像图及测量范围。

3)超声检查过程中需要注意哪些问题?

(宋　冰)

任务二　阴囊疾病超声诊断

阴囊疾病超声诊断 PPT

【课前预习】

1. 学生在线自主学习　使用数字化教学资源服务云平台,教师在平台分享包含大量的临床案例、生动形象动图的 PPT,通过多种形式加强师生之间的对话与交流,加深学生对知识的理解,激发学生主动学习的积极性;并在真实临床案例讨论中融入医学人文素养教育,对学生的思政理念进行引导,实现线上线下授课相互呼应。

2. 学生在线自我检测　结合理论授课内容给出单选题5道、多选题2道，学生扫码完成自测，考核学生理论知识掌握情况。

阴囊疾病超声诊断自测题

【学习目标】

1. 熟悉　睾丸肿瘤、急性睾丸、附睾炎、睾丸微石症等相关疾病诊断方法。

2. 了解　病变睾丸解剖结构及相关超声测值。

3. 其他　通过实训使医学生完成基本理论向临床实践的转化、基本知识向临床思维的转化、基本技能向临床能力的转化。提高医学生的职业能力、专业能力、医患沟通能力、团队合作能力；培养医学生的职业素质、人文素质、综合素质。

【实训器材】

1. 仪器　多功能彩色多普勒超声仪（B/M、CDFI、PDI、PW、CW）线阵探头，组阵平扫探头（5～10 MHz）。

2. 材料　耦合剂、检查用纸、检查床、无菌探头套（避孕套）。

3. 其他　数字化教学资源。阴囊疾病超声典型病例图片、临床相关资料等。

【实训步骤】

1. 案例导入　带教老师播放影视资料，演示临床典型案例，讲解阴囊常见疾病的超声表现、超声诊断及鉴别诊断要点，在案例解析中融入“以人为本”“人文关怀”理念，让医学生汲取人文精神的精髓，在内心深处积淀出对生命、健康以及死亡、疾病的正确观念，从更高层面理解行医之道。

2. 演示观摩

（1）讲解睾丸肿瘤、睾丸附睾扭转等常见疾病超声表现，演示不同检查途径、检查手法对阴囊病变声像图的影响。

（2）演示改变体位扫查，对阴囊内的点状或团块状回声依据改变体位后活动情况鉴别。

（3）演示探头扫查时的动静结合，扫查动态病变时，将探头固定不动，实时显像下观察活动状况，对于不活动病变要缓慢侧动或转动探头，对病变或其周围组织进行观察。

（4）在传授专业知识的同时融入医学人文素养教育，强调在超声检查过程中，不仅要发现疾病、诊断疾病，而且要关注患者整体、关爱患者心理。

3. 分组训练　学生尝试应用老师所讲的检查操作手法，识别常见阴囊疾病声像图表现，感受操作过程中图像变化与操作技能的关系；观察仪器调节对阴囊常见疾病声像图表现的影响并思考其原因。教师巡回纠错、答疑解难。

4. 分组讨论　幻灯片展示多种阴囊疾病图片，让学生识图辨病、踊跃抢答，并提出问题进行分组讨论，如引起睾丸肿瘤的疾病有哪些？引起隐睾症的疾病有哪些？引起睾丸微石症的疾病有哪些？等等。引导学生梳理知识要点，以点带面，构建知识网络，培养学生的临床思维、临床能力。

5. 书写报告（报告示例）

超声所见

附睾明显肿大，回声不均匀，CDFI血流极丰富，累及睾丸者，睾丸可见轻度肿大，回声不均，CDFI 血流丰富。

超声提示

急性睾丸、附睾炎。

【实训内容】

阴囊的病变主要发生在睾丸、附睾、精索及回声的大小、形态，内部回声强弱及分布情况，阴囊壁有无增厚，鞘膜腔内有无积液，睾丸及阴囊内有无占位性病变。梳理这些回声改变特点，有助于学生建构立体知识网络，在实践过程中，敏锐识别阴囊疾病典型超声声像图，并做出诊断与鉴别诊断，以达到早期诊断、早期治疗，可减轻患者痛苦的目的。

一、睾丸扭转的超声鉴别诊断

睾丸扭转又称精索扭转，是睾丸和精索本身的解剖异常或活动度加大引起的扭转，使精索内的血循环发生障碍，导致睾丸缺血、坏死。其鉴别诊断要点见表 2-18-1。

表 2-18-1　睾丸扭转及附睾炎的超声鉴别诊断

项目	睾丸扭转	附睾炎
解剖区域	腱鞘壁层，阴囊	腱鞘壁层，阴囊
纵横比（L/T）	≤2	≤2
边界	不锋利	不锋利
回声	降低	降低
血流	血流信号减少	血流信号丰富呈密集片状

二、睾丸结核的超声鉴别诊断

附睾结核又称结核性附睾炎，附睾结核常伴有前列腺结核或精囊结核。通常散核方是目前最好的治疗药物。结核菌通常由肾到前列腺、精囊，再到附睾；也有部分通过血行感染所致。附睾结核的主要后遗症是附睾管和近端输精管不全或完全梗阻，可表现为少精或无精，导致不育。其鉴别诊断要点见表 2-18-2。

表 2-18-2　附睾结核及隐睾的超声鉴别诊断

项目	附睾结核	隐睾
解剖区域	阴囊	阴囊
纵横比（L/T）	≤2	≤2
边界	不锋利	多呈椭圆形
回声	不均匀	呈低回声
血流	血流信号减少	血流信号不易显示

【课堂互动】

课堂互动案例解析

识图辨病

观察分析以下超声声像图，快速抢答：图 2-18-6～图 2-18-9 分别是什么病变？诊断要点是什么？

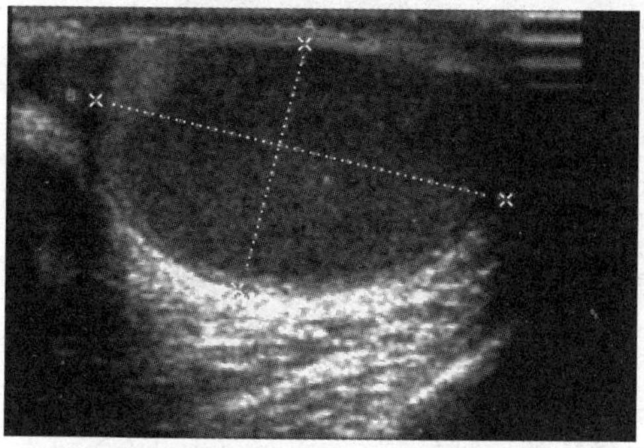

图 2-18-6　睾丸超声声像图(1)

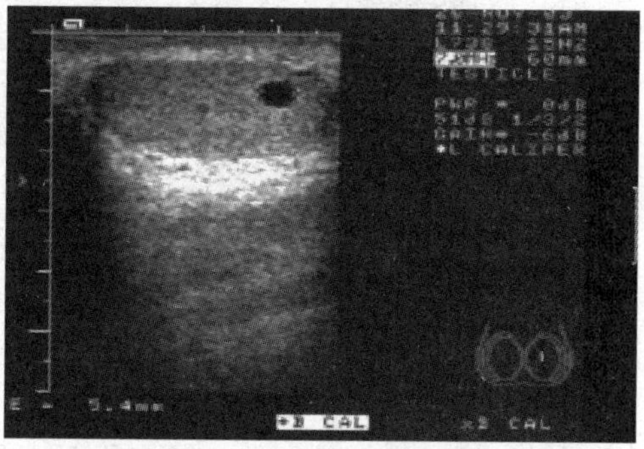

图 2-18-7　睾丸超声声像图(2)

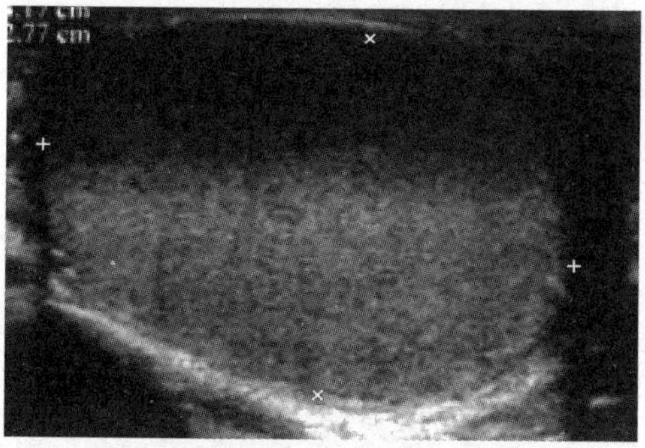

图 2-18-8　睾丸超声声像图(3)

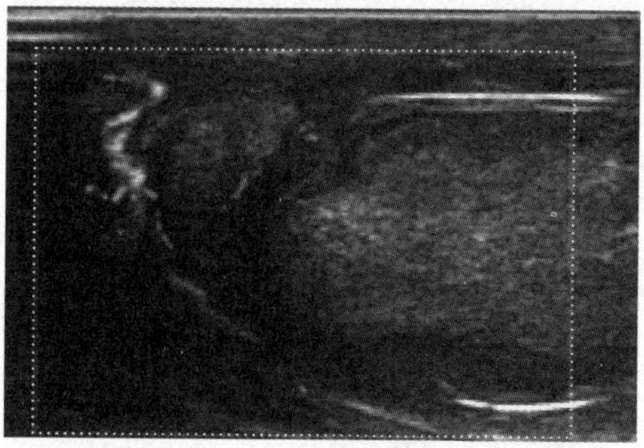

图 2-18-9　睾丸超声声像图(4)

【实训小结】

通过课前理论知识预习、课中模拟临床强化训练，学生养成主动学习、积极探索的习惯，能独立完成阴囊常见疾病的超声扫查、图像采集、声像图观察与分析，掌握正确的操作方法和临床案例分析思路，培养临床思维能力。使学生从真实的临床案例讨论中感悟到“人文关怀”的内涵，提升职业素质、人文素质和综合素质。

【课后思考】

课后思考案例解析

案例　患者，男，35 岁，持续半年睾丸疼痛。阴囊超声检查报告结果：双附睾回声炎症样改变伴阴囊鞘膜少量积液，右附睾头小囊肿改变，右阴囊精索静脉轻度曲张，左睾丸钙化灶。患者阴囊超声声像图如图 2-18-10 所示。

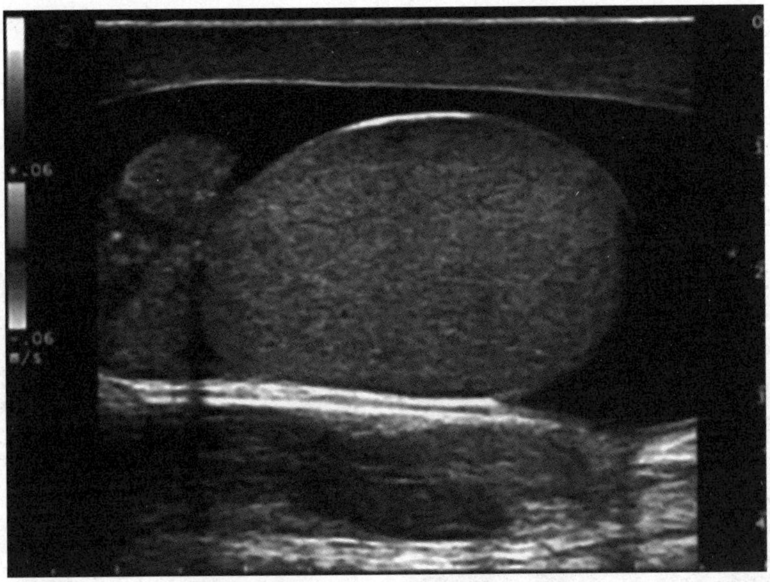

图 2-18-10　患者阴囊超声声像图

思考

1) 观察上述超声图像，描述其超声声像图特征。

2) 结合病史综合分析，超声提示是什么？诊断依据是什么？

3) 与此疾病相关的鉴别诊断有哪些？

（宋　冰）

项目十九

肌肉-骨骼系统超声检查

任务一　正常肌肉-骨骼系统超声检查

【课前预习】

1. 学生在线自主学习　使用数字化教学资源服务云平台，教师将课程制作成 PPT、微课视频，并上传至平台，让学生自主探究、讨论交流，激发学生主动学习的积极性。设立临床真实案例讨论论坛，师生互动、解析答疑，加强师生之间的对话与交流，实现线上线下授课相结合，为完成后续的实践技能操作任务打好基础。

2. 学生在线自我检测　结合理论授课内容给出单选题 5 道、多选题 2 道，学生扫码完成自测，考核学生理论知识掌握情况。

正常肌肉-骨骼超声检查 PPT

正常肌肉-骨骼超声检查视频

正常肌肉-骨骼超声检查自测题

【实训目标】

1. 掌握　四肢肌肉、骨骼关节的解剖结构、超声检查前的准备、超声检查方法、正常超声声像图特点。

2. 熟悉　四肢肌肉、骨骼关节常规标准切面的扫查技巧，具备观察与分析正常及异常超声声像图的能力。

3. 了解　四肢肌肉、骨骼关节超声检查过程中需要注意的问题。

4. 其他　通过实训，使医学生完成基本理论向临床实践的转化、基本知识向临床思维的转化、基本技能向临床能力的转化。提高医学生的职业能力、专业能力、医患沟通能力、团队合作能力；培养医学生的职业素质、人文素质、综合素质。

【实训器材】

1. 仪器　中高档多功能彩色多普勒超声仪（B/M、CDFI、PW、CW），高频线阵探头（一般选择频率 7 ~ 14 MHz，肥胖者选用频率 2.5 ~ 5.0 MHz）。

2. 材料　耦合剂、检查用纸、检查床。

3. 其他　数字化教学资源。

【实训步骤】

1. 演示观摩

（1）带教老师讲解四肢肌肉、骨骼关节的解剖要点。结合超声诊断仪的使用，讲解超声探头的选择、仪器的调节，以及检查前准备、人文关怀、医患沟通技巧。

（2）选取学生志愿者，带教老师实操演示肩关节、肘关节、腕关节、髋关节、膝关节、踝关节、四肢肌肉的超声检查步骤、检查手法，观察关节腔是否有积液，滑膜厚度和软骨、骨皮质和周围肌腱、韧带等声像图表现，并注意在紧张和松弛状态下观察肌腱或韧带的声像图特征。强调检查时要根据患者的症状和临床需要，对于观察目标以及目标周围的结构依序检查，并双侧对比。通过示教让学生在头脑中对肩关节、肘关节、腕关节、髋关节、膝关节、踝关节、四肢肌肉扫查切面所显示的解剖结构及操作流程、操作手法及注意事项有一个初步认识。

2. 分组训练

（1）学生分组上机操作，重复老师演示的操作流程，掌握正确的调节仪器方法。

（2）体会合理应用操作手法技巧的重要性；感受不同检查体位与检查途径对四肢肌肉、骨骼关节声像图的影响。

（3）带教老师巡回辅导、答疑解难，纠正学生不规范的操作方法。

3. 采集图像数据　应用超声图文工作站采集、保存图像，图像存储时，应标注图像的方位。并可对所采集的静、动态图像进一步编辑处理，结合患者临床表现和超声图像，进行超声图文诊断。

4. 书写报告　检查报告包括常规基本信息、声像图表现和超声诊断意见3部分。在保证超声图像及数据采集准确的前提下，综合超声所见及临床表现认真分析后，正确地运用超声术语，内容简洁，层次分明，重点突出，写出检查报告，提出诊断意见，检查者亲笔签名。报告单时间精确到分。

【实训内容】

一、检查前准备

（一）操作者准备

1. 仪器选择　采用高分辨力彩色多普勒实时超声仪，校对电源电压以及接地装置是否正常，待仪表正常后，方可开主机开关。根据患者检查部位的深度、体型选择合适探头及频率。

2. 仪器调节　正确调节好各个控钮至最佳工作状态，聚焦在目标区域设置，以清晰显示所观察部位的结构为准。

3. 环境条件　调节室内温度和光线，使患者处于比较安静、舒适的环境中。

4. 患者　对患传染性疾病的患者，按照消毒隔离程序处理。

（二）受检者准备

（1）充分暴露受检部位。

(2)开放性外伤或创面感染者,应注意创面或感染灶的保护。

(三)医患沟通

热情接诊患者,注意和患者交流沟通,给予患者适宜的人文关怀,以取得患者信任,主动配合检查,取得满意的检查效果。

二、核对患者信息、录入相关资料

1. 核对信息　认真阅读申请单,核对患者信息,耐心询问患者病史,态度和蔼,详细了解患者病情,明确此次检查目的。

2. 录入资料　录入患者姓名、年龄、性别、婚否、门诊号、住院号、超声号和图像记录方式等。

三、选取检查体位

受检者可选择仰卧位、侧卧位、俯卧位、坐位等体位,肢体位置根据检查部位的需要确定。

1. 肩关节检查　患者面向检查者,坐在可以调节高度的旋转椅上。部分无法坐立的患者,可卧位检查。

2. 肘关节检查　患者坐位,面对检查者,根据不同检查部位,肘部位置摆放不同。

3. 腕关节检查　患者坐位,面对检查者,腕部及肘部保持放松,手平放在检查床上。不能坐位的患者,可平卧于检查床上,上肢置于身体两侧。

4. 髋关节检查　扫查髋部前面时,患者取仰卧位,大腿轻度外旋。侧方检查时,患者侧卧位,患肢朝上。因髋部弹响而就诊者,需让患者做可引发弹响的动作以进行动态观察。

5. 膝关节检查　分为前区、内区、外区和后区,各区域的检查应选择相应的体位以充分暴露受检查的区域。

6. 足踝关节检查　踝前区、踝内侧区检查采取仰卧位,屈膝,足底平放于检查床,踝外侧区检查采取仰卧位,屈膝,足底朝向检查床,轻度倒置位。踝后区检查采取俯卧位,足置于检查床尾足尖下垂。扫查过程中随时根据需要改变关节的位置。

7. 四肢肌肉检查　根据不同部位的肌肉可以采用相应的体位。比如上臂肱三头肌的检查,患者可以取坐位,背对检查者;下肢前面的肌肉,则可以采用仰卧位。总之,体位的选择要让相应的肌肉充分暴露并放松,兼顾患者、操作者双方的舒适程度,同时方便随时进行双侧对比扫查。

四、检查过程

(一)肩关节超声检查

1. 肱二头肌长头肌腱　探头与上臂垂直,置于肱骨大结节与小结节之间,检查者左手握住受检者腕部并轻轻调整其角度,显示结节间沟的肱二头肌长头腱,上下移动探头可显示不同水平位置的卵圆形偏高回声的肱二头肌短轴切面,接着探头旋转 90°,调整声束方向，显示位于结节间沟的肱二头肌长头肌腱，超声声像图呈带状均一高回声，内可及多条细线状回声（图 2-19-1）。肱二头肌长头腱鞘与关节腔相通。

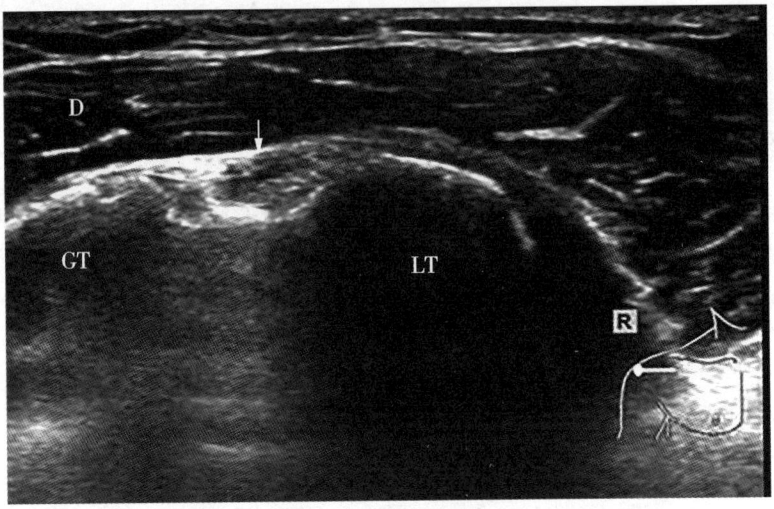

GT. 大结节；LT. 小结节；D. 三角肌；箭头示肱二头肌长头肌腱。

图 2-19-1　肱二头肌长头肌腱超声声像图

2. 肩胛下肌腱　患者屈肘 90°，肘部紧贴外胸壁，肩关节外旋位，探头置于肱骨小结节内侧横切，显示肩胛下肌腱的长轴。在此基础上探头旋转 90°显示肌腱短轴（图 2-19-2），在短轴切面可见强回声的肌腱内间隔低回声的肌肉组织。

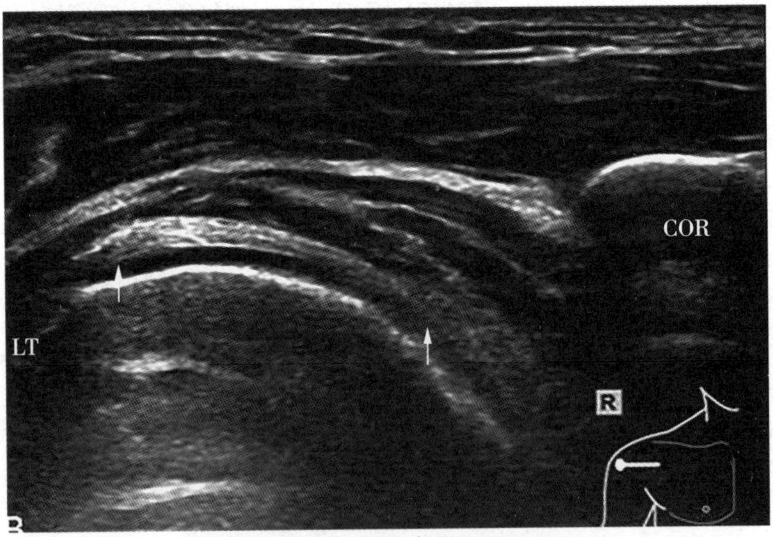

COR. 喙突；LT. 小结节；箭头示肩胛下肌腱。

图 2-19-2　肩胛下肌腱超声声像图

3. 冈上肌腱　患者上臂后伸，屈肘，手掌放置于髂嵴上缘，探头与身体的矢状面及横断面各呈 45°斜切，显示冈上肌腱长轴切面，长轴肌腱为高回声，呈弧形的“鸟嘴样”附着于肱骨大结节前上方(图 2-19-3)。接着行短轴扫查显示肱二头肌长头腱短轴的关节内部分,以此为标志,向外侧移动探头,显示凸起的冈上肌腱弧形带状高回声短轴切面。

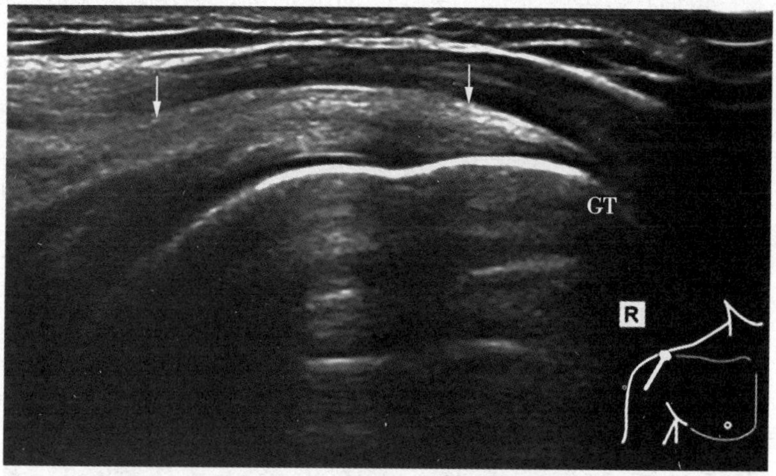

GT. 大结节;箭头示冈上肌腱。

图 2-19-3　冈上肌腱超声声像图

4. 冈下肌腱及小圆肌腱　患者坐位,手自胸前放置对侧肩部。以肩胛冈为体表标志,探头放置于冈下窝纵切,显示冈下肌及小圆肌肌腹,然后旋转探头 90°横切,沿肌腹向外侧移动,显示肌腱走行及肌腱的肱骨大结节附着处(图 2-19-4)。

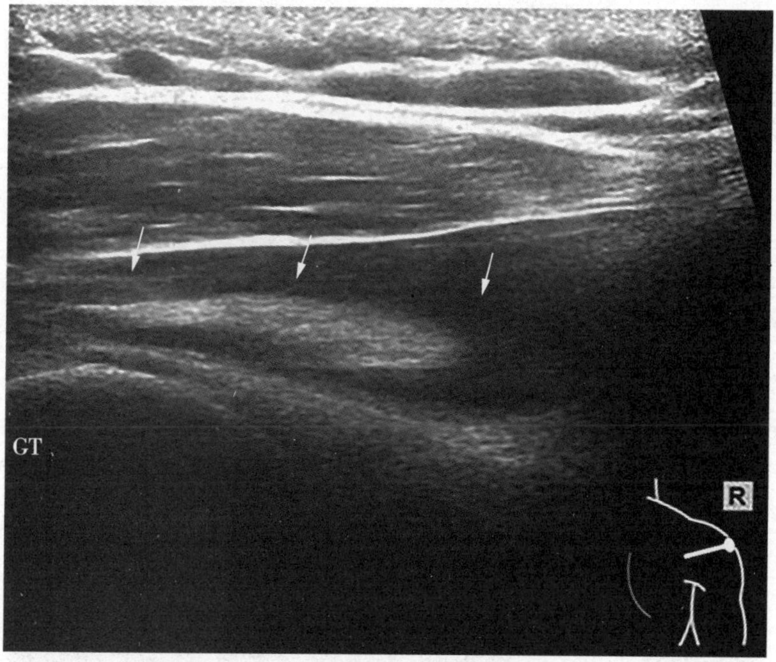

GT. 大结节;箭头示冈下肌腱。

图 2-19-4　冈下肌腱超声声像图

5. 后盂唇及盂肱关节后面观　患者坐位，手自胸前放置对侧肩部。探头置于肱骨头后缘（外侧）与关节盂后面（内侧）间横切，肱骨头及肩胛骨呈强回声，两者间为肩关节后隐窝，内可探及三角形状后盂唇（图 2-19-5）。此切面可观察并测量关节腔积液。

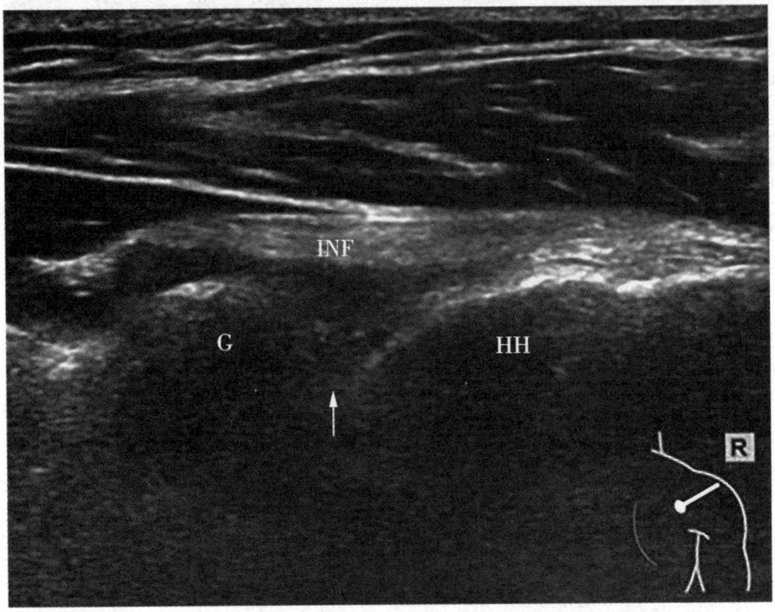

G. 肩盂；HH. 肱骨头；INF. 冈下肌腱图；箭头示后盂唇。

图 2-19-5　后盂唇超声声像图

6. 肩峰下-三角肌下滑囊　患者坐位，手自胸前放置对侧肩部。在多种位置进行观察，寻找最大滑囊厚度的切面。肩峰下-三角肌下滑囊正常情况下呈塌陷状态，常表现为两条高回声的膜，中间极少量的无回声，厚度常<2 mm（图 2-19-6）。

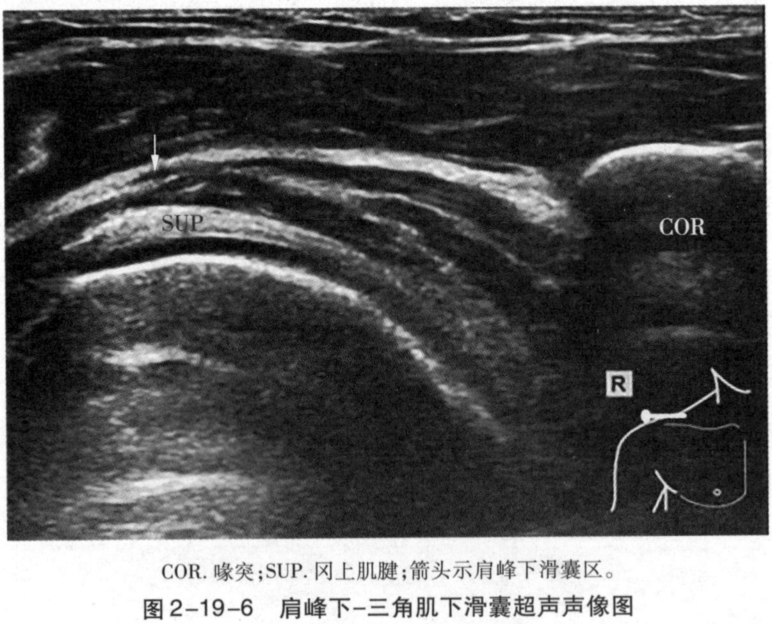

COR. 喙突；SUP. 冈上肌腱；箭头示肩峰下滑囊区。

图 2-19-6　肩峰下-三角肌下滑囊超声声像图

7. 肩锁关节及喙肩韧带　上肢自然下垂，保持中立位。探头置于肩峰及锁骨间隙之间，做冠状切面，显示肩锁关节，关节腔内可及低回声关节盘。探头置于喙突及肩峰表面，可显示呈薄层条索样的喙肩韧带，检查时应注意其完整性及厚度变化（图 2-19-7）。

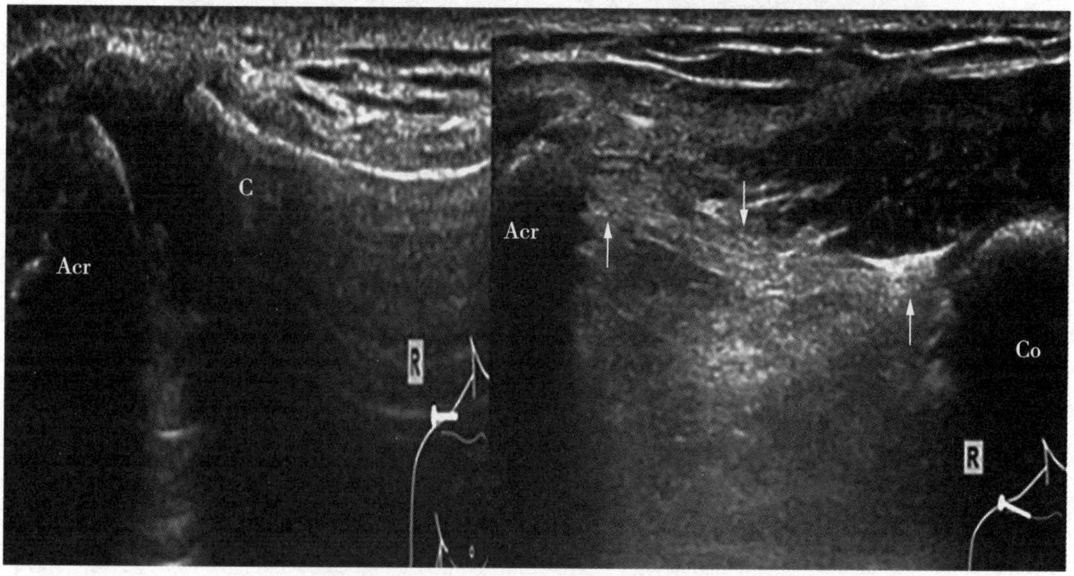

C. 锁骨；Co. 喙突；Acr. 肩峰；箭头示喙肩韧带。

图 2-19-7　肩锁关节及喙肩韧带超声声像图

（二）肘关节超声检查

1. 肘关节前部　受检者坐位，面向检查者，前臂旋后伸展，完全伸展肘关节，置于检查床上。沿肱骨干方向，探头放置于肱骨及桡骨间行桡侧纵向扫查（图 2-19-8），放置于肱骨及尺骨间行尺侧纵向扫查（图 2-19-9）、垂直于肱骨干长轴横断面扫查，探头扫查时范围至少包含肘窝上、下 5 cm。探头沿肱二头肌走向，保持声束与肌腱长轴垂直，远端加压倾斜扫查肱二头肌肌腱。

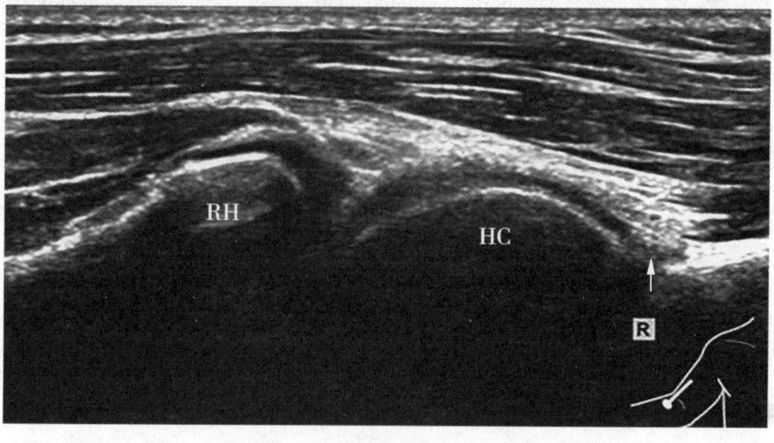

RH. 桡骨头；HC. 肱骨小头；箭头示桡窝。

图 2-19-8　肘前部桡侧纵向扫查超声声像图

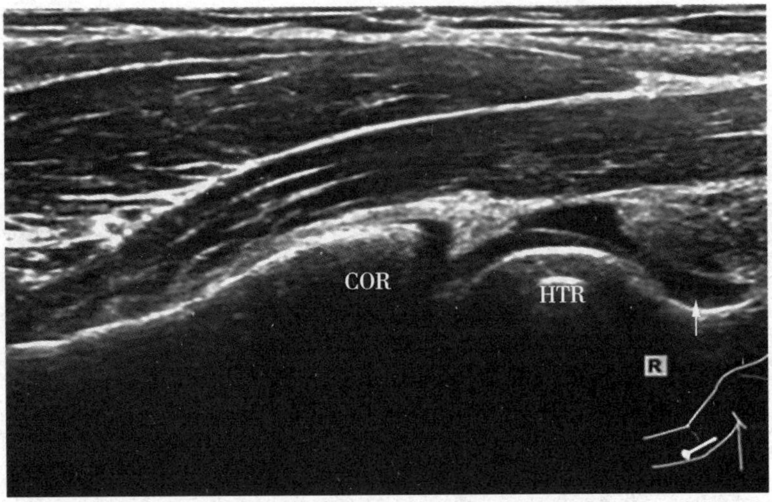

COR. 冠突；HTR. 肱骨滑车；箭头示冠突窝。

图 2-19-9　肘前部尺侧纵向扫查超声声像图

2. 肘关节外侧　受检者拇指向上，双手合拢，双前臂向前下伸展，探头放置于肘关节外侧肱骨与桡骨间，检查环状韧带时，探头放置于桡骨头处横切。伸肌总腱向上附着于肱骨外上髁，呈强回声（图 2-19-10）。

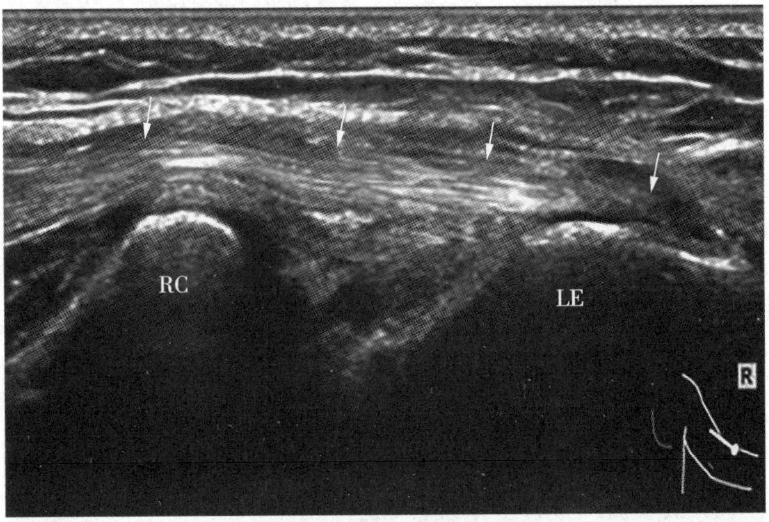

RC. 桡骨头；LE. 肱骨外上髁；箭头示伸肌。

图 2-19-10　肘关节外侧伸肌总腱超声声像图

3. 肘关节内侧　受检者肘关节轻度屈曲，手后旋，双前臂充分外展，探头放置于肘关节内侧肱骨与尺骨间检查屈肌总腱。在手外翻并使肘关节屈、伸状态下行尺侧副韧带检查，检查韧带的完整性及紧张程度。屈肌总腱呈条束状强回声，向上附着于肱骨内上髁（图 2-19-11）。

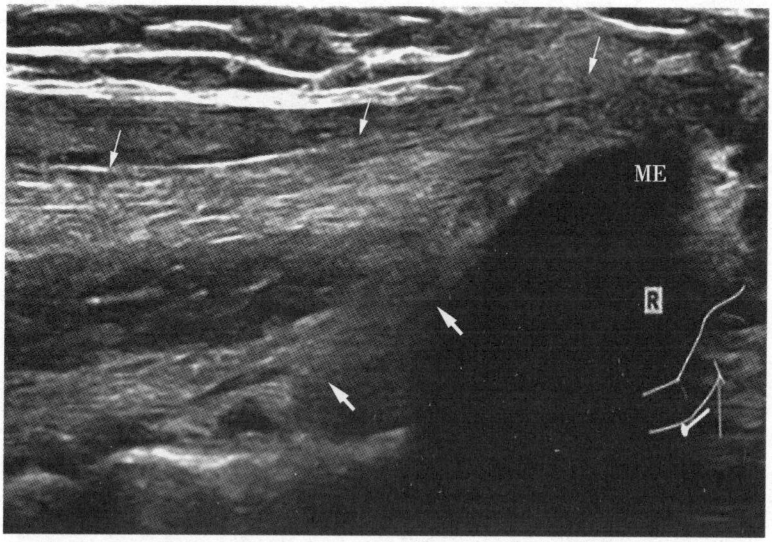

ME. 肱骨内上髁；细箭头示屈肌总腱；粗箭头示尺侧副韧带。

图 2-19-11　肘关节内侧屈肌总腱超声声像图

4. 肘关节后部　受检者屈曲肘关节呈 90°，手掌向下平撑于检查床上。探头放置于肱骨下端与尺骨鹰嘴间行肱三头肌腱长轴检查，与肱骨干方向平行，肱三头肌腱呈强回声，向远端附着于鹰嘴骨皮质（图 2-19-12）。

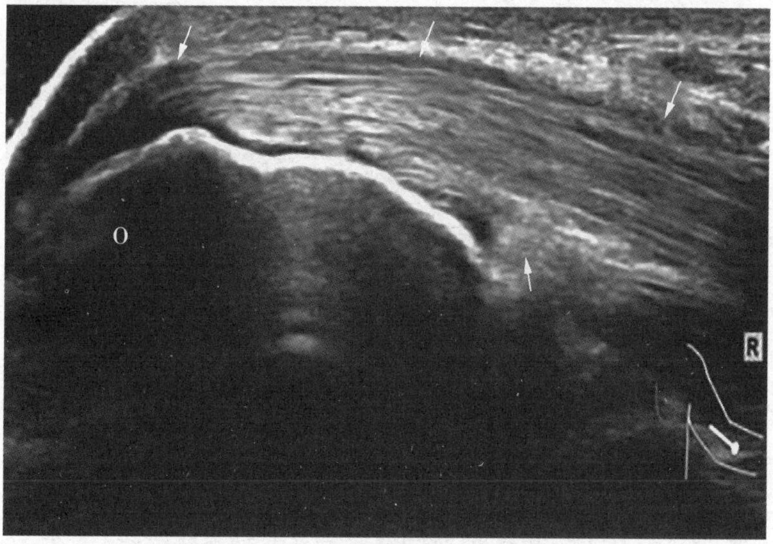

O. 鹰嘴；细箭头示肱三头肌腱；粗箭头示鹰嘴窝内脂肪垫。

图 2-19-12　肘关节后部超声声像图

（三）腕关节超声检查

1. 腕关节背侧　由伸肌支持带发出分隔，形成 6 个腔室，有 12 根伸肌肌腱通过，从桡侧至尺侧分别扫查腕部伸肌腱的6个腔室，腕关节背侧横断面见图2-19-13，纵断面见图2-19-14。

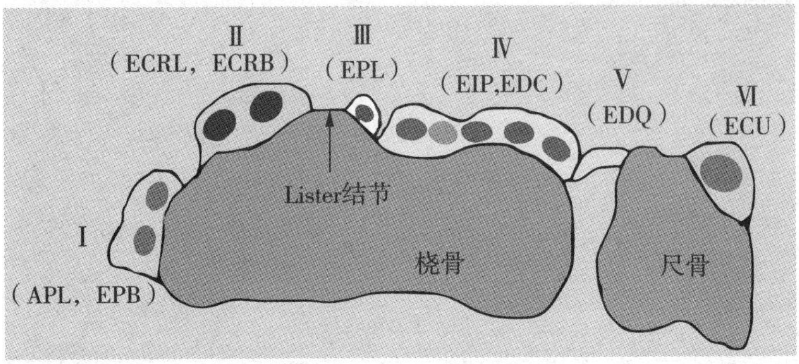

APL. 拇长展肌腱；EPB. 拇短伸肌腱；ECRL. 桡侧腕长伸肌腱；ECRB. 桡侧腕短伸肌腱；EPL. 拇长伸肌腱；EIP. 示指伸肌腱；EDC. 指总伸肌腱；EDQ. 小指伸肌腱；ECU. 尺侧腕伸肌腱。

图2-19-13　腕关节背侧横断面示意

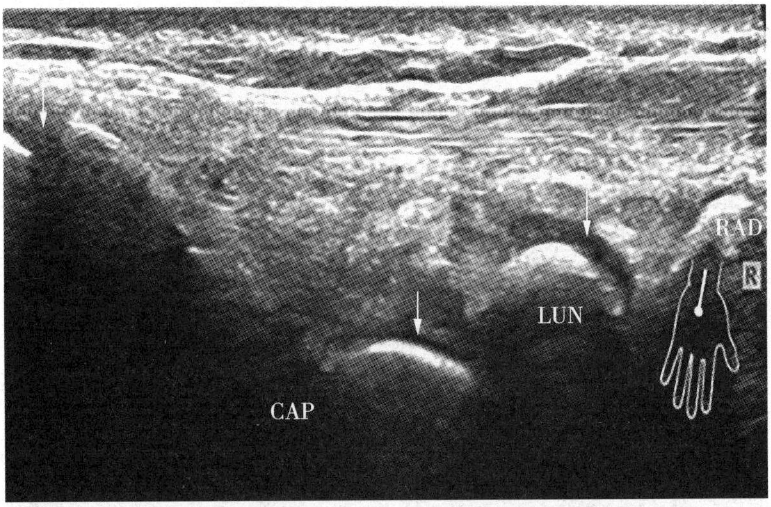

CAP. 头状骨；LUN. 月骨；RAD. 桡骨；箭头示桡腕、腕骨间及腕掌关节。

图2-19-14　腕关节背侧纵断面超声声像图

2. 腕关节掌侧　纵向扫查：手腕部平放于检查床上，掌心朝上，探头沿腕部掌侧长轴放置从近端向远端可依次显示桡腕、腕骨间及腕掌关节的滑膜隐窝（图2-19-15）。横向扫查：主要检查腕管。探头放置在腕关节掌侧横断扫查，寻找近端腕管的骨性标志舟骨结节和豌豆骨，舟骨及豌豆骨为腕管的两端边界，月状骨及三角骨为腕管底，腕管浅面为屈肌支持带。探头横断向远端移动，找到远端腕管的两个骨性标记大多角骨结节和钩骨，显示远端腕管，大多角骨及钩骨为腕骨的两端边界，小多角骨和头状骨为腕管底，浅面为屈肌支持带。

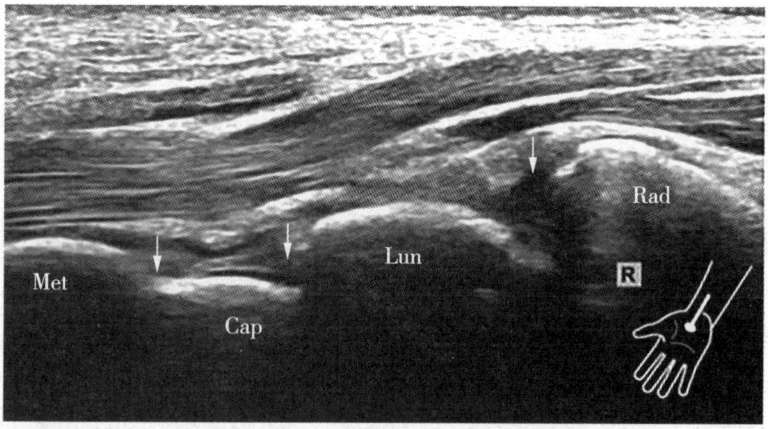

Met. 掌骨;Cap. 头状骨;Lun. 月状骨;Rad. 桡骨;箭头示桡腕、腕骨间及腕掌关节。

图 2-19-15 腕关节掌侧超声声像图

3. 腕关节尺侧及桡侧 患者前臂旋前,腕部轻度偏向桡侧,探头放在腕部尺侧纵切,显示尺侧腕伸肌腱及尖端指向腕关节腔的三角纤维软骨复合体;腕管浅方的桡侧可及桡侧腕屈肌腱。

(四)髋关节超声检查

患者仰卧位,髋关节和膝关节伸直。将探头平行于股骨颈,斜矢状位扫查,清晰显示股骨颈的强回声、骨皮质回声及覆盖于其上的关节囊回声。股骨颈前方凹陷为前关节隐窝(图 2-19-16),正常厚度为 4 ~6 mm,常在此处评估髋关节积液。向上移动探头,可显示股骨头,呈圆形结构,再向上为髋臼的前缘。于髋臼的周缘可见三角形的等回声结构前上盂唇。

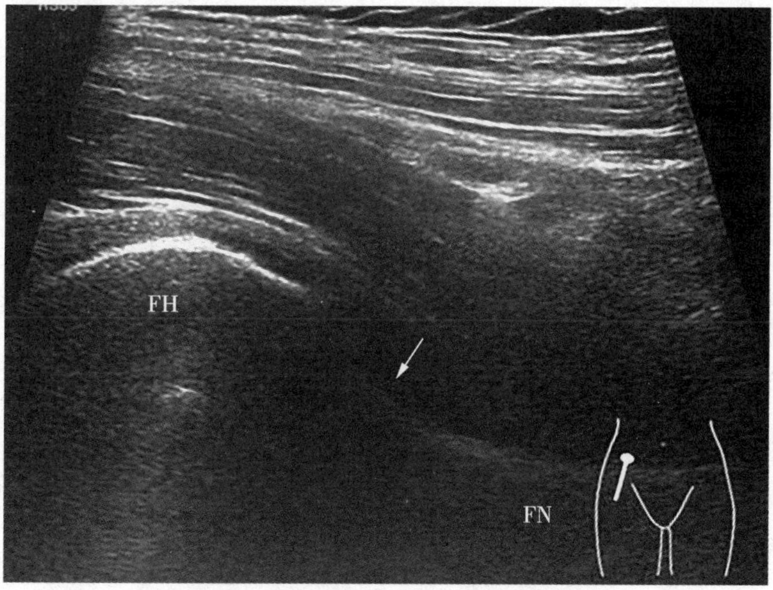

FH. 股骨头;FN. 股骨颈;箭头示前关节隐窝。

图 2-19-16 髋关节前隐窝超声声像图

（五）膝关节超声检查

1. 膝前区　患者仰卧位，膝下垫一软枕以使膝关节轻度屈曲，并适度调整探头方向使声束与肌腱垂直，检查内容主要包括股四头肌腱、髌上囊、膝关节前部隐窝、髌腱、髌前区滑囊、股骨滑车处软骨、前交叉韧带（图 2-19-17）。

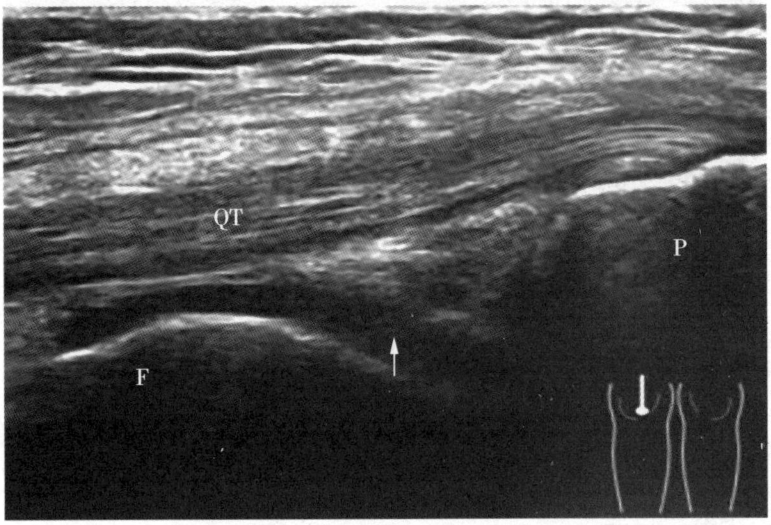

F. 股骨；QT. 股四头肌腱；P. 髌骨；箭头示髌上囊。

图 2-19-17　膝前区扫查超声声像图

2. 膝关节内侧　患者侧卧位，膝关节伸直，或仰卧位、小腿外旋。检查内容主要包括膝内侧副韧带、内侧半月板的体部、股胫关节内侧和鹅足腱止点等。取膝关节水平冠状切面扫查膝内侧副韧带和内侧半月板（图 2-19-18）。

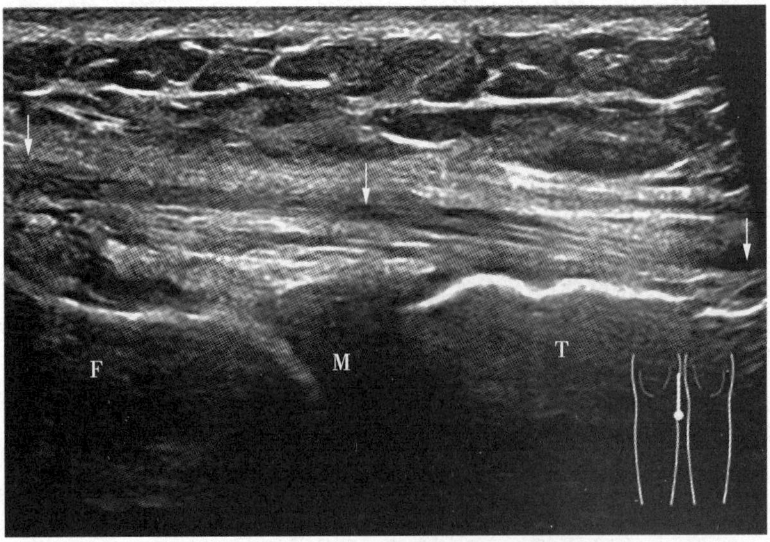

F. 股骨；M. 半月板；T. 胫骨；箭头示内侧副韧带。

图 2-19-18　膝关节内侧扫查超声声像图

3. 膝关节外侧　患者膝关节伸直并内旋，或身体侧卧膝关节外侧朝上，或俯卧位以检查膝后外侧结构。检查内容从前往后有髂胫束、腘肌腱的起点、膝外侧副韧带和股二头肌腱（图2-19-19）。

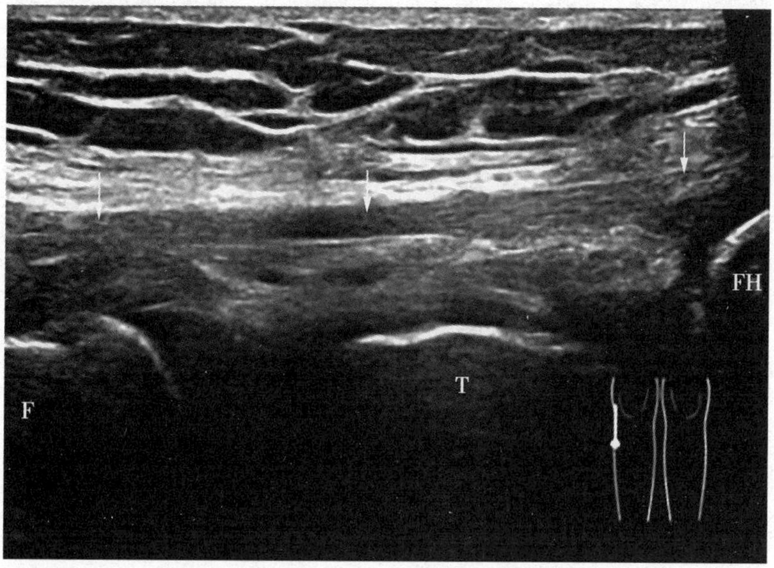

F. 股骨；T. 胫骨；FH. 腓骨头；箭头示外侧副韧带。

图2-19-19　膝关节外侧扫查超声声像图

4. 膝关节后部　患者俯卧位，踝部可垫一软枕。检查内容膝主要是腘窝结构，包括腘动脉、腘静脉、胫神经、腓肠肌的内外侧头、半膜肌腱远段和小腿筋膜等。

（六）足踝关节超声检查

1. 踝前区　患者仰卧位，屈膝，足底平放于检查床。检查内容包括肌腱、胫距关节前陷窝、胫距关节囊和胫腓前韧带（图2-19-20）。

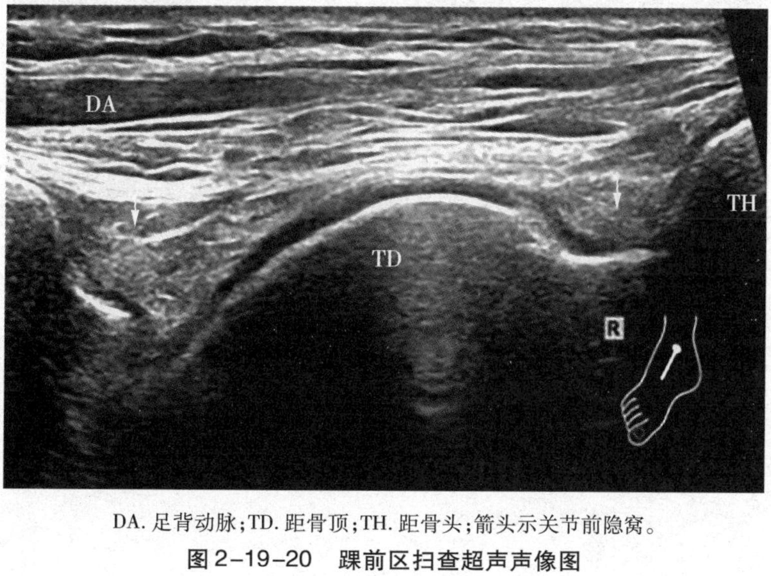

DA. 足背动脉；TD. 距骨顶；TH. 距骨头；箭头示关节前隐窝。

图2-19-20　踝前区扫查超声声像图

2. 踝内侧区　患者仰卧位，屈膝，足底平放于检查床。注意调整探头角度，适度采用足外翻。检查内容包括踝内侧区肌腱、胫神经和三角韧带（图 2-19-21）。

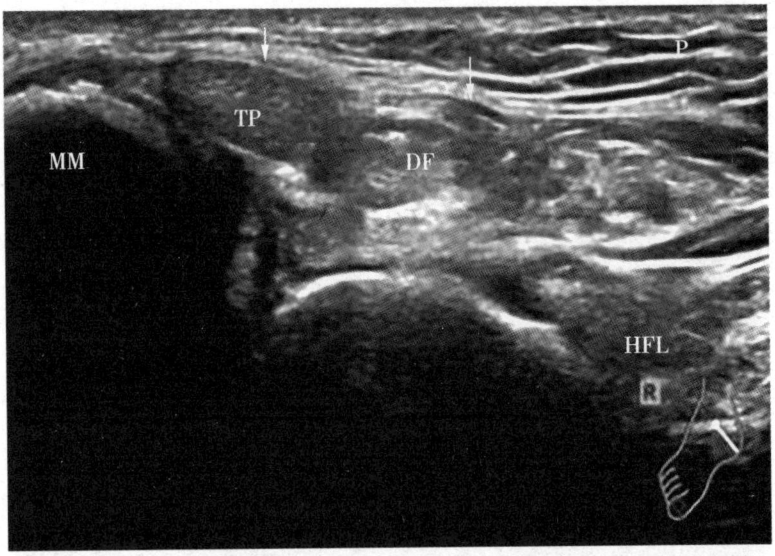

MM. 内踝；TP. 胫骨后肌腱；DF. 趾长屈肌腱；HFL. 长屈肌腱；箭头示屈肌支持带。

图 2-19-21　踝内侧区扫查超声声像图

3. 踝外侧区　患者仰卧位，屈膝，足底朝向检查床，轻度倒置位，足尖轻度内收。检查内容包括腓骨长肌腱和腓骨短肌腱、距腓前韧带、跟腓韧带（图 2-19-22）。

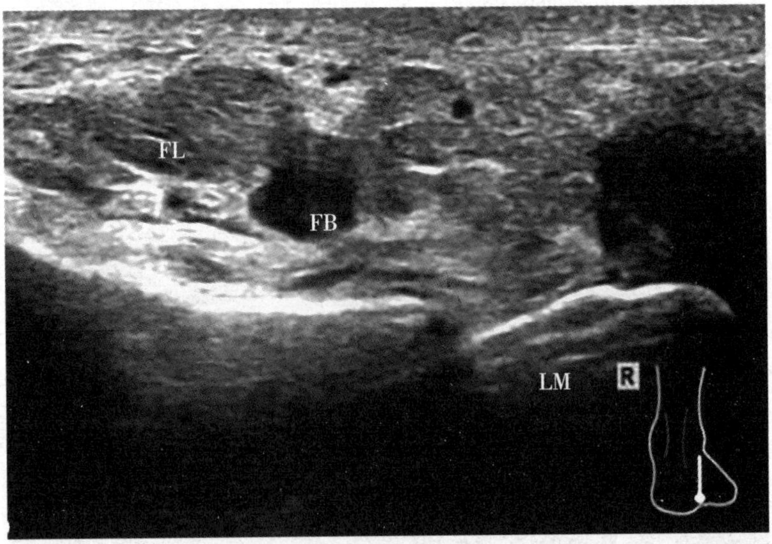

FL. 腓骨长肌腱；FB. 腓骨短肌腱；LM. 外踝。

图 2-19-22　踝外侧区扫查超声声像图

4. 踝后区　患者俯卧位，足置于检查床尾，足尖下垂。检查内容主要是跟腱和周围的滑囊（图 2-19-23）。

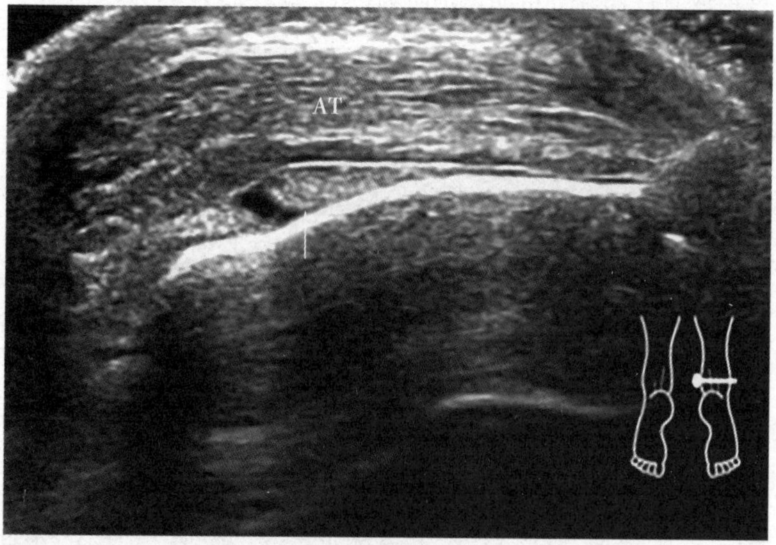

AT. 跟腱；箭头示跟骨后滑囊。

图 2-19-23　踝后区扫查超声声像图

（七）四肢肌肉超声检查

（1）探头直接接触扫查，采用短轴、长轴切面交替连续扫查，必要时与对侧同名肌肉进行对比观察（图 2-19-24）。

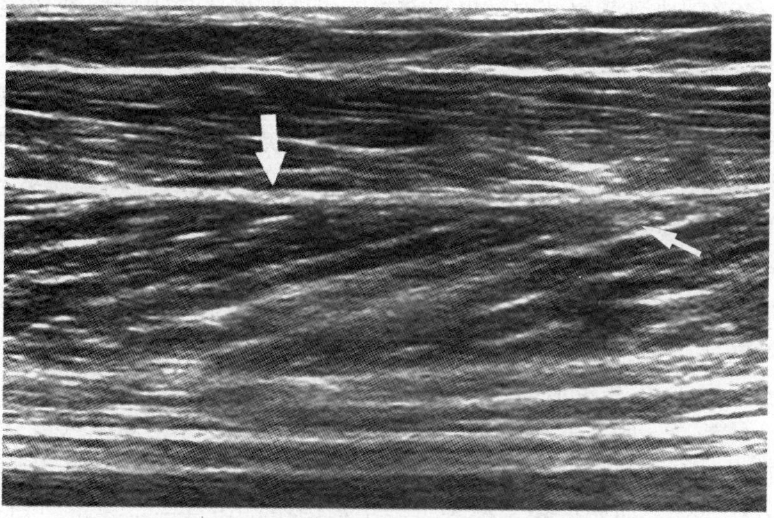

粗箭头示高回声带（肌外膜）、肌间隔；细箭头示羽毛状结构（肌束膜）。

图 2-19-24　小腿三头肌纵切超声声像图

（2）从肌腱水平开始，采用短轴切面连续动态扫查法。首先分辨不同肌肉的肌腱，随后自肌腱向肌腹连续扫查，动态观察肌腱与肌腹的连续变化，识别彼此紧邻的不同肌肉，或利用血管、神经或骨性标志等帮助识别肌肉（图 2-19-25）。

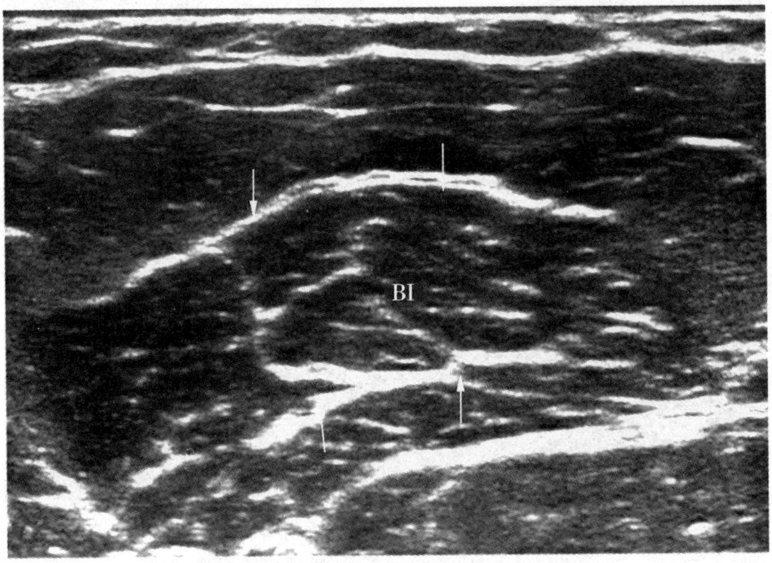

BI 及箭头示肱二头肌。

图 2-19-25 肱二头肌横切面超声声像图

（3）利用全景成像可以获得更大范围肌肉的声像图，清晰显示病变与周围结构之间的解剖位置关系。

（4）彩色多普勒血流成像和弹性成像等方法可能有助于评估肌肉的功能。

（八）注意事项

1. 注意各向异性　各向异性是当声束与线性结构入射角不同时造成该结构内部回声不均的现象。这在扫查肌腱时尤为常见，常常会造成肌腱内出现局灶性回声减低区，而误认为肌腱病变。可通过改变探头的位置方向或采用声束复合扫查技术来消除。

2. 注意利用肌肉间的筋膜强回声标志性结构　判别不同肌肉的声像图。

3. 注意双侧对比　探头加压四肢肌肉超声检查时，首先在肌肉松弛状态下观察肌肉结构的完整性，通过双侧对比、探头加压、加压后释放等观察肌肉有无限局性肿胀、隆起、缺损及占位性病变等，比较肌肉的回声有无增高或降低。测量肌肉的最大厚度和横截面积。应注意在肌肉主动、被动收缩过程中，再次对上述内容进行评估。

4. 注意个体差异　四肢肌肉的体积、回声与运动状态、年龄都有关。运动员肌肉体积增大，肌束增粗，肌肉整体回声偏低。老年人肌肉体积缩小，回声有所增强。

5. 注意操作手法　肌肉的超声检查对手法和操作技巧有一定要求。扫查过程中，需时刻保持声束与肌肉平面垂直，以减少各向异性伪像的干扰。这在利用肌肉回声强度变化判断病变时极为重要，应尽量避免主观因素干扰，减少对病情判断和随访的影响。测量肌肉厚度和横截面积时，注意保持探头轻置、声束垂直，避免加压影响肌肉的形态。

6. 注意合理建议 超声成像范围过于局限，无法提供肌肉的整体影像，不利于临床医师的直观理解和沟通。可建议 MRI 检查，MRI 提供多角度、多层面的系列整体图像，有利于临床医师直观理解病变位置和范围。

五、检查结果

（一）超声表现

肌肉-骨骼系统超声检查，由浅入深显示的结构及回声为：皮肤呈线状高回声；皮下组织回声略低于皮肤；肌肉组织层次清晰，肌束低回声，纹理呈细线状；筋膜较强的线状高回声；骨质呈强回声，后方伴声影。但是，不同频率下同一组织可能会显示为不同的回声特点，组织的回声也会因为周围组织的不同而呈现不同的特点。

1. 脂肪 纯脂肪组织应该是低回声。但由于间质的存在，不同的解剖部位和不同的脂肪类病变呈现为不同的回声。

2. 肌肉 肌肉整体呈中低水平回声，内部可见多发肌束膜强回声分隔，周围可见筋膜强回声分隔肌肉组织与周围组织。肌外膜强回声包绕在整块肌肉周边。肌肉短轴切面，其外形根据部位的不同呈圆形、椭圆形、凸透镜状或不规则形，低回声的肌束间隔呈短棒样强回声分隔，排列有序。长轴切面，低回声肌束与强回声纤维脂肪隔依次略呈平行状排列，逐渐融合或汇聚至腱膜、肌腱处。

3. 肌腱与韧带 肌腱及腱鞘呈强回声，腱鞘与肌腱之间呈细线样低回声区。肌腱在长轴切面声像图表现为条索样结构（图 2-19-26），内有多个相互平行的线状强回声，之间的间隔呈低回声区。在肌腱的末端附着处，呈尖锐的鸟嘴样或笔尖样回声。在短轴切面呈网状结构。韧带呈均匀一致的条索样高回声结构。

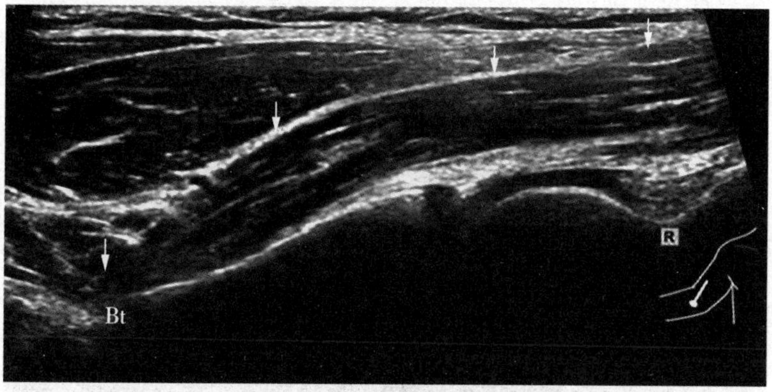

Bt. 桡骨粗隆；箭头示肱二头肌腱。

图 2-19-26 肱二头肌腱长轴超声声像图

4. 骨骼与软骨 正常骨皮质呈带状强回声后伴有声影，平直光滑、连续性良好。骨膜紧密固定于骨皮质的表面，较薄，在正常情况下超声不能明确辨别骨膜结构。当骨的炎症、肿瘤等病变侵犯骨膜，超声可显示骨膜增厚、从骨皮质表面被顶起。软骨组织为低回声或中等回声。骨骺端一般膨大,皮质薄而光滑,表面关节软骨呈低回声;透明软骨呈极低回声,酷似低回声;纤维软骨呈强回声,通常呈现为三角形(图 2-19-27)。

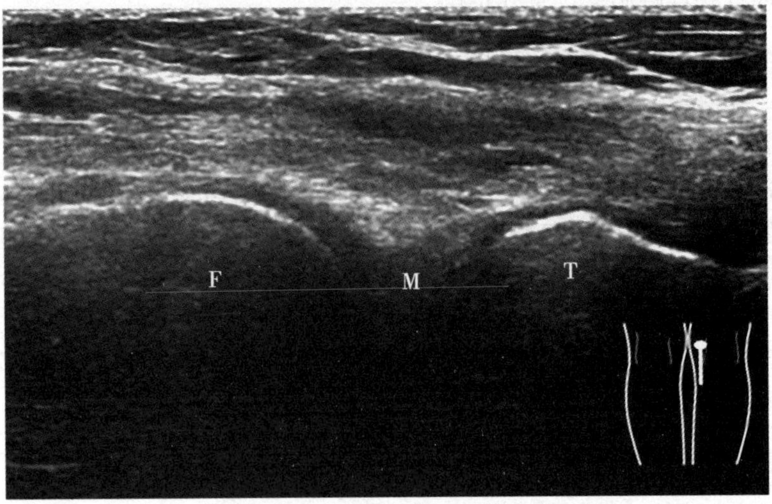

F. 股骨;M. 半月板;T. 胫骨。

图 2-19-27　膝内侧半月板超声声像图

5. 关节与关节腔　正常大关节周围有关节囊和软组织包绕,超声只能显示组成关节的两个骨端外层骨皮质,表现为弧形线状强回声,关节软骨呈边缘光滑锐利的低回声带,厚度均匀,中间的无回声为关节间隙。正常关节腔内有少量滑液,超声一般不显示。

6. 滑囊与关节囊　滑囊与关节囊通常很难利用超声直接分辨出来,常呈现与关节液相似的低回声,应注意鉴别(图 2-19-28)。

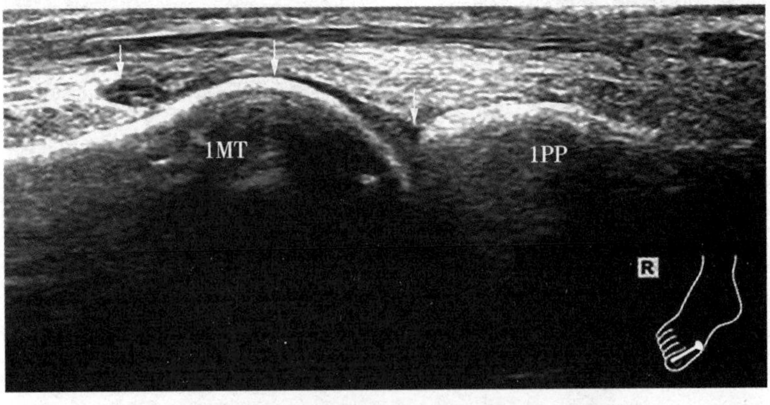

1MT. 第 1 跖骨;1PP. 第 1 近节趾骨;箭头示关节囊。

图 2-19-28　第一跖趾关节背侧超声声像图

（二）检查报告

1. 膝关节

超声所见

双膝关节内外侧半月板可见区域完整，内部呈均匀等回声。骨关节软骨面呈均匀一致的低回声，未见异常突起，韧带连续性好。关节腔及髌上囊未见液性暗区，滑膜不增厚。腘窝区未见异常。

超声提示

双膝关节未见明显异常。

2. 肌腱

超声所见

纵切面肌腱起止点位置正常，呈条带状均匀性等回声，未见连续性中断，周围未见无回声暗区。

超声提示

肌腱未见明显异常。

【课堂互动】

案例　患者，女，33 岁，以肩部不适为主诉就诊。行肩关节超声检查，冈上肌腱长轴切面声像图如图 2-19-29A。调整探头角度再次扫查，冈上肌腱长轴切面声像图如图 2-19-29B。

课堂互动案例解析

讨论

1）观察两幅超声声像图中冈上肌腱回声有何不同。

2）分析产生这种现象的原因是什么？如何避免？

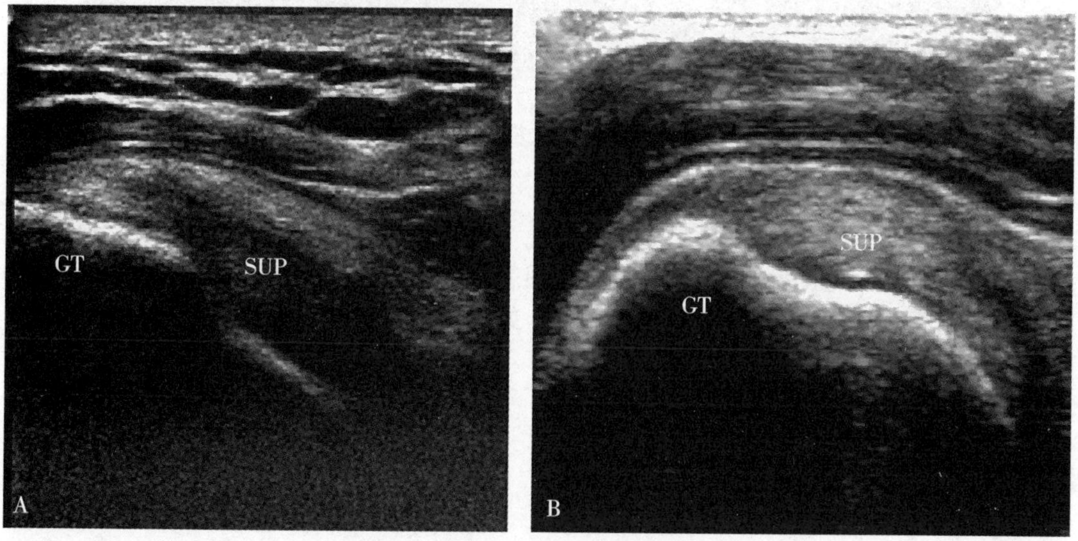

GT. 肱骨大结节；SUP. 冈上肌腱。

图 2-19-29　冈上肌腱不同角度扫查超声声像图

【实训小结】

通过课前预习、课中强化训练，学生能主动把所学理论知识与实践操作有机结合起来，能独立完成肌肉肌腱、骨骼关节标准切面图像的采集、声像图的观察与分析，掌握正确的操作方法和技巧，养成主动学习、积极探索的习惯，提高把基础理论、基本知识和基本技能融会贯通的能力，提高个性品质和岗位胜任力。

【课后思考】

课后思考案例解析

案例　患者，男，38 岁，无自觉症状，健康体检，膝关节超声检查声像图如图 2-19-30。

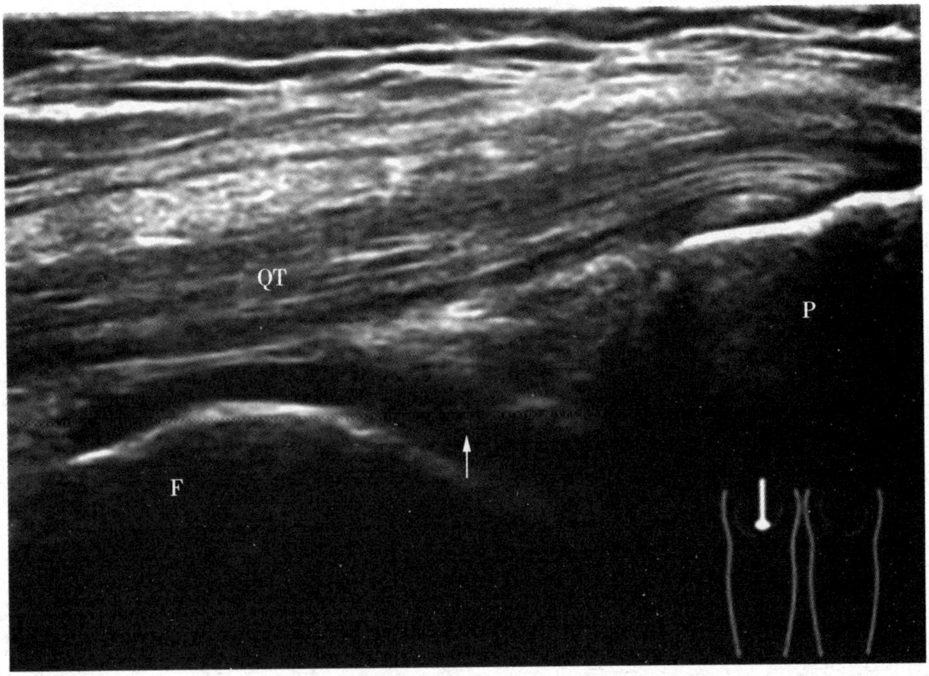

F. 股骨；QT. 股四头肌腱；P. 髌骨；箭头示髌上囊。

图 2-19-30　患者膝关节超声声像图

思考

1）观察上述超声图像，描述其超声声像图表现。

2）结合病史综合分析，超声提示是什么？如何进行鉴别诊断？

3）超声检查过程中需要注意哪些问题？

（付　饶　韦　星）

任务二 肌肉–骨骼系统疾病超声诊断

肌肉–骨骼系统超声疾病超声诊断PPT

肌肉–骨骼系统超声疾病超声诊断自测题

【课前预习】

1. 学生在线自主学习 使用数字化教学资源服务云平台，教师在平台分享包含大量的临床案例、生动形象动图的PPT，通过多种形式加强师生之间的对话与交流，加深学生对知识的理解，激发学生的学习积极性，并在真实临床案例讨论中融入医学人文素养教育，对学生的思政理念进行引导，实现线上线下授课相互呼应。

2. 学生在线自我检测 结合理论授课内容给出单选题5道、多选题2道，学生扫码完成自测，考核学生理论知识掌握情况。

【实训目标】

1. 掌握 骨骼关节、四肢肌肉常见疾病声像图特征、临床表现要点。具有观察与分析正常及异常超声声像图的能力。

2. 熟悉 骨骼关节、四肢肌肉常见疾病的鉴别诊断要点。

3. 了解 骨骼关节、四肢肌肉常见疾病的超声诊断价值。

4. 其他 通过实训，使医学生完成基本理论向临床实践的转化、基本知识向临床思维的转化、基本技能向临床能力的转化。提高医学生的职业能力、专业能力、医患沟通能力、团队合作能力；培养医学生的职业素质、人文素质、综合素质。

【实训器材】

1. 仪器 中高档多功能彩色多普勒超声仪(B/M、CDFI、PW、CW)，高频线阵探头(一般选择频率7～14 MHz)。若肌肉较厚处或外伤后软组织明显肿胀，可使用频率3～5 MHz的凸阵探头。

2. 材料 耦合剂、检查用纸、检查床。

3. 其他 数字化教学资源。肌肉肌腱、骨骼关节超声典型病例图片、临床相关资料。

【实训步骤】

1. 案例导入 带教老师播放影视资料，演示临床典型案例，讲解肌肉肌腱、骨骼关节常见疾病的超声表现、超声诊断及鉴别诊断要点，以临床案例为主线，融入“以人为本”“人文关怀”理念，让医学生汲取人文精神的精髓，在内心深处积淀出对生命、健康以及死亡、疾病的正确观念，从更高层面理解行医之道。

2. 演示观摩

(1)讲解骨骼关节、四肢肌肉常见疾病超声表现，演示不同检查途径、检查手法对肌肉肌腱、骨骼关节病变声像图的影响。

(2)演示动态观察关节周围的肌腱或韧带，在关节主动或被动运动时，观察其声像图的变化情况。由于病变的位置和特殊性，有些病变只能在运动状态下才能显示。有时，还需结合探头加压试验或改变体位等方法，观察病变的可压缩性以及是否存在肌疝等病变。

(3)演示各向异性伪像对显示结构的影响。各向异性伪像是指声束与肌腱、神经等观察目标不垂直时产生的回声缺失现象，一般需要调整探头或改变体位等方法克服。

(4)演示在患者皮肤有破损的情况下，检查时应如何注意避让损伤部位并在检查后及时进行清洗和消毒，表面凹凸不平和过于表浅的部位，可使用水囊或超声专用导声垫。

(5)在传授专业知识的同时融入医学人文素养教育，强调在超声检查过程中，不仅要发现疾病、诊断疾病，而且要关注患者整体、关爱患者心理。

3. 分组训练　学生尝试应用老师所讲的检查操作手法，识别常见肌肉肌腱、骨骼关节疾病声像图表现，感受操作过程中图像变化与操作技能的关系；观察仪器调节对肌肉肌腱、骨骼关节常见疾病声像图表现的影响并思考其原因。教师巡回纠错、答疑解难。

4. 分组讨论　幻灯片展示多种肌肉肌腱、骨骼关节疾病图片，让学生识图辨病、踊跃抢答，并提出问题进行分组讨论，引导学生梳理知识要点，以点带面，构建知识网络，培养学生的临床思维、临床能力。

5. 书写报告(报告示例)

(1)脂肪瘤

超声所见

________部位皮下脂肪层/肌层内可见一圆形/椭圆形等回声/低回声团块，大小约____mm×____mm×____mm，形态规则，边界清晰，内见呈均匀分布的细小点状回声，探头加压可形变。CDFI：团块内部无明显血流/可见少许血流信号。

超声提示

________部位皮下脂肪层/肌层内实性团块，符合脂肪瘤声像图。

(2)骨折

超声所见

________骨中段/下段连续中断，可见断端分离/成角/重叠，断端距离____mm。其周围软组织内可见半圆形的低回声区/无回声，范围约____mm×____mm×____mm，形态不规则，边界不清晰，无包膜。

超声提示

________骨回声不连续，考虑骨折伴软组织血肿可能性大。

【实训内容】

四肢肌肉、骨骼关节发生病变或其他部位疾病引起四肢肌肉、骨骼关节继发性病变时，肌肉肌腱、骨骼关节将发生一系列异常回声改变，梳理这些回声改变特点，有助于学生建构立体知识网络，在实践过程中，敏锐识别肌肉肌腱、骨骼关节疾病典型超声声像图，并做出诊断与鉴别诊断，以达到早期诊断、早期治疗，减轻患者痛苦的目的。

一、类风湿关节炎的超声鉴别诊断

类风湿关节炎(RA)是一种以慢性、进行性、侵袭性关节炎为主要表现的全身性自身免疫疾病。滑膜炎性改变为其主要病理特征，活动期主要表现为病变滑膜内微血管构建形成，致使关节软骨及关节囊破坏。常需与痛风性关节炎、骨性关节炎等疾病相鉴别。其鉴别诊断要点见表2-19-1。

表2-19-1　类风湿、痛风性、骨性关节炎的超声鉴别诊断

项目	类风湿关节炎	痛风性关节炎	骨性关节炎
病因、病理	全身性自身免疫疾病。滑膜炎性改变为其主要病理特征	遗传性或获得性病因引起嘌呤代谢紊乱和（或）尿酸排泄减少致使患者出现高尿酸血症。特征性病理改变为痛风石形成	创伤、代谢、遗传等多种因素，导致软骨受损、软骨细胞代谢异常以关节软骨破坏为主要特点的难治性慢性退行性病变
临床表现	以近指、掌指、腕等小关节为主。好发于青壮年女性；早期起病隐蔽，常反复出现关节肿痛及晨僵（>1 h）等症状	早期仅表现为尿酸值升高，一般无临床症状。急性痛风性关节炎期以夜间发作的急性关节红肿、疼痛为典型表现。痛风发作间歇期关节出现持续性肿疼，甚至功能丧失。形成痛风石	以远指关节、膝、髋和颈、腰椎为主。多为50岁左右。晨僵（<30 min）。有骨擦音，关节活动时有骨响声
实验室检查	类风湿因子阳性，红细胞沉降率多增快	血尿酸增高关节液中有尿酸盐结晶	类风湿因子阴性
超声检查	常见的超声征象有滑膜炎，关节腔积液，骨侵蚀，腱鞘炎，滑囊炎	关节软骨“双轨征”滑膜增厚，伴“暴风雪征”痛风石关节腔积液及骨侵蚀病变	声像图表现为软骨低回声带部分变薄和消失，软骨下骨的回声增强，提示软骨下骨的象牙样硬化和软骨缺损
影像学检查	软组织肿胀、关节间隙变窄、关节囊性变、骨破坏性改变	非对称性软组织肿胀，偏心性骨性凿样缺损，甚则关节面破坏，半脱位、脱位，软骨破坏，关节间隙狭窄及退行性改变等	骨赘形成、软骨下骨质硬化

二、常见良性软组织肿瘤的鉴别诊断

软组织肿瘤是指除皮肤及其附件、骨骼及淋巴结以外的肿瘤，多源自中胚层。软组织肿瘤的种类繁多，包括纤维、肌肉、血管、脉管、淋巴管、脂肪、滑膜等多种组织分化的肿瘤。软组织肿瘤有50种以上的组织学类型，性质多样，良性多见。良性肿瘤以脂肪瘤、纤维瘤、血管瘤较多见。其鉴别诊断要点见表2-19-2。

表 2-19-2　脂肪瘤、纤维瘤、血管瘤的超声鉴别诊断

项目	脂肪瘤	纤维瘤	血管瘤
好发部位	多数见于四肢，主要在皮下，亦可见于肢体深部肌束内	常位于腹壁、肩部和大腿等	可发生于皮肤、皮下组织、肌肉层，甚至累及骨骼
形态	扁平形肿块	扁平形或卵圆形肿块	不规整
边界	一般清楚	通常不清晰	一般清楚
回声	高回声或偏低回声，肿块内部有平行于皮肤的线状稍高回声	内部呈较低回声	皮下血管瘤一般表现为低回声或无回声，肌间血管瘤大多以略高回声居多
CDFI	一般无或有少量血流信号	无明显血流信号	皮下血管瘤一般内部血流信号丰富。肌间血管瘤可见少量血流信号

课堂互动案例解析

【课堂互动】

识图辨病

观察分析以下超声声像图，快速抢答：图 2-19-31 ~ 图 2-19-33 分别是什么病变？诊断要点是什么？

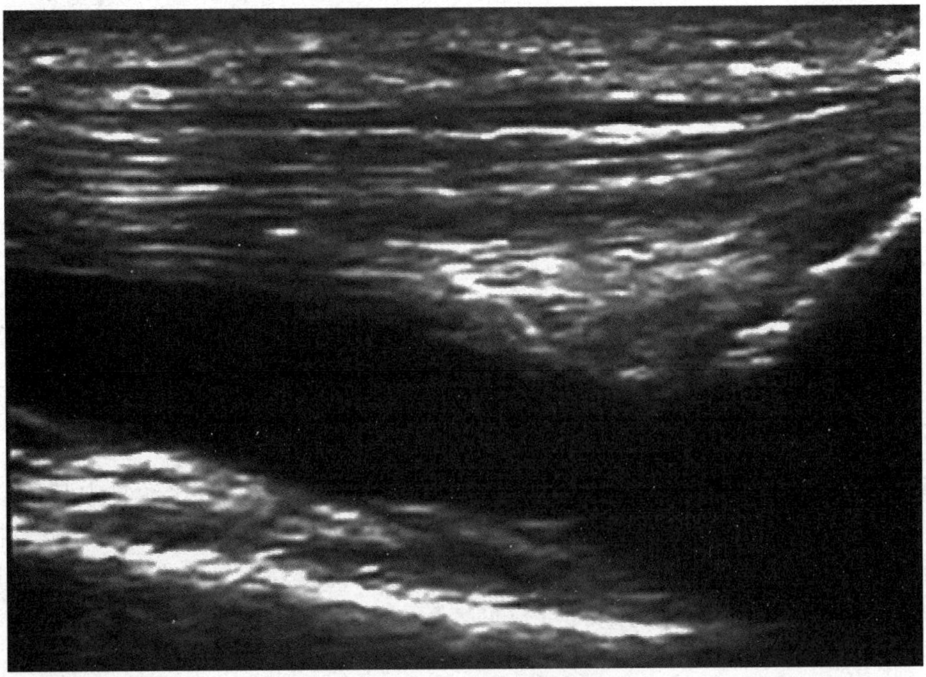

图 2-19-31　膝关节超声声像图

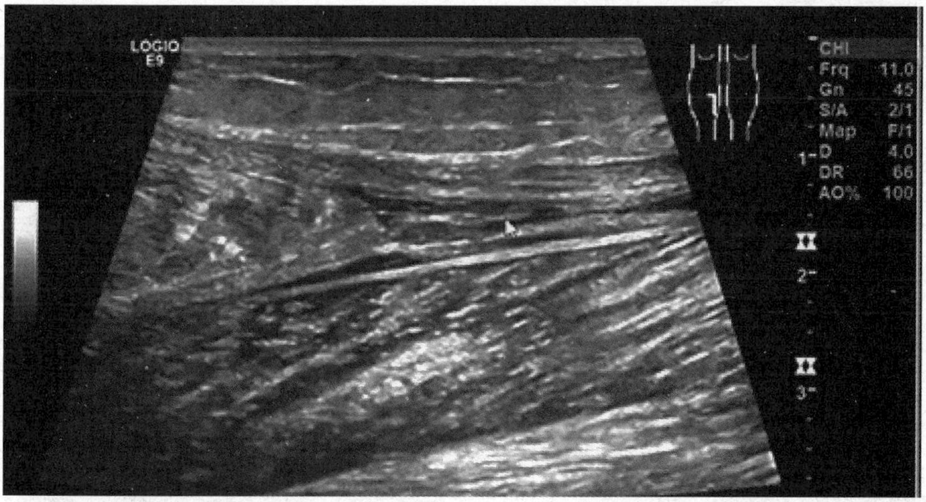

图 2-19-32　小腿肌肉超声声像图

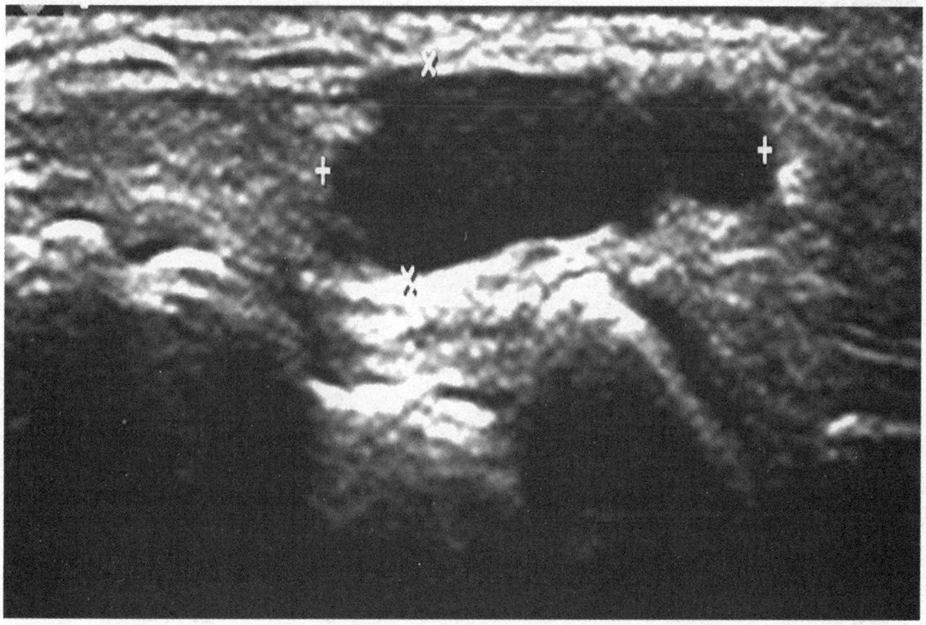

图 2-19-33　手腕部超声声像图

【实训小结】

通过课前理论知识预习、课中模拟临床强化训练，学生养成主动学习、积极探索的习惯，能独立完成肌肉肌腱、骨骼关节常见疾病的超声扫查、图像采集、声像图观察与分析，掌握正确的操作方法和临床案例分析思路，培养临床思维、临床能力。使学生从真实的临床案例讨论中感悟到“人文关怀”的内涵，提升职业素质、人文素质、综合素质。

课后思考案例解析

【课后思考】

案例 患者，男，36岁，感觉右侧小腿酸胀3个月，偶有疼痛。行腘窝超声检查。超声声像图如图2-19-34所示。

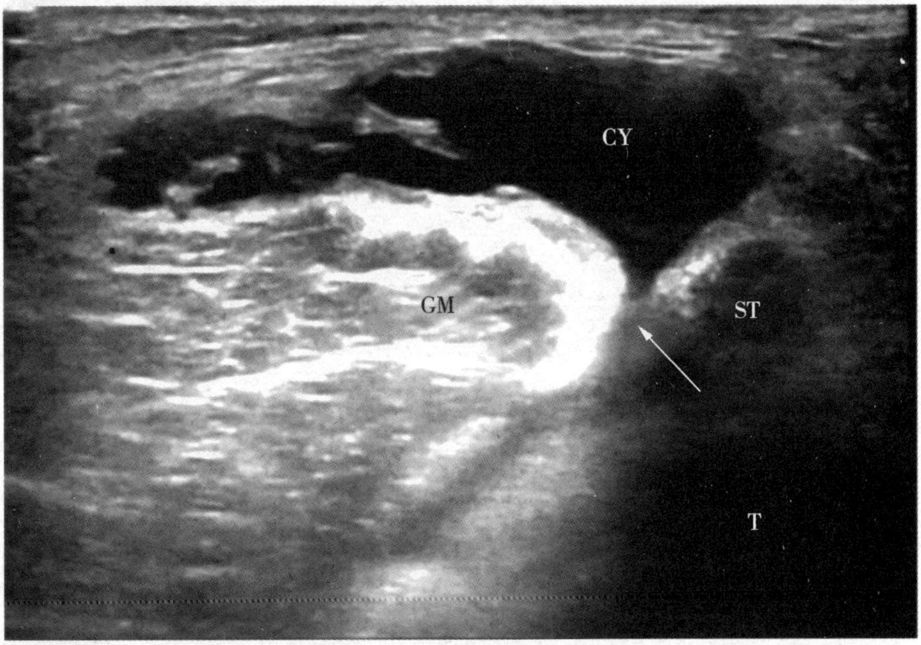

GM. 腓肠肌；T. 胫骨；ST. 半膜肌肌腱；CY. 囊肿；箭头示病灶与深面结构的通道。

图2-19-34 腘窝超声声像图

思考

1）观察上述超声图像，结合病史综合分析，超声提示是什么？诊断依据是什么？

2）与本疾病相关的鉴别诊断有哪些？

3）书写其超声检查报告。

（付 饶 韦 星）

项目二十

周围神经超声检查

任务一　正常周围神经超声检查

【课前预习】

1. 学生在线自主学习　使用数字化教学资源服务云平台，教师将课程制作成PPT、微课视频，并上传至平台，让学生在课前自主探究、讨论交流，激发学生主动学习的积极性。设立临床真实案例讨论论坛，师生互动、解析答疑，加强师生之间的对话与交流，实现线上线下授课相结合，为完成后续的实践技能操作任务打好坚实基础。

正常周围神经超声检查PPT

2. 学生在线自我检测　结合理论授课内容给出单选题5道、多选题2道，学生扫码完成自测，考核学生理论知识掌握情况。

正常周围神经超声检查视频

【实训目标】

1. 掌握　臂丛神经、正中神经、尺神经、桡神经、股神经、坐骨神经及其分支的解剖结构、超声检查前的准备、超声检查方法、正常超声声像图特点。

2. 熟悉　臂丛神经、正中神经、尺神经、桡神经、股神经、坐骨神经及其分支常规标准切面的扫查技巧，具备观察与分析正常及异常超声声像图的能力。

3. 了解　周围神经超声检查过程中需要注意的问题。

4. 其他　通过实训，使医学生完成基本理论向临床实践的转化、基本知识向临床思维的转化、基本技能向临床能力的转化。提高医学生的职业能力、专业能力、医患沟通能力、团队合作能力；培养医学生的职业素质、人文素质、综合素质。

正常周围神经超声检查自测题

【实训器材】

1. 仪器　中高档多功能彩色多普勒超声仪（B/M、CDFI、PW、CW），高频线阵探头（一般选择频率7～14 MHz），必要时辅以3.5 MHz扇扫探头检查深部组织。

2. 材料　耦合剂、检查用纸、检查床。

3. 其他　数字化教学资源。

【实训步骤】

1. 演示观摩

(1) 带教老师讲解周围神经的解剖要点。结合超声诊断仪的使用，讲解超声探头的选择及仪器的调节，以及检查前准备、人文关怀、医患沟通技巧。

(2) 选取学生志愿者，带教老师实操演示臂丛神经、正中神经、尺神经、桡神经、坐骨神经、胫神经、腓总神经的超声检查步骤、检查手法，依靠相对容易辨识的骨性标志、神经周围的血管或肌肉等结构的解剖学位置识别神经，随后探头向目标区移动，做连续的横断面扫查，之后探头旋转再做神经的长轴检查。主要观察神经连续性是否完整，神经外膜、神经束膜、神经束等回声有无改变，神经与周围软组织的关系以及神经位置有无异常等。强调双侧对比检查。通过示教让学生在头脑中对周围神经扫查切面所显示的解剖结构及操作流程、操作手法及注意事项有一个初步认识。

2. 分组训练

(1) 学生分组上机操作，重复老师演示的操作流程，掌握正确的调节仪器方法。

(2) 体会合理应用操作手法技巧的重要性；感受不同检查体位与检查途径对周围神经标准切面的影响。

(3) 带教老师巡回辅导、答疑解难，纠正学生不规范的操作方法。

3. 采集图像数据　应用超声图文工作站采集、保存图像，并可对所采集的静、动态图像进一步编辑处理，结合患者临床表现和超声图像，进行超声图文诊断。

4. 书写报告　在保证超声图像及数据采集准确的前提下，综合超声所见及临床表现认真分析后，正确运用超声术语，内容简洁，层次分明，重点突出，写出检查报告，提出诊断意见，检查者亲笔签名。报告单时间精确到分。

【实训内容】

一、检查前准备

（一）操作者准备

1. 仪器选择　采用高分辨力彩色多普勒实时超声仪，具有较高的彩色血流灵敏度和全景成像功能。校对电源电压以及接地装置是否正常，待仪表正常后，方可开主机开关。根据患者检查部位的深度、体型选择合适探头及频率。

2. 仪器调节　正确调节好各个控钮至最佳工作状态，聚焦在目标区域设置，以清晰显示所观察部位的结构为准。

3. 环境条件　调节室内温度和光线，使患者处于比较安静、舒适的环境中。

4. 患者　对患传染性疾病的患者，按照消毒隔离程序处理。

（二）受检者准备

无特殊准备，根据不同的扫查部位，选择相应的体位，以患者舒适、充分暴露检查部位利于扫查为原则。

（三）医患沟通

热情接诊患者，注意和患者交流沟通，给予患者适宜的人文关怀，以取得患者信任，主动配合检查，取得满意的检查效果。

二、核对信息、录入资料

1. 核对信息　认真阅读申请单，核对患者信息，耐心询问患者病史，态度和蔼，详细了解患者病情，明确此次检查目的。

2. 录入资料　录入患者姓名、年龄、性别、婚否、门诊号、住院号、超声号和图像记录方式等。

三、选取检查体位

受检者可选择仰卧位、侧卧位、俯卧位、坐位等体位，肢体位置根据检查部位的需要确定。

四、检查过程

（一）扫查方法与标准切面

1. 臂丛神经超声检查　检查时受检者仰卧位，头偏向对侧，探头斜横切放在颈部外侧，按照椎旁区、肌间沟区、锁骨上区、锁骨下区和腋窝区等区域进行超声检查。椎旁区神经根主要检查 C_5 ~ C_8，根据相应颈椎横突的形态定位神经根。探头横切放置在一侧颈部，声像图显示为前、后两个呈结节状的强回声结构，后方伴声影，神经根自前、后结节之间的沟内向外下走行。肌间沟区扫查时，先在颈部横切找到前、中斜角肌，观察肌间沟区臂丛，再横切或纵切追踪扫查，在前、中斜角肌之间寻找臂丛神经，一般为低回声（图 2-20-1）。锁骨上区扫查时，首先显示锁骨下动脉的短轴，其外上方呈椭圆形的"筛网样"结构为锁骨上区臂丛。锁骨下区扫查时，探头置于锁骨下旁矢状纵切，首先显示腋动脉和腋静脉的短轴，在腋动脉的第二段周围可见臂丛神经的 3 个束，外侧束位于腋动脉的外侧，腋动脉与腋静脉之间为内侧束，后束位于腋动脉的深方。腋窝区扫查时，探头置于腋窝，首先显示腋动脉和腋静脉的短轴。正中神经位于腋动脉的外上方，尺神经位于腋动脉与腋静脉之间，桡神经位于腋动脉的后方（图 2-20-2）。

2. 正中神经超声检查　正中神经由臂丛的外侧束与内侧束共同形成，在上臂段、上臂近段、肘窝、腕管等部位走行，超声检查时，可在不同的解剖部位对其进行定位和识别。如：在上臂，正中神经与肱动脉关系密切，位于由内侧肌间隔前束和后束所形成的间隙内。在上臂上段，正中神经位于肱动脉的浅侧，继而向下走行在肱动脉的内侧，在肘前部，正中神经位置表浅，位于肱动脉的内侧，呈筛网状结构。检查时，探头横切放置在肘前部，于肱动脉的内侧可见正中神经结构；在前臂中段，正中神经走行于指浅屈肌与指深屈肌之间。检查时，探头横置于前臂中段横切扫查，于指浅屈肌和指深屈肌之间可见正中神经横切面呈筛网状结构(图 2-20-3),也可先在腕管腕横韧带处横切探及正中神经,显示正中神经位于腕横韧带的下方,其深方为指屈肌腱。

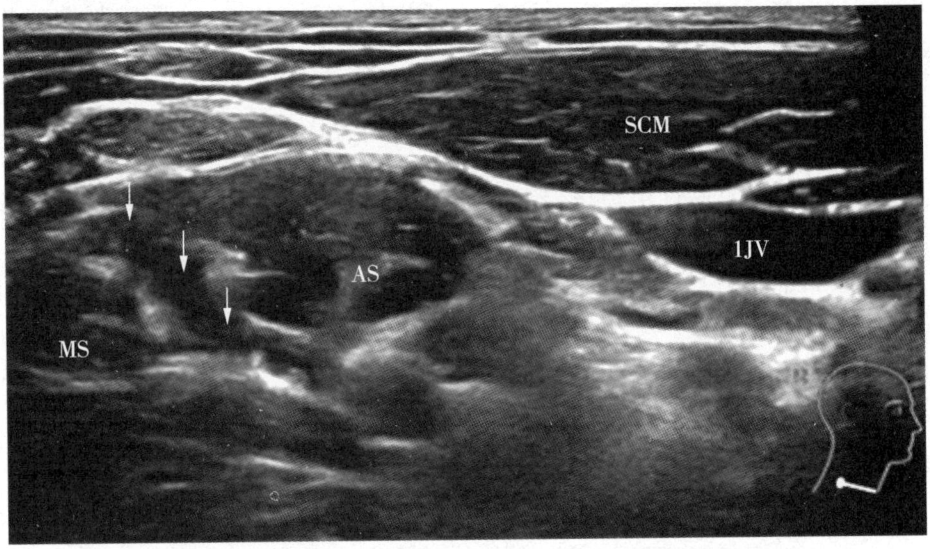

SCM. 胸锁乳突肌;AS. 前斜角肌;MS. 中斜角肌;IJV. 颈内静脉;箭头示臂丛神经。

图 2-20-1　肌间沟区臂丛神经超声声像图

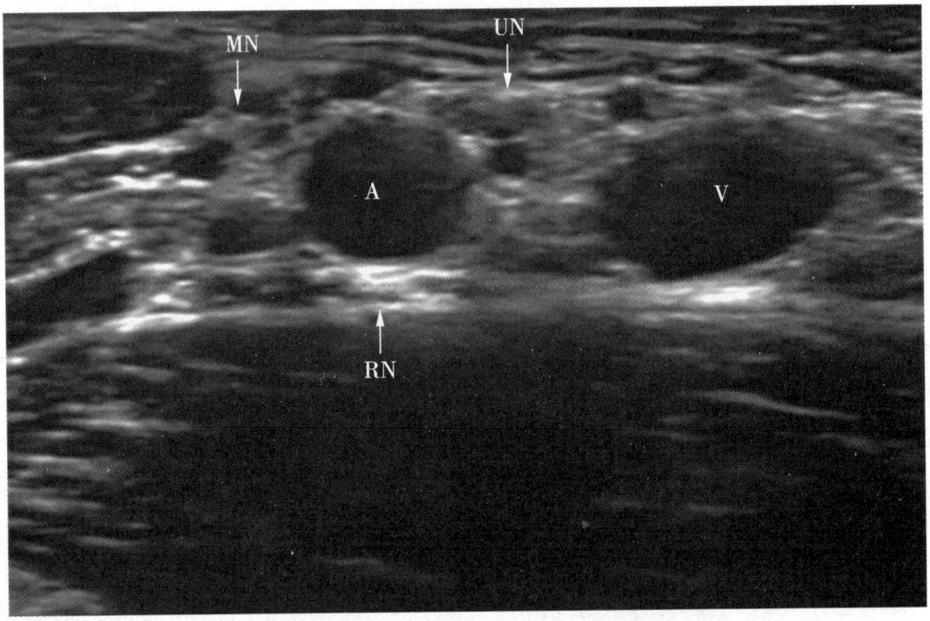

MN. 正中神经;UN. 尺神经;RN. 桡神经;A. 腋动脉;V. 腋静脉。

图 2-20-2　右侧腋窝臂丛神经超声声像图

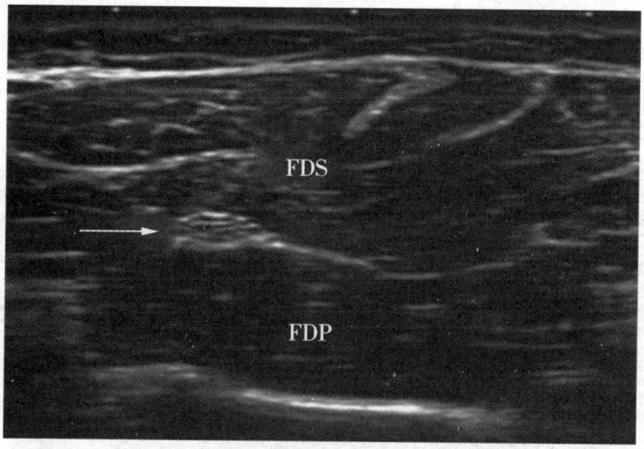

FDS. 浅屈肌；FDP. 深屈肌；箭头示前臂正中神经。

图 2-20-3 前臂正中神经横切超声声像图

3. 尺神经超声检查　嘱患者受检侧的手臂伸直，探头置于肱骨内上髁与尺骨鹰嘴之间，尺神经短轴声像图显示为肱骨内上髁旁的“筛网样”结构，其浅侧为肘管支持带，然后探头旋转 90°显示尺神经长轴（图 2-20-4）。沿其走行进行上下追踪扫查。在前臂中远段或尺管内，超声显示尺动脉的短轴旁的“筛网样”结构即为尺神经。尺管的桡侧后方，是腕管结构。

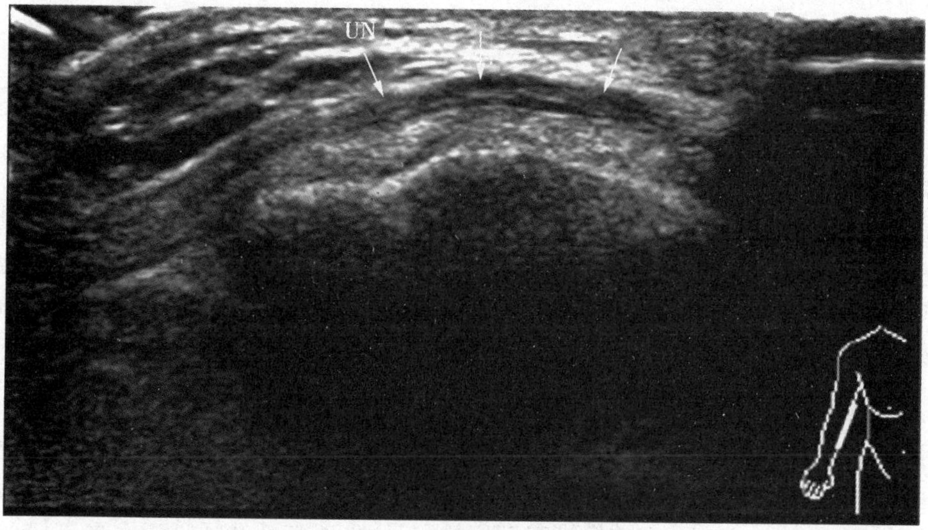

UN. 尺神经；箭头示尺神经。

图 2-20-4 尺神经超声声像图

4. 桡神经超声检查　探头横切放在上臂中段后外侧，在桡神经沟处进行横切扫查，显示弧形强回声的肱骨，从桡神经紧贴肱骨处横切，桡神经横切面呈圆形或椭圆形低回声结构（图 2-20-5）。然后纵切追踪扫查，向上追踪至肱二头肌中外起始端之间，向下追踪至肘窝，在肘关节前部桡侧扫查。探头横置于肘关节前部偏桡侧，显示桡骨小头和肱骨滑车的骨性结构，其前方的肌肉为低回声的肱肌与肱桡肌，两者之间的“筛网样”结构即为桡神经主干的末端。继续追踪至前臂段，从肘关节段的桡神经追踪检查桡神经深支，桡神经浅支的远段与桡动脉伴行。

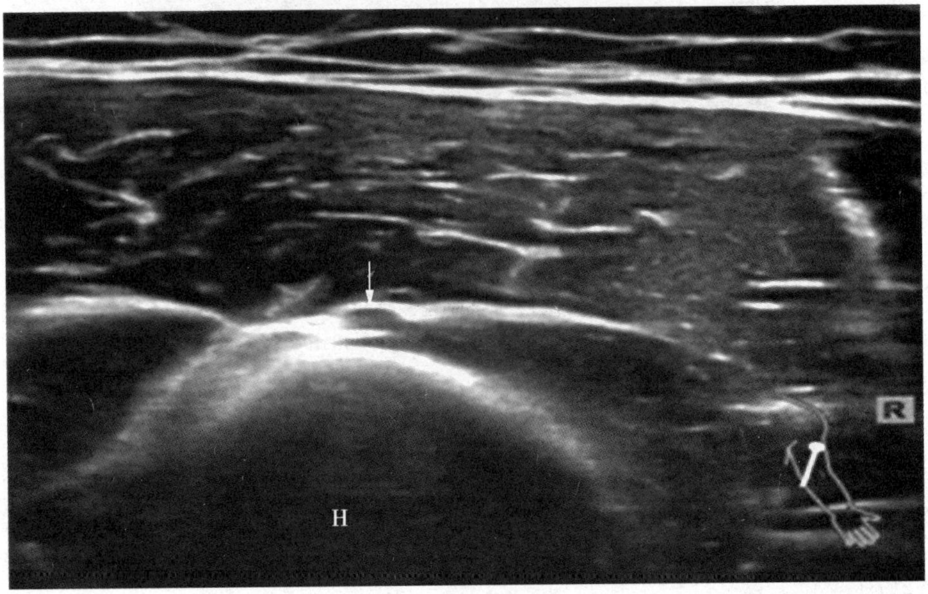

H. 肱骨；箭头示桡神经。

图 2-20-5　桡神经超声声像图

5. 坐骨神经及其分支　探头横切放置在坐骨结节和股骨大转子之间，获取坐骨神经横切面，随后探头旋转 90°进行纵切面检查，获取坐骨神经的长轴切面（图 2-20-6）。大腿后部的坐骨神经位于股二头肌与大收肌之间。坐骨神经向下分为胫神经及腓总神经。探头置于腘窝处下方，横断面上、下扫查，可见胫神经位于腘窝动静脉旁，长轴沿着胫动脉前方走行。腓总神经向外下方走行并绕过腓骨小头，腓总神经在腓骨头下方分为腓浅神经和腓深神经（图 2-20-7）。在胫前动脉或足背动脉的短轴切面，血管断面旁可见腓深神经的下段“筛网样”结构。

（二）超声测量及注意事项

1. 超声测量　周围神经的测量主要分为径线测量和横截面积测量。径线测量指神经直径的测量：超声声束与神经长轴或者短轴垂直扫查切面，测量神经外膜与对侧外膜之间的前后径（图 2-20-8）。神经横截面积的测量：声束与神经短轴切面垂直扫查时，用轨迹描绘法所测出的神经横截面积（图 2-20-9）。

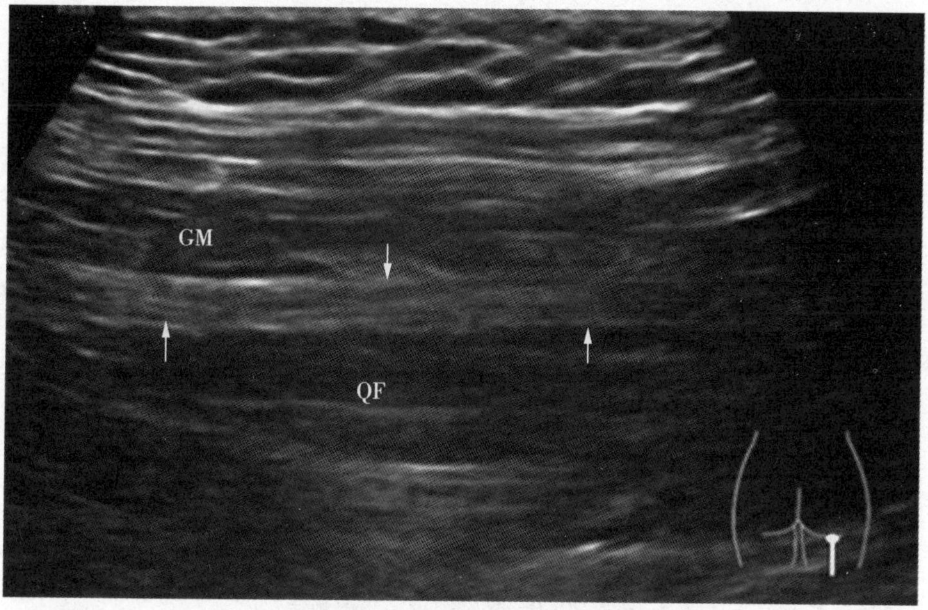

GM. 臀中肌；QF. 股方肌；箭头示坐骨神经。

图 2-20-6　坐骨神经超声声像图

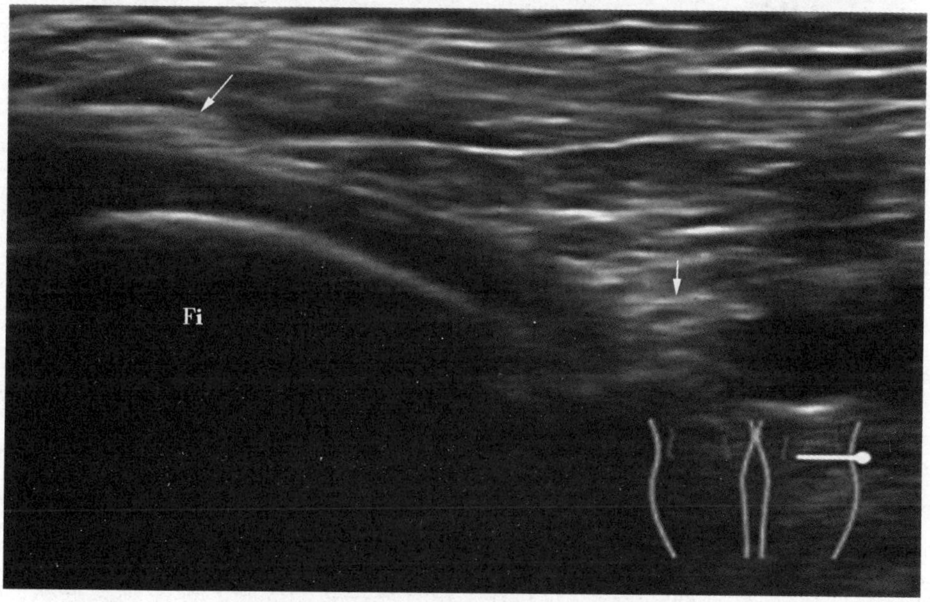

Fi. 腓骨；细箭头示胫神经；粗箭头示腓总神经。

图 2-20-7　胫神经及腓总神经超声声像图

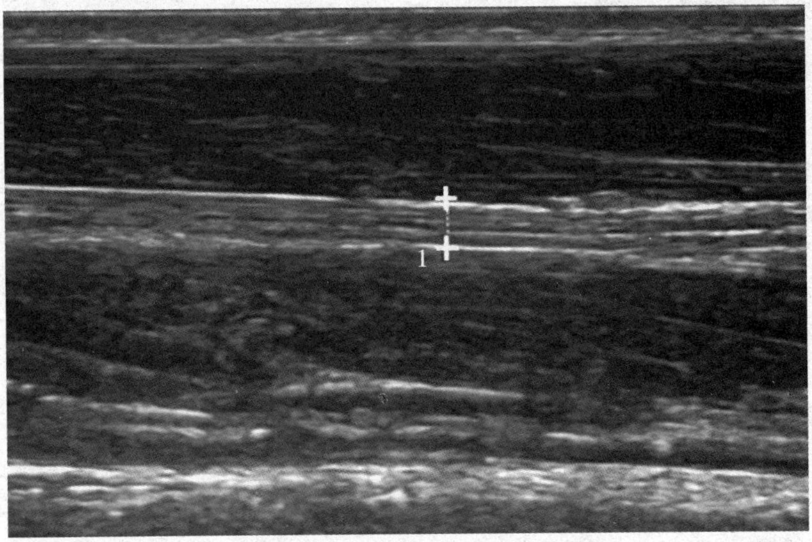

图 2-20-8　神经前后径超声测量

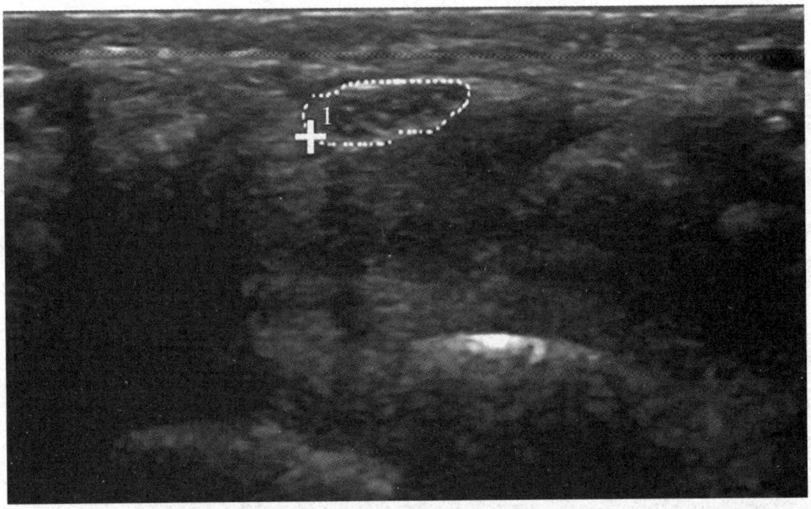

图 2-20-9　神经横截面积测量

2. 注意事项

(1)注意检查前仔细询问病史,了解有无相应神经支配区域的神经刺激症状,了解可能与神经卡压有关的活动或相关职业。怀疑某条神经病变时,行 Tinel 试验判断神经激惹情况。

(2)注意检查时观察神经连续性是否完整、神经结构及回声有无改变、神经与相邻肿物的关系、关节活动时神经位置有无脱位等情况。

(3)注意测量时随时调整探头,保证声束与神经垂直时进行测量。

(4)注意超声检查结果与肌电图比对,以获取神经-肌肉传导动作电位的客观指标,有助于疾病的诊断。

五、检查结果

(一)超声表现

周围神经的声像图特征与探头频率、神经部位与粗细、入射角度都有关。典型周围神经的短轴切面呈椭圆形,内部呈筛孔样结构(图 2-20-10)。其中低回声为神经束,高回声为神经束之间的间隔。长轴切面扫查时,神经束呈条带样低回声,与线状强回声间隔规则排列,神经外膜为线状强回声结构(图 2-20-11)。

(二)检查报告

超声所见

________神经走行正常,粗细均匀一致,内部可见平行低回声束及强回声线,内部呈筛孔样结构,其内未见明显异常回声。

超声提示

________神经未见明显异常。

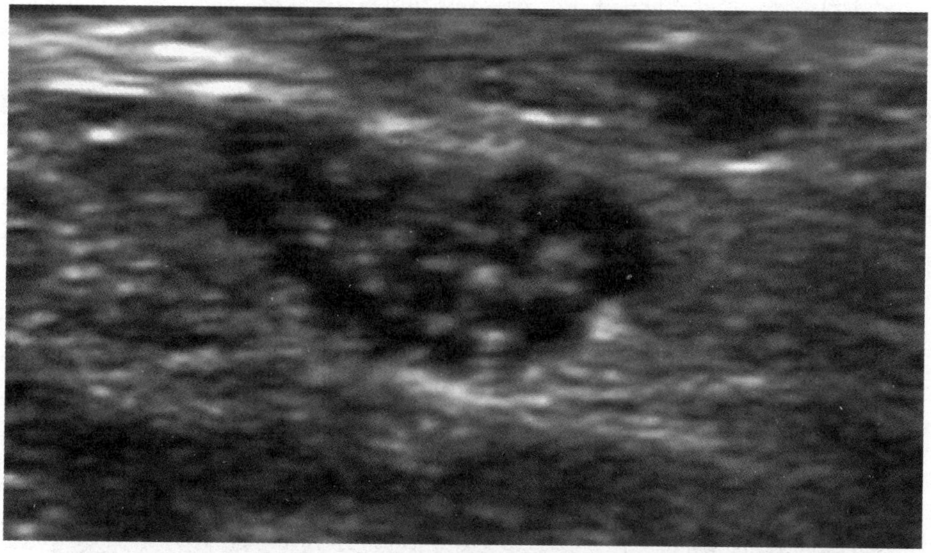

图 2-20-10　神经短轴切面超声声像图

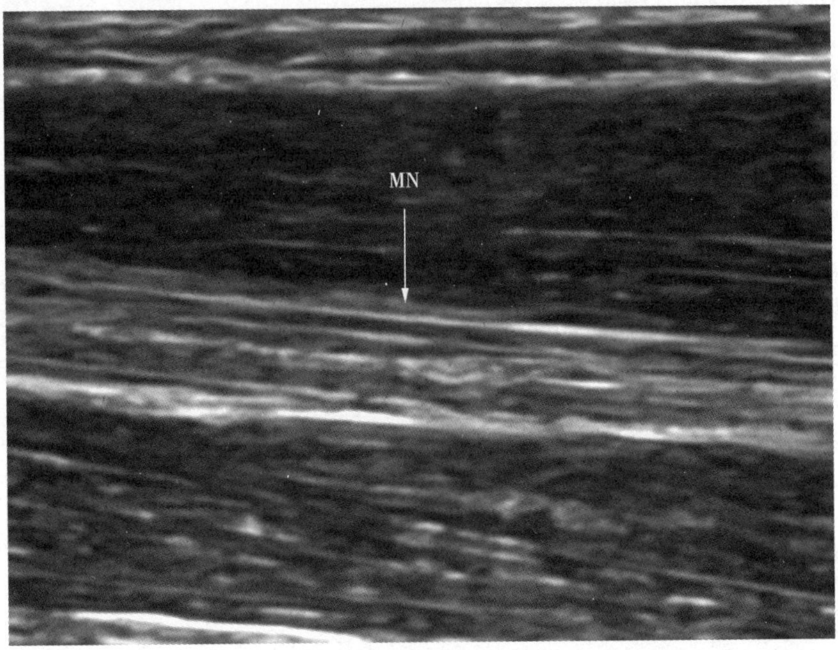

MN. 正中神经。

图 2-20-11　神经长轴切面超声声像图

课堂互动案例解析

【课堂互动】

案例　患者,男,38 岁,无自觉症状,体检时发现血糖升高,胫神经超声检查声像图如图 2-20-12。

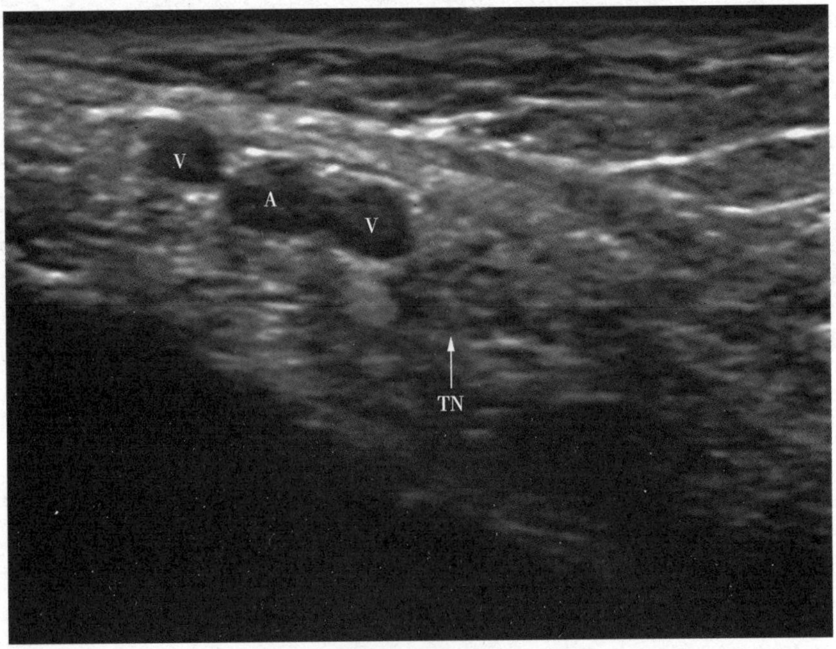

图 2-20-12　胫神经超声声像图

讨论

1）观察超声声像图，指出英文字母代表的结构。

2）请描述胫神经的扫查方法、声像图特征。

【实训小结】

通过课前预习、课中强化训练，学生能主动把所学理论知识与实践操作有机结合起来，能独立完成臂丛神经、正中神经、桡神经、尺神经、坐骨神经、股神经标准切面图像的采集、声像图的观察与分析，正确的操作方法和技巧，主动学习、积极探索的习惯，提高把基础理论、基本知识和基本技能融会贯通的能力，提高个性品质和岗位胜任力。

【课后思考】

案例　患者，女，38 岁，自觉右侧上肢不适，间断性手指麻木，活动后可缓解。右侧腕管处扫查声像图如图 2-20-13。

课后思考案例解析

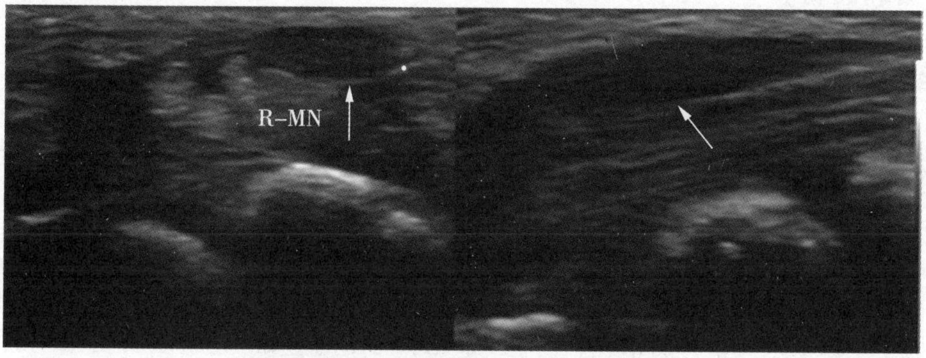

RMN. 右腕部正中神经；箭头示正中神经。

图 2-20-13　右侧腕管处正中神经声像图

思考

1）观察以上超声图像，结合病史资料综合分析，超声提示是什么？

2）超声检查过程中需要注意哪些问题？

（韦　星　付　饶）

任务二　周围神经疾病超声诊断

周围神经疾病超声诊断 PPT

【课前预习】

1. 学生在线自主学习　使用数字化教学资源服务云平台，教师在平台分享包含大量的临床案例、生动形象动图的 PPT，通过多种形式加强师生之间的对话与交流，加深学生对知识的理解，激发学生主动学习的积极性；并在真实临床案例讨论中融入医学人文素养教育，对学生的思政理念进行引导，实现线上线下授课相互呼应。

2. 学生在线自我检测　结合理论授课内容给出单选题5道、多选题2道，学生扫码完成自测，考核学生理论知识掌握情况。

周围神经疾病超声诊断自测题

【实训目标】

1. 掌握　周围神经常见疾病声像图特征、临床表现要点。具有观察与分析正常及异常超声声像图的能力。

2. 熟悉　周围神经常见疾病的超声鉴别诊断要点。

3. 了解　周围神经常见疾病的超声诊断价值。

4. 其他　通过实训，使医学生完成基本理论向临床实践的转化、基本知识向临床思维的转化、基本技能向临床能力的转化。提高医学生的职业能力、专业能力、医患沟通能力、团队合作能力；培养医学生的职业素质、人文素质、综合素质。

【实训器材】

1. 仪器　中高档多功能彩色多普勒超声仪（B/M、CDFI、PW、CW），高频线阵探头，一般选择频率7～14 MHz。必要时辅以3.5 MHz扇扫探头检查深部组织。

2. 材料　耦合剂、检查用纸、检查床。

3. 其他　数字化教学资源。周围神经疾病超声典型病例图片、临床相关资料等。

【实训步骤】

1. 案例导入　带教老师播放影视资料，演示临床典型案例，讲解周围神经常见疾病的超声表现、超声诊断及鉴别诊断要点，在案例解析中融入“以人为本”“人文关怀”理念，让医学生汲取人文精神的精髓，在内心深处积淀出对生命、健康以及死亡、疾病的正确观念，从更高层面理解行医之道。

2. 演示观摩

（1）讲解周围神经常见疾病超声表现，演示不同检查途径、检查手法对周围神经病变声像图的影响；讲解周围神经卡压的可能病因及声像图特征。

（2）演示周围神经的位置、走行等，讲解如何观察判断周围神经有无部分或完全断裂，神经有无卡压、肿胀、粘连、肿块或位置异常等。

（3）皮肤有破损情况下，检查时应如何注意避让损伤部位并在检查后及时进行清洗和消毒。

（4）在传授专业知识的同时融入医学人文素养教育，强调在超声检查过程中，不仅要发现疾病、诊断疾病，而且要关注患者整体、关爱患者心理。

3. 分组训练　学生尝试应用老师所讲的检查操作手法，识别常见周围神经疾病声像图表现，感受操作过程中图像变化与操作技能的关系；观察仪器调节对周围神经常见疾病声像图表现的影响并思考其原因。教师巡回纠错、答疑解难。

4. 分组讨论　幻灯片展示多种周围神经疾病图片，让学生识图辨病、踊跃抢答，并提出问题进行分组讨论，引导学生梳理知识要点，以点带面，构建知识网络，培养学生的临床思维能力。

5. 书写报告(报告示例)

(1)肘管综合征

超声所见

双侧肘部尺神经对比扫查:左侧肘关节尺神经沟内可见尺神经略增粗,内束状回声模糊、偏低,较厚处内径为____mm,横截面积为____cm^2,显示长度____mm。右侧肘关节尺神经沟内尺神经走行、连续正常,回声未见异常。

超声提示

左侧尺神经沟内尺神经损伤,考虑肘管综合征可能性大。

(2)神经鞘瘤

超声所见

________神经________段局限性增粗,束状回声消失,其内可见一低回声,大小约____mm×____mm,形态规则,边界清楚,两端与神经相连。CDFI:其内有少许血流信号。

超声提示

________神经增粗呈瘤样改变,考虑神经鞘瘤可能性大。

【实训内容】

周围神经发生病变或其他部位疾病引起周围神经继发性病变时,周围神经将发生一系列异常回声改变,梳理这些回声改变特点,有助于学生建构立体知识网络,在实践过程中,敏锐识别周围神经疾病典型超声声像图,并做出诊断与鉴别诊断,以达到早期诊断、早期治疗、减轻患者痛苦的目的。

一、神经鞘瘤的超声鉴别诊断

神经鞘瘤来源于神经鞘的施万细胞,是周围神经肿瘤最常见的类型,多见于30~50岁,临床表现为单个或多个无痛性肿块,有一定的横向活动度。神经纤维瘤起源于全神经组织,由施万细胞、神经束膜细胞、纤维母细胞等组成,属于常染色体显性遗传病。临床表现为皮肤和神经系统损害。神经脂肪瘤也称为神经纤维脂肪瘤病,是少见的周围神经良性病变。三者鉴别诊断要点见表2-20-1。

表2-20-1　周围神经占位性病变的超声鉴别诊断

项目	神经鞘瘤	神经纤维瘤	神经脂肪瘤
好发部位	好发于头、颈及肢体主干处,其次为四肢屈侧,尤其靠近肘、腕和膝关节处	丛状型好发于躯干部及上肢,弥漫型以头颈部多见	主要发生在上肢,最常见的部位是正中神经支配的手指,尺神经次之,其他不常见的累及部位是脑神经和臂丛神经

续表 2-20-1

项目	神经鞘瘤	神经纤维瘤	神经脂肪瘤
病理改变	源于施万细胞,单发或多发,椭圆形肿,有完整的包膜,常压迫邻近组织,与其发生的神经粘连在一起,有时伴有出血或囊性变	起源于全神经组织。多发结节型肿瘤为实性,出血和囊性变少见;丛状型范围较大并蔓延至其分支;弥漫型沿结缔组织间隙弥漫型生长并包绕正常组织结构,病变内部常见大量扩张的血管	脂肪和纤维组织在神经束之间或周围生长,可以导致受累神经增粗。多伴受累肢体的巨指(趾)症。30 岁以下青年人多见
二维超声	椭圆形肿物、边界清晰光滑、内部为低回声,部分伴有囊性变、后方回声增强。肿物一端或两端发现与神经相连	多发结节型表现为皮下多发性低回声结节,境界清晰,呈圆形、卵圆形;丛状型表现为肿胀增生的神经纤维扭曲变形,呈“串珠样”排列的低回声结节,中间有神经干相连;弥漫型表现为高低回声间杂乱有序的“羽毛状”排列或欠规整的“鱼鳞状”排列	受累的神经节段性梭形增粗,内部高回声组织包绕正常走行的低回声的神经束,呈现“莲藕征”表现
CDFI	瘤内可见血流信号	多发结节型各个结节内部血流信号稀少;丛状型结节内部血流信号均较丰富;弥漫型病变区域血流信号丰富伴局部血管瘤样扩张	可有血流信号

二、周围神经卡压征的超声鉴别诊断

周围神经卡压征是手外科的常见疾病,常见卡压部位是周围神经在解剖通路上的鞘管、裂隙、环及孔等处。临床上最为常见的周围神经慢性卡压性病变为腕管综合征,运用高频超声可以直观显示卡压部位,卡压处神经及周边组织回声变化,评估卡压程度,可以根据声像图特征鉴别判断引起卡压的可能病因,为患者的后续治疗提供依据(表 2-20-2)。

表 2-20-2　腕管综合征病因与超声表现

病因	超声表现
腕横韧带增厚,正中神经的局限性受压	神经受压处两端的肿胀、神经外膜增厚、回声明显增高,与周围组织分界不清、受压处神经变硬、神经干内血流增多等表现
非特异性滑膜炎	腕管内屈肌腱周围和深部骨表面有明显的低回声滑膜组织,正中神经被挤压后明显移位、血流增多,神经束分界不清

续表 2-20-2

病因	超声表现
系统性或代谢性病变	腕管内存在腱鞘滑膜炎征象，相应的腕关节和手指关节异常征象；腕管内或正中神经旁可见痛风石伴有腕管内屈肌腱的腱鞘炎正中神经受压征象
腕管内的占位病变	腕管区域可见腱鞘囊肿、脂肪瘤或腱鞘巨细胞瘤等声像图，正中神经受压征象
创伤后	骨折、创伤性腕横韧带或浅筋膜损伤声像图，正中神经受压征象
结构变异	腕管处形成双正中神经、永存正中动脉血栓、动脉瘤或动静脉畸形，指浅屈肌的肌腹过低或蚓状肌的肌腹过高等
动力型腕管综合征或其他	神经外膜回声明显增高，神经干内血流增多。严重者神经束分界模糊，硬度增大

【课堂互动】

课堂互动案例解析

识图辨病

观察分析以下超声声像图，快速抢答：图 2-20-14 ~ 图 2-20-17 分别是什么病变？诊断要点是什么？

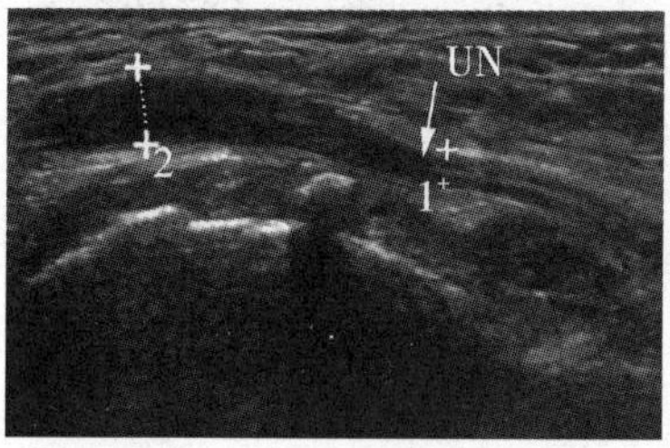

UN. 尺神经。

图 2-20-14　周围神经病变超声声像图(1)

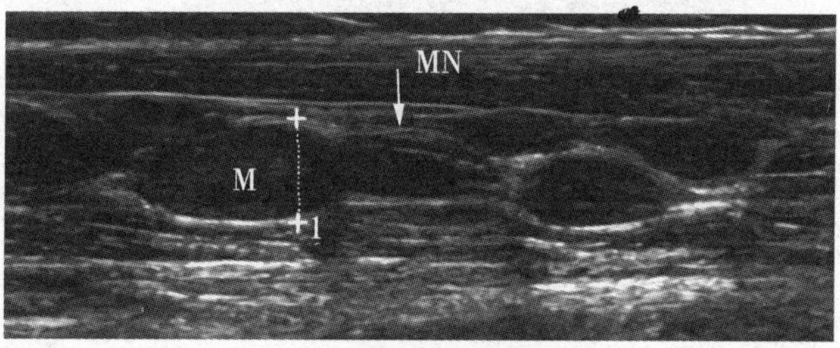

M. 肿块；MN. 正中神经。

图 2-20-15　周围神经病变超声声像图(2)

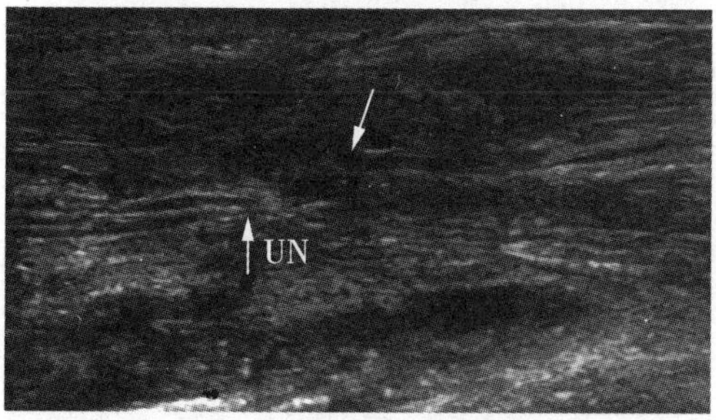

UN. 尺神经；箭头示病灶。

图 2-20-16　周围神经病变超声声像图(3)

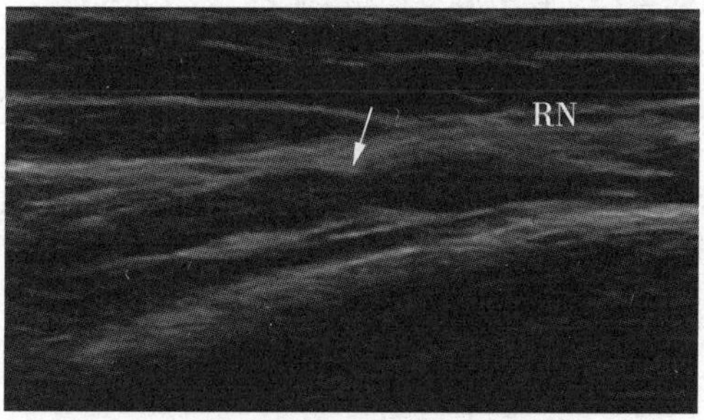

RN. 桡神经；箭头示病灶。

图 2-20-17　周围神经病变超声声像图(4)

【实训小结】

通过课前理论知识预习、课中模拟临床强化训练，学生养成主动学习、积极探索的习惯，能独立完成周围神经常见疾病的超声扫查、图像采集、声像图观察与分析，掌握正确的操作方法和临床案例分析思路，培养临床思维、临床能力。使学生从真实的临床案例讨论中感悟到“人文关怀”的内涵，提升职业素质、人文素质、综合素质。

课后思考案例解析

【课后思考】

案例　患者，男，42 岁。于 3 年前无明显诱因出现右小腿近端后侧疼痛不适，疼痛呈间断性，下蹲及劳累时明显，休息及简单活动后缓解。专科查体：右小腿近端后侧可触及包块。右侧膝关节活动度良好。患者超声声像图如图 2-20-18。

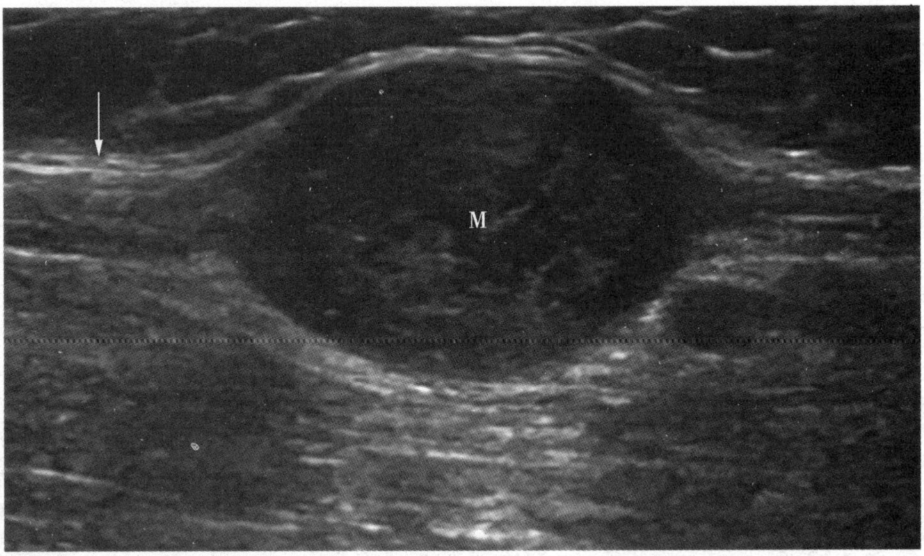

M. 肿块；箭头示胫神经。

图 2-20-18　小腿部超声声像图

思考

1）观察上述超声图像，结合病史综合分析，超声提示是什么？诊断依据是什么？

2）与本疾病相关的鉴别诊断有哪些？

3）书写其超声检查报告。

（韦　星　付　饶）

项目二十一

新生儿颅脑超声检查

任务一　新生儿正常颅脑超声检查

【课前预习】

1. 学生在线自主学习　使用数字化教学资源服务云平台，教师将课程制作成 PPT、微课视频，并上传至平台，让学生在课前自主探究、讨论交流，激发学生主动学习的积极性。设立临床真实案例讨论论坛，师生互动、解析答疑，加强师生之间的对话与交流，实现线上线下授课相结合，为完成后续的实践技能操作任务打好坚实基础。

新生儿正常颅脑超声检查 PPT

2. 学生在线自我检测　结合理论授课内容给出单选题 5 道、多选题 2 道，学生扫码完成自测，考核学生理论知识掌握情况。

新生儿正常颅脑超声检查视频

【实训目标】

1. 掌握　新生儿颅脑的解剖结构、超声检查前准备、常用体位、检查部位及检查方法。

2. 熟悉　正常新生儿颅脑超声标准切面获得方法、声像图表现及解剖内涵，并能够对其声像图进行正确观察和分析。

3. 了解　超声检查过程中需要注意的问题。

4. 其他　通过实训练习，使学生完成书本知识到实践能力的转化。提高医学生的职业能力、专业能力、医患沟通能力、团队合作能力；培养医学生的职业素质、人文素质、综合素质。

新生儿正常颅脑超声检查自测题

【实训器材】

1. 仪器　各种型号超声诊断仪，探头一般选用小型高频凸阵探头（图 2-21-1），频率 3.0～10.0 MHz，更高频率探头对于近场颅脑结构显示效果更佳。超声体模。

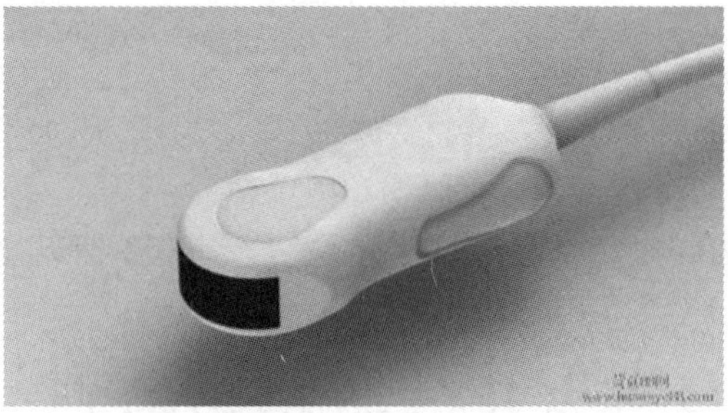

图 2-21-1　超声探头

2. 材料　超声检查床、耦合剂、卫生纸。

3. 其他　数字化教学资源。

【实训步骤】

1. 演示观摩

(1)带教教师讲解新生儿颅脑大体解剖。

(2)带教教师讲解新生儿颅脑超声检查前的准备及注意事项

(3)带教教师讲解新生儿颅脑超声的常用体位及检查方法。

(4)带教教师演示讲解正常新生儿颅脑常用扫查切面、正常新生儿颅脑声像图表现及常规测量方法等。

2. 分组训练

(1)学生使用超声新生儿头颅训练模型,分组上机操作实践。

(2)重复老师示教的内容。

(3)观察是否能达到仪器调节的最佳标准要求。

(4)经多切面显示新生儿颅脑结构。

(5)应注意脑中线、侧脑室及脑室周边脑实质的探查。

(6)认识正常新生儿颅脑声像图表现、尝试超声测值实践测量。

(7)带教教师巡回辅导、答疑解难,纠正学生不规范的操作方法。

3. 采集图像数据　应用超声图文工作站采集、保存图像,并可对所采集的静、动态图像进一步编辑处理,结合患者临床表现和超声图像,进行超声图文诊断。

4. 书写报告　在保证超声图像及数据采集准确的前提下,综合超声所见及临床表现认真分析后,正确运用超声术语,内容简洁,层次分明,重点突出,写出检查报告,提出诊断意见,检查者亲笔签名。报告单时间精确到分。

【实训内容】

一、检查前准备

(一)操作者准备

1. 仪器选择　采用高分辨力彩色多普勒实时超声仪,校对电源电压以及接地装置是否正常，待仪表正常后，方可开主机开关。根据患者的检查部位、年龄、体型选择合适探头及频率。常用频率4.0～8.0 MHz，必要时可选择高频探头或腹部凸阵探头。

2. 仪器调节　正确调节好各个控钮至最佳工作状态，聚焦在目标区域设置，使脑室呈无回声，脑实质回声呈偏低回声，脑中线呈线性强回声。

3. 环境条件　调节室内温度和光线，使患者处于比较安静、舒适的环境中，实际工作中要预热耦合剂。

4. 患者　对患传染性疾病的患者，按照消毒隔离程序处理。

（二）被检者准备

（1）检查前使患儿保持比较安静状态即可，一般无须服用镇静剂，必要时哺乳后检查，充分暴露前囟，无须备皮，探头应保持清洁卫生，检查时动作要轻柔，优先检查早产儿，后检查足月儿，先检查未感染儿，后检查感染儿，学生实训操作可使用模型。

（2）急诊患者随时检查，但需备注是急诊情况下的检查，并建议择期复查。

（三）医患沟通

热情接诊患者，注意和患儿家属交流沟通，给予患者适宜的人文关怀，以取得患者家属信任，主动配合检查，取得满意的检查效果。

二、核对信息、录入资料

1. 核对信息　认真阅读申请单，核对患者信息，耐心询问患者病史，态度和蔼，详细了解患者病情，明确此次检查目的。

2. 录入资料　录入患者姓名、年龄、性别、门诊号、住院号、超声号和图像记录方式等。

三、选取检查体位

1. 仰卧位　颅脑检查常规的检查体位，主要经前囟进行冠状切面及矢状切面扫查，一般可满足检查需求。

2. 侧卧位　经颞囟进行颅脑横切面扫查，图像类似CT横切扫查切面。

3. 俯卧位　主要用于经后囟进行检查。

四、检查过程

（一）扫查方法与标准切面

新生儿颅脑超声主要经囟门检查，以前囟检查为主，颞囟、乳突囟及后囟检查辅助。检查时嘱患儿取仰卧位，探头固定于前囟，通过探头角度改变由前向后，由中间向两侧依次扫查，分别显示冠状面及矢状面颅脑声像图。以下分别介绍经前囟冠状面及矢状面检查重点切面。

新生儿颅脑冠状切面扫查视频

1. 经前囟冠状切面　嘱患儿取仰卧位，探头横置于前囟，探头标记朝向患者身体右侧，声束方向与矢状面相垂直，做由额叶至枕叶全面立体扫查。

（1）经前囟额叶层面：嘱患儿取仰卧位，将探头横置于前囟，探头标记朝向患者身体右侧，声束尽可能地向前额方向扫查，声束平面与地平面基本平行，该切面显示大脑前正中裂，双侧额叶脑实质(图 2-21-2)。

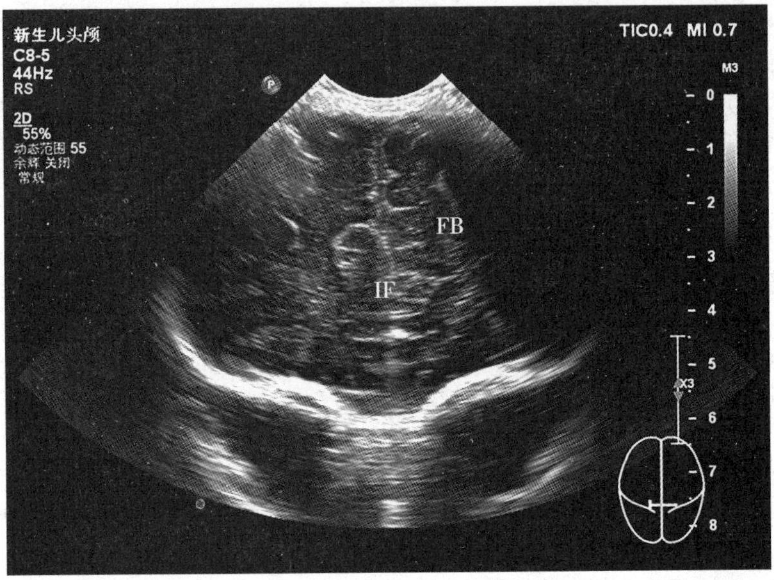

FB. 额叶；IF. 大脑正中裂。

图 2-21-2　前囟额叶切面

(2)经前囟侧脑室前角层面：嘱患儿取仰卧位，将探头横置于前囟，探头标记朝向患者身体右侧，声束沿额叶层面缓慢向后一定角度扫查，该切面可清晰显示侧脑室前角，前角中间可见透明隔腔，侧脑室间可见胼胝体(图 2-21-3)。

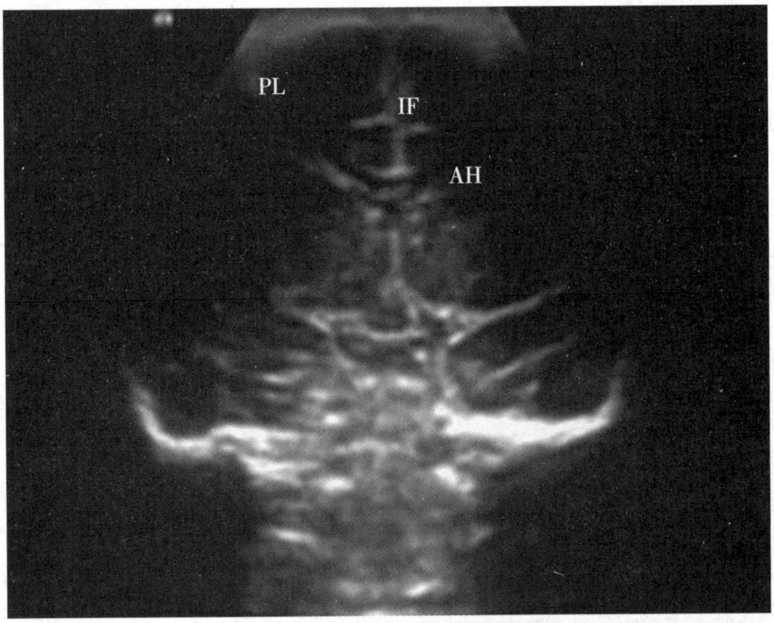

IF. 大脑正中裂；PL. 顶叶；AH. 前角。

图 2-21-3　侧脑室前角切面

(3)经前囟第三脑室层面:嘱患儿取仰卧位,将探头横置于前囟,探头标记朝向患者身体右侧,探头继续向后方扫查,声束沿侧脑室前角层面缓慢向后一定角度扫查,该切面可清晰显示第三脑室位于双侧背侧丘脑中间,呈狭长暗带,外侧为双层侧脑室下缘,尾状核头及背侧丘脑(图2-21-4)。

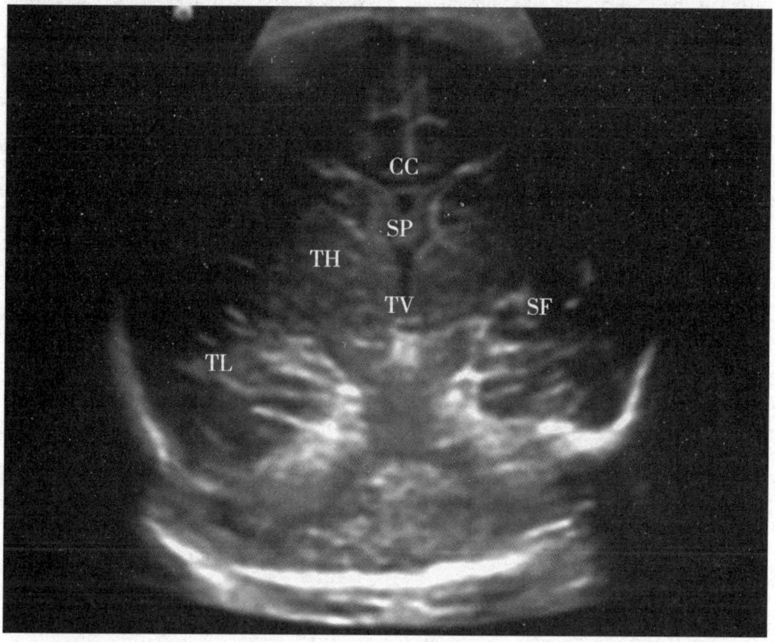

CC. 胼胝体;SP. 透明隔腔;TV. 第三脑室;SF. 大脑外侧裂;TH. 丘脑;TL. 颞叶。

图2-21-4 第三脑室切面

(4)经前囟侧脑室中央部-后角层面:嘱患儿取仰卧位,将探头横置于前囟,探头标记朝向患者身体右侧,探头继续向后方扫查,声束沿第三脑室层面继续缓慢向后一定角度扫查,该切面可清晰显示脉络丛,呈八字形高回声。在冠状面双侧脑室及脉络丛充分显示的层面是超声检查时重点观察脑室大小的标准切面图(图2-21-5)。

2. 经前囟矢状切面 嘱患儿取仰卧位,探头置于前囟,探头标记朝向患者头侧,声束方向与矢状面相平行,做由中线至外侧全面立体扫查。

新生儿颅脑矢状切面扫查视频

(1)经前囟正中矢状面层面:嘱患儿取仰卧位,探头置于前囟,探头标记朝向患者头侧,声束方向与正中矢状面相重叠,该切面可清晰显示正中线上颅脑的解剖结构,如第3脑室、透明隔腔、扣带回、中脑水管、中脑脑桥延髓、小脑幕及小脑等(图2-21-6)。

(2)经前囟旁矢状面侧脑室中央部-后角层面:患儿取仰卧位,探头置于前囟,探头标记朝向患者头侧,沿正中矢状切面缓慢向两侧扫查,声束方向与正中矢状面呈一定角度,该切面可清晰显示侧脑室中央部及后角,脉络丛自侧脑室室间孔处出现,随侧脑室的弯曲走行,自然地盘曲于其内,为高回声,边界清楚、光滑,极易辨认(图2-21-7)。

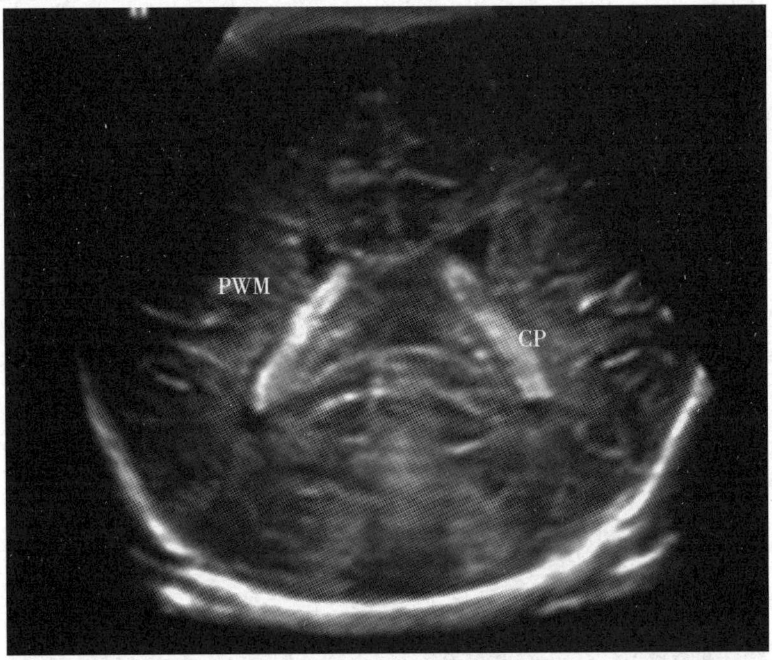

CP.脉络丛;PWM.侧脑室旁脑白质。

图2-21-5 侧脑室中央部-后角切面

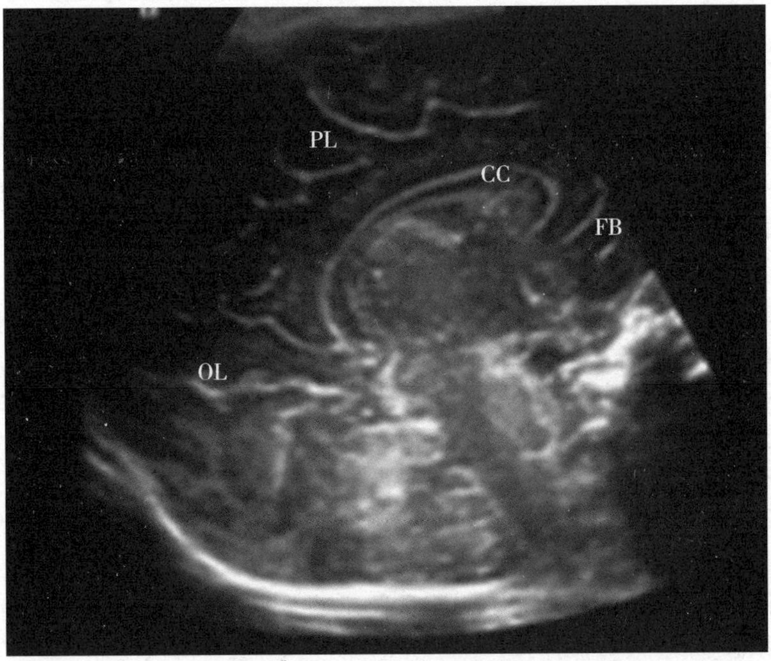

OL.枕叶;PL.顶叶;CC.胼胝体;FB.额叶。

图2-21-6 正中矢状切面

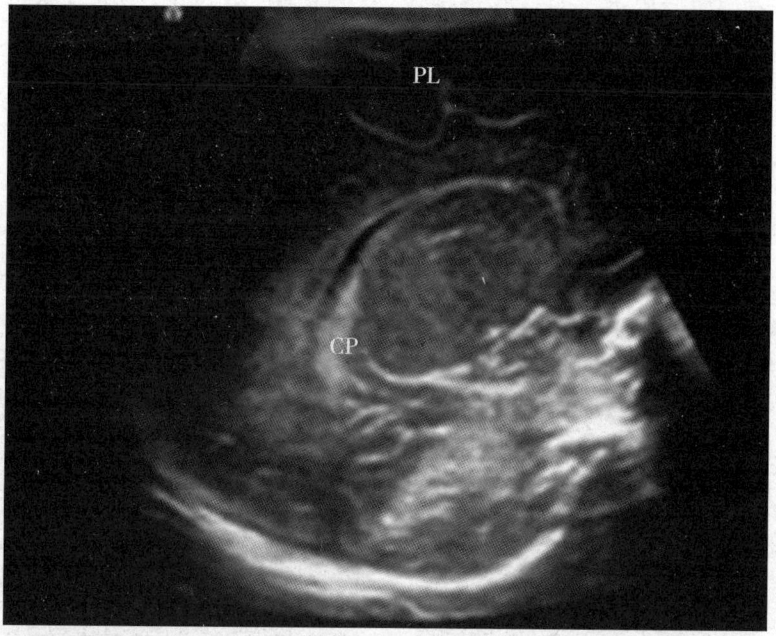

CP. 脉络丛;PL. 顶叶。

图 2-21-7　旁矢状面侧脑室中央部-后角层切面

3. 注意事项

(1)检查环境应保持安静,避免开窗,尽量保持室内温度在 24 ~28 ℃。

(2)被扫查的患儿需要处于相对比较安静的状态,一般不用服镇静剂。

(3)医生操作手法要轻柔,避免过度的压力,损害患儿脑部。

(4)被扫查患儿头发浓密者需要做备皮处理,或者增加耦合剂用量可提高图像显示效果。

(5)注意控制感染,扫查的探头要保持清洁,检查前后要用消毒湿巾消毒,感染的患儿需要放在最后检查,检查后需要消毒探头,避免交叉感染。

(6)做小儿颅脑超声检查最好有固定诊室和在床旁进行扫查,可以避免患儿等待。

五、检查结果

(一)超声表现

脑表面有 3 层膜,由外向里依次为硬脑膜、蛛网膜和软脑膜。

(1)脑实质如大脑皮质、丘脑、尾状核、大脑脚等呈均匀一致的中低回声。

(2)在正常情况下,双侧大脑半球可略有差异,脑中线并非完全居中,可偏移 2 ~3 mm,两侧为对称性结构。

(3)正常新生儿侧脑室显示不清或呈裂隙状,约有 15% 新生儿侧脑室可不显示。

(二)检查报告

检查所见

脑结构清晰,中线居中,双侧侧脑室对称,形态正常,边界清晰,双侧脉络丛对称,外形光滑，脑室旁白质回声未见明显异常回声，双侧丘脑、基底核、小脑及脑沟回声未见明显异常。多普勒超声：各项血流参数均在正常范围。

超声提示

颅内结构及回声未见明显异常。

【课堂互动】

课堂互动案例解析

案例　患者，女，3 d，以早产(35^{+3})、黄疸收入院。常规行颅脑超声检查，侧脑室前角冠状切面、正中矢状切面及正中矢状切面血流图如图 2-21-8 ~ 图 2-21-10 所示。

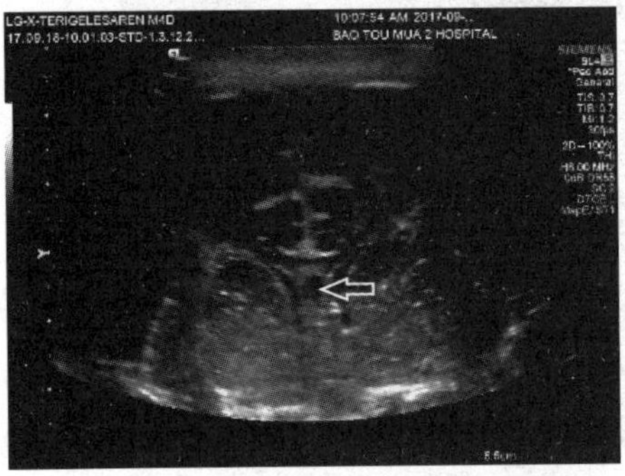

图 2-21-8　侧脑室前角冠状切面

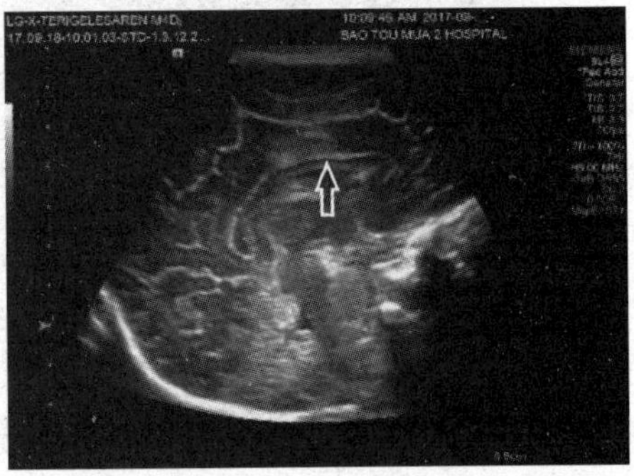

图 2-21-9　侧脑室正中矢状切面

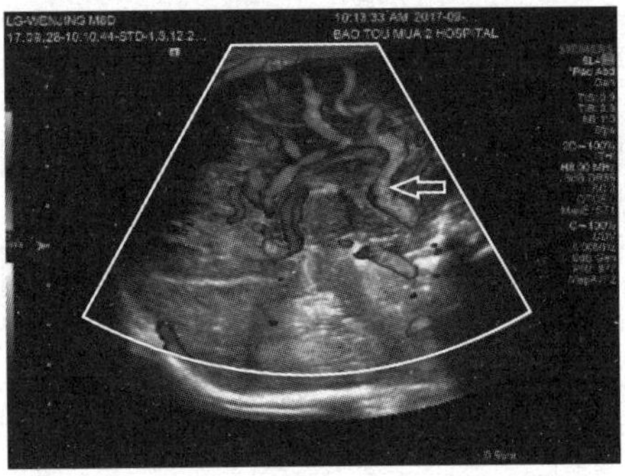

图 2-21-10　侧脑室正中矢状切面血流图

讨论

1）请识别图中箭头所示解剖结构。

2）指出图 2-21-11 中所指结构在图 2-21-10 的位置。

【实训小结】

通过课前预习、课中强化训练，学生能主动把所学理论知识与实践操作有机结合起来，能独立完成胆囊和胆管标准切面图像的采集、声像图的观察与分析，掌握正确的操作方法和技巧，主动学习、积极探索的习惯，把基础理论、基本知识和基本技能融会贯通的能力，提高个性品质和岗位胜任力。

【课后思考】

案例　患儿出生后 1 d,常规超声检查所见,无明显临床症状及体征,请根据下图给出正确的超声诊断。

课后思考案例解析

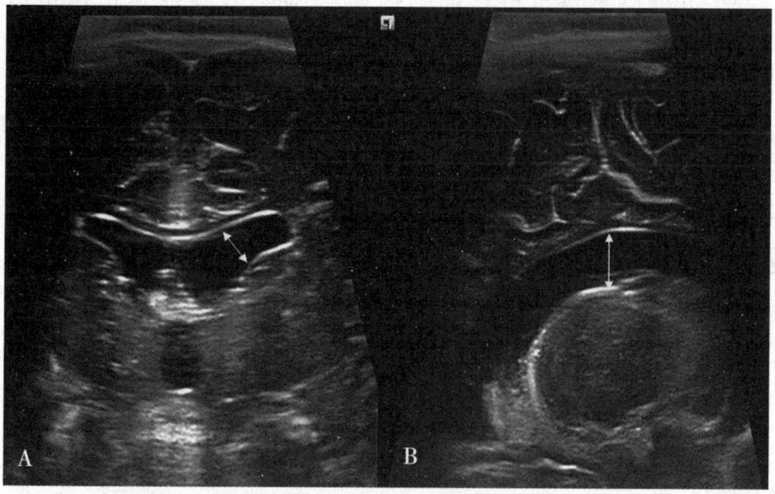

A. 侧脑室前角宽约 7 mm;B. 侧脑室体部宽约 15 mm。

图 2-21-11　颅脑经前囟侧脑室切面超声声像图

思考

1)观察以上超声图像,描述其超声声像图表现。

2)结合病史资料综合分析,超声提示是什么?如何进行鉴别诊断?

3)超声检查过程中需要注意哪些问题?

（郑艳芬　李　刚）

任务二　新生儿颅脑疾病超声检查

新生儿颅脑疾病超声检查 PPT

【课前预习】

1. 学生在线自主学习　使用数字化教学资源服务云平台,教师将课程制作成 PPT 上传至平台,让学生在课前自主探究、讨论交流,激发学生主动学习的积极性。设立临床真实案例讨论论坛,师生互动、解析答疑,加强师生之间的对话与交流,实现线上线下授课相结合,为完成后续的实践技能操作任务打好坚实基础。

2. 学生在线自我检测　结合理论授课内容给出单选题 5 道、多选题 2 道,学生扫码完成自测,考核学生理论知识掌握情况。

新生儿颅脑疾病超声检查自测题

【实训目标】

1. 掌握　新生儿颅脑常见疾病的二维超声表现及鉴别诊断；掌握新生儿颅脑常见疾病的超声扫查要点及解剖内涵。

2. 熟悉　新生儿颅脑常规标准切面的扫查，并对常见疾病声像图进行正确观察和分析。

3. 了解　新生儿颅脑少见疾病的超声表现及鉴别诊断要点。

4. 其他　通过实训，使医学生完成基本理论向临床实践的转化、基本知识向临床思维的转化、基本技能向临床能力的转化。提高医学生的职业能力、专业能力、医患沟通能力、团队合作能力；培养医学生的职业素质、人文素质、综合素质。

【实训器材】

1. 仪器　各种型号超声诊断仪，探头一般选用小型高频凸阵探头（频率 3.0 ~ 10.0 MHz），更高频率探头对于近场颅脑结构显示效果更佳。

2. 材料　超声检查床、耦合剂、卫生纸。

3. 其他　数字化教学资源。

【实训步骤】

1. 案例导入　带教教师播放影视资料，演示临床典型案例，讲解小儿颅脑常见疾病的超声表现、超声诊断及鉴别诊断要点，在案例解析中融入“以人为本”“人文关怀”理念，让医学生汲取人文精神的精髓，在内心深处积淀出对生命、健康以及死亡、疾病的正确观念，从更高层面理解行医之道。

2. 演示观摩

（1）带教教师讲解新生儿颅脑常见疾病病因及病理。

（2）带教教师讲解新生儿颅脑超声检查前的准备及注意事项。

（3）带教教师讲解超声探头的选择及使用，并进行调节。

（4）带教教师讲解新生儿颅脑超声的常用体位及检查方法。

3. 分组训练

（1）重复老师示教的内容。

（2）观察是否能达到仪器调节的最佳标准要求。

（3）经多切面显示新生儿颅脑结构，并对重要解剖结构加以辨认。

（4）应注意脑中线、侧脑室及脑室周边脑实质的探查。

（5）认识新生儿颅脑常见疾病声像图表现，并做出初步诊断。

（6）在传授专业知识的同时融入医学人文素养教育，强调在超声检查过程中，不仅要发现疾病、诊断疾病，而且要关注患者整体、关爱患者心理。

4. 分组讨论　幻灯片展示小儿颅脑疾病超声图片，让学生识图辨病、踊跃抢答，并提出问题进行分组讨论，如导致新生儿颅内出血的疾病有哪些？小儿颅内出血如何进行分型？引起小儿颅脑缺血缺氧的因素有哪些？引导学生梳理知识要点，以点带面，构建知识网络，培养学生的临床思维、临床能力。

5. 书写报告（报告示例）

超声所见

脑结构欠清晰，中线偏向左侧，双侧侧脑室不对称，形态饱满，边界清晰，双侧脉络丛对称，外形欠光滑，右侧大脑实质及侧脑室内可见不均质强回声团，范围约 4.3 cm×3.5 cm，脑室旁白质回声未见明显异常回声，双侧丘脑、基底核、小脑及脑沟回声未见明显异常。多普勒超声：各项血流参数均在正常范围。

超声提示

脑室及脑实质内出血。

【实训内容】

超声对诊断新生儿颅内出血、缺血缺氧性脑病、颅内结构异常等颅内病变具有较高的灵敏度，对各种新生儿颅脑病变的检出率及准确率均较高，可发现一些无明显临床症状的颅内病患儿，当新生儿颅内出现出血和缺血缺氧等疾病时，颅内脑实质回声，脑室、脑沟的形态大小，脑中线等回声结构均会发生一定的变化，梳理这些变化，有助于学生建构立体知识网络，在实践过程中，敏锐识别新生儿颅内出血和缺血缺氧性脑病的典型超声声像图，并做出诊断与鉴别诊断，以达到早期诊断、早期治疗目的。

一、新生儿颅内出血超声鉴别诊断

新生儿颅内出血是新生儿常见的严重疾病，多由产伤和缺氧引起，是造成新生儿死亡的主要原因之一。由于新生儿出生第 1 周内凝血因子减少，有出血趋向，可加重颅内出血的程度和后果。根据出血部位，主要分为 4 种类型，包括脑室-脑室周围出血、蛛网膜下腔出血、硬脑膜下出血及小脑出血。其鉴别诊断要点见表 2-21-1。

表 2-21-1 新生儿颅内出血的超声鉴别诊断

项目	脑室-脑室周围出血	蛛网膜下腔出血	硬脑膜下出血	小脑出血
病因	窒息，血压波动或无明显病因	产伤和缺氧	产伤	产伤或窒息史
临床症状	依据出血程度临床症状相应改变	多无明显症状，少数症状明显易死亡	依据出血程度临床症状相应改变	临床症状明显
好发部位	脑室及脑室周围	蛛网膜下腔	硬脑膜下	小脑幕下
预后	一般预后良好	一般出血少，预后良好	预后差	预后差
超声检查效果	良好	差	差	差

二、脑室-脑室周围出血的分型及超声鉴别诊断

脑室内出血一般发生于早产儿，最常发生于胎龄不足 32 周或者出生体重小于

1 500 g 的婴儿,并且随胎龄和出生体重的降低,发病率升高。新生儿脑室内出血多见,基本分型见表 2-21-2。

表 2-21-2　新生儿脑室-脑室周围出血的超声鉴别诊断

项目	室管膜下出血	脑室内出血	脑实质出血
部位	尾状核头与丘脑交界处室管膜下	室管膜下出血破入脑室内,以侧脑室最多见	脑实质内出血可伴梗死
程度	轻度	中度	重度
脑室扩张	一般无	多见	多见
中线	无移位	一般无移位	少量无明显移位,大量向健侧移位
回声	早期强回声,吸收期无回声	强回声,脉络丛形态改变	强回声,周边低回声
预后	良好	良好,部分形成脑积水	差

三、新生儿缺血缺氧性脑病超声鉴别诊断

新生儿缺血缺氧性脑病是由于各种原因缺氧导致缺血而引起脑的严重损害,多由分娩前胎儿在母体内产生严重的胎儿宫内窘迫或出生后胎粪、羊水吸入窒息所致。超声表现依据疾病发展不同时期及病理可分为脑水肿期、坏死期、萎缩及囊变期,具体鉴别诊断见表 2-21-3。

表 2-21-3　新生儿缺血缺氧性脑病的超声鉴别诊断

项目	脑水肿	脑坏死	脑萎缩	脑实质囊变
脑实质回声	增强	不均匀增强,可伴有钙化	减低,不均匀	囊性回声
脑室	变窄或消失	正常大小	脑室扩大	脑室扩大明显
脑沟	无明显变化,可不清晰	无明显变化,清晰	脑沟脑裂增宽	脑沟脑裂增宽
时间	生后 1 周以内	大于 10 d	一个月左右	一个月后

【课堂互动】

课堂互动案例解析

识图辨病

观察分析以下超声声像图,快速抢答:图 2-21-12、图 2-21-13 分别是什么病变?诊断要点是什么?

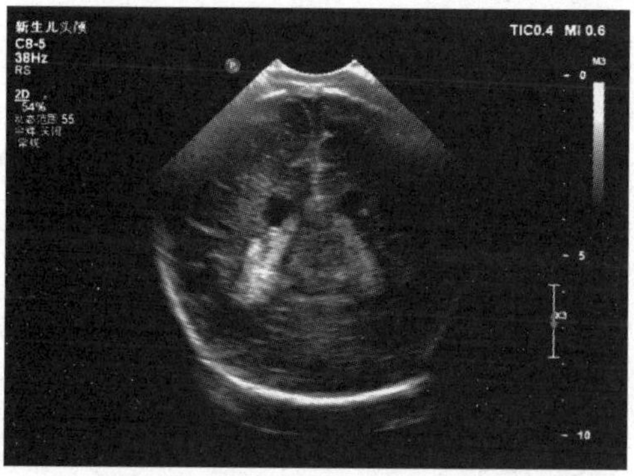

图 2-21-12　侧脑室体部-后角超声声像图

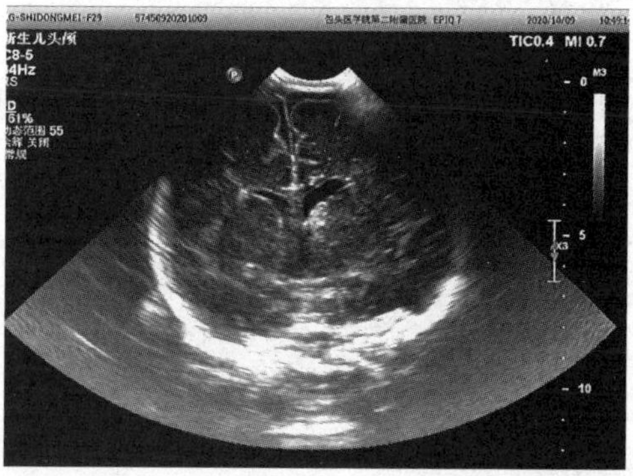

图 2-21-13　侧脑室前角-第三脑室超声声像图

【实训小结】

通过课前理论知识预习、课中模拟临床强化训练，学生养成主动学习、积极探索的习惯，能独立完成新生儿颅脑常见疾病的超声扫查、声像图观察与分析，掌握正确的操作方法和临床案例分析思路，培养临床思维能力。使学生从真实的临床案例讨论中感悟到“人文关怀”的内涵，提升职业素质、人文素质、综合素质。

【课后思考】

课后思考案例解析

案例　患儿，女，生后 1 d。因黄疸入院。孕 36^{+4} 出生，产妇妊娠高血压、产程时间过长改为剖宫产娩出。术中见羊水轻度浑浊，生后 Apgar 评分 8 分，出生体重 2 470 g，请根据图 2-21-14 给出正确的超声诊断。

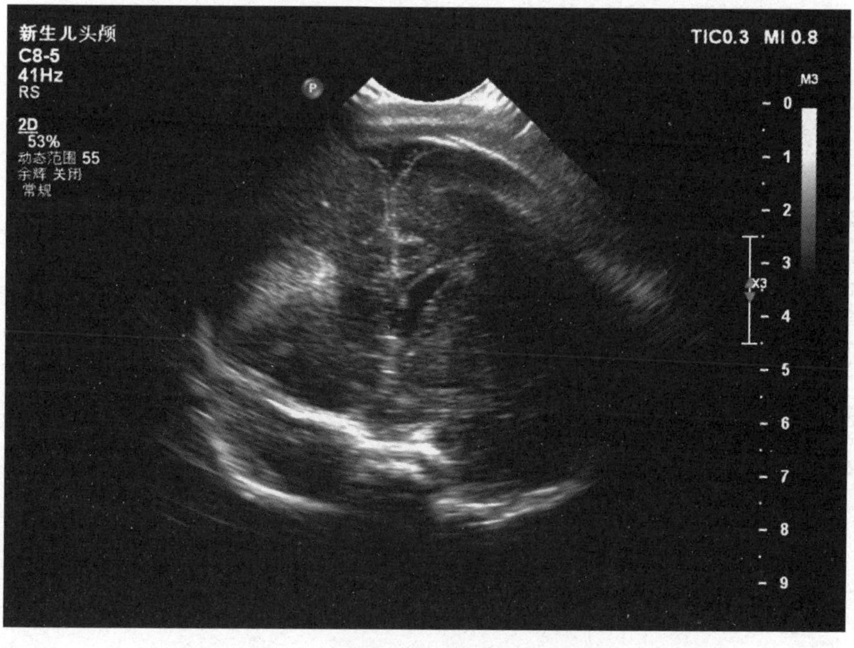

图 2-21-14　经前囟侧脑室前角层面超声声像图

思考

1)观察上述超声图像,描述其超声声像图表现。

2)结合病史资料综合分析,超声提示是什么?诊断依据是什么?

3)与本疾病相关的鉴别诊断有哪些?

4)书写其超声检查报告。

(郑艳芬　李　刚)

项目二十二

介入性超声

任务一　超声引导下穿刺细胞学检查和组织学检查方法

【课前预习】

1. 学生在线自主学习　使用数字化教学资源服务云平台，教师将超声引导下穿刺细胞学检查与组织学检查方法课程制作成 PPT、视频，并上传至平台，让学生在课前自主探究、讨论交流，激发学生主动学习的积极性。设立临床真实案例讨论论坛，师生互动、解析答疑，加强师生之间的对话与交流，实现线上线下授课相结合，为完成后续的实践技能操作任务打好坚实基础。

2. 学生在线自我检测　结合理论授课内容给出单选题5 道、多选题2 道，学生扫码完成自测，考核学生理论知识掌握情况。

超声引导下穿刺细胞学检查与组织学检查方法 PPT

【实训目标】

1. 掌握　超声引导下穿刺细胞学检查，超声引导下穿刺组织学检查基本要领及技能。

2. 了解　超声探头无菌外套的使用方法，根据声像图进行正确观察和引导，养成良好的职业素质。

淋巴结穿刺活检术视频

3. 其他　通过实训练习，使学生完成书本知识到实践能力的转化。培养学生良好的团队协作精神，并能够正确灵活运用实际工作所必需的基础理论、基本知识和基本技能，具备独立从事本专业工作的实际能力。

超声引导下组织学检查和组织学检查方法自测题

【实训器材】

1. 仪器　根据不同的实验模型选择适合的超声探头和穿刺适配器，经体表软组织或模型穿刺多选用高频探头，频率 7.5～12.0 MHz；对于穿刺部位较深的组织或模型可选用低频腹部探头3.5～5.0 MHz探头。将设备功能及探头适配器在老师的指导下完成调试，重点学会如何存储和调用介入图像与视频。

2. 材料　各类手术常用器械、消毒用品、无菌活检穿刺包、特殊穿刺针（14～22 G，可根据实际穿刺部位及活检类型选择）；1%利多卡因、注射器（2支）；组织活检载玻片或空瓶；95%乙醇或10%福尔马林固定液；探头无菌外套；检查床、耦合剂、卫生纸、无菌棉球、消毒纱布、胶带等。

3. 其他　训练模型推荐水槽模型；硅胶模型（图2-22-1）；动物组织，如动物肝脏、肾脏、带皮的肉类；标准模拟训练体模：超声引导下乳腺活检模型。

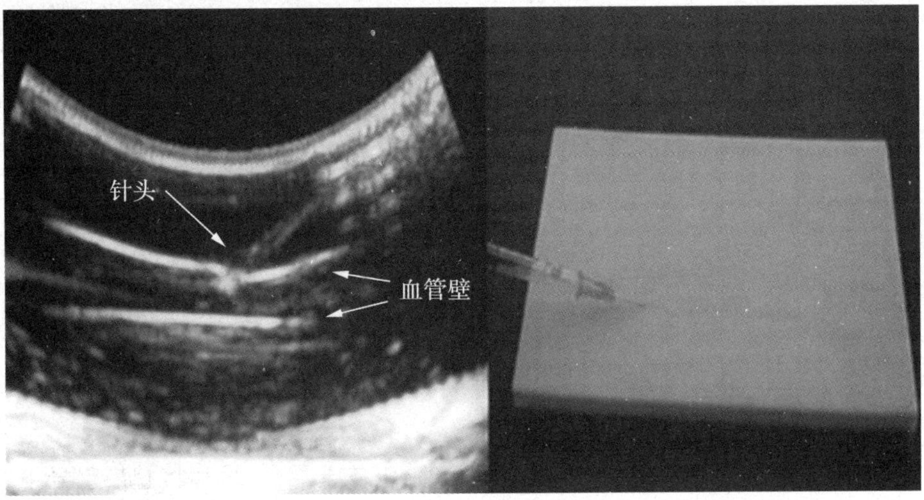

图2-22-1　训练模型

【实训步骤】

1. 演示观摩　带教老师演示讲解介入术前准备、演示打开一次性穿刺套装、戴无菌手套、套一次性探头套、穿刺支架方法及流程。

2. 分组训练

（1）以病例为情景，学生分组演练术前准备及无菌操作。讨论手术方案、穿刺部位及穿刺路径，熟悉手术操作台、人员配置（可角色扮演）及超声仪器的调节；严格执行操作流程，做好术前准备，认识无菌操作的重要性，特别注意探头无菌外套的使用方法；认识穿刺活检的类型和方法、严格掌握手术适应证和禁忌证；模拟开展术前超声检查，对病灶进行超声测值。

（2）分组进行超声引导下的穿刺活检术（细针抽吸活检FNA或空心针穿刺CNB）实验，开展角色扮演，提升职业素养，协调配合完成手术。

（3）教师巡回辅导并纠错，对学生提出的疑点、难点进行讲解。

3. 采集图像数据　应用超声图文工作站采集、保存图像，并可对所采集的静、动态图像进一步编辑处理，结合患者临床表现和超声图像，进行超声图文诊断。

4. 书写报告　在保证超声图像及数据采集准确的前提下，综合超声所见及超声引导穿刺过程认真分析后，正确运用超声术语，内容简洁，层次分明，重点突出，写出超声引导穿刺操作情况，作为临床医师做出最终诊断的参考依据，检查者亲笔签名，报告单时间精确到分。

【实训内容】

一、检查前准备

（一）操作者准备

1. 仪器选择与调节　采用高分辨力彩色多普勒实时超声仪，根据患者的穿刺部位，选择合适探头及频率。校对电源电压以及接地装置是否正常后，方可开机。正确调节好各个控钮至最佳工作状态，扫查增益调节适中，聚焦在目标区域设置，使靶目标清晰可见。

2. 环境条件　严格控制空气中的细菌和灰尘，各种清洁和消毒工作在术前1 h完毕。具体方法：凡进入手术区人员必须按照更衣和洗手要求，术中减少不必要的谈话，避免引起空气震荡的较大动作，禁止有传染风险的人进入手术室；对手术室定期清洁、消毒；对被污染的地面及仪器，应及时冲洗、消毒。

3. 完善术前讨论　严格掌握介入手术的适应证和禁忌证，必要时结合临床案例，学会运用相关知识分析、查阅患者检查结果，以病例为情景，对穿刺部位进行术前超声检查，讨论手术方案，做好穿刺点体表定位与标记、选择穿刺路径，对“靶病灶”进行超声测值。

4. 手术人员　洗手前必须先更衣，换穿手术室的手术衣裤；换穿手术室专用鞋，戴好手术帽及口罩（帽子前面必须完全遮住头发，女生需束发于帽内，口罩应遮住口鼻）。术者手消毒：洗手前摘除手部饰物，修剪指甲；用免洗外科消毒剂的手可用清洁纸巾擦干；用皂液及流动水洗手，参照外科洗手方法及标准，保证清洗和消毒效果达到外科手消毒标准。按外科标准穿手术衣、戴无菌手套。

5. 患者手术区的皮肤消毒

（1）根据穿刺部位，必要时提前做好擦洗、备皮。

（2）穿刺部位的皮肤消毒，应以注射或穿刺点为中心，由内向外缓慢旋转，逐步涂擦，共3遍，消毒皮肤面积应≥$(15\times15)\,cm^2$，一些特殊部位、开放性伤口、手术切口部位及复杂介入手术的消毒操作应参照外科手术的方法和标准执行。

（3）遵守医疗垃圾的处理原则，不可随意丢弃用过的手术废物。对患传染性疾病的患者，按照消毒隔离程序处理。

（二）受检者准备

（1）术前常规检查血常规、心电图、血压与出、凝血时间，必要时还需检查凝血酶原时间、凝血酶原活动度等指标，全面评估患者的凝血功能。

（2）进行超声引导下腹腔、胃肠道肿物穿刺活检术前禁食、禁饮8～12 h。

（3）对免疫功能低下或感染性病灶进行穿刺前后要常规使用抗生素，黄疸患者术前3 d应使用维生素K，术前7 d停用抗凝药物。

(三)医患沟通

热情接诊患者,注意和患者交流沟通,给予患者适宜的人文关怀,以取得患者信任,主动配合检查,取得满意的检查效果。

(1)在穿刺前需充分与患者沟通术中、术后注意事项及并发症,签署知情同意书。再次核对患者血常规、凝血四项检查是否正常,询问近期使用抗凝药物的情况,术前常规服用降压、降糖药物,除腹腔、胃肠道肿物穿刺外其余患者正常进食早餐。

(2)告知患者应避免出现的行为、可能出现的不适症状、是否需要患者家属配合等要求。例如:穿刺前进行呼吸、感觉反馈等训练,以确保患者最大限度地配合医生,安全地完成介入手术;此时应嘱咐患者尽量避免说话和咳嗽,如患者出现无法自主控制的行为(抽搐、咳嗽等)或并发症,应立刻停止穿刺,拔出穿刺针,避免针尖划伤体内器官和血管。

二、录入资料

录入患者姓名、年龄、性别、门诊号、住院号、超声号和穿刺活检部位等。

三、选取手术体位

在手术操作中,患者的体位姿势以充分暴露手术部位、适应手术需要及保持患者安适为原则。例如:甲状腺、乳腺穿刺活检最常用的姿势为仰卧位,腹部及胸部穿刺活检常采用仰卧位、侧卧位、俯卧位、坐位或截石位。操作者应处于能同时方便地看到手术区域和超声图像的位置,不用费力扭头或转身。

四、操作过程

(1)穿刺前超声下确认需目标病灶并留取图片,观察周围毗邻组织,选择穿刺路径,确保穿刺路径中避开大血管、神经等重要组织结构。

(2)操作人员手消毒,按外科标准穿手术衣、戴无菌手套;术区消毒以穿刺点为中心碘酒消毒 2 次,铺消毒洞巾;套一次性消毒探头套。

(3)穿刺活检前,首先用 1% 利多卡因对皮肤及皮下组织进行局麻。

(4)穿刺时再次在超声下确认病灶位置,避免穿刺针滑出病变区。

1)超声引导下穿刺细胞学检查。左手握住探头扫描观察,准确定位穿刺点,沿着预定穿刺路径,右手持针行穿刺活检术(图 2-22-2),用 5 mL 或 10 mL 针筒内留 2 ~ 3 mL 空气经皮快速刺入“靶结节”内,然后在结节的不同方向来回提拉 3 ~ 5 次,注意提拉时控制深度,切勿超出结节范围;活检完成,拔出针头。

2)超声引导下穿刺组织学检查。穿刺活检时操作者一只手固定超声探头,另一只手持穿刺针沿穿刺引导支架进针或徒手操作进针,将穿刺针突破肿块被膜后,激发活检枪后快速退针,局部压迫止血;两人操作时可一人手持探头,另一人负责激发活检枪。

(5)及时制作送检标本

1)超声引导下穿刺细胞学检查。将吸出物用注射器推在载玻片上(图 2-22-3),取另一载玻片均匀推开涂片，涂片用95%乙醇固定后送检，为确保样本充足，可制作3～5份。

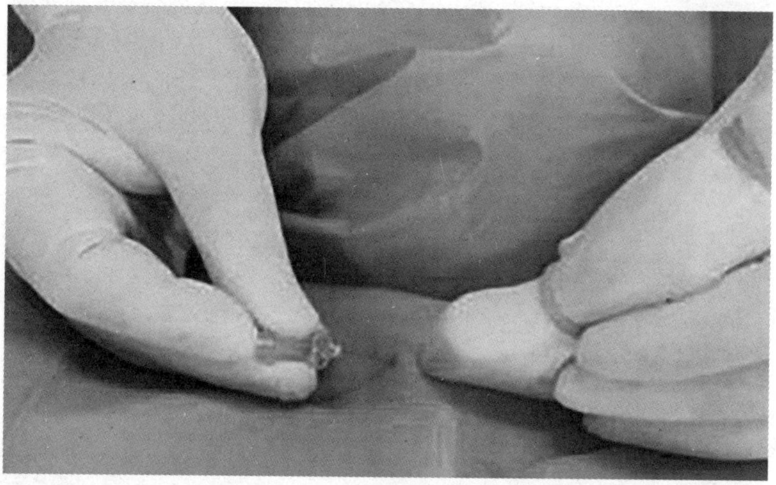

图2-22-2　甲状腺细针穿刺活检

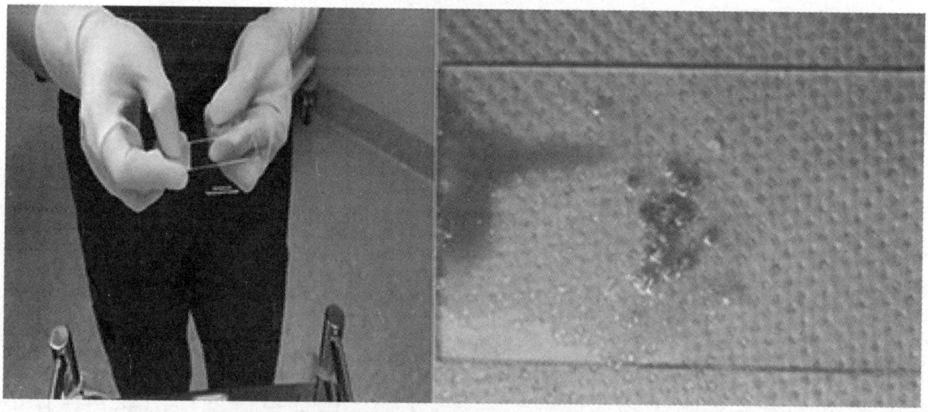

图2-22-3　细胞学检查标本制备及涂片标本

2）超声引导下穿刺组织学检查将组织条（图2-22-4）置于10%福尔马林溶液中。根据取材情况，可对软组织肿瘤内的不同部位进行取材至少2～4针，以保证足够的标本量。如所取组织过少，或有液化坏死时，可抽吸做细胞涂片或细菌培养及药敏试验。

（6）图像及录像信息的采集。留取术前超声检查图像，重要数据的测量、术中关键步骤的图像处理及动态录像及术后改变的超声图像。

（7）用止血贴或局部覆盖敷料贴敷于进针处，纱布固定，压迫止血10～30 min。

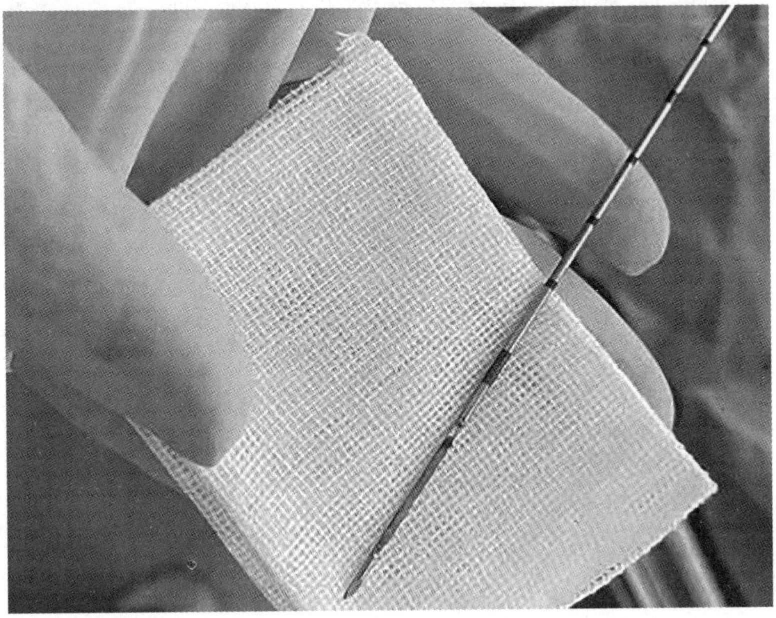

图 2-22-4　穿刺组织学检查活检条标本

五、术后处理及讨论

(一)术后处理

1. 术后观察及交代患者　穿刺后患者卧床休息 1 ~ 3 h，观察患者精神状态、血压、脉搏和穿刺部位的情况以防出血。询问患者有无不适，完善术后检查及护理，交代患者预防并发症，做好随访工作。

2. 穿刺相关并发症及处理　学会正确有效的压迫止血与缝合止血等技术。采用多普勒超声检查，穿刺时应避开重要血管和器官；穿刺抽吸及取活检组织操作时应注意固定穿刺针，防止穿刺针滑脱或划伤器官或组织；在临床中如穿刺部位内部为负压时，必须谨慎操作，密闭穿刺口，防止出现气胸、空气栓塞等。

3. 穿刺后处理　超声引导下穿刺的安全性已经临床实验所证实，只要操作得当，一般不会引起严重的并发症，无须特殊处理。

4. 其他　术后做好清洁消毒，清点手术器械，妥善处理医疗垃圾。

(二)术后讨论及分析

(1)病理显示活检成分为非“靶组织”，可能由于穿刺定位不准确、穿刺方法不当导致“靶目标”游离或者已经穿透“靶组织”达目标范围外。

(2)误伤血管，导致吸出血性成分过多，稀释“靶细胞”，影响诊断结果。

(3)组织变性或纤维化，吸不出东西；或穿刺时，针管堵塞吸不动。

(4)由于超声仪在空间三维方向上横向分辨力、纵向分辨率与声束厚度效应(局部容积效应)等因素的影响，即使靶目标和针尖都显示并且针尖显示于靶目标内，但实际上有可能偏离数毫米。为了减小这种误差,使穿刺更为精确,操作中要力求使探头声束轴线通过被穿刺目标的轴心。具体方法是,扫查发现目标后再在小范围内移动和侧动探头,以寻找能显示目标的最大断面、最强回声和最清晰结构的位置与角度,从而避免穿刺失败。

【课堂互动】

案例 女,45 岁,因吞咽困难、饮水呛咳来诊,查体发现双侧颈部、锁骨上窝、腋窝及腹股沟区多发包块,触之质韧,无压痛,活动度差,无红肿疼痛,无发热恶寒。超声声像图如图 2-22-5,包块最大位于右侧颈部,大小约 23.6 mm×19.9 mm,彩色多普勒可见门型血流信号。

课堂互动案例解析

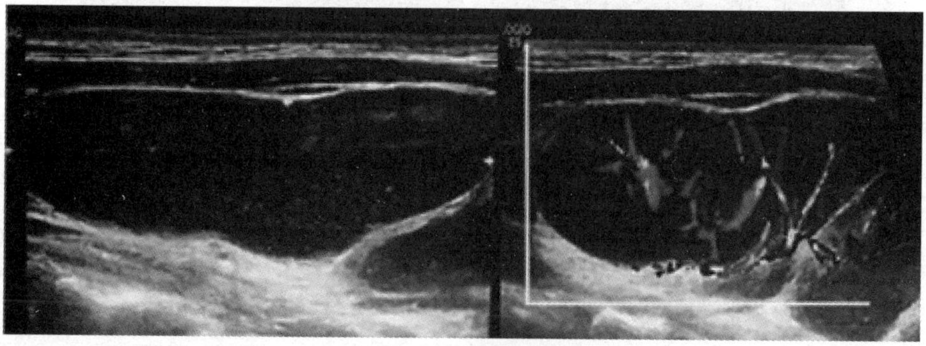

图 2-22-5 患者超声声像图

讨论

1)根据超声声像图,此类包块首先考虑是何来源?

2)为进一步确诊,应使用细针穿刺活检还是组织学穿刺活检?

3)操作前应做何术前准备?

【实训小结】

通过课前理论知识预习、课中模拟临床强化训练,学生养成主动学习、积极探索的习惯,能独立完成超声引导组织穿刺活检操作、图像采集、声像图观察与分析,掌握无菌术正确操作方法和穿刺路径选择分析思路,培养临床思维能力。使学生从真实的临床案例讨论中感悟到"人文关怀"的内涵,提升职业素质、人文素质、综合素质。

【课后思考】

案例 患者,女,58 岁,右上腹部扪及包块,超声检查肝内可见 10.1 cm×7.3 cm 肝囊肿(图 2-22-6),囊内透声良好。

课后思考案例解析

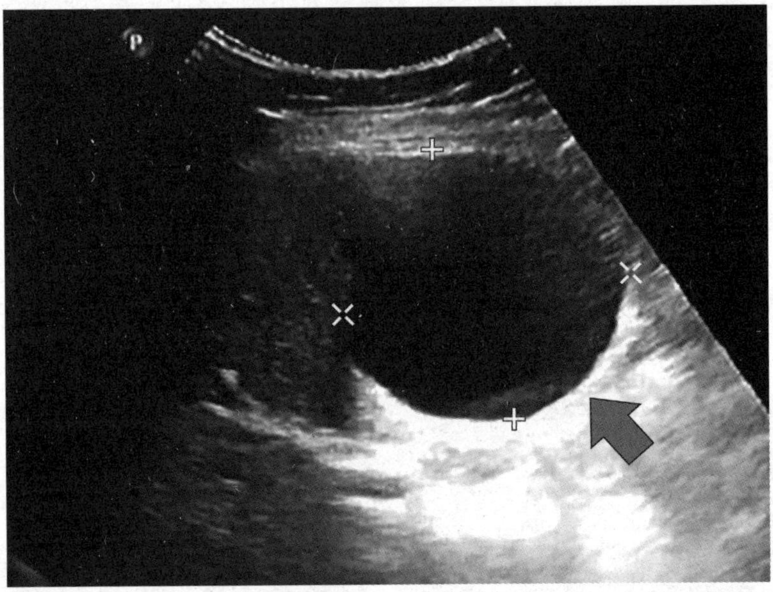

图 2-22-6　肝囊肿

思考　肝巨大囊肿在注入硬化剂之前，超声引导者应注意什么问题？

（梁丽萍　李一凡）

任务二　介入性超声的临床见习

超声介入 PPT

【见习目标】

1. 掌握　超声介入的术前准备、手术器具、探测途径及介入操作的基本方法，超声探头无菌薄膜外套使用的基本方法；超声介入穿刺活检术的基本要领。

2. 熟悉　介入手术术前准备、无菌操作，熟悉超声引导下的经体表细针穿刺活检术的基本技能，根据声像图进行观察和分析进针轨迹，养成良好的职业素质。

3. 其他　通过实训练习，使学生完成书本知识到实践能力的转化。培养学生良好的团队协作精神，并能够正确灵活运用实际工作所必需的基础理论、基本知识和基本技能，具备独立从事本专业工作的实际能力。

【见习步骤】

带教老师演示模拟甲状腺肿物细针穿刺活检及组织穿刺活检操作手法以及标本的制备。

【见习内容】

1. 超声引导下穿刺细胞学检查（以甲状腺结节穿刺活检为例）

（1）甲状腺模拟病灶的制作：在模型材料内（豆腐）提前植入水果果肉充当“靶组织”。准备无菌穿刺包、消毒用品、麻醉药品和急救药品、注射器（2支）；95%乙醇、载玻片；探头无菌外套；检查床、耦合剂、卫生纸、无菌棉、消毒纱布、胶带等，选择高分辨力实时超声仪，配合凸阵及线阵穿刺探头配合穿刺导向装置。

（2）术前核对患者血常规、凝血功能及血清检查结果，了解患者近期是否服用抗凝药物，对病变进行全面超声检查，确定最佳的进针路径；签署知情同意书；向患者交代术中可能出现的不适，以取得患者较好的配合。

（3）患者取仰卧位，适当过伸，充分暴露颈部（图2-22-7）。

（4）打开穿刺包（图2-22-8），核对物品，穿刺部位常规消毒、铺巾（图2-22-9），以无菌探头套包裹探头，操作者位于患者头侧（图2-22-10），左手握住探头扫描观察，准确定位穿刺点，沿着预定穿刺路径，右手持针行介入穿刺活检术，入针后保证在超声图像上观察到针尖及针道。

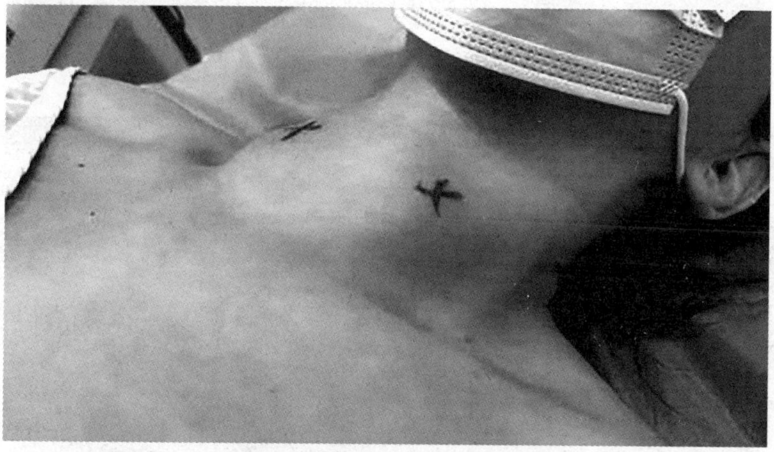

图2-22-7　仰卧位颈部仰伸状态

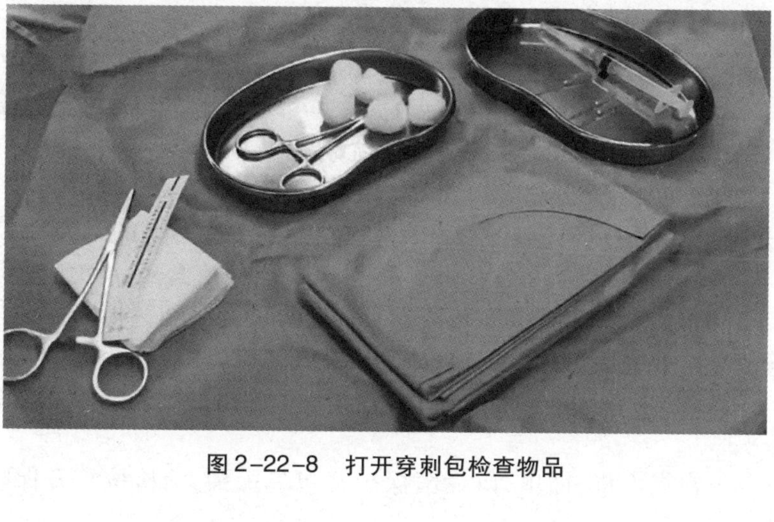

图2-22-8　打开穿刺包检查物品

（5）根据取样量，将吸出物打于载玻片上，均匀推开涂片，涂片待干后用95%乙醇固定后送检,为确保样本充足,可制作3~5份。

(6)穿刺结束后,用止血贴或局部覆盖敷料,纱布固定,压迫止血10~30 min。

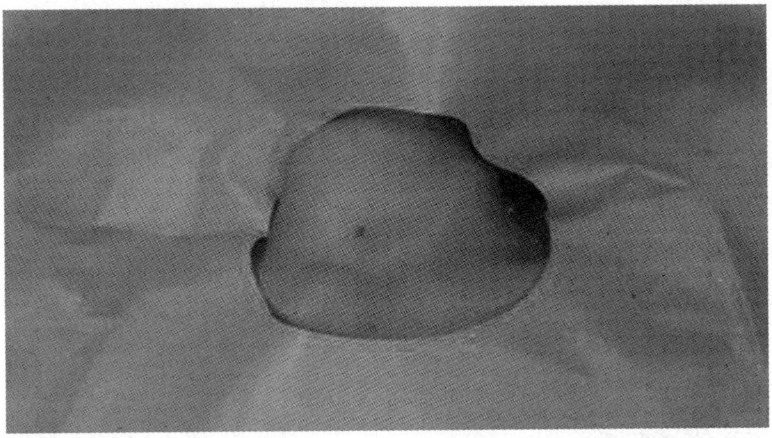

图2-22-9 消毒、铺巾

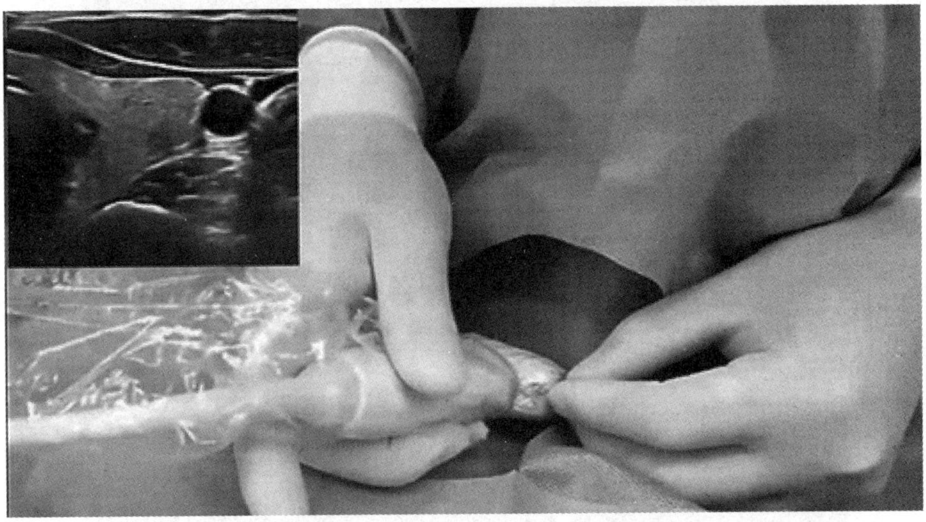

图2-22-10 操作者位于患者头侧面对显示屏一手持针一手持探头

2. 超声引导下穿刺组织学检查(以浅表淋巴结穿刺活检为例)

(1)模拟病灶以新鲜的动物肝脏代替。准备消毒用品、麻醉药品和急救药品、碘伏、福尔马林、带针的活检枪、探头无菌外套;检查床、耦合剂、卫生纸、无菌棉、消毒纱布、胶带等。

(2)术前核对患者血常规、凝血功能及血清检查结果,并对病变进行全面超声检查,确定最佳的进针路径;签署知情同意书;向患者交代术中可能出现的不适,以取得患者较好的配合。

(3)穿刺部位常规消毒、铺巾,以无菌探头套包裹探头,活检枪打开保险,安配好活检针。

(4)操作者左手握住探头扫描观察,准确定位穿刺点,沿着预定穿刺路径,右手持针行介入穿刺活检术，入针后保证在超声图像上观察到针尖及针道(图 2-22-11)，激发活检枪后(图 2-22-12)快速退针，局部压迫止血。

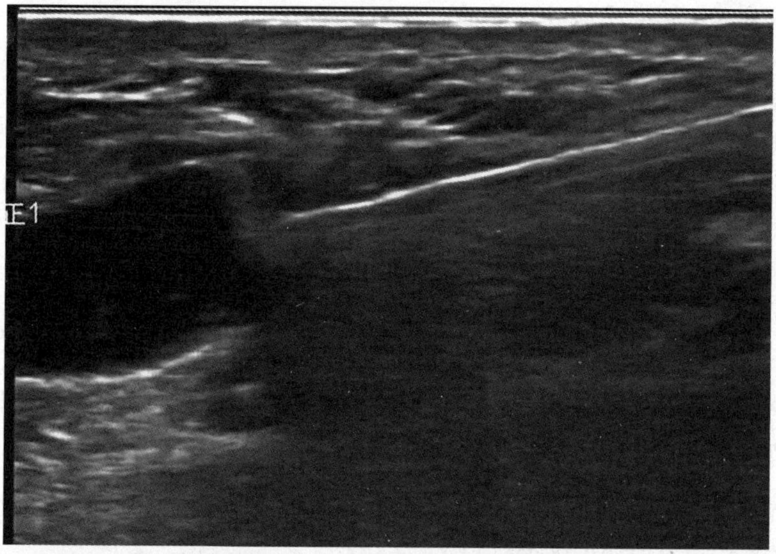

图 2-22-11 穿刺针尖固定目标淋巴结

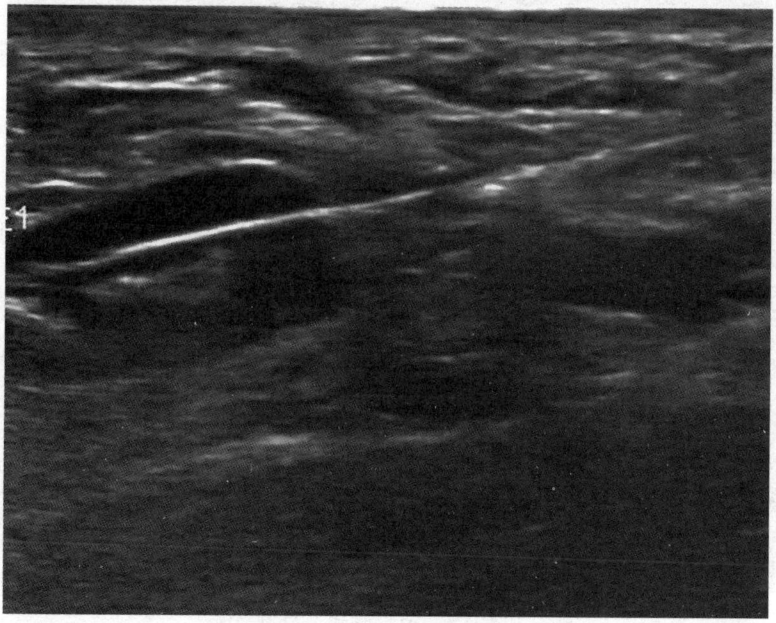

图 2-22-12 激发活检枪

(5)根据取样量，将穿刺组织条放入装有 10% 福尔马林的标本袋中固定后送检，为确保样本充足，可制作 3 ~5 份。

(6)穿刺结束后，超声复查局部无血肿等异常回声，局部压迫 30 min，用止血贴或局部覆盖敷料，纱布固定。

3. 图像及录像信息的采集

(1)术前超声检查图像,重要数据的测量。

(2)术中关键步骤的图像处理及动态录像。

(3)术后改变的超声图像。

4. 书写实验报告

(1)实验过程:患者取仰卧位,常规消毒铺巾,1%利多卡因局部麻醉后,超声引导下穿刺针对甲状腺结节细针抽吸,细胞学涂片、送病理。术中术后彩色多普勒监测均无出血,休息后患者安返。

(2)实验结论:超声引导下甲状腺穿刺活检术

【见习小结】

通过课中模拟临床强化训练,学生能独立完成超声引导下甲状腺穿刺活检术操作的全过程,掌握无菌术正确操作方法和穿刺路径选择,培养临床思维能力。

【课后思考】

课后思考案例解析

案例　患者,男,30岁,自觉吞咽有异物感,甲状腺超声检查可见甲状腺左叶囊性占位,行甲状腺囊肿硬化治疗消除囊肿(图2-22-13)。

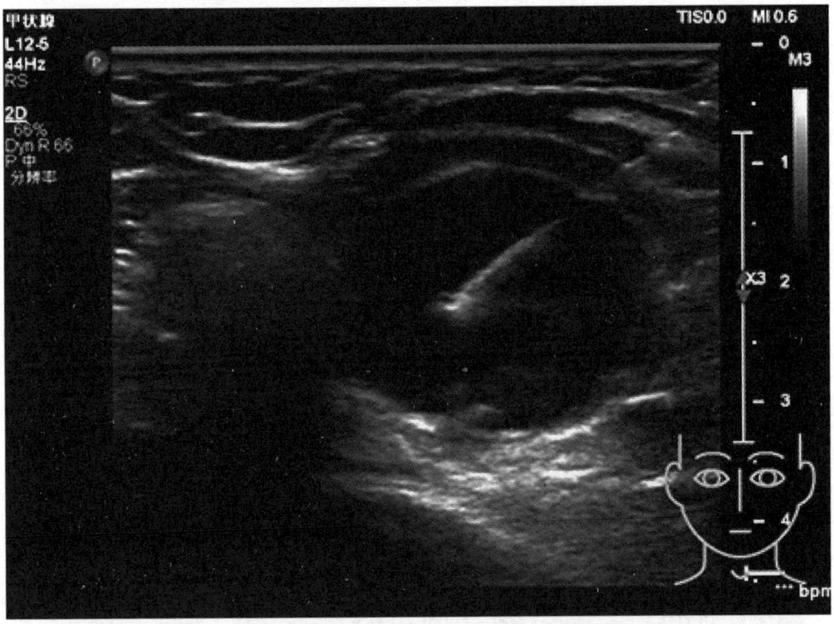

图2-22-13　甲状腺囊肿硬化治疗

思考　超声引导穿刺时并发症的预防及处理原则是什么?

(梁丽萍　李一凡)

模 块 三

实训考核

实训考核方式为理论考核加实践技能操作考核。理论考核环节在课前学生自测完成。实践技能操作考核环节在实训项目结束后进行。考核内容对接临床岗位需求,按照临床超声检查项目设置考核项目。旨在通过实训考核激发学生学习专业技能的兴趣,提高岗位胜任力。使学生通过反复不断的实践训练,亲身感受、体会、理解、掌握超声扫查技术的操作规范、超声扫查切面的扫查技巧、超声声像图的观察内容及临床意义,展现医学影像技术专业学生精湛的专业技能和良好的职业素养。

实训考核流程:学生进入候考区,老师宣读考核规则→学生抽签确定考核顺序→等待考核→进入指定地点,根据教师指令开始操作,在规定时间内完成规定的超声标准切面的扫查。各考核项目及评分标准附后。

项目一

腹部超声检查实训考核与评分标准

学生按照超声检查技术考核流程有序操作，教师按照腹部超声检查技术评分标准给出考核分数，有效评估学生的实践操作能力和综合素养（表 3-1-1）。

表 3-1-1　腹部超声检查技术评分标准

扫查切面	项目分值	考核标准	考核分值
一、经腹主动脉矢状切面	10	1. 左叶膈顶显示不全扣 2. 腹腔动脉显示不清晰扣 3. 肠系膜上动脉显示不清晰扣 4. 左叶径线测量不标准扣 5. 提问回答不正确扣	2 2 2 2 2
二、经下腔静脉矢状切面	10	1. 肝结构关系显示不全扣 2. 胰头显示不全或不清扣 3. 下腔静脉结构关系显示不全或不清扣 4. 肝、胰头、下腔静脉结构之间关系阐述不清扣 5. 提问回答不正确扣	2 2 2 2 2
三、肝左叶斜断面	10	1. “工”字形结构组成内容阐述不清扣 2. 不能指出肝尾状叶结构扣 3. 不能指出左外叶上、下段结构扣 4. 不能指出左内叶结构扣 5. 提问回答不正确扣	2 2 2 2 2
四、经第二肝门斜断面	10	1. 第二肝门及组成血管显示不清扣 2. 不能说明肝左静脉在肝分叶、分段中的价值扣 3. 不能说明肝中静脉在肝分叶、分段中的价值扣 4. 不能说明肝右静脉在肝分叶、分段中的价值扣 5. 不能解释肝静脉与门静脉在彩色多普勒血流显像中颜色变化扣	2 2 2 2 2

续表 3-1-1

扫查切面	项目分值	考核标准	考核分值
五、经第一肝门右肝斜切面	10	1.“飞鸟征”结构组成内容阐述不清扣 2.不能说明影响“飞鸟征”显示原因扣 3.不能指出胆囊壁厚度测量部位扣 4.不能说明胆囊径线测量意义扣 5.提问回答不正确扣	2 2 2 2 2
六、脾左肋间斜切面	10	1.脾上、下极显示不清扣 2.脾门显示不清晰扣 3.测量脾长径不正确扣 4.测量脾厚径不正确扣 5.提问回答不正确扣	2 2 2 2 2
七、胰腺长轴（上腹横切）扫查	10	1.不能清晰显示胰头、胰颈、胰体及胰尾扣 2.不能清晰显示胰腺后方下腔静脉、腹主动脉和肠系膜上动脉横断面扣 3.不能正确测量胰头、胰体和胰尾扣 4.不能正确阐述门静脉由哪两支血管组成扣 5.提问回答不正确扣	2 2 2 2 2
八、胰腺上腹（腹主动脉）纵切扫查及腹主动脉横切扫查	10	1.不能清晰显示胰体短轴扣 2.不能正确阐述并显示胰体与腹主动脉、腹腔动脉及肠系膜上动脉之间的关系扣 3.不能清晰显示腹腔动脉的分支肝总动脉扣 4.不能清晰显示腹腔动脉的分支脾动脉扣 5.提问回答不正确扣	2 2 2 2 2
九、操作综合	10	1.规范化 2.熟练程度	5 5
十、综合素质	10	1.职业素养：耦合剂正确使用、探头保护、机器复原 2.人文素养：患者保护、人文关怀、医患沟通、团结协作 3.礼仪着装	4 4 2
合计	100		

（刘红霞）

项目二

泌尿系统及前列腺超声检查实训考核与评分标准

学生按照超声检查技术考核流程有序操作，教师按照泌尿系统及前列腺超声检查技术评分标准给出考核分数，有效评估学生的实践操作能力和综合素养（表3-2-1）。

表3-2-1　泌尿系统及前列腺超声检查技术评分标准

扫查切面	项目分值	考核标准	考核分值
一、右肾冠状切面	10	1. 右肾上、下极显示不全扣	2
		2. 右肾门显示不清扣	2
		3. 肝肾隐窝内涵阐述不清扣	2
		4. 测量右肾长径、宽径不正确扣	2
		5. 在图像上指出肾锥体、肾皮质、肾集合系统不正确扣	2
二、左肾冠状切面	10	1. 左肾上、下极显示不全扣	2
		2. 左肾门显示不清扣	2
		3. 测量左肾长径、宽径不正确扣	2
		4. 在图像上指出肾柱所在部位及肾窦组成内容不正确扣	2
		5. 提问回答不正确扣	2
三、俯卧位右肾背部扫查	10	1. 纵切右肾上、下极显示不全扣	2
		2. 横切右肾门显示不清扣	2
		3. 测量肾长径、前后径不正确扣	2
		4. 在图像上指出下腔静脉和腹主动脉位置不正确扣	2
		5. 提问回答不正确扣	2

续表 3-2-1

扫查切面	项目分值	考核标准	考核分值
四、(肾)上腹横断面	10	1. 左侧肾动脉主干显示不清扣 2. 右侧肾动脉主干显示不清扣 3. 左侧肾静脉主干显示不清扣 4. 右侧肾静脉主干显示不清扣 5. 提问回答不正确扣	2 2 2 2 2
五、(膀胱)耻骨上横切面	10	1. 横切膀胱形态显示不清扣 2. 膀胱壁测量不正确扣 3. 横切膀胱测量宽径不正确扣 4. 膀胱适度充盈下多切面扫查不清晰扣 5. 提问回答不正确扣	2 2 2 2 2
六、(膀胱)耻骨上纵切面	10	1. 纵切膀胱形态显示不清扣 2. 膀胱壁测量不正确扣 3. 纵切膀胱测量长径不正确扣 4. 纵切膀胱测量厚径不正确扣 5. 提问回答不正确扣	2 2 2 2 2
七、(前列腺)耻骨上横切面	10	1. 横切前列腺形态显示不清扣 2. 前列腺测量宽径不正确扣 3. 前列腺横切形态叙述不准确扣 4. 前列腺边界显示不清扣 5. 提问回答不正确扣	2 2 2 2 2
八、(前列腺)耻骨上纵切面	10	1. 纵切前列腺长径显示不清扣 2. 纵切前列腺厚径显示不清扣 3. 前列腺测量长径不正确扣 4. 前列腺测量厚径不正确扣 5. 前列腺纵切形态叙述不准确扣	2 2 2 2 2
九、操作综合	10	1. 规范化 2. 熟练程度	5 5
十、综合素质	10	1. 职业素养:耦合剂正确使用、探头保护、机器复原 2. 人文素养:患者保护、人文关怀、医患沟通、团结协作 3. 礼仪着装	8 2
合计	100		

(周玫娟)

项目三

胃肠超声检查实训考核与评分标准

学生按照超声检查技术考核流程有序操作，教师按照胃肠超声检查技术评分标准给出考核分数，有效评估学生的实践操作能力和综合素养（表3-3-1）。

表3-3-1 胃肠超声检查技术评分标准

扫查切面	项目分值	考核标准	考核分值
一、贲门、食管下段切面	10	1. 食管下段显示不全扣	2
		2. 贲门显示不清晰扣	2
		3. 贲门短轴不能显示扣	2
		4. 贲门鸟嘴状结构显示不标准扣	2
		5. 提问回答不正确扣	2
二、胃底切面	10	1. 贲门显示不清扣	2
		2. 体位选择不适扣	2
		3. 探头摆放位置角度不佳，图像显示不全或不清扣	2
		4. 脾、胰腺及胃底结构之间关系阐述不清扣	2
		5. 提问回答不正确扣	2
三、胃体切面	10	1. 不能显示胃体切面扣	2
		2. 不能清晰显示胃体部胃壁层次扣	2
		3. 不能灵活应用体位改变扫查胃体部扣	2
		4. 不能分清周边肝、胰腺及肠管结构关系扣	2
		5. 提问回答不正确扣	2

续表 3-3-1

扫查切面	项目分值	考核标准	考核分值
四、胃角切面	10	1. 胃角切面显示不清扣 2. 不能准确定位胃大弯侧扣 3. 不能准确定位胃小弯侧扣 4. 不能准确定位胃前后壁扣 5. 提问回答不正确扣	2 2 2 2 2
五、胃窦切面	10	1. 胃窦部扫查体位不对扣 2. 不能正确测量胃窦部胃壁厚度扣 3. 不能显示幽门口扣 4. 不能横切显示胃窦及幽门管扣 5. 提问回答不正确扣	2 2 2 2 2
六、胃冠状斜切面	10	1. 探头角度不对扣 2. 不能完整显示冠状斜切面扣 3. 胃窦部显示不到扣 4. 胃整体显示不佳扣 5. 提问回答不正确扣	2 2 2 2 2
七、十二指肠切面(球部)	10	1. 不能清晰显示幽门管扣 2. 不能观察到幽门开放扣 3. 不能显示球部长轴切面扣 4. 不能显示十二指肠球部与降部结构扣 5. 提问回答不正确扣	2 2 2 2 2
八、十二指肠切面(降部水平部)	10	1. 不能清晰显示胰头短轴扣 2. 不能说清十二指肠降部走行扣 3. 不能显示水平部扣 4. 不能清晰显示胆总管或胰管汇入口扣 5. 提问回答不正确扣	2 2 2 2 2
九、操作综合	10	1. 规范化 2. 熟练程度	5 5
十、综合素质	10	1. 职业素养:耦合剂正确使用、探头保护、机器复原 2. 人文素养:患者保护、人文关怀、医患沟通、团结协作 3. 礼仪着装	4 4 2
合计	100		

（李　刚）

项目四

腹膜后间隙和肾上腺超声检查实训考核与评分标准

学生按照超声检查技术考核流程有序操作，教师按照腹膜后间隙和肾上腺超声检查技术评分标准给出考核分数，有效评估学生的实践操作能力和综合素养（表3-4-1）。

表3-4-1 腹膜后间隙和肾上腺超声检查技术评分标准

扫查切面	项目分值	考核标准	考核分值
一、经腹主动脉长轴切面	10	1. 腹腔动脉干显示不清晰扣	2
		2. 肠系膜上动脉显示不清晰扣	2
		3. 肾周间隙阐述不清扣	2
		4. 肾旁前间隙阐述不清扣	2
		5. 提问回答不正确扣	2
二、经胰腺长轴的腹部横切面	10	1. 胰腺显示不清扣	2
		2. 脾静脉显示不清扣	2
		3. 肾旁间隙阐述不清扣	3
		4. 提问回答不正确扣	3
三、经肾门横切面	10	1. 肾动静脉显示不清扣	2
		2. 肠系膜上动静脉显示不清扣	2
		3. 肾周间隙阐述不清扣	2
		4. 肾旁前间隙阐述不清扣	2
		5. 提问回答不正确扣	2
四、右侧肾上腺	15	1. 探头扫查位置不正确扣	3
		2. 不能清楚阐述以肝为声窗扣	3
		3. 不能清楚阐述右肾上腺位置扣	3
		4. 不能清楚阐述右肾上腺测量扣	3
		5. 提问回答不正确扣	3

续表 3-4-1

扫查切面	项目分值	考核标准	考核分值
五、左侧肾上腺	15	1. 探头扫查位置不正确扣 2. 不能清楚阐述以脾肾为声窗扣 3. 不能清楚阐述左肾上腺位置扣 4. 不能说明饮水检查法扣 5. 提问回答不正确扣	3 3 3 3 3
六、操作综合	20	1. 规范化 2. 熟练程度	10 10
七、综合素质	20	1. 职业素养:耦合剂正确使用、探头保护、机器复原 2. 人文素养:患者保护、人文关怀、医患沟通、团结协作 3. 礼仪着装	8 8 4
合计	100		

（陈雨娜）

项目五

妇科超声检查实训考核与评分标准

学生按照超声检查技术考核流程有序操作,教师按照妇科超声检查技术评分标准给出考核分数,有效评估学生的实践操作能力和综合素养(表3-5-1)。

表3-5-1　妇科超声检查技术评分标准

扫查内容	项目分值	考核标准	考核分值
一、经腹子宫横切面	20	1. 子宫底显示不完整扣	2
		2. 子宫位置判断不正确或描述不清楚扣	2
		3. 不能正确描述子宫位置分类扣	2
		4. 不能正确指出子宫壁各层扣	2
		5. 不能正确指出子宫体部、峡部、宫颈部扣	2
		6. 不能正确测量子宫内膜厚度或描述其回声特点扣	2
		7. 不能正确描述子宫内膜周期变化特点扣	2
		8. 不能正确测量子宫纵径、前后径扣	2
		9. 不能正确测量宫颈扣	2
		10. 提问回答不正确扣	2
二、经腹子宫横切面	10	1. 宫体横切面显示不标准扣	2
		2. 不能正确测量子宫横径扣	2
		3. 未上下移动扫查依次显示宫底至阴道各段扣	2
		4. 不能正确指出宫体、宫颈扣	2
		5. 提问回答不正确扣	2

续表 3-5-1

扫查内容	项目分值	考核标准	考核分值
三、经腹附件区扫查	20	1. 双侧卵巢图像显示不清晰扣	2
		2. 未找出左侧或右侧卵巢扣	2
		3. 不能说明影响卵巢清晰显示的原因扣	2
		4. 不能说出寻找卵巢的标志性结构扣	2
		5. 不能正确测量卵巢扣	2
		6. 不能准确描述该卵巢图像特点扣	2
		7. 不能完整描述卵巢在月经周期中图像变化特点扣	2
		8. 未对附件区进行总体观察扣	2
		9. 未对子宫直肠窝进行观察扣	2
		10. 提问回答不正确扣	2
四、经阴道子宫附件扫查	10	1. 不能准确描述适用人群及优缺点扣	2
		2. 不能准确描述准备工作及正确体位扣	2
		3. 不能准确描述探头选择、清洁保护方法扣	2
		4. 不能在图片中正确指认子宫附件各扫查切面扣	2
		5. 提问回答不正确扣	2
五、经直肠子宫附件扫查	10	1. 不能准确描述适用人群及优缺点扣	2
		2. 不能准确描述准备工作及正确体位扣	2
		3. 不能准确描述探头选择、清洁保护方法扣	2
		4. 不能在图片中正确指认子宫附件各扫查切面扣	2
		5. 提问回答不正确扣	2
六、经会阴扫查	10	1. 不能准确描述适用人群及优缺点扣	2
		2. 不能准确描述准备工作及正确体位扣	2
		3. 不能准确描述探头选择、清洁保护方法扣	2
		4. 不能在图片中正确指认阴道、宫颈扣	2
		5. 提问回答不正确扣	2
七、操作综合	10	1. 规范化	5
		2. 熟练程度	5
八、综合素养	10	1. 职业素养：耦合剂正确使用、探头保护、机器复原	4
		2. 人文素养：患者保护、人文关怀、医患沟通、团结协作	4
		3. 礼仪着装	2
合计	100		

（董　莹）

项目六

产科超声检查实训考核与评分标准

学生按照超声检查技术考核流程有序操作，教师按照产科超声检查技术评分标准给出考核分数，有效评估学生的实践操作能力和综合素养（表3–6–1）。

表3–6–1　产科超声检查技术评分标准

扫查切面	项目分值	考核标准	考核分值
一、子宫横切面，胎囊横切面	10	1. 子宫显示不清扣 2. 妊娠囊显示不清晰扣 3. 子宫的长径、前后径（测量数值不对）扣 4. 妊娠囊的长径及前后径测量不标准扣 5. 提问回答不正确扣	2 2 2 2 2
二、子宫纵切面，妊娠囊纵切面	10	1. 卵黄囊显示不清扣 2. 胚芽显示不全或不清扣 3. 胚芽测量不标准扣 4. 妊娠囊有胎心搏动未测得扣 5. 提问回答不正确扣	2 2 2 2 2
三、胎儿长轴正中矢状切面	10	1. 胎儿长轴正中矢状切面显示不出扣 2. 不能指出NT扣 3. 显示NT不标准扣 4. 测量NT不标准量扣 5. 提问回答不正确扣	2 2 2 2 2

续表 3-6-1

扫查切面	项目分值	考核标准	考核分值
四、胎儿头颅丘脑平面	10	1. 丘脑平面显示不清扣 2. 双顶径测量不标准扣 3. 头围测量不标准扣 4. 不能指出丘脑平面内结构扣 5. 提问回答不正确扣	2 2 2 2 2
五、胎儿心脏四腔心平面	10	1. 未能显示四腔心切面的胸部横切面扣 2. 不能说明四腔心切面里内容扣 3. 不能说明四腔心切面里彩色多普勒血流显像中颜色变化扣 4. 不能正确辨别是否为正常心脏扣 5. 提问回答不正确扣	2 2 2 2 2
六、胎儿腹部上腹部腹围平面	10	1. 未能显示上腹部腹围平面扣 2. 胃泡显示不清晰扣 3. 脐静脉显示不清晰扣 4. 测量腹围不正确扣 5. 提问回答不正确扣	2 2 2 2 2
七、胎儿脊柱矢状切面	10	1. 未能显示胎儿脊柱矢状切面扣 2. 不能判断背部表面覆盖的皮肤延续性是否完整扣 3. 不能说明脊椎骨(包括椎体、椎弓)的排列情况扣 4. 不能正确阐述胎儿脊柱矢状切面声像图表现扣 5. 提问回答不正确扣	5 5 2 2 2
八、胎儿面部正中矢状切面	10	1. 未能显示胎儿面部正中矢状切面扣 2. 不能显示胎儿侧面轮廓扣 3. 不能正确阐述胎儿侧面轮廓声像图扣 4. 不能清晰显示胎儿鼻骨扣 5. 提问回答不正确扣	2 2 2 2 2
九、操作综合	10	1. 规范化 2. 熟练程度	5 5
十、综合素质	10	1. 职业素养:耦合剂正确使用、探头保护、机器复原 2. 人文素养:患者保护、人文关怀、医患沟通、团结协作 3. 礼仪着装	4 4 2
合计	100		

(邬彩虹)

项目七

心脏超声检查实训考核与评分标准

学生按照超声检查技术考核流程有序操作，教师按照心脏超声检查技术评分标准给出考核分数，有效评估学生的实践操作能力和综合素养（表 3-7-1）。

表 3-7-1　心脏超声检查技术评分标准

扫查切面	项目分值	参考标准	考核分值
一、胸骨旁左心室长轴切面	12	1. 切面显示结构阐述不清扣	2
		2. 主动脉测量不标准扣	2
		3. M 型取样线放置错误扣	2
		4. 左心室收缩功能测量不准确扣	2
		5. 室间隔、左室后壁厚度测量不准确扣	2
		6. 提问回答不正确扣	2
二、胸骨旁主动脉短轴切面	10	1. 切面显示结构阐述不清扣	2
		2. 主动脉瓣叶不显示扣	2
		3. 左、右心房及房间隔显示不清扣	2
		4. 肺动脉主干及分支测量不准确扣	2
		5. 提问回答不正确扣	2
三、胸骨旁二尖瓣水平左心室短轴切面	10	1. 切面显示结构阐述不清扣	2
		2. 二尖瓣前、后叶未显示或部分显示扣	2
		3. 二尖瓣口面积测量错误扣	2
		4. 无左心室壁运动观察分析扣	2
		5. 提问回答不正确扣	2

续表 3-7-1

扫查切面	项目分值	参考标准	考核分值
四、胸骨旁乳头肌水平左心室短轴切面	8	1. 切面显示结构阐述不清扣 2. 乳头肌位置、形态、运动不清扣 3. 无乳头肌水平左室壁运动观察分析扣 4. 提问回答不正确扣	2 2 2 2
五、心尖四腔心切面	12	1. 切面显示结构阐述不清扣 2. 左、右心房大小测量不标准扣 3. 二、三尖瓣叶结构显示不清扣 4. 无瓣口彩色多普勒血流显示扣 5. 二、三尖瓣血流频谱多普勒测量不准确扣 6. 提问回答不正确扣	2 2 2 2 2 2
六、心尖五腔心切面	10	1. 切面显示结构阐述不清扣 2. 主动脉瓣口显示不清扣 3. 无主动脉瓣口及左室流出道彩色多普勒显像扣 4. 主动脉瓣频谱多普勒显示不准确扣 5. 提问回答不正确扣	2 2 2 2 2
七、剑突下四腔心切面	10	1. 切面显示结构阐述不清扣 2. 房间隔连续性显示不清扣 3. 二、三尖瓣运动显示不清扣 4. 无确定内脏与心房位置关系扣 5. 提问回答不正确扣	2 2 2 2 2
八、胸骨上窝主动脉弓长轴切面	8	1. 切面显示结构阐述不清扣 2. 主动脉弓走行不清扣 3. 降主动脉与肺动脉关系显示不清扣 4. 提问回答不正确扣	2 2 2 2
九、综合操作	10	1. 检查手法规范化 2. 操作熟练程度	5 5
十、综合素质	10	1. 职业素养：耦合剂正确使用、探头保护、机器复原 2. 人文素养：患者保护、人文关怀、医患沟通、团结协作 3. 礼仪着装	4 4 2
合计	100		

（李　拓）

项目八

颈部血管超声检查实训考核与评分标准

学生按照超声检查技术考核流程有序操作，教师按照颈部血管超声检查技术评分标准给出考核分数，有效评估学生的实践操作能力和综合素养（表3-8-1）。

表3-8-1　颈部血管超声检查技术评分标准

扫查切面	项目分值	考核标准	考核分值
一、颈总动脉纵切面	10	1. 体位选择不正确扣 2. 未嘱受检者放松颈部扣 3. 管腔显示不清晰扣 4. 管壁显示不清晰扣 5. 提问回答不正确扣	2 2 2 2 2
二、颈总动脉横切面	10	1. 未按操作规程扫查扣 2. 扫查血管划出视野外扣 3. 扫查未达颈内动脉中远段扣 4. 扫查颈内动脉中远段有困难未换探头扫查扣 5. 提问回答不正确扣	2 2 2 2 2
三、颈总动脉多普勒频谱	10	1. 血流增益调整不合适扣 2. 取样框放置不准确扣 3. 取样线放置不准确扣 4. 取样容积未调节或调节不准确扣 5. 提问回答不正确扣	2 2 2 2 2

续表 3-8-1

扫查切面	项目分值	考核标准	考核分值
四、颈内、颈外动脉纵切面	10	1. 颈总动脉分叉处显示不清扣 2. 未能清晰显示颈内动脉近段扣 3. 未能清晰显示颈外动脉近段扣 4. 未能显示颈外动脉分支-甲状腺上动脉扣 5. 不能准确回答颈内动脉与颈外动脉鉴别扣	2 2 2 2 2
五、颈内、颈外动脉横切面	10	1. 未能从颈总动脉横切连续扫查显示颈内、颈外动脉扣 2. 不能完整显示颈内动脉近段横切面扣 3. 不能完整显示颈外动脉近段横切面扣 4. 不能正确指出颈内、颈外动脉扣 5. 提问回答不正确扣	2 2 2 2 2
六、颈内、颈外动脉频谱	10	1. 血流增益调整不合适扣 2. 取样框放置不准确扣 3. 取样线放置不准确扣 4. 取样容积未调节或调节不准确扣 5. 提问回答不正确扣	2 2 2 2 2
七、锁骨下动脉、椎动脉纵切面	10	1. 不能清晰显示无名动脉分支结构扣 2. 不能清晰显示锁骨下动脉起始处长轴扣 3. 不能清晰显示椎动脉椎间隙段扣 4. 不能清晰显示椎动脉开口处扣 5. 提问回答不正确扣	2 2 2 2 2
八、锁骨下动脉、椎动脉频谱	10	1. 血流增益调整不合适扣 2. 取样框放置不准确扣 3. 取样线放置不准确扣 4. 取样容积未调节或调节不准确扣 5. 角度未矫正或矫正不准确扣	2 2 2 2 2
九、操作综合	10	1. 规范化 2. 熟练程度	5 5
十、综合素质	10	1. 职业素养：耦合剂正确使用、探头保护、机器复原 2. 人文素养：患者保护、人文关怀、医患沟通、团结协作 3. 礼仪着装	4 4 2
合计	100		

（梁丽萍　郑艳芬）

项目九

腹部血管超声检查实训考核与评分标准

学生按照超声检查技术考核流程有序操作，教师按照腹部血管超声检查技术评分标准给出考核分数，有效评估学生的实践操作能力和综合素养（表 3-9-1）。

表 3-9-1　腹部血管超声检查技术评分标准

扫查切面	项目分值	考核标准	考核分值
一、腹正中腹主动脉长轴矢状面	10	1. 体位选择不正确扣 2. 探头放置不准确扣 3. 未嘱受检者配合呼吸检查扣 4. 管腔、管壁显示不清晰扣 5. 提问回答不正确扣	2 2 2 2 2
二、腹正中腹主动脉横切面	10	1. 未按操作规程全面扫查扣 2. 扫查血管划出视野外扣 3. 腹主动脉管腔、管壁显示不清晰扣 4. 腹主动脉管径测量不准确扣 5. 提问回答不正确扣	2 2 2 2 2
三、腹主动脉血流及频谱	10	1. 血流增益调整不合适扣 2. 角度未矫正或矫正不准确扣 3. 取样线放置不准确扣 4. 取样容积未调节或调节不准确扣 5. 提问回答不正确扣	2 2 2 2 2

续表 3-9-1

扫查切面	项目分值	考核标准	考核分值
四、腹腔动脉、肠系膜上动脉长轴矢状面及短轴	10	1. 腹主动脉分出肠系膜上动脉及腹腔动脉处显示不清扣 2. 未能完整显示腹腔动脉分支-肝动脉与脾动脉之“海鸥征”扣 3. 管腔及管壁显示不清晰扣 4. 检查血管划出视野外扣 5. 不能准确回答问题扣	2 2 2 2 2
五、腹腔动脉、肠系膜上动脉血流及频谱	10	1. 探头位置放置不准确扣 2. 血流增益调整不合适扣 3. 取样线放置不准确扣 4. 取样容积未调节或调节不准确扣 5. 角度未矫正或矫正不准确扣	2 2 2 2 2
六、剑突下下腔静脉纵断面、横切面	10	1. 探头放置不准确扣 2. 未能完整显示下腔静脉扣 3. 横切血管划出视野外扣 4. 管壁、管腔显示不清晰扣 5. 提问回答不正确扣	2 2 2 2 2
七、下腔静脉血流及频谱	10	1. 探头放置位置不准确扣 2. 血流增益调整不合适扣 3. 取样线放置不准确扣 4. 取样容积未调节或调节不准确扣 5. 角度未矫正或矫正不准确扣	2 2 2 2 2
八、门静脉、肠系膜上静脉、脾静脉血流及门静脉频谱	10	1. 探头放置位置不准确扣 2. 血流增益调整不合适扣 3. 取样线放置不准确扣 4. 取样容积未调节或调节不准确扣 5. 门静脉流速测量角度未矫正或矫正不准确扣	2 2 2 2 2
九、操作综合	10	1. 规范化 2. 熟练程度	5 5
十、综合素质	10	1. 职业素养:耦合剂正确使用、探头保护、机器复原 2. 人文素养:患者保护、人文关怀、医患沟通、团结协作 3. 礼仪着装	4 4 2
合计	100		

（梁丽萍　郑艳芬）

项目十

四肢血管超声检查实训考核与评分标准

学生按照超声检查技术考核流程有序操作，教师按照四肢血管检查技术评分标准给出考核分数，有效评估学生的实践操作能力和综合素养（表3-10-1）。

表3-10-1　四肢血管超声检查技术评分标准

扫查切面	项目分值	考核标准	考核分值
一、股总动脉、静脉纵切面、横切面	10	1. 体位选择不准确扣 2. 动静脉管腔、管壁显示不清晰扣 3. 扫查血管划出视野外扣 4. 股总动脉管径及内中膜测量不标准扣 5. 不能明确指出股总动脉、股总静脉扣	2 2 2 2 2
二、股总动脉、静脉血流及频谱	10	1. 血流增益调整不合适扣 2. 取样框放置不准确扣 3. 取样线放置不准确扣 4. 取样容积未调节或调节不准确扣 5. 角度未校正或校正不准确扣	2 2 2 2 2
三、股浅动静脉、股深动静脉纵切面	10	1. 探头放置不准确扣 2. 未按操作规程全面扫查扣 3. 动静脉管腔、管壁显示不清晰扣 4. 动脉管径及内中膜测量不准确扣 5. 提问回答不正确扣	2 2 2 2 2

续表 3-10-1

扫查切面	项目分值	考核标准	考核分值
四、股浅动静脉、股深动静脉横切面	10	1. 未按操作规程扫查且扫查不完整扣 2. 扫查血管划出视野外扣 3. 管腔未居中,管壁显示不清晰扣 4. 未进行探头加压看静脉管腔是否消失扣 5. 提问回答不正确扣	2 2 2 2 2
五、股浅动脉、股深动脉血流及频谱	10	1. 血流增益调整不合适扣 2. 取样框放置不准确扣 3. 取样线放置不准确扣 4. 取样容积未调节或调节不准确扣 5. 角度未校正或校正不准确扣	2 2 2 2 2
六、腘动脉、腘静脉纵切面、横切面	10	1. 体位不准确扣 2. 动静脉管腔、管壁显示不清晰扣 3. 扫查血管划出视野外扣 4. 腘动脉管径及内中膜测量不标准扣 5. 未进行探头加压看静脉管腔是否消失扣	2 2 2 2 2
七、腘动脉血流及频谱	10	1. 血流增益调整不合适扣 2. 取样框放置不准确扣 3. 取样线放置不准确扣 4. 取样容积未调节或调节不准确扣 5. 角度未校正或校正不准确扣	2 2 2 2 2
八、胫前动脉、胫后动脉、腓动脉纵切及横切扫查及血流、频谱	10	1. 未按顺序扫查且扫查不全面扣 2. 取样容积未调节或调节不准确扣 3. 腓动脉显示不清未更换探头扫查扣 4. 血流增益调整不合适扣 5. 角度未校正或校正不准确扣	2 2 2 2 2
九、操作综合	10	1. 规范化 2. 熟练程度	5 5
十、综合素质	10	1. 职业素养:耦合剂正确使用、探头保护、机器复原 2. 人文素养:患者保护、人文关怀、医患沟通、团结协作 3. 礼仪着装	4 4 2
合计	100		

(梁丽萍　郑艳芬)

项目十一

甲状腺超声检查实训考核与评分标准

学生按照超声检查技术考核流程有序操作，教师按照甲状腺超声检查技术评分标准给出考核分数，有效评估学生的实践操作能力和综合素养（表3-11-1）。

表3-11-1 甲状腺超声检查技术评分标准

扫查切面	项目分值	考核标准	考核分值
一、甲状腺横切面	30	1. 显示不清晰甲状腺两侧叶扣 2. 显示不清晰甲状腺峡部扣 3. 未指导患者体位、呼吸扣 4. 测量不准确扣 5. 提问回答不正确扣	6 6 6 6 6
二、甲状腺纵切面	30	1. 甲状腺侧叶显示不清扣 2. 探测手法不准确扣 3. 测量不准确扣 4. 提问回答不正确扣	8 8 8 6
三、操作综合	20	1. 规范化 2. 熟练程度	10 10
四、综合素质	20	1. 职业素养：耦合剂正确使用、探头保护、机器复原 2. 人文素养：患者保护、人文关怀、医患沟通、团结协作 3. 礼仪着装	8 8 4
合计	100		

（陈雨娜）

项目十二

乳腺超声检查实训考核与评分标准

学生按照超声检查技术考核流程有序操作，教师按照腹部超声检查技术评分标准给出考核分数，有效评估学生的实践操作能力和综合素养（表3-12-1）。

表3-12-1　乳腺超声检查技术评分标准

扫查切面	项目分值	考核内容	考核分值
一、乳腺外上象限斜切（与导管平行）	10	1. 放射状扫查不正确扣 2. 乳腺后间隙显示不清扣 3. 胸壁肌肉显示不清扣 4. 腺体层厚度测量不正确扣 5. 提问回答不正确扣	2 2 2 2 2
二、乳腺外上象限斜切（与导管垂直）	10	1. 反放射状扫查不正确扣 2. 不能指出 Cooper 韧带扣 3. 不能指出乳腺后间隙扣 4. 不能指出浅筋膜深层扣 5. 提问回答不正确扣	2 2 2 2 2
三、乳腺内上象限扫查	10	1. 乳腺扫查顺序阐述不正确扣 2. 不能指出乳腺小叶扣 3. 不能指出肋骨扣 4. 不能阐述哺乳期乳腺回声特点扣 5. 提问回答不正确扣	2 2 2 2 2

续表 3-12-1

扫查切面	项目分值	考核内容	考核分值
四、乳腺内下象限扫查	10	1. 不能阐述青春期乳腺声像图特点扣 2. 不能指出肋软骨的扣 3. 不能阐述肋骨和肋软骨鉴别扣 4. 不能鉴别腺体内脂肪和肿块扣 5. 提问回答不正确扣	2 2 2 2 2
五、乳腺外下象限扫查	10	1. 不能阐述老年期乳腺声像图特点扣 2. 不能阐述 Cooper 韧带作用扣 3. 不能指出浅筋膜浅层扣 4. 皮肤厚度测量不正确扣 5. 提问回答不正确扣	2 2 2 2 2
六、乳头－乳晕区扫查	10	1. 乳头-乳晕区扫查不正确扣 2. 乳头回声特点阐述不清扣 3. 乳腺导管走行阐述不正确扣 4. 乳腺导管管径测量不正确扣 5. 提问回答不正确扣	2 2 2 2 2
七、左侧腋窝下淋巴结扫查	10	1. 腋动脉显示不清扣 2. 胸小肌显示不清扣 3. 腋下淋巴结分区阐述不清扣 4. 锁骨下出现淋巴结意义阐述不清扣 5. 提问回答不正确扣	2 2 2 2 2
八、右侧腋窝下淋巴结扫查	10	1. 腋静脉显示不清扣 2. 胸小肌显示不清扣 3. 乳腺淋巴引流路径阐述不清扣 4. 不能指出腋窝淋巴结Ⅱ区扣 5. 提问回答不正确扣	2 2 2 2 2
九、操作综合	10	1. 规范化 2. 熟练程度	5 5
十、综合素质	10	1. 职业素养：耦合剂正确使用、探头保护、机器复原 2. 人文素养：患者保护、人文关怀、医患沟通、团结协作 3. 礼仪着装	4 4 2
合计	100		

（赵轶敏）

项目十三

浅表淋巴结超声检查实训考核与评分标准

学生按照超声检查技术考核流程有序操作，教师按照浅表淋巴结超声检查技术评分标准给出考核分数，有效评估学生的实操能力和综合素养（表3-13-1）。

表3-13-1　浅表淋巴结超声检查技术评分标准

扫查切面	项目分值	考核标准	考核分值
一、甲状腺超声检查	16	1. 甲状腺形状显示不清晰扣	3
		2. 甲状腺回声显示不正常扣	3
		3. 甲状腺血流信号显示不正常扣	4
		4. 甲状腺扫查体位不当扣	3
		5. 提问回答不正确扣	3
二、颈部淋巴结超声检查	16	1. 颈部淋巴结形状显示不清晰扣	3
		2. 颈部淋巴结血流信号显示不正确扣	3
		3. 颈部淋巴结回声显示不正常扣	3
		4. 颈部淋巴结扫查体位不当扣	4
		5. 提问回答不正确扣	3
三、淋巴结反应性增生超声检查	16	1. 异常淋巴结形态显示不清晰扣	4
		2. 异常淋巴结回声显示不正常扣	4
		3. 异常淋巴结急性期、慢性期血流信号显示不正常扣	4
		4. 提问回答不正确扣	4
四、结核性淋巴结炎超声检查	16	1. 异常淋巴结形态显示不清晰扣	3
		2. 异常淋巴结内部回声显示不正常扣	3
		3. 异常淋巴结边界显示不清晰扣	3
		4. 异常淋巴结血流结构显示不正确扣	4
		5. 提问回答不正确扣	3

续表 3-13-1

扫查切面	项目分值	考核标准	考核分值
五、淋巴癌超声检查	16	1. 淋巴结形态显示不清晰扣 2. 淋巴结门回声显示不正确扣 3. 淋巴结皮质回声显示不正确扣 4. 淋巴结血流信号显示不正确扣 5. 提问回答不正确扣	3 4 3 3 3
六、操作综合	10	1. 规范化 2. 熟练程度	5 5
七、综合素质	10	1. 职业素养:耦合剂正确使用、探头保护、机器复原 2. 人文素养:患者保护、人文关怀、医患沟通、团结协作 3. 礼仪着装	4 4 2
合计	100		

（宋　冰）

项目十四

阴囊超声检查实训考核与评分标准

学生按照超声检查技术考核流程有序操作，教师按照腹部超声检查技术评分标准给出考核分数，有效评估学生的实践操作能力和综合素养（表3-14-1）。

表3-14-1 阴囊超声检查技术评分标准

扫查切面	项目分值	考核标准	考核分值
一、成人双侧睾丸超声检查	20	1. 横切面显示不清晰扣	4
		2. 纵切面显示不清晰扣	4
		3. 睾丸内部结构显示不清晰扣	4
		4. 血流回声显示不清晰扣	4
		5. 提问回答不正确扣	4
二、儿童双侧睾丸超声检查	20	1. 横切面显示不清晰扣	4
		2. 纵切面显示不清晰扣	4
		3. 血流回声显示不清晰扣	4
		4. 睾丸内部结构显示不清晰扣	4
		5. 提问回答不正确扣	4
三、成人附睾超声检查	20	1. 横切面显示不清晰扣	4
		2. 纵切面显示不清晰扣	4
		3. 附睾内实质回声不清晰扣	4
		4. 附睾血流信号不正确扣	4
		5. 提问回答不正确扣	4

续表 3-14-1

扫查切面	项目分值	考核标准	考核分值
四、儿童附睾超声检查	20	1. 横切面显示不清晰扣 2. 纵切面显示不清晰扣 3. 附睾内实质回声不正常扣 4. 附睾血流信号不正确扣 5. 提问回答不正确扣	4 4 4 4 4
五、操作综合	10	1. 规范化 2. 熟练程度	5 5
六、综合素质	10	1. 职业素养:耦合剂正确使用、探头保护、机器复原 2. 人文素养:患者保护、人文关怀、医患沟通、团结协作 3. 礼仪着装	4 4 2
合计	100		

（宋　冰）

项目十五

肌肉-骨骼系统超声检查实训考核与评分标准

学生按照超声检查技术考核流程有序操作，教师按照肌肉骨骼系统超声检查技术评分标准给出考核分数，有效评估学生的实操能力和综合素养（表3-15-1）。

表3-15-1　肌肉-骨骼系统超声检查技术评分标准

扫查切面	项目分值	考核标准	考核分值
一、肩关节超声检查	10	1. 肱二头肌长头肌腱显示不清晰扣 2. 肩胛下肌腱显示不清晰扣 3. 盂肱关节显示不清晰扣 4. 肩锁关节显示不清晰扣 5. 提问回答不正确扣	2 2 2 2 2
二、肘关节超声检查	10	1. 肱骨小头及桡骨头显示不清晰扣 2. 肱骨滑车显示不清晰扣 3. 伸肌总腱显示不清晰扣 4. 肱三头肌肌腱显示不清晰扣 5. 提问回答不正确扣	2 2 2 2 2
三、腕关节超声检查	10	1. 腕关节背侧结构显示不清晰扣 2. 腕关节掌侧结构显示不清晰扣 3. 腕关节尺侧结构显示不清晰扣 4. 腕关节桡侧结构显示不清晰扣 5. 提问回答不正确扣	2 2 2 2 2

续表 3-15-1

扫查切面	项目分值	考核标准	考核分值
四、髋关节超声检查	10	1. 前斜矢状位扫查不正确扣 2. 前横断面位扫查不正确扣 3. 侧方纵向扫查不正确扣 4. 侧方横断面扫查不正确扣 5. 提问回答不正确扣	2 2 2 2 2
五、膝关节超声检查	10	1. 膝关节前部扫查不正确扣 2. 膝关节内侧区扫查不正确扣 3. 膝关节外侧区扫查不正确扣 4. 膝关节后部扫查不正确扣 5. 提问回答不正确扣	2 2 2 2 2
六、踝关节超声检查	10	1. 踝关节前部扫查不正确扣 2. 踝关节内侧区扫查不正确扣 3. 踝关节外侧区扫查不正确扣 4. 踝后部扫查不正确扣 5. 提问回答不正确扣	2 2 2 2 2
七、四肢肌肉超声检查	10	1. 肌肉纵切扫查不正确扣 2. 肌肉横切扫查不正确扣 3. 不能辨认肌肉与肌腱的相互关系扣 4. 不能指出筋膜、肌束膜扣 5. 提问回答不正确扣	2 2 2 2 2
八、肌腱超声检查	10	1. 不能清晰显示肌腱短轴扣 2. 不能正确阐述如何避免各向异性伪像扣 3. 不能动态显示肌腱纤维的连续性扣 4. 不能正确描述肌腱与韧带的鉴别要点扣 5. 提问回答不正确扣	2 2 2 2 2
九、操作综合	10	1. 规范化 2. 熟练程度	5 5
十、综合素质	10	1. 职业素养:耦合剂正确使用、探头保护、机器复原 2. 人文素养:患者保护、人文关怀、医患沟通、团结协作 3. 礼仪着装	4 4 2
合计	100		

（付 饶 韦 星）

项目十六

周围神经超声检查实训考核与评分标准

学生按照超声检查技术考核流程有序操作，教师按照周围神经超声检查技术评分标准给出考核分数，有效评估学生的实践操作能力和综合素养（表3-16-1）。

表3-16-1 周围神经超声检查技术评分标准

扫查切面	项目分值	考核标准	考核分值
一、臂丛神经超声检查	10	1. 不能清晰显示肌间沟区臂丛神经横切面扣 2. 不能清晰显示肌间沟区臂丛神经纵切面扣 3. 不能阐述臂丛神经扫查的分区（椎旁区、肌间沟区、锁骨上区、锁骨下区和腋窝区）扣 4. 不能准确描述臂丛神经与斜角肌的关系扣 5. 提问回答不正确扣	2 2 2 2 2
二、正中神经超声检查	10	1. 不能准确描述正中神经的走行扣 2. 腕管腕横韧带处横切，正中神经显示不全或不清扣 3. 臂丛神经、指浅屈肌、指深屈肌之间关系阐述不清扣 4. 臂丛神经、腕横韧带、指屈肌腱之间关系阐述不清扣 5. 提问回答不正确扣	2 2 2 2 2
三、尺神经超声检查	10	1. 不能准确描述尺神经的走行扣 2. 肘管处扫查，尺神经显示不全或不清扣 3. 尺神经、肱骨内上髁、尺骨鹰嘴之间关系阐述不清扣 4. 尺神经、尺动脉扫查，显示不清扣 5. 提问回答不正确扣	2 2 2 2 2

续表 3-16-1

扫查切面	项目分值	考核标准	考核分值
四、桡神经超声检查	10	1. 不能准确描述尺神经的走行扣 2. 桡神经沟处扫查,桡神经显示不全或不清扣 3. 桡神经、肱肌、肱桡肌之间关系阐述不清扣 4. 前臂段扫查,桡神经深支、浅支显示不清扣 5. 提问回答不正确扣	2 2 2 2 2
五、坐骨神经干超声检查	10	1. 不能准确描述坐骨神经的走行扣 2. 臀部扫查,坐骨神经主干显示不全或不清扣 3. 坐骨神经、股二头肌、梨状肌之间的关系阐述不清扣 4. 坐骨神经与臀下动脉或分支显示不清扣 5. 提问回答不正确扣	2 2 2 2 2
六、胫神经超声检查	10	1. 不能准确描述胫神经的走行扣 2. 腘窝处扫查,胫神经显示不全或不清扣 3. 胫神经、腘动脉、胫后动脉之间关系阐述不清扣 4. 小腿段扫查,胫神经显示不全或不清扣 5. 提问回答不正确扣	2 2 2 2 2
七、腓总神经超声检查	10	1. 不能准确描述腓总神经的走行扣 2. 腘窝处扫查,腓神经显示不全或不清扣 3. 腓总神经、腓骨小头显示不全或不清扣 4. 胫前动脉、腓深神经的下段显示不全或不清扣 5. 提问回答不正确扣	2 2 2 2 2
八、股神经及其分支超声检查	10	1. 不能准确描述股神经及其分支的走行扣 2. 腹股沟水平扫查,股神经显示不全或不清扣 3. 股神经、股动脉之间关系阐述不清扣 4. 隐神经与股动脉、缝匠肌、大隐静脉关系阐述不清扣 5. 提问回答不正确扣	2 2 2 2 2
九、操作综合	10	1. 规范化 2. 熟练程度	5 5
十、综合素质	10	1. 职业素养:耦合剂正确使用、探头保护、机器复原 2. 人文素养:患者保护、人文关怀、医患沟通、团结协作 3. 礼仪着装	4 4 2
合计	100		

（韦　星　付　饶）

参考文献

［1］周进祝，吕国荣.超声检查技术［M］.北京：人民卫生出版社，2020.
［2］姜玉新，张运.超声医学［M］.北京：人民卫生出版社，2016.
［3］刘红霞，梁丽萍.超声诊断学［M］.北京：中国医药科技出版社，2020.
［4］郑艳芬，刘红霞.超声医学实训与考核［M］.郑州：郑州大学出版社，2018.
［5］周进祝，李彩娟.超声诊断学［M］.北京：人民卫生出版社，2019.
［6］中国医师协会超声医师分会.中国肌骨超声检查指南［M］.北京：人民卫生出版社，2017.
［7］陈定章，郑敏娟.周围神经超声检查及精析病例图解［M］.北京.人民卫生出版社，2018.
［8］姜玉新，吕珂.胰腺超声检查规范［M］.北京：人民卫生出版社，2018.
［9］孙医学，张顺花.医学超声影像学实验指导［M］.合肥：中国科学技术大学出版社，2019.
［10］刘典美.临床医学超声诊断［M］.长春：吉林科学技术出版社，2019.
［11］胡兵.住院医师规范化培训超声医学科示范案例［M］.上海：上海交通大学出版社，2016.
［12］国家卫生计生委能力建设和继续教育中心.腹部分册［M］.北京：人民卫生出版社，2016.
［13］国家卫生计生委能力建设和继续教育中心.浅表器官分册［M］.北京：人民卫生出版社，2016.
［14］中国医师协会超声医师分会.中国浅表器官超声检查指南［M］.北京：人民卫生出版社，2017.
［15］中国医师协会超声医师分会.中国介入超声临床应用指南［M］.北京：人民卫生出版社，2017.
［16］中国医师协会超声医师分会.腹部超声检查指南［M］.北京：人民军医出版社，2016.
［17］姜玉新，冉海涛.医学超声影像学［M］.2 版.北京：人民卫生出版社，2016.
［18］唐杰，温朝阳.腹部和外周血管彩色多普勒诊断学［M］.北京：人民卫生出版社，2018.
［19］朱天刚，于超，周倩云.超声心动图实操手册［M］.北京：科学出版社，2020.
［20］種村正，孙心平.超声疾病诊断及扫查技巧图解［M］.北京：科学技术出版社，2019.
［21］王子干.经腹超声诊断胃肠道疾病图解［M］.合肥：安徽大学出版社，2020.
［22］田家玮，姜玉新.超声检查规范化报告［M］.北京：人民卫生出版社，2015.
［23］PELLERITO POLAK.血管超声经典教程［M］.6 版.温朝阳，童一砂，译.北京：科学出版社，2017.

[24]雷子乔,郑艳芬. 医学影像技术[M]. 北京:人民卫生出版社,2020.
[25]雷子乔,郑艳芬. 医学影像技术学习指导与习题集[M]. 北京:人民卫生出版社,2020.
[26]周丛乐,汤泽中. 新生儿颅脑超声诊断学[M]. 北京:北京大学医学出版社,2020.
[27]张雪华. 小儿颅脑超声影像[M]. 长沙:中南大学出版社,2020.
[28]李胜利,罗国阳. 胎儿畸形产前超声诊断学[M]. 2 版. 北京:科学出版社,2017.
[29]刘艳君,王学梅. 超声读片指南[M]. 2 版. 北京:化学工业出版社,2015.